全国高等医学院校规划教材精讲与习题丛书编委会

全国高等医学院校规划教材精讲与习题

外 科 学

Surgery

王小农　王建忠　主编

化学工业出版社

·北京·

本书分 71 章讲述外科学知识，章节编排与规划教材基本一致。每章先列出教学目的，强调本章重点掌握、熟悉和了解的内容；内容精讲将教材内容做全面系统的归纳总结，突出重点、难点、考点；章节后附有同步练习及参考答案。书后附有 2 套综合模拟试卷，以供学习者检查自己对知识的掌握程度。

本书适用于全国高等院校基础、临床、预防、口腔等医学类专业本科学生使用，也可作为报考研究生的专业课复习用书，及教师教学、临床医师的参考用书。

图书在版编目（CIP）数据

外科学/王小农，王建忠主编. —北京：化学工业出版社，2020.3

全国高等医学院校规划教材精讲与习题

ISBN 978-7-122-35684-0

Ⅰ.①外⋯　Ⅱ.①王⋯ ②王⋯　Ⅲ.①外科学-医学院校-教学参考资料　Ⅳ.①R6

中国版本图书馆 CIP 数据核字（2019）第 268381 号

责任编辑：邱飞婵　满孝涵　　　　　　　装帧设计：刘丽华
责任校对：王素芹

出版发行：化学工业出版社（北京市东城区青年湖南街 13 号　邮政编码 100011）
印　　刷：三河市航远印刷有限公司
装　　订：三河市宇新装订厂
787mm×1092mm　1/16　印张 26½　字数 736 千字　2020 年 3 月北京第 1 版第 1 次印刷

购书咨询：010-64518888　　　　　　　售后服务：010-64518899
网　　址：http://www.cip.com.cn
凡购买本书，如有缺损质量问题，本社销售中心负责调换。

定　　价：68.00 元

编写人员名单

主　　编　　王小农　王建忠
副 主 编　　刘凤恩　姬广林
编　　者　　（以姓名笔画为序）

王小农　王建忠　王晓宁

刘凤恩　李章红　杨少春

肖骏琦　何　晓　余年发

郑天胜　赵书锋　娄建云

袁源湖　姬广林　曾祥福

谢　星　熊健宪

前言

　　为适应我国临床医学教育综合改革的需要，2018年9月由人民卫生出版社修订出版了全国高等医药教材《外科学》第九版。第九版结合近年来国内外外科学的新进展和诊疗技术的新进步，在《外科学》第八版的基础上进行了必要的修改和调整。为提高读者对《外科学》第九版教材的学习兴趣和效率，减轻学习负担，节省复习时间，更好地掌握第九版教材的精髓部分，我们组织了一批在《外科学》教学工作中有丰富教学经验的外科学各亚专科的临床教师编写了本书。本书的编写章节参照《外科学》第九版教材，依据教学大纲要求，每章节起始部分提出学习的重点、熟悉及了解内容，内容精讲对学习内容进行了充分的提炼，适当采用了下划线、星号（★）等阅读笔记式的标示符号，使读者能在较短的时间内重点掌握章节内容。每章节后附有一定量的思考题并提供参考答案，以检验学习效果。

　　在本书编写过程中，我们更多地参阅了人卫版《外科学》第九版教材，以及其他相关著作，一并列于书后参考文献条目中，在此对原著作者深表谢意！

　　因编写人员水平有限，编写时间仓促，书中难免有疏漏之处，请使用此书的读者批评指正，使之不断提高和完善。

编者

2019 年 5 月

目录

第一章　绪　论

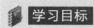
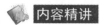 内容精讲

第一节　外科学范畴

1. 定义　所谓外科疾病，指的是那些只有通过手术或手法整复处理才能获得最好治疗效果的疾病。按病因不同，外科疾病大致可分为七类。

2. 分类

（1）损伤　由暴力或其他致伤因子引起的人体组织破坏，例如内脏破裂、骨折、烧伤等，多需要手术或其他外科处理，以修复组织和恢复功能。

（2）感染　致病的微生物侵入人体，导致组织、器官的损伤、破坏，形成局限的感染病灶或脓肿，往往需要手术治疗，如化脓性阑尾炎、肝脓肿等。

（3）肿瘤　绝大多数良性肿瘤，手术切除后可以达到根治性治疗效果；对恶性肿瘤，手术能达到根治、延长生存时间或者缓解症状的效果。

（4）畸形　先天性畸形，例如唇裂腭裂、先天性心脏病、肛管直肠闭锁等，均需施行手术治疗；后天性畸形，例如烧伤后瘢痕挛缩，也多需手术整复，以恢复功能和改善外观。

（5）内分泌功能失调　如甲状腺和甲状旁腺功能亢进症等。

（6）寄生虫病　如肝棘球蚴病和胆道蛔虫症等。

（7）其他空腔器官梗阻如肠梗阻、尿路梗阻等；血液循环障碍如下肢静脉曲张、门静脉高压症等；结石形成如胆石症、尿路结石；以及不同原因引起的大出血等，常需手术治疗。

★3. 外科与内科的关系与区别

外科与内科的范畴是相对的而不是绝对的；外科通常可以通过手术达到治疗目的，但不是唯手术；内科一般以应用药物为主要疗法的疾病为对象。但是，有些内科疾病发展到某一阶段也需要手术治疗，例如胃十二指肠溃疡引起穿孔或大出血时，常需要手术；内科与外科二者可以相互转化；特别在近年由于介入放射学和内镜诊疗技术的迅速进展，使外科疾病和内科疾病更趋于交叉。

4. 外科的专业分科

按工作对象和性质分，有实验外科和临床外科；按人体的系统分，有骨科、泌尿外科、神经外科、血管外科等；按人体部位分，有头颈外科、胸心外科、腹部外科；按年龄特点分，有小儿外科、老年外科；按手术方式分，有整复外科、显微外科、腔镜外科、移植外科，近年又有微创外科；按疾病性质分，有肿瘤外科、急症外科；按器官功能分，有内分泌外科等。而有些专业早已脱离外科，如口腔和耳鼻咽喉专业都成立了自己的专科，但也有将耳鼻咽喉科和颈部外科重组成为头颈外科等。

第二节　外科学的发展简史

★1. 我国古代外科学发展　商代——甲骨文中就有"疗""疮"等字的记载；周代——疡医学说；秦汉——《黄帝内经》已有"痈疽篇"的外科专章；汉末——华佗麻沸汤，死骨剔除术、剖腹术；南北朝——《刘涓子鬼遗方》（483 年）是中国最早的外科学专著，有金疮专论；唐代——孙思邈著《千金要方》叙及用手法整复下颌关节脱位；宋代——王怀隐著《太平圣惠方》用砒剂治疗痔核；明朝——陈实功著《外科正宗》；清初——《医宗金鉴》，总结了正骨疗法。

★2. 国内外西医发展　1846 年——乙醚全麻（美国）和消毒抗菌观念（匈牙利）；1872 年——止血钳（英国）；1873 年——止血带（德国）；1901 年——发现血型，开始输血；1929 年——发现青霉素（英国）；20 世纪 40 年代起，麻醉、伤口感染、止血、输血逐步完善；60 年代——显微外科发展，推动了创伤、整复和器官移植外科的前进；70 年代——内镜治疗、各种介入治疗技术、器官移植技术等迅速发展并逐渐向生物医学、基因诊断及治疗发展；90 年代——微创外科技术发生飞跃；21 世纪——人类基因组、蛋白组计划、干细胞技术、纳米技术、组织工程等高新技术，以及机器人外科手术和远程微创外科手术。

第三节　我国现代外科的发展与成就

现代外科学传入我国虽已有百余年的历史，然而在早期进展很慢，一直处于落后状态。1980年后，我国外科学发展的速度前所未有，在很多领域逐步赶上甚至超过发达国家的水平。当今外科领域中最具代表性的发展方向是微创外科技术和器官移植。自 20 世纪 80 年代中期，微创外科技术在我国各地逐步推广，目前已在普通外科等所有外科专科中广泛应用，每年手术总例数高居世界第一；心、肺、肝和肾等脏器的移植手术总例数位居世界第二，手术效果达到世界先进国家的水平；我国 NOTES 技术研究已跃居世界前茅。跨入 21 世纪后的外科学面临高速发展的新时期，并且循证医学的出现对传统的临床实践经验总结产生了强大的冲击。外科工作者必须在掌握现有知识基础上刻苦钻研，努力实践，既要勤奋学习先进技能，又要大胆地进行创造性的工作，以满足新世纪外科学发展的需要。

第四节　怎样学习外科学

★1. 必须坚持为人民服务的方向

①医德医风，做合格的医生，不能唯手术论。②掌握良好医疗技术，做到胆大心细，善于积累经验，大胆创新。③努力工作，认真对待疾病。④认真对待患者，医生应有整体观念和人文观念，医生应工作认真细致，做好每一个环节。⑤正确做好手术，掌握好手术的适应证和禁忌证，掌握手术方式、方法，做好术前准备和术后处理。

★2. 必须贯彻理论与实践相结合的原则

掌握好理论基础，外科学的每一进展都体现了理论与实践相结合的原则，如胃大部切除。外科的灵活性运用，不能完全照搬理论和固定的观念，必须靠自己积累丰富的临床经验，并不断进行技术创新。

★3. 必须重视基本知识、基本技能和基础理论

（1）基本知识　包括基础医学知识和其他各学科相关知识，如解剖、生理、病理、感染、肿瘤淋巴结转移途径。

（2）基本技能　病例书写、术前谈话、麻醉、体检、无菌观念、外科基本功（切开、分离、止血、结扎、缝合、换药、导尿、气管插管、静脉切开等）。

（3）基本理论　手术适应证、禁忌证、组织排异反应、药物选择。

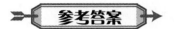

简答题

1. 简述外科与内科的关系与区别。

2. 简述外科疾病的分类。

参考答案

简答题

　　1. 答：外科与内科的范畴是相对的而不是绝对的。外科通常可以通过手术达到治疗目的，但不是唯手术。内科一般以应用药物为主要疗法的疾病为对象。但是，有些内科疾病发展到某一阶段也需要手术治疗，例如胃十二指肠溃疡引起穿孔或大出血时，常需要手术。内科与外科二者可以相互转化。特别在近年由于介入放射学和内镜诊疗技术的迅速进展，使外科疾病和内科疾病更趋于交叉。

　　2. 答：按病因不同外科疾病大致可分为七类：损伤、感染、肿瘤、畸形、内分泌功能失调、寄生虫病及其他。

（刘凤恩　肖骏琦　王小农）

第二章 无菌术

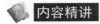 学习目标

1. **重点** 无菌观念；洗手、穿无菌手术衣和戴无菌手套的方法；手术进行中的无菌原则。
2. **熟悉** 手术区域皮肤消毒方法和铺无菌巾方法。
3. **了解** 手术器械、物品、敷料的灭菌、消毒法；手术室的管理规则。

内容精讲

第一节 手术器械、物品的灭菌、消毒法

手术器械和物品的灭菌和消毒是外科无菌术最重要的环节。凡用物理方法及化学灭菌剂彻底消灭与伤口或手术区接触的物品上所附着的细菌，以防止手术感染的方法，称灭菌法。灭菌法能杀灭一切活的微生物（包括细菌芽胞等）。用化学消毒剂消灭微生物的方法，包括器械消毒、手术室消毒、手术人员的手臂消毒及患者的皮肤消毒，称为消毒法，消毒法只能杀灭病原菌与其他有害微生物，但不能杀死细菌芽胞。

（1）灭菌法 灭菌法分为物理方法和化学灭菌法。物理方法为主。常用的物理灭菌法有高温、紫外线、电离辐射等，其中以高温灭菌法最为普遍，主要用于杀灭手术器械、布单、敷料和容器等物品上的细菌。高温灭菌法包括高压蒸气灭菌法、煮沸灭菌法以及火烧灭菌法。

（2）消毒法 消毒法一般包括清洗和消毒两方面。清洗是用肥皂水或化学溶液，洗掉物品和皮肤上的污垢和附着的细菌，以利消毒剂和细菌的接触，能提高杀菌效果。消毒是用化学消毒剂浸泡或涂擦来杀死细菌，常用的化学消毒剂有碘酊、酒精、碘附、戊二醛等，此外，甲醛熏蒸法可消毒缝线、内镜及塑料导管等。

常见的灭菌、消毒法见表 2-1。

表 2-1 常见的灭菌、消毒法

方 法	要 求	适用范围	备 注
高压蒸气法	压力：104.0～137.3kPa 温度：121℃～126℃ 时间：30min	能耐高温的物品：金属、玻璃、橡胶制品、敷料、搪瓷等	最常用能杀灭包括细菌芽胞在内的一切微生物
煮沸法	杀灭细菌：100℃、15～20min 杀灭芽胞、细菌：100℃、60 min 压力锅：124℃、10min	金属、玻璃、橡胶制品	时间从水煮沸后算起，中途加入物品应重新计算灭菌时间
火烧法	95％酒精燃烧	金属器械	紧急情况下适用
药物浸泡法	1/1000 新洁尔灭 30min 1/1000 氯己定 30min 10％甲醛溶液 20～30min 70％酒精 30min 2％戊二醛 30min	内镜、腹腔镜、锐利器械等不耐热器械	酒精浓度每周校对 1 次

续表

方　法	要　求	适用范围	备　注
甲醛蒸气熏蒸法	① 甲醛熏蒸柜：每 0.01m³ 使用高锰酸钾 10g＋40％甲醛 4mL，熏蒸 1h ② 手术间消毒	① 不耐热物品 ② 空气灭菌：少用，因消毒后刺激性太大	熏蒸 1h 可达到消毒目的，灭菌需 6～12h

第二节　手术人员和患者手术区域的准备

★1. 外科手消毒方法、穿无菌手术衣、戴无菌手套

（1）常见的外科手消毒方法（表 2-2）

表 2-2　常见的外科手消毒方法

外科手消毒方法	要　求	备　注
肥皂水刷洗法	肥皂水刷手 3 遍 10min，泡手 5min	沿用多年，逐渐被淘汰
碘尔康消毒法	肥皂水刷手 3min，0.5％碘尔康涂抹 1 遍	
灭菌王（盐酸环丙沙星）消毒法	灭菌王刷手 3min，灭菌王涂抹 1 遍	
碘附消毒法	肥皂水刷手 2 遍 5min，0.5％碘附涂抹 2 遍	

（2）戴手套　①戴干手套：先穿手术衣，后戴手套；②湿手套：先戴手套，后穿手术衣。

（3）戴手套的原则　尚未戴无菌手套的手，只允许接触手套套口的向外翻折部分，不能碰到手套外面。

（4）接台手术洗手穿衣　①应先做相对无菌手术，再做相对有菌手术；②如前一次为污染手术，则接连施行手术时，应重新洗手；③如前一台为无菌手术，手术完毕时手套已破，则需重新洗手；④如无菌手术完毕，手套未破，连续施行另一手术时，可不重新刷手，仅需用酒精或新洁尔灭溶液浸泡 5min；或灭菌王涂擦手及前臂，再穿手术衣、戴无菌手套。

★2. 手术区域皮肤消毒方法

（1）对婴儿、面部皮肤、口腔、肛门、外生殖器等部位，不能用碘酊消毒，应选用刺激性小的消毒剂，如 0.75％吡咯烷酮碘。

（2）在植皮时，供皮区的消毒可用 70％酒精涂擦 2～3 次。

（3）涂擦皮肤消毒剂时，一般由手术中心部向外周涂擦。如为感染性伤口、肛门部、结肠造瘘口等部位手术，则应自手术区域外周向切口部涂擦。

（4）已接触污染部位的药液纱布，不应再返擦清洁处。

第三节　手术进行中的无菌原则

在整个手术过程中，应严格遵循以下无菌操作原则。

① 手术人员一经洗手，手和前臂即不准再接触未经消毒的物品。穿无菌手术衣和戴无菌手套后，背部、腰部以下和肩部以上都应认为是有菌地带，不能接触，手术台以下的床单也不能接触。

② 不可在手术人员背后传递器械及手术用品，手术人员不要伸手自取，应由器械护士传递，坠落到无菌巾或手术台以外的器械物品，按污染处理。

③ 手术中如手套破损或接触到有菌地方，应更换无菌手套，前臂或肘部触碰到有菌地方，

应更换无菌手术衣或加套无菌袖套。如果无菌布单已被湿透，其无菌隔离作用不再可靠，应加盖干的无菌单。

④ 手术开始前要清点器械、敷料，手术结束后，检查胸、腹等体腔，认真核对器械、敷料（尤其是纱布块）无误后，方能关闭切口，以免异物遗留体内，产生严重后果。

⑤ 作皮肤切口以及缝合皮肤之前，应用消毒液再次涂擦消毒皮肤一次。

⑥ 切口边缘应用大纱布垫遮盖，并用巾钳或缝线固定，仅显露手术切口。切皮肤用的刀、镊等器械不能再用于体腔内，应重新更换。

⑦ 切开空腔器官之前，要先用纱布垫保护好周围组织，以防止或减少污染。

⑧ 手术过程中，同侧手术人员如需调换位置时，应背靠背进行交换，出汗较多或颜面被血液污染，应将头偏向一侧，由他人代为擦拭，以免落入手术区内。

⑨ 手术如需额外添加器械，应由巡回护士用无菌钳夹送，并记录增加物品种类及数目，以便术后核对，手术人员严禁自行取物。

⑩ 参观手术人员不可太靠近手术人员或站得太高，尽量减少在手术室内走动，有条件的医院可设专门的隔离看台，或现场录像转播。

⑪ 施行连台手术，若手套未破，可由巡回护士将手术衣背部向前反折脱去，手套的腕部随之翻转于手上，脱手套时注意手套外面不能接触皮肤，此时术者无需重新刷手，仅需用消毒剂重新消毒即可，但前一手术为污染手术，则需重新刷手。

第四节　手术室的管理

1. 手术室组成部分　应包括几个重要部分：①卫生通道用房；②手术用房；③手术辅助用房；④消毒供应用房；⑤办公用房。根据需要还可配备教学用房及实验诊断用房。

2. 手术室的分区　根据洁净程度，手术室可分为有菌区和无菌区。有菌区包括卫生通道用房、办公用房等，无菌区包括手术用房、手术辅助用房。有菌区和无菌区应严格隔离，并应有醒目的分界标志。

无菌区还可划分为相对无菌区及绝对无菌区，摆放手术器械及敷料一侧可视为绝对无菌区，未穿手术衣者应禁止在此区穿行；摆放麻醉器械一侧可视为相对无菌区，非手术人员应将活动范围局限于此区。

3. 手术室的管理规则

（1）进入手术室的人员，必须更换手术衣、裤、鞋，戴手术帽及口罩。临时出手术室需换外出衣裤和鞋，帽子要盖住全部头发，口罩要求遮住口鼻，参加手术人员应修剪指甲、除去甲缘污垢。

（2）手术室内应保持安静，禁止吸烟及大声喧哗，禁止使用移动电话。

（3）手术室应尽量减少参观人员入室，参观者亦应正规穿戴参观衣、裤、鞋，配戴口罩、帽子，且只允许在指定地点参观，不得靠手术台太近或过高，不得触碰手术人员。参观感染手术后，不得再到其他手术间参观。

（4）平诊手术需提前一天送手术通知单，并注明所需特殊体位及备用特殊手术器械，急诊手术可临时送手术通知单。

（5）无菌手术间和有菌手术间应相对固定，如连台手术，应先做无菌手术，后做污染或感染手术，严禁在同一个手术间内同时进行无菌及污染手术。每次手术完毕后，应彻底洗刷地面、清除污液、敷料及杂物。

（6）手术完毕后应及时清洁或消毒处理用过的器械及物品，对具有传染性患者的手术器械及废物应作特殊处理，手术间亦需按要求特殊消毒。

（7）手术室内应定期进行空气消毒，每周应彻底大扫除一次。

（8）患有手臂化脓性感染的患者或呼吸道炎症的人员不能进入手术室。

（9）手术室外的推车及布单原则上禁止进入手术室，手术患者应在隔离区换乘手术室推床。

同步练习

一、单项选择题

1. 灭菌法的目的可以达到（　　）
   A. 杀死一切微生物　　　　　B. 杀不死带芽胞细菌　　　　C. 清除器械表面上的细菌
   D. 清除皮肤表面上的细菌　　E. 清除切口内的细菌

2. 煮沸灭菌的时间要求是（　　）
   A. 煮沸开始起 10min　　　　B. 煮沸开始起 20min　　　　C. 煮沸开始起 30min
   D. 煮沸开始起 40min　　　　E. 煮沸开始起 60min

3. 高压蒸气灭菌，要求的温度是（　　）
   A. 100～106℃　　　　　　　B. 110～116℃　　　　　　　C. 112～120℃
   D. 121～126℃　　　　　　　E. 128～136℃

二、简答题

1. 简述无菌术的概念。
2. 常见手术器械、物品、敷料的灭菌、消毒法有哪些？

参考答案

一、单项选择题

1. A　2. E　3. E

二、简答题

1. 答：手术器械和物品的灭菌和消毒是外科无菌术最重要的环节。凡用物理方法及化学灭菌剂彻底消灭与伤口或手术区接触的物品上所附着的细菌，以防止手术感染的方法，称灭菌法。灭菌法能杀灭一切活的微生物（包括细菌芽胞等）。用化学消毒剂消灭微生物的方法，包括器械消毒、手术室消毒、手术人员的手臂消毒及患者的皮肤消毒，称为消毒法，消毒法只能杀灭病原菌与其他有害微生物，但不能杀死细菌芽胞。

2. 答：灭菌法分为物理方法和化学灭菌法。物理方法为主。常用的物理灭菌法有高温、紫外线、电离辐射等，其中以高温灭菌法最为普遍，主要用于杀灭手术器械、布单、敷料和容器等物品上的细菌。高温灭菌法包括高压蒸气灭菌法、煮沸灭菌法以及火烧灭菌法。消毒法一般包括清洗和消毒两方面。清洗是用肥皂水或化学溶液，洗掉物品和皮肤上的污垢和附着的细菌，以利消毒剂和细菌的接触，能提高杀菌效果。消毒是用化学消毒剂浸泡或涂擦来杀死细菌，常用的化学消毒剂有碘酊、酒精、碘附、戊二醛等，此外，甲醛熏蒸法可消毒缝线、内镜及塑料导管等。

（刘凤恩　肖骏琦）

第三章 外科患者的体液和酸碱平衡失调

 学习目标

1. 重点 外科患者体液失调临床处理的基本原则。

2. 熟悉 各型脱水、低血钾症和高血钾症的临床表现、诊断和治疗方法；代谢性酸中毒和代谢性碱中毒的临床表现、诊断和治疗方法。

3. 了解 体液及酸碱平衡和渗透压的调节；水中毒；高血钾症；体内钙、镁、磷异常。

内容精讲

第一节 概 述

体液的主要成分是水和电解质。在生理情况下，人体通过各种调节使体液的容量、电解质浓度、渗透压和酸碱度均保持在一个恒定的范围内，称之为水电解质平衡和酸碱平衡。体液分为细胞内液和细胞外液，细胞外液中主要的阳离子是 Na^+，主要的阴离子是 Cl^-、HCO_3^- 和蛋白质；细胞内液中主要的阳离子是 K^+ 和 Mg^{2+}，主要的阴离子是 HPO_4^{2-} 和蛋白质。细胞内外液的渗透压均为 $280\sim310mOsm/L$。机体主要通过消化道、肾脏、皮肤和肺来调节体液，酸碱平衡主要通过体液缓冲系统、肺、组织细胞和肾的调节来维持。

第二节 体液代谢失调

正常人每日排出水分 2000～2500mL。其中皮肤蒸发每日约 500mL；呼吸时失水约 400mL；大便含水约 100mL；肾脏有较强的调节排水的能力，为将每日代谢所产生的大约 600mmol/L 的溶质（废物）完全溶解排出，至少需要 500mL 尿；为了不使肾脏长期处于超负荷的状态，每日尿量应维持在 1000～1500mL。故正常人生理情况下每日需水量为 2000～2500mL，其中来自饮水 1000～1500mL，半固态和固态食物含水约 700mL，内生水每日 300mL。另外，人体生理情况下每日需要氯化钠 4～5g，氯化钾 3～4g。

一、水、钠代谢紊乱

★ 1. 等渗性脱水

（1）定义 又称急性脱水或混合性脱水，是外科患者最易发生的。水和钠成比例地丧失，血清钠仍在正常的范围，细胞外液渗透压也保持正常。

（2）病因 ①消化液的急性丧失，如大量呕吐和肠瘘等；②体液丧失在感染区或软组织内，如腹腔内或腹膜后感染、肠梗阻等；③大量抽放胸腔积液、腹水，大面积烧伤等。

（3）临床表现 少尿，厌食，恶心，乏力，舌干燥，眼窝下陷，皮肤干燥，松弛，但不口渴。当丧失体液达体重的 5%（相当于丧失细胞外液 25%）时，出现血容量不足症状；当丧失体液达体重的 6%～7% 时，可出现严重休克。当体液的丧失主要是胃液时，可伴发代谢性碱中毒征象。

（4）诊断 主要依据病史和临床表现进行诊断。实验室检查有血液浓缩表现，尿比重增高，但血 Na^+ 和 Cl^- 浓度仍在正常范围内。

（5）治疗 在积极治疗原发病的同时，应给予等渗盐水，并注意补充血容量（包括晶体和胶体）纠正休克。可根据临床表现估计补液量，也可根据血细胞比容（HCT，正常值：男 0.48，女 0.42）来计算。补液量（L）＝HCT 上升值/HCT 正常值×体重（kg）×0.2。

★2. 低渗性脱水

（1）定义 又称慢性脱水或继发性脱水。此时水和钠同时缺失，但失钠多于失水，故血清钠低于正常范围，细胞外液呈低渗状态。

（2）病因 ①胃肠道消化液持续丧失；②大创面慢性渗液；③肾排钠过多；④液体在第三间隙集聚。

（3）临床表现 常见症状如头晕、视物模糊、软弱无力、脉搏细速，甚至神志不清，肌痉挛性疼痛、腱反射减弱、昏迷等。

（4）诊断 ①依据病史及表现；②尿 Na^+ 和 Cl^- 常明显减少；③血清钠浓度低于 135mmol/L；④红细胞计数、血红蛋白量、血细胞比容及血尿素氮值均有增高；⑤尿比重常在 1.010 以下。

（5）治疗 ①积极处理病因；②采用含盐溶液或高渗盐水静脉输注。

★3. 高渗性脱水

（1）定义 又称原发性脱水。虽有水和钠的同时丢失，但因失水更多，故血清钠高于正常范围，细胞外液的渗透压升高。机体对高渗性脱水的代偿机制是：高渗状态刺激位于视丘下部的口渴中枢，患者感到口渴而饮水，使体内水分增加，以降低细胞外液渗透压。

（2）病因 ①摄入水不足，如食管癌吞咽困难，危重患者给水不足等；②水分丧失过多，如高热大汗、烧伤暴露疗法、糖尿病昏迷等；③呕吐、腹泻及消化道引流等可导致等渗或含钠低的消化液丢失；④中枢性或肾性尿崩症等均可因为溶质性利尿而导致失水；⑤任何原因引起过度通气，可经呼吸道黏膜不显性蒸发加强，丢失不含电解质的水分。

（3）临床表现 ①轻度脱水：除口渴外，无其他症状，缺水量为体重的 2%～4%；②中度脱水：极度口渴、乏力、尿少、尿比重高；唇干舌燥、皮肤弹性差、眼窝下陷，常出现烦躁，缺水量为体重的 4%～6%；③重度脱水：除上述症状外，出现躁狂、幻觉、谵妄、甚至昏迷，缺水量超过体重的 6%。

（4）诊断 ①依据病史及表现；②尿比重和尿渗透压增高；③血清钠浓度在 150mmol/L 以上；④红细胞计数、血红蛋白量、血细胞比容轻度增高。

（5）治疗 ①尽早去除病因；②补充水分，不能经口补充者，可以经静脉滴注 5%葡萄糖溶液或 0.45%氯化钠溶液；③因血液浓缩，体内总钠量仍有减少，故补水的同时应适当补充钠盐；④尿量达 40mL/h 后应补充钾盐；⑤经补液后酸中毒仍未能完全纠正者，应给碳酸氢钠。

4. 水中毒

（1）临床表现 ①急性水中毒：脑细胞肿胀或脑组织水肿致颅内压增高，引起各种神经精神症状，如头晕、失语、精神错乱、定向力失常、嗜睡、躁动、惊厥、谵妄、甚至昏迷，有时可发生脑疝。②慢性水中毒：软弱乏力、恶心、呕吐、嗜睡等，但往往被原有疾病所掩盖。患者体重明显增加，皮肤苍白而湿润。有时唾液及泪液增多，一般无凹陷性水肿。

（2）诊断 ①红细胞计数、血红蛋白量、血细胞比容和血浆蛋白量均降低；②血浆渗透压降低。

（3）治疗 预防重于治疗。对容易发生抗利尿激素增多的疼痛、失血、休克、创伤和大手术者以及急性肾功能不全和慢性心功能不全的患者，应严格限制入水量。对水中毒患者，应立即停止水分的摄入；程度严重者，除禁水外，用利尿药，一般用渗透性利尿药（甘露醇或山梨醇）静脉快速滴注，也可静脉注射袢利尿药（呋塞米和依他尼酸），尚可静脉滴注 5%氯化钠溶液。

二、钾代谢紊乱

★1. 低钾血症　血清钾浓度低于 3.5mmol/L，称为低钾血症（正常值为 3.5～5.5mmol/L）。

（1）病因　①消化道梗阻、长期禁食、昏迷、神经性厌食等导致钾摄入不足；②严重呕吐、腹泻、持续胃肠减压、肠瘘等从消化道途径丢失大量钾；③长期应用呋塞米和依他尼酸等利尿药导致排钾过多；④长期输注不含钾的液体，或肠外静脉营养液中钾盐补充不足；⑤钾向组织内转移，见于大量输注葡萄糖和胰岛素。

（2）临床表现　①肌无力最早出现，先从四肢肌，逐渐延及躯干和呼吸肌，有时有吞咽困难、进食及饮水呛咳，可有软瘫、腱反射减弱或消失；②有口苦、恶心、呕吐和肠麻痹等；③心脏受累主要表现为传导和节律异常；④典型的心电图改变为早期出现 T 波降低、变宽、双相或倒置，随后出现 ST 段降低、QT 间期延长和 U 波；⑤患者可出现低钾性碱中毒症状，但尿呈酸性（反常性酸性尿）。

（3）诊断　主要是根据病史、临床表现及血清钾测定来确定诊断。血清钾浓度常低于正常，但脱水时因血液浓缩，血清钾浓度的降低可不明显，脱水纠正后即可出现明显低钾血症。另外，合并酸中毒时，钾从细胞内移出，可掩盖缺钾情况。心电图改变有 T 波低平、双相或倒置，部分出现 U 波对诊断更有意义，另外有 S-T 段压低及各种心律失常。

（4）治疗　①及早治疗导致低钾血症的病因；②可参考血清钾浓度测定的结果来初步确定补钾量。

★2. 高钾血症　血清钾浓度超过 5.5mmol/L，称为高钾血症。

（1）病因　①进入体内或血液内的钾增多（口服或静脉输入氯化钾、服用含钾药物、组织损伤及大量输入库存较久的血液）；②肾脏排泄功能减退（急性肾衰竭、应用保钾利尿药如螺内酯、氨苯蝶啶）及盐皮质激素不足等；③细胞内钾的移出，如溶血、组织损伤、酸中毒等。

（2）临床表现　一般无特殊症状。①有时有轻度神志模糊或淡漠、感觉异常和四肢软弱等；②严重高钾血症有微循环障碍表现，如皮肤苍白、发冷、青紫及低血压等；③常出现心跳缓慢或心律失常，甚至心搏骤停；④高血钾特别是血钾超过 7.0mmol/L 时，出现典型心电图改变；早期 T 波高而尖、QT 期缩短，随后为 QRS 增宽、PR 间期延长。

（3）诊断　对有引起高钾血症原因的患者，出现不能用原发病来解释的临床表现时，即应考虑有高钾血症的可能，并立即测定血清钾浓度和进行心电图检查，可明确诊断。

（4）治疗　①尽快处理原发病及改善肾脏功能；②停止一切钾的摄入及输入；③降低血钾浓度：使血钾暂时进入细胞内，静脉滴注或静脉注射碳酸氢钠溶液；静脉滴注葡萄糖溶液及胰岛素等；应用阳离子交换树脂并同时口服山梨醇或甘露醇，也可加 10% 葡萄糖溶液 200mL 保留灌肠；腹膜透析或血液透析；④对抗心律失常。钙与钾有对抗作用，静脉注射 10% 葡萄糖酸钙溶液 20mL 能缓解 K^+ 对心肌的毒性作用，以对抗心律失常。此法可重复使用。

三、钙及镁磷代谢紊乱

1. 低钙血症

（1）病因　可发生在急性重症胰腺炎、坏死性筋膜炎、肾衰竭、消化道瘘和甲状旁腺功能受损的患者。

（2）临床表现　与血清钙浓度降低后神经肌肉兴奋性增强有关，有口周和指（趾）尖麻木及针刺感、手足抽搐、腱反射亢进以及 Chvostek 征阳性。

（3）诊断　根据病史、体格检查及实验室检测可明确诊断。血钙浓度低于 2mmol/L 有诊断价值。

（4）治疗　应防治原发疾病。为缓解症状，可用 10% 葡萄糖酸钙 10～20mL 或 5% 氯化钙 10mL 静脉注射，必要时 8～12h 后再重复注射。需长期治疗者可采用口服钙剂及维生素 D。

2. 高钙血症

（1）病因　甲状旁腺功能亢进症，其次是骨转移性癌。

（2）临床表现　早期症状无特异性，血钙浓度进一步增高时可出现严重头痛、背和四肢疼痛等。在甲状旁腺功能亢进症的病程后期，可致全身性骨质脱钙，发生多发性病理性骨折。

（3）诊断　血清蛋白浓度正常时，血清钙＞2.75mmol/L 可确诊高钙血症，根据病史、体格检查及实验室检测即可诊断大部分高钙血症病因。

（4）治疗　甲状旁腺功能亢进者应接受手术治疗，切除腺瘤或增生的腺组织之后，可彻底治愈。对骨转移性癌患者，可给予低钙饮食，补充水分以利于钙的排泄。

3. 低镁血症

（1）病因　饥饿、吸收障碍综合征、长时期的胃肠道消化液丧失（如肠瘘），以及长期静脉输液中不含镁等。

（2）临床表现　与钙缺乏很相似，有肌震颤、手足搐搦及 Chvostek 征阳性等。血清镁浓度与机体镁缺乏不一定相平行，即镁缺乏时血清镁浓度不一定降低。

（3）诊断　血清镁浓度＜0.75mmol/L 时称低镁血症。

（4）治疗　可按 0.25mmol/(kg·d) 的剂量静脉补充镁盐（氯化镁或硫酸镁），完全纠正镁缺乏需较长时间，因此在解除症状后仍应每天补 25％硫酸镁 5～10mL，持续 1～3 周。

4. 高镁血症

（1）病因　体内镁过多主要发生在肾功能不全时，偶可见于应用硫酸镁治疗子痫的过程中。烧伤早期、广泛性外伤或外科应激反应、严重细胞外液量不足和严重酸中毒等也可引起血清镁增高。

（2）临床表现　有乏力、疲倦、腱反射消失和血压下降及心脏传导功能障碍，心电图改变与高钾血症相似，可显示 PR 间期延长，QRS 波增宽和 T 波增高。晚期可出现呼吸抑制、嗜睡和昏迷，甚至心搏骤停。

（3）诊断　血清镁浓度＞1.25mmol/L 时称高镁血症。

（4）治疗　应经静脉缓慢输注 10％葡萄糖酸钙（或氯化钙）溶液 10～20mL 以对抗镁对心脏和肌肉的抑制。同时积极纠正酸中毒和缺水。若疗效不佳，可能需用透析治疗。

5. 低磷血症

（1）病因　甲状旁腺功能亢进症、严重烧伤或感染；大量葡萄糖及胰岛素输入使磷进入细胞内；以及长期肠外营养未补充磷制剂者。

（2）临床表现　头晕、厌食，可有神经肌肉症状，如肌无力等。重症者可有抽搐、精神错乱、昏迷，甚至可因呼吸肌无力而危及生命。

（3）诊断　血清无机磷＜0.8mmol/L 时称低磷血症。

（4）治疗　采取预防措施很重要。长期静脉输液者应在溶液中常规添加磷 10mmol/d，可补充 10％甘油磷酸钠 10mL。对甲状旁腺功能亢进者，针对病因的手术治疗可使低磷血症得到纠正。

6. 高磷血症　成人血清无机磷浓度＞1.6mmol/L，为高磷血症。

（1）病因　急性肾衰竭、甲状旁腺功能低下等。

（2）临床表现　出现低钙血症的一系列临床表现。还可因异位钙化而出现肾功能受损表现。

（3）诊断　成人血清无机磷＞1.6mmol/L 时称高磷血症。

（4）治疗　除对原发病作防治外，可针对低钙血症进行治疗。急性肾衰竭伴明显高磷血症者，必要时可作透析治疗。

第三节　酸碱平衡失调

一、代谢性酸中毒

1. 定义　代谢性酸中毒是临床上最常见类型的酸碱平衡失调。由于酸性物质的积聚或产生过多，或 HCO_3^- 丢失过多，即可引起代谢性酸中毒。

2. 病因　①碱性物质丢失过多；②肾脏排酸保碱功能障碍；③酸性物质产生过多；④外源性固定酸摄入过多，消耗 HCO_3^- 缓冲；⑤高钾血症。

3. 代偿机制　H^+ 浓度的增高刺激呼吸中枢，使呼吸加深加快，加速 CO_2 的呼出，$PaCO_2$ 降低，HCO_3^-/H_2CO_3 的比值重新接近 20∶1 而保持血 pH 在正常范围，此即为代偿性代谢性酸中毒。与此同时，肾小管上皮细胞中的碳酸酐酶和谷氨酰胺酶活性开始增高，增加 H^+ 和 NH_3 的生成。H^+ 与 NH_3 形成 NH_4^+ 后排出，使 H^+ 的排出增加。另外，$NaHCO_3$ 的再吸收亦增加。但是，机体的这些代偿机制作用有限，如果病因持续存在，超过了机体的代偿能力，则会产生失代偿性代谢性酸中毒。

★4. 临床表现　①轻度者常被原发病症状所掩盖；②重症患者有疲乏、眩晕、嗜睡，可有感觉迟钝或烦躁；③最突出的表现是呼吸深而快，呼气中有时带有酮味；④患者面部潮红、心率加快、血压偏低，可出现神志不清或昏迷；⑤有对称性肌张力减退、腱反射减弱或消失；⑥患者可出现心律不齐、急性肾功能不全或休克；⑦尿液一般呈酸性。

5. 诊断　根据病史和临床表现，结合尿液检查（多呈酸性）、二氧化碳结合力（CO_2CP）的测定一般不难诊断。有条件时可进行血气分析，通常 pH、HCO_3^-、碱剩余（BE）等均降低，并能准确判断酸中毒的性质、严重程度及代偿情况。血清 Na^+、K^+ 和 Cl^- 等的测定，对判断病情也有帮助。

★6. 治疗　主要在于去除病因和纠正缺水，重度患者应补充碱性溶液。因机体有很强的调节能力，轻度酸中毒常可自行纠正，不必补充碱剂。若酸中毒较重，或病因一时难以去除，则应给予碱性药物，临床上常用 5％碳酸氢钠或 0.2％乳酸钠，其用量可根据 CO_2CP 或血 HCO_3^- 的测定值来计算，公式如下。

需 HCO_3^- 的量（mmol）＝［HCO_3^- 正常值（mmol/L）－HCO_3^- 测定值（mmol/L）］×体重（kg）×0.4

二、代谢性碱中毒

1. 定义　体内 H^+ 丢失或 HCO_3^- 增多可引起代谢性碱中毒。

★2. 病因　①酸性物质丧失过多；②碱性物质摄入过多；③缺钾；④利尿药的作用。

★3. 代偿机制　受血浆 H^+ 浓度下降的影响，呼吸中枢抑制，呼吸变浅变慢，CO_2 排出减少，使 $PaCO_2$ 升高，HCO_3^-/H_2CO_3 的比值可望接近 20∶1 而保持 pH 值在正常范围内。肾的代偿使 $NaHCO_3$ 的再吸收减少，HCO_3^- 经尿排出增多。

★4. 临床表现　①一般无症状；②有时可有呼吸变浅变慢，或有神经精神方面的异常，如谵妄、精神错乱或嗜睡等；③严重时可发生昏迷。

5. 诊断　①病史及临床表现；②血气分析：失代偿时血液 pH 值和 HCO_3^- 明显增高，$PaCO_2$ 正常；部分代偿时，pH 值、HCO_3^- 及 $PaCO_2$ 有一定程度增高。

★6. 治疗　①着重积极治疗原发疾病；②对丧失胃液所致的代谢性碱中毒，可输注等渗盐水或葡萄糖盐水；因碱中毒时几乎都伴发低钾血症，故可同时补给氯化钾，但补钾应在尿量超过 40mL/h 后进行。治疗严重代谢性碱中毒时，可应用盐酸的稀释液。

三、呼吸性酸中毒

1. 定义　呼吸性酸中毒系指肺泡通气及换气功能减弱，不能充分排出体内生成的 CO_2，以

致血液 $PaCO_2$ 增高，引起高碳酸血症。

2. 病因　全身麻醉过深、镇静剂过量、支气管痉挛和各种原因引起的慢性阻塞性肺疾病等情况下。

3. 代偿机制　机体对呼吸性酸中毒的代偿主要通过血液的缓冲系统。血液中的 H_2CO_3 与 Na_2HPO_4 结合，形成 $NaHCO_3$ 和 NaH_2PO_4，后者从尿中排出使 H_2CO_3 减少，HCO_3^- 增多，再加上酸中毒时肾小管上皮细胞的活动，使 H^+ 的排出和 HCO_3^- 的再吸收增加，使酸中毒得到代偿。

4. 临床表现　患者可有胸闷、呼吸困难、躁动不安等表现，可因换气不足致缺氧，可有头痛、发绀。随酸中毒加重，可有血压下降、谵妄、昏迷等。脑缺氧可致脑水肿、脑疝，甚至呼吸骤停。

5. 诊断　患者有呼吸功能受影响的病史，又出现上述症状，即应怀疑有呼吸性酸中毒。动脉血血气分析显示 pH 明显下降，$PaCO_2$ 增高，血浆 HCO_3^- 可正常。慢性呼吸性酸中毒时，血 pH 下降不明显，$PaCO_2$ 增高，血 HCO_3^- 亦有增高。

6. 治疗　首先去除病因，改善通气功能。必要时作气管插管或气管切开，并使用呼吸机，改善通气及换气功能。一般将吸入气氧浓度调节在 0.6～0.7 之间。

四、呼吸性碱中毒

1. 定义　呼吸性碱中毒是由于肺泡通气过度，体内生成的 CO_2 排出过多，以致血 $PaCO_2$ 降低，最终引起低碳酸血症，血 pH 上升。

2. 病因　癔症、忧虑、疼痛、发热、创伤、中枢神经系统疾病、低氧血症、肝功能衰竭，以及呼吸机辅助通气过度等。

3. 代偿机制　急性呼吸性碱中毒时主要靠细胞内外离子交换及细胞内缓冲系统代偿，由于血浆 H_2CO_3 浓度降低而 HCO_3^- 相对增高，H^+ 从细胞内转移至细胞外并与 HCO_3^- 结合，从而降低 HCO_3^- 浓度。

4. 临床表现　多数患者有呼吸急促之表现。引起呼吸性碱中毒之后，患者可有眩晕，手、足和口周麻木和针刺感，肌震颤及手足搐搦。患者常有心率加快。危重患者发生急性呼吸性碱中毒常提示预后不良，或将发生急性呼吸窘迫综合征。

5. 诊断　结合病史和临床表现，可作出诊断。此时血 pH 增高，$PaCO_2$ 和 HCO_3^- 下降。

6. 治疗　积极处理原发疾病。用纸袋罩住口鼻，增加呼吸道无效腔，可减少 CO_2 的呼出，以提高血 $PaCO_2$；或吸入含 5% CO_2 的氧气。

第四节　临床处理的基本原则

★处理水、电解质及酸碱失调的基本原则如下。

（1）充分掌握病史，详细检查患者体征

① 了解是否存在可导致水、电解质及酸碱平衡失调之原发病。

② 有无水、电解质代谢紊乱及酸碱平衡失调的症状及体征。

（2）即刻的实验室检查

① 血、尿常规，血细胞比容，肝肾功能，血糖。

② 血清 K^+、Na^+、Cl^-、Ca^{2+}、Mg^{2+} 及 Pi（无机磷）浓度。

③ 动脉血血气分析。

④ 必要时作血、尿渗透压测定。

（3）综合病史及上述实验室资料，确定水、电解质代谢紊乱及酸碱平衡失调的类型及程度。

（4）在积极治疗原发病的同时，制订纠正水、电解质代谢紊乱及酸碱平衡失调的治疗方案。如果存在多种失调，应分轻重缓急，依次予以调整纠正。首先要处理的应该是以下几种情况。

① 积极恢复患者的血容量，保证循环状态良好。

② 缺氧状态应予以积极纠正。

③ 严重的酸中毒或碱中毒的纠正。

④ 重度高钾血症的治疗。

同步练习

一、填空题

1. 人体的体液可分为＿＿＿＿＿＿和＿＿＿＿＿＿两部分。

2. 血液中最主要的缓冲系统是＿＿＿＿＿＿。

3. 典型的高钾血症心电图改变为早期出现 T 波＿＿＿＿＿＿，QT 间期＿＿＿＿＿＿，随后出现 QRS＿＿＿＿＿＿，PR 间期＿＿＿＿＿＿。

4. 典型的低钾血症心电图的改变为早期出现 T 波＿＿＿＿＿＿，随后出现 ST 段＿＿＿＿＿＿，QT 间期＿＿＿＿＿＿和 U 波。

5. 机体除依靠缓冲系统来维持酸碱平衡之外还依靠＿＿＿＿＿＿、＿＿＿＿＿＿的调节。

6. 轻度缺钠后，患者觉疲乏、头昏、手足麻木、口渴不明显，尿中 Na^+ ＿＿＿＿＿＿，血清 Na^+ 在＿＿＿＿＿＿以下。

二、单项选择题

1. 细胞内液绝大部分存在于（ ）
   A. 血液中 B. 脂肪中 C. 骨骼肌中
   D. 肾脏中 E. 肝脏中

2. 正常血浆渗透压为（ ）
   A. 280～310mmol/L B. 180～310mmol/L C. 290～400mmol/L
   D. 60～100mmol/L E. 100～200mmol/L

3. 等渗性脱水细胞外液的渗透压（ ）
   A. 增高 B. 不变 C. 下降
   D. 低钾 E. 高钾

4. 低渗性脱水常无（ ）
   A. 缺水 B. 缺钠 C. 口渴感
   D. 血容量减少 E. 少尿

5. 高渗性脱水血清钠浓度在（ ）以上。
   A. 142mmol/L B. 150mmol/L C. 160mmol/L
   D. 180mmol/L E. 200mmol/L

6. 水中毒还需用（ ）以促进水分排出。
   A. 高渗盐水 B. 强心药 C. 低渗盐水
   D. 大量补充血容量 E. 利尿药

7. 正常血钾浓度是（ ）
   A. 5.5～6.5mmol/L B. 3.5～5.5mmol/L C. 3.5～4.5mmol/L
   D. 4.0～6.0mmol/L E. 5.0～7.0mmol/L

8. 低钾血症可致代谢性碱中毒，但尿却呈（ ）
   A. 中性 B. 碱性 C. 酸性
   D. H^+ 排出减少 E. K^+ 排出增多

9. 低钾血症时，尿量超过（ ）后再静脉补钾。

A. 20mL/h   B. 30mL/h   C. 40mL/h

D. 50mL/h   E. 60mL/h

10. 血清钾超过（　　　），即为高钾血症。

    A. 3.5mmol/L   B. 4.5mmol/L   C. 5.0mmol/L

    D. 5.5mmol/L   E. 6.5mmol/L

11. 代谢性酸中毒最明显的表现是（　　　）

    A. 呼吸变得又浅又快   B. 呼吸变得又浅又慢   C. 呼吸变得又深又慢

    D. 呼吸变得又深又快   E. 呼吸变得时浅时深

参考答案

一、填空题

1. 细胞内液　细胞外液

2. HCO_3^-/H_2CO_3

3. 高而尖　缩短　增宽　延长

4. 降低、变宽、双相或倒置　降低　延长

5. 肺　肾

6. 减少　135mmol/L

二、单项选择题

1. C　2. A　3. B　4. C　5. B　6. E　7. B　8. C

9. C　10. D　11. D

（刘凤恩　肖骏琦）

第四章 输 血

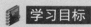

学习目标

1. 重点 输血的适应证。

2. 熟悉 输血的并发症及其防治。

3. 了解 自体输血的优点和禁忌证；血液成分制品和血浆代用品的用途。

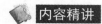内容精讲

第一节 输血的适应证和注意事项

★**1. 适应证**

（1）<u>大量失血后补充血容量</u> 补充的血量、血制品种类应根据失血的多少、速度和患者的临床表现确定。凡一次失血量低于总血容量 10%（500mL）者，可不必输血。当失血量达总血容量的 10%～20%（500～1000mL）时，多数情况下只需要输入晶体液或胶体液补充血容量。若失血量超过总血容量 20%（1000mL）时，除输入晶体液或胶体液补充血容量外，还应适当输入浓缩红细胞（concentrated red blood cells，CRBC）以提高携氧能力。原则上，失血量在 30% 以下时，不输全血；超过 30% 时，可输全血与 CRBC 各半，再配合晶体液和胶体液及血浆以补充血容量。当失血量超过 50% 且大量输入库存血时，还应及时发现某些特殊成分如清蛋白（白蛋白）、血小板及凝血因子的缺乏，并给予补充。

（2）<u>贫血或低蛋白血症</u> 手术前严重贫血或者低蛋白血症者应结合检验结果输注 CRBC 纠正贫血，补充血浆或白蛋白治疗低蛋白血症。

（3）<u>重症感染</u> 当全身感染严重，中性粒细胞低下和抗生素治疗效果不佳时，可考虑输入浓缩粒细胞以助控制感染。

（4）<u>凝血异常</u> 血友病甲患者输Ⅷ因子或抗血友病因子（anti-hemophilia factor，AHF）；纤维蛋白原缺乏症者补充纤维蛋白原或冷沉淀制剂；血小板减少症或血小板功能障碍者输血小板等。

2. 注意事项 输血前必须仔细核对患者和供血者姓名、血型和交叉配血单，并检查血袋是否渗漏，血液颜色有无异常及保存时间。除生理盐水外，不向血液内加入任何其他药物和溶液，以免产生溶血或凝血。输血时应严密观察患者，询问有无不适症状，检查体温、脉搏、血压及尿液颜色等，发现问题及时处理。输血完毕后仍需要观察病情，及早发现延迟型输血反应。输血后血袋应保留 1 天，以便必要时化验检查。

第二节 输血的并发症及其防治

1. 发热反应

（1）症状 是最常见的输血并发症，多发生于输血开始后 15min～2h 内。主要表现为畏寒、寒战和高热，症状持续 30min～2h 后逐渐缓解。

（2）原因　①免疫反应：常见于经产妇或多次接受输血者；②致热原：所使用的输血器具或制剂被致热原污染；③细菌污染和溶血。

（3）预防治疗　出现发热时可服用阿司匹林，伴寒战者可肌内注射异丙嗪 25mg。

★2. 过敏反应

（1）症状　多发生在输血数分钟后，多数表现为皮肤局限性或全身性瘙痒或荨麻疹。严重者可出现支气管痉挛、血管神经性水肿、会厌水肿等，甚至昏迷、死亡。

（2）原因　①过敏性体质患者对血中蛋白类物质过敏，或过敏体质的供血者随血将其体内的某种抗体转移给患者。②患者因多次输注血浆制品，体内产生多种抗血清免疫球蛋白抗体。

（3）预防治疗　可在输血前 0.5h 同时口服抗过敏药和静脉输注糖皮质激素预防。仅表现为局限性皮肤瘙痒或荨麻疹时，不必停止输血，可口服苯海拉明 25mg，并严密观察病情发展。反应严重者应立即停止输血，皮下注射肾上腺素（1：1000，0.5～1mL）和（或）静脉滴注糖皮质激素（氢化可的松 100mg 加入 500mL 葡萄糖盐水）。

★3. 溶血反应

（1）症状　是最严重的并发症，后果严重，死亡率高。典型的症状为患者输入十几毫升血型不合的血后，立即出现沿输血静脉的红肿及疼痛、寒战、高热、呼吸困难、腰背酸痛、头痛、胸闷、心率加快乃至血压下降、休克，随之出现血红蛋白尿和溶血性黄疸。术中的患者主要表现为不明原因的血压下降和手术野渗血。延迟性溶血反应（DHTR）多发生在输血后 7～14 天，表现为原因不明的发热、贫血、黄疸和血红蛋白尿，一般症状并不严重。

（2）原因　①多数是因误输了 ABO 血型不合的血液引起，Rh 血型不合时也可发生；②少数为输入有缺陷的红细胞后引起；③受血者患自身免疫功能紊乱性疾病导致贫血。

（3）预防和治疗　输血前加强输血、配血过程中的核查工作，严格按照输血的规程操作，尽量行同型输血。当怀疑有溶血反应时应立即停止输血，核对受血者与供血者姓名和血型，并抽取动脉血离心后观察血浆色泽，若为粉红色即证明有溶血。对发生溶血反应患者的处理：①抗休克；②保护肾功能；③若 DIC 明显，还应考虑肝素治疗；④血浆交换治疗。

4. 细菌污染反应

（1）症状　轻度时仅有发热反应。重度时可表现为烦躁、寒战、高热、呼吸困难、恶心、呕吐、发绀、腹痛和休克等。

（2）原因　采血、贮存和输血环节中无菌技术有漏洞而致污染。

（3）预防和治疗　严格无菌制度是预防细菌污染的关键。一旦发现存在细菌污染应立即终止输血并行涂片染色细菌检查及细菌培养检查，采用有效的抗感染和抗休克治疗。

5. 循环超负荷

（1）症状　常见于心功能低下、老年、幼儿及低蛋白血症患者，主要表现为输血中或输血后突发心率加快、呼吸急促、发绀或咳吐血性泡沫痰及肺内大量湿啰音等。

（2）原因　①输血速度过快；②原有心功能不全；③原有肺功能减退或低蛋白血症。

（3）预防和治疗　严格控制输血速度及输血量，一旦发现患者存在循环超负荷立即停止输血并吸氧，使用强心药、利尿药。

6. 其他的并发症和治疗

（1）输血相关的急性肺损伤（TRALI）　其发生机制为供血者血浆中存在白细胞凝集素或 HLA 特异性抗体所致。临床表现为急性呼吸窘迫综合征（ARDS），及时的机械辅助呼吸是其治疗的关键。

（2）输血相关性移植物抗宿主病（TA-GVHD）　其临床症状有发热、皮疹、肝炎、腹泻、骨髓抑制和感染等。TA-GVHD 至今仍无有效的治疗手段。

（3）疾病传播　凡是可经血液途径传播的疾病均存在这种危险，例如 EB 病毒、肝炎病毒、

HIV 等病毒感染，布氏杆菌病等细菌性疾病，其他如梅毒，疟疾等。

（4）免疫抑制　输血可使受血者的非特异免疫功能下降和抗原特异性免疫抑制，增加术后感染率，并可促进肿瘤生长、转移及复发，降低 5 年生存率。

（5）大量输血对受血者的影响　大量输血的概念为 24h 内用库存血细胞置换患者全部血容量或数小时内输入血量超过 4000mL。患者大量输血后可出现：①低体温；②碱中毒；③暂时性低钙血症；④高钾血症。

第三节　自体输血

自体输血主要优点是既可节约库存血，又可减少输血反应和疾病传播，且不需检测血型和交叉配合试验。自体输血的禁忌证包括：①血液已受胃肠道内容物、消化液或尿液等污染；②血液可能受肿瘤细胞污染；③肝、肾功能不全的患者；④已有严重贫血的患者，不宜在术前采血或血液稀释法作自体输血；⑤有脓毒症或菌血症者；⑥胸、腹腔开放性损伤超过 4h 或血液在体腔中存留过久者。

目前外科自体输血常用的有三种方法。

（1）回收式自体输血　是目前外科使用最多的自体输血方法，主要适用于外伤性脾破裂、异位妊娠破裂等造成的腹腔内出血；大血管、心内直视手术及门静脉高压症等手术时的失血回输等。

（2）预存式自体输血　适用于择期手术患者估计术中出血量较大需要输血者。

（3）稀释式自体输血　即指麻醉前从患者一侧静脉采血，同时从另一侧静脉输入为采血量 3～4 倍的电解质溶液或适量血浆代用品等以补充血容量。

第四节　血液成分制品

1. 红细胞制品及适应证　见表 4-1。

表 4-1　红细胞制品及适应证

名　称	特点	适应证
浓缩红细胞	每袋含 200mL 全血中的全部红细胞,总量 110～120mL,HCT70%～80%。	各种急性失血,慢性贫血及心功能不全者输血
洗涤红细胞	200mL 中含红细胞 170～190mL,内含少量血浆,无功能白细胞及血小板,去除了肝炎病毒和抗 A、B 抗体	对白细胞凝集素有发热反应者及肾功能不全不能耐受库存血中高钾者
冰冻红细胞	200mL 中含红细胞 170～190mL,不含血浆,在含甘油媒介中−80℃或更低温可保存 3 年,或更长时间,有利于稀有血型的保存	①同洗涤红细胞;②自身红细胞的储存
去白细胞的红细胞	200mL 全血中含(1～1.5)×10^9 的白细胞,去除 90%白细胞后,残留的白细胞数为 2×10^6 左右,可减少 HLA 抗原的同种免疫反应	①多次输血后产生白细胞抗体者;②预期需要长期或者反复输血者

2. 血浆成分　有新鲜冰冻血浆、冰冻血浆和冷沉淀三种。新鲜冰冻血浆（FFP）和冰冻血浆（FP）主要区别是 FP 中Ⅷ因子（FⅧ）和 V 因子（FV）及部分纤维蛋白原的含量较 FFP 低，主要用于多种凝血因子缺乏导致的出血倾向等。冷沉淀是 FFP 在 4℃溶解时不溶的沉淀物，主要用于血友病甲、先天性或获得性纤维蛋白原缺乏症等。

3. 血浆蛋白成分　包括白蛋白制剂、免疫球蛋白及浓缩凝血因子。白蛋白制剂适用于治疗营养不良性水肿、肝硬化或其他原因所致的低蛋白血症。免疫球蛋白主要用于预防传染病和治疗重度感染。浓缩凝血因子主要用于治疗凝血因子缺乏症。

第五节 血浆代用品

临床常用的血浆代用品主要有三种。

1. 右旋糖酐 6％右旋糖酐等渗盐溶液是常用的多糖类血浆代用品，常用于低血容量性休克、输血准备阶段以代替血浆。低分子（平均40000）右旋糖酐输入后在血中存留时间短，增加血容量的作用仅维持 1.5h，且具有渗透性利尿作用。各种右旋糖酐 24h 内用量不应超过 1500mL。

2. 羟乙基淀粉代血浆 目前已作为低血容量性休克的容量治疗及手术中扩容的常用制剂，每天最大用量为 2000mL。

3. 明胶类代血浆 是由各种明胶与电解质组合的血浆代用品。

同步练习

一、单项选择题

1. 急性失血输血合理的是（   ）
    A. 失血量达到总血容量的 20％，输浓缩红细胞及全血
    B. 失血量达到总血容量的 35％，只输浓缩红细胞
    C. 失血量达到总血容量的 15％，输浓缩红细胞
    D. 失血量低于总血容量的 10％，可考虑不输血
    E. 失血量达到总血容量的 55％，只输浓缩红细胞及全血

2. 原则上，不输全血时，失血量低于全身血量的（   ）
    A. 20％   B. 15％   C. 30％
    D. 25％   E. 40％

3. 最严重的早期输血并发症是（   ）
    A. 溶血反应   B. 过敏反应   C. 发热反应
    D. 循环超负荷   E. 细菌污染反应

4. 一脾破裂患者，术中输血 20mL 后，突然出现血压急剧下降，手术切口大量渗血，酱油色尿，应考虑（   ）
    A. 过敏反应   B. 溶血反应   C. 循环超负荷
    D. 发热反应   E. 细菌污染反应

二、简答题

输血的临床适应证有哪些？

参考答案

一、单项选择题
    1.D 2.C 3.A 4.B
二、简答题
    答：输血的临床适应证包含：大量失血后补充血容量、贫血或低蛋白血症、重症感染、凝血异常。

（刘凤恩 肖骏琦）

第五章　外科休克

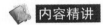 学习目标

1. 重点　休克的定义、临床表现、诊断和治疗原则；低血容量性休克及感染性休克的治疗；休克的监测指标、休克的紧急治疗及血管活性药物的应用。

2. 熟悉　休克的病理生理和微循环的变化；休克的分类。

内容精讲

第一节　概　论

★**1. 定义**　休克（shock）是机体有效循环血容量减少、组织灌注不足，细胞代谢紊乱和功能受损的病理过程，它是一个由多种病因引起的综合征。氧供给不足和需求增加是休克的本质，产生炎症介质是休克的特征。

2. 分类　休克的分类方法很多，但尚无一致意见。本章将休克分为低血容量性休克、感染性休克、心源性休克、神经源性休克和过敏性休克五类。把创伤和失血引起的休克均划入低血容量性休克，而低血容量性休克和感染性休克在外科最常见。

★**3. 病理生理**　有效循环血容量锐减及组织灌注不足，以及产生炎症介质是各类休克共同的病理生理基础。

（1）微循环的变化　①微循环收缩期：休克早期，由于有效循环血容量显著减少，引起循环容量降低、动脉血压下降。此时机体通过一系列代偿机制调节和矫正而发生一系列病理变化。②微循环扩张期：若休克继续进展，微循环将进一步因动静脉短路和直捷通道大量开放，使原有的组织灌注不足更为加重，细胞因严重缺氧处于无氧代谢状况，并出现能量不足、乳酸类产物蓄积和舒血管的介质如组胺、缓激肽等释放。这些物质可直接引起毛细血管前括约肌舒张，而后括约肌则因对其敏感性低仍处于收缩状态。结果微循环内"只进不出"。③微循环衰竭期：若病情继续发展，便进入不可逆性休克。淤滞在微循环内的黏稠血液在酸性环境中处于高凝状态，红细胞和血小板容易发生聚集并在血管内形成微血栓，甚至引起弥散性血管内凝血。

（2）代谢改变　①无氧代谢引起代谢性酸中毒。②能量代谢障碍，如蛋白减少、血糖升高、脂肪分解代谢（危重患者机体获得能量的主要来源）。

（3）炎症介质释放和缺血再灌注损伤　严重创伤、感染、休克可刺激机体释放过量炎症介质形成"瀑布样"连锁放大反应。炎症介质包括白介素、肿瘤坏死因子、集落刺激因子、干扰素和血管扩张剂一氧化氮（NO）等。活性氧代谢产物可引起脂质过氧化和细胞膜破裂；代谢性酸中毒和能量不足影响细胞各种膜的屏障功能；细胞损伤导致细胞膜上离子泵的功能障碍。

（4）内脏器官的继发性损害　①肺：休克时缺氧可使肺毛细血管内皮细胞和肺泡上皮受损，表面活性物质减少；复苏过程中，如大量使用库存血，则所含较多的微聚物可造成肺微循环栓塞，使部分肺泡萎陷和不张，肺水肿以及部分肺血管嵌闭或灌注不足，引起肺分流和无效腔通气增加，严重时导致急性呼吸窘迫综合征（ARDS）。②肾：肾内血流重分布并转向髓质；尿量减少，皮质区肾小管缺血；发生急性肾衰竭。③脑：缺血、CO_2潴留、酸中毒会引起脑水肿、颅内

压增高；意识障碍，严重者可发生脑疝、昏迷。④心：冠状动脉血流减少、心肌微循环内血栓形成；缺血-再灌注损伤；电解质异常影响心肌收缩功能。⑤胃肠道：缺氧、缺血-再灌注损伤；胃应激性溃疡；肠源性感染（细菌移位、内毒素移位）。⑥肝：缺血、缺氧性损伤可破坏肝的合成与代谢功能；可见肝小叶中央出血、肝细胞坏死；肝解毒能力下降，可引起内毒素血症，加重已有的代谢紊乱和酸中毒。

★4. 临床表现　按照休克的发病过程可分为休克代偿期和休克失代偿期，也称休克早期或休克期。

（1）休克代偿期　由于机体对有效循环血容量减少的早期有相应的代偿能力，患者的中枢神经系统兴奋性提高，交感-肾上腺轴兴奋。表现为精神紧张、兴奋或烦躁不安、皮肤苍白、四肢厥冷、心率加快、脉压小、呼吸加快、尿量减少等。此时，如处理及时、得当，休克可较快得到纠正。否则，病情继续发展，进入休克失代偿期。

（2）休克失代偿期　患者神情淡漠、反应迟钝，甚至可出现意识模糊或昏迷；出冷汗、口唇肢端发绀；脉搏细速、血压进行性下降。严重时，全身皮肤、黏膜明显发绀，四肢厥冷，脉搏摸不清、血压测不出，尿少甚至无尿。若皮肤、黏膜出现瘀斑或消化道出血，提示病情已发展至弥散性血管内凝血阶段。若出现进行性呼吸困难、脉速、烦躁、发绀，一般吸氧不能改善呼吸状态，应考虑并发急性呼吸窘迫综合征。

5. 诊断　凡遇到严重损伤、大量出血、重度感染以及过敏患者和有心脏病病史者，应想到并发休克的可能；临床观察中，对于有出汗、兴奋、心率加快、脉压小或尿少等症状者，应疑有休克。若患者出现神志淡漠、反应迟钝、皮肤苍白、呼吸浅快、收缩压降至 90mmHg 以下及尿少者，则标志患者已进入休克失代偿期。

6. 休克的监测

（1）一般监测

① 精神状态：是脑组织血液灌流和全身循环状况的反映。

② 皮肤温度、色泽：是体表灌流情况的标志。

③ 血压：维持稳定的组织器官灌注压在休克治疗中十分重要。通常认为收缩压<90mmHg、脉压<20mmHg 是休克存在的表现；血压回升、脉压增大则是休克好转的征象。

④ 脉率：脉率的变化多出现在血压变化之前。常用脉率/收缩压（mmHg）计算休克指数，帮助判定休克的有无及轻重。指数为 0.5 多提示无休克；>1.0～1.5 提示有休克；>2.0 为严重休克。

⑤ 尿量：是反映肾血液灌注情况的有效指标。尿量<25mL/h、比重增加者表明仍存在肾血管收缩和供血量不足；当尿量维持在 30mL/h 以上时，则休克已纠正。

（2）特殊监测

① 中心静脉压（CVP）：CVP 的正常值为 5～10cmH$_2$O。当 CVP<5cmH$_2$O 时，表示血容量不足；高于 15cmH$_2$O 时，则提示心功能不全、静脉血管床过度收缩或肺循环阻力增高；若 CVP 超过 20cmH$_2$O 时，则表示存在充血性心力衰竭。

② 肺毛细血管楔压（PCWP）：PCWP 的正常值为 6～15mmHg，与左心房内压接近。PCWP 低于正常值反映血容量不足（较 CVP 敏感）；PCWP 增高可反映左心房压力增高例如急性肺水肿时。

③ 心排出量（CO）和心脏指数（CI）：成人 CO 的正常值为 4～6L/min；单位体表面积上的心排出量便称作心脏指数（CI），正常值为 2.5～3.5L/(min·m^2)。通过 CO 测定可判断心脏功能，诊断心力衰竭和低排综合征，估计预后，指导治疗。但是在心室异常扩大、心室功能减退的患者，心室的 CO 可能与正常人没有明显的差别，但实际上射血分数已明显下降。因此不能单纯依据 CO 来评定心脏的泵血功能。该指标只是评估心脏功能，指导治疗。

④ 动脉血气分析：通过监测 pH 值、碱剩余（BE）、缓冲碱（BB）和标准重碳酸盐（SB）的动态变化有助于了解休克时酸碱平衡的情况。碱缺失（BD）可反映全身组织的酸中毒情况，反映休克的严重程度和复苏状况。

⑤ 动脉血乳酸盐测定：休克患者组织灌注不足可引起无氧代谢和高乳酸血症，监测有助于估计休克及复苏的变化趋势。

⑥ 胃肠黏膜内 pH（intramucosal pH，pHi）监测：是测量胃黏膜组织内的酸度即 pH 值，可反映其组织灌注和氧化代谢情况，是否存在组织黏膜缺血缺氧及低灌注情况。

⑦ DIC 的检测：对疑有 DIC 的患者，应测定其血小板的数量和质量、凝血因子的消耗程度及反映纤溶活性的多项指标。

★7. 治疗

（1）**紧急治疗**　包括积极处理引起休克的原发伤病。采取头和躯干抬高 20°～30°、下肢抬高 15°～20°体位，以增加回心血量。及早建立静脉通路。

（2）**补充血容量**　是纠正休克引起的组织低灌注和缺氧的关键。

（3）**积极处理原发病**　应在尽快恢复有效循环血量后，及时施行手术，处理原发病变，才能有效地治疗休克。有的情况下，应在积极抗休克的同时进行手术，以免延误抢救时机。

（4）**纠正酸碱平衡失调**　根本措施是改善组织灌注，并适时和适量地给予碱性药物。目前对酸碱平衡的处理多主张宁酸毋碱。

（5）**血管活性药物的应用**　在充分容量复苏的前提下需应用血管活性药物，以维持脏器灌注压。尤其是感染性休克患者，提高血压是应用血管活性药物的首要目标。理想的血管活性药物应能迅速提高血压、改善心脏和脑血流灌注，又能改善肾和肠道等内脏器官血流灌注。

（6）**治疗 DIC 改善微循环**　对诊断明确的 DIC，可用肝素抗凝，有时还使用抗纤溶药如氨甲苯酸、氨基己酸，抗血小板黏附和聚集的阿司匹林、双嘧达莫和小分子右旋糖酐。

（7）**皮质类固醇和其他药物的应用**　皮质类固醇可用于感染性休克和其他较严重的休克。

第二节　低血容量性休克

低血容量性休克常因大量出血或体液丢失，或液体积存于第三间隙，导致有效循环量降低引起。由大血管破裂或脏器出血引起的称失血性休克；各种损伤或大手术引起失血及血浆丢失的称创伤性休克。低血容量性休克的主要表现为 CVP 降低、回心血量减少、CO 下降所造成的低血压；经神经内分泌机制引起的外周血管收缩、血管阻力增加和心率加快；以及由微循环障碍造成的各种组织器官功能不全和病变。

一、失血性休克

1. 定义　失血性休克在外科休克中很常见。多见于大血管破裂，腹部损伤引起的肝、脾破裂，胃、十二指肠出血，门静脉高压症所致的食管、胃底曲张静脉破裂出血等。

★2. 治疗　主要包括补充血容量和积极处理原发病、制止出血两个方面。注意要两方面同时抓紧进行，以免病情继续发展引起器官损害。

（1）**补充血容量**　可根据血压和脉率的变化来估计失血量。虽然失血性休克时，丧失的主要是血液，但补充血容量时，并不需要全部补充血液，而应抓紧时机及时增加静脉回流。一般认为，维持血红蛋白浓度在 100g/L、HCT 在 30% 为好。若血红蛋白浓度大于 100g/L 可不必输血；低于 70g/L 可输浓缩红细胞；在 70～100g/L 时，可根据患者的代偿能力、一般情况和其他器官功能来决定是否输红细胞；急性失血量超过总量的 30% 可输全血。

补液试验：取等渗盐水 250mL，于 5～10min 内经静脉注入。如血压升高而中心静脉压不变，提示血容量不足；如血压不变而中心静脉压升高 3～5cmH$_2$O，则提示心功能不全。

（2）止血 在补充血容量同时，如仍有出血，难以保持血容量稳定，休克也不易纠正。对于肝脾破裂、急性活动性上消化道出血病例，应在保持血容量的同时积极进行手术准备，及早施行手术止血。

二、创伤性休克

1. 定义 创伤性休克见于严重的外伤，如大血管破裂、复杂性骨折、挤压伤或大手术等，创伤性休克的病情常比较复杂。

2. 治疗 由于创伤性休克也属于低血容量性休克，故其急救也需要扩张血容量，与失血性休克时基本相同。必须详细检查以准确估计丢失量。创伤后疼痛刺激严重者需适当给予镇痛、镇静剂；妥善临时固定（制动）受伤部位；对危及生命的创伤如开放性或张力性气胸、连枷胸等，应作必要的紧急处理。手术和较复杂的其他处理，一般应在血压稳定后或初步回升后进行。创伤或大手术继发休克后，还应使用抗生素，避免继发感染。

第三节 感染性休克

1. 定义 感染性休克（infectious shock）是外科多见和治疗较困难的一类休克。本病可继发于以释放内毒素的革兰阴性杆菌为主的感染，在确诊为感染性休克的患者中，可能未见明显的感染病灶，但具有全身炎症反应综合征（systemic inflammatory response syndrome，SIRS）。SIRS的诊断标准是：①体温＞38℃或＜36℃；②心率＞90次/分；③呼吸急促＞20次/分或过度通气，$PaCO_2$＜4.3kPa；④白细胞计数＞$12×10^9$/L或＜$4×10^9$/L，或未成熟白细胞＞10％。

感染性休克的血流动力学有高动型和低动型两种。前者外周血管扩张、阻力降低，心排出量正常或增高（又称高排低阻型），有血流分布异常和动静脉短路开放增加，细胞代谢障碍和能量生成不足；患者皮肤比较温暖干燥，又称暖休克。低动力型（又称低排高阻型）外周血管收缩，微循环淤滞，大量毛细血管渗出致血容量和心排出量减少；患者皮肤湿冷，又称冷休克。

★**2. 治疗** 感染性休克的病理生理变化比较复杂，治疗也比较困难。首先是病因治疗，原则是在休克未纠正以前，应着重治疗休克，同时治疗感染；在休克纠正后，则应着重治疗感染。

（1）补充血容量 此类患者休克的治疗首先以输注平衡盐溶液为主，要求血红蛋白100g/L，血细胞比容30％～35％，以保证正常的心脏充盈压、动脉血氧含量和较理想的血黏度。感染性休克患者，常有心肌和肾受损，故也应根据CVP，调节输液量和输液速度，防止过多的输液导致不良后果。

（2）控制感染 主要措施是应用抗菌药物和处理原发感染灶。原发感染病灶的存在是发生休克的主要原因，应尽早处理，才能纠正休克和巩固疗效。

（3）纠正酸碱平衡 感染性休克的患者常伴有严重的酸中毒，且发生较早，需及时纠正。

（4）心血管活性药物的应用 经补充血容量、纠正酸中毒而休克未见好转时，应采用血管扩张药物治疗。

（5）皮质激素治疗 糖皮质激素能抑制多种炎症介质的释放和稳定溶酶体膜，缓解SIRS。

（6）其他治疗 包括营养支持，对并发的DIC、重要器官功能障碍的处理等。

同步练习

一、单项选择题

1. 外科多见和治疗较困难的休克是（ ）

 A. 失血性休克 B. 损伤性休克 C. 过敏性休克

D. 心源性休克   E. 感染性休克

2. 所谓有效循环血量是指（   ）

    A. 每分钟心脏排出的血量

    B. 维持人体基本代谢的血容量

    C. 单位时间内通过心血管系统进行循环的血量

    D. 不包括贮存于肝、脾和淋巴窦中的所有血量

    E. 循环系统内血量加停滞于毛细血管中的血量

3. 高排低阻型休克最常见于（   ）

    A. 创伤性休克   B. 失血性休克   C. 神经源性休克

    D. 心源性休克   E. 感染性休克

4. 关于休克的定义，哪项是正确的（   ）

    A. 休克即心排出量减少   B. 休克即心力衰竭   C. 休克即严重低血压

    D. 休克即有效循环血量减少，组织灌流不足   E. 休克即遭受打击后意识丧失

5. 外科最常见的休克是（   ）

    A. 失血性休克和创伤性休克   B. 创伤性休克和神经源性休克

    C. 感染性休克和失血性休克   D. 低血容量性休克和感染性休克

    E. 创伤性休克和感染性休克

6. 出血性休克在抗休克治疗中，反映补充血容量成功的最好临床指标是（   ）

    A. 尿量增加   B. 呼吸、脉搏减慢   C. 血红蛋白上升

    D. 口渴减轻   E. 嗜睡好转

7. 各类休克的共同病理生理基础是（   ）

    A. 低血压、心率增快   B. 少尿或无尿

    C. 有效循环血量锐减及组织灌注不足   D. 心排出量锐减及组织灌注不足

    E. 四肢湿冷

二、多项选择题

1. 对休克患者的一般监测项目包括（   ）

    A. 精神状态   B. 尿量   C. 皮肤温度、色泽

    D. 血压   E. 脉率

2. 休克失代偿期的病理生理改变主要是（   ）

    A. 毛细血管前括约肌舒张   B. 细胞内的溶酶体膜破裂，细胞自溶

    C. 毛细血管后括约肌收缩   D. 毛细血管前括约肌收缩

    E. 动静脉短路开放

3. 休克时全身炎症反应综合征（SIRS）的表现有（   ）

    A. 体温>38℃或<36℃   B. 心率>90次/分

    C. 白细胞>12×10^9L或<4×10^9/L，或未成熟白细胞>10%

    D. 呼吸急促>20次/min或过度通气，$PaCO_2$<4.3kPa

    E. 下肢水肿

4. 低血容量性休克通常包括（   ）

    A. 失血性休克   B. 心源性休克   C. 感染性休克

    D. 创伤性休克   E. 过敏性休克

三、简答题

1. 休克的分类有哪些？

2. 简述休克的主要临床表现。

参考答案

一、单项选择题

　　1. E　2. C　3. E　4. D　5. D　6. C　7. C

二、多项选择题

　　1. ABCDE　2. ABCE　3. ABCD　4. AD

三、简答题

　　1. 答：休克的分类方法很多，但尚无一致意见。本章将休克分为低血容量性休克、感染性休克、心源性休克、神经源性休克和过敏性休克五类。把创伤和失血引起的休克均划入低血容量性休克，而低血容量性休克和感染性休克在外科最常见。

　　2. 答：按照休克的发病过程可分为休克代偿期和休克失代偿期，也称休克早期或休克期。①休克代偿期，由于机体对有效循环血容量减少的早期有相应的代偿能力，患者的中枢神经系统兴奋性提高，交感-肾上腺轴兴奋。表现为精神紧张、兴奋或烦躁不安、皮肤苍白、四肢厥冷、心率加快、脉压小、呼吸加快、尿量减少等。此时，如处理及时、得当，休克可较快得到纠正。否则，病情继续发展，进入休克失代偿期。②休克失代偿期，患者神情淡漠、反应迟钝，甚至可出现意识模糊或昏迷；出冷汗、口唇肢端发绀；脉搏细速、血压进行性下降。严重时，全身皮肤、黏膜明显发绀，四肢厥冷，脉搏摸不清、血压测不出，尿少甚至无尿。若皮肤、黏膜出现瘀斑或消化道出血，提示病情已发展至弥散性血管内凝血阶段。若出现进行性呼吸困难、脉速、烦躁、发绀，一般吸氧不能改善呼吸状态，应考虑并发急性呼吸窘迫综合征。

（刘凤恩　肖骏琦）

第六章　麻　醉

 学习目标

1. 重点　麻醉前准备；麻醉前用药的目的和药物选择；乙醚麻醉的分期标准；常用局麻药的不良反应和预防措施；腰麻穿刺术和硬膜外穿刺术的并发症、适应证和禁忌证。

2. 熟悉　麻醉学的概念；麻醉意外和麻醉并发症的防治和处理要求。

3. 了解　局麻药毒性反应的临床表现、预防和治疗；常见小手术局麻技术；常用神经阻滞；椎管内麻醉的适应证。

 内容精讲

第一节　概　述

麻醉及麻醉学的概念：麻醉是应用药物或其他方法使患者的整体或局部暂时失去感觉，从而消除手术时的疼痛。

麻醉学（anesthesiology）是临床医学的一个重要学科，现代麻醉学主要包括临床麻醉、重症治疗、急救复苏和疼痛治疗四个部分，临床麻醉是现代麻醉的主要部分。麻醉学的理论和技术包括：术前对患者的评估、人工气道的建立、器官功能的监测、心肺复苏和疼痛治疗等，不仅应用于手术中，而且广泛应用于手术室以外的诊疗工作中。

第二节　麻醉前准备和麻醉前用药

1. 麻醉前评估　美国麻醉医师协会（ASA）将患者全身健康状况分为 6 级。

★**2. 麻醉前准备**

（1）纠正或改善病理生理状态　术前须访视患者，掌握患者的病情，了解患者心、脑、肺、肝、肾等重要脏器的功能状态，尽可能纠正紊乱的病理生理状态，治疗合并症。

（2）心理方面的准备。

（3）胃肠道的准备　成人术前禁食 12h、禁饮 4h；小儿术前禁食 4～8h、禁水 2～3h。目的是防止围手术期发生反流、呕吐或误吸，及由此所导致的窒息和吸入性肺炎。

（4）麻醉用品、设备及药品的准备。

（5）知情同意。

3. 麻醉前用药

★（1）目的　消除患者紧张、焦虑及恐惧的心情，使患者在麻醉前能够情绪安定。同时也可增强全身麻醉药的效果，减少全身麻醉药用量及其副作用。提高患者的痛阈，缓和或解除原发疾病或麻醉前有创操作引起的疼痛，以便患者在麻醉操作过程中能够充分合作。消除因手术或麻醉引起的不良反射，特别是迷走神经反射，抑制因激动或疼痛引起的交感神经兴奋以维持血流动力学的稳定。

（2）常用药物

① 安定镇静药：具有镇静、催眠、抗焦虑及抗惊厥作用，对局部麻醉药的毒性反应也有一定的防治作用。常用药有地西泮、咪达唑仑。

② 催眠药：主要为巴比妥类药，具有镇静、催眠和抗惊厥作用，一般认为对预防局部麻醉药毒性反应有一定效果。常用药有苯巴比妥、司可巴比妥。

③ 镇痛药：具有镇痛及镇静作用，与全身麻醉药有协同作用，减少麻醉药用量。椎管内麻醉时作为辅助用药，能减轻内脏牵拉反应。常用药有吗啡、哌替啶等。

④ 抗胆碱药：能阻断 M 胆碱能受体，抑制腺体分泌而减少呼吸道黏液和口腔唾液的分泌，解除平滑肌痉挛和迷走神经兴奋对心脏的抑制等作用。常用药有阿托品、东莨菪碱。

第三节　全身麻醉

全身麻醉（general anesthesia）简称全麻，是指麻醉药经呼吸道吸入或静脉、肌内注射进入人体内，产生中枢神经系统的抑制，临床表现为神志消失、全身的痛觉丧失、遗忘、反射抑制和一定程度的肌肉松弛。

1. 全身麻醉药

（1）吸入麻醉药（inhalation anesthetics）　指经呼吸道吸入进入人体内并产生全身麻醉作用的药物。常用药物有氧化亚氮、七氟烷、地氟烷等。最低肺泡有效浓度（MAC）指某种吸入麻醉药在一个大气压下与纯氧同时吸入时，能使 50% 患者在切皮时不发生摇头、四肢运动等反应时的最低肺泡浓度。

（2）静脉麻醉药（intravenous anesthetics）　指经静脉注射进入体内，通过血液循环作用于中枢神经系统而产生全身麻醉作用的药物。优点是麻醉诱导快，对呼吸道无刺激，无环境污染，术后恶心呕吐发生率低。常用药物有氯胺酮、依托咪酯、丙泊酚、咪达唑仑、右旋美托咪定。

（3）肌肉松弛药（muscle relaxants）　简称肌松药。特点是只能使骨骼肌麻痹，不产生麻醉作用，不能使患者的神志和感觉消失，不产生遗忘作用，但便于手术操作，避免深麻醉的危害。常用药物有去极化肌松药（如琥珀胆碱）和非去极化肌松药（如筒箭毒碱、罗库溴铵、维库溴铵、顺式阿曲库铵等）。

（4）麻醉性镇痛药　指能作用于中枢神经系统解除或者减轻疼痛，并能消除因疼痛而引起的情绪反应的药物。常用药物有吗啡、哌替啶、芬太尼、瑞芬太尼、舒芬太尼。

2. 全身麻醉的实施

（1）全身麻醉的诱导　包括面罩吸入诱导法、静脉诱导法。

（2）全身麻醉的维持　吸入麻醉药维持、静脉麻醉药维持、复合全身麻醉。

★（3）全身麻醉深度的判断　通用临床麻醉深度判断标准（以乙醚麻醉为参考）见表 6-1。

表 6-1　通用临床麻醉深度判断标准

麻醉分期	呼　吸	循　环	眼　征	其　他
浅麻醉期	不规则,呛咳,气道阻力↑,喉痉挛	血压↑,心率↑	睫毛发射(−),眼睑反射(+),眼球运动(+),流泪	吞咽反射(+),出汗,分泌物↑,刺激时体动
手术麻醉期	规律,气道阻力↓	血压稍低但稳定,手术刺激无改变	眼睑反射(−),眼球固定中央	刺激时无体动,黏膜分泌物消失
深麻醉期	膈肌呼吸,呼吸↑	血压↓	对光反射(−),瞳孔散大	

★3. 呼吸道的管理　目的在于保持患者呼吸道的通畅、维持 PaO_2 和 $PaCO_2$ 在安全范围内、防止误吸等原因引起的肺损伤，以保证患者的生命安全。

（1）维持气道的通畅性　是气道管理的先决条件。

（2）气管内插管术　是最常用的人工气道管理技术。

目的：①麻醉期间保持患者的呼吸道通畅，防止异物进入呼吸道，便于及时吸出气管内分泌物或血液；②进行有效的人工或机械通气，防止患者缺氧或 CO_2 蓄积；③便于吸入全身麻醉药的应用。

方法：①经口腔明视插管；②经鼻腔插管。

★4. 全身麻醉的并发症及意外

（1）反流与误吸　多见于饱食后的急症患者、产妇、昏迷患者、老年患者等。全麻时易发生呕吐，而此时患者已意识消失，咳嗽反射被抑制，极易发生误吸和窒息。所以全麻时应密切观察患者有无恶心呕吐，备好负压吸引装置，未行气管内插管者须将头偏向一侧，一旦发生呕吐，立即清除。

（2）呼吸道梗阻　上呼吸道梗阻最常见的原因为舌后坠和分泌物积聚。下呼吸道梗阻的最常见原因为气管或支气管分泌物积聚，或唾液呕吐物误入气道，部分为支气管痉挛所致。最有效的措施是气管插管。

（3）通气量不足　中枢性呼吸抑制、麻醉药和肌松药的残留作用、麻醉呼吸机设置不当、肺功能差、肺炎、肺不张均可导致通气量不足。主要的表现是 CO_2 潴留，可伴有低氧血症。

（4）低氧血症（hypoxemia）　肺通气障碍和（或）肺弥散功能障碍，均可引起低氧血症，主要表现为发绀、SpO_2 和 PaO_2 下降。

（5）低血压（hypotension）　低血容量、心功能不全和麻醉药物对循环功能的抑制是主要原因。

（6）高血压（hypertension）。

（7）心律失常。

（8）高热、抽搐和惊厥。

第四节　局部麻醉

局部麻醉（local anesthesia）是指用局部麻醉药暂时阻断某些周围神经的冲动传导，使受这些神经支配的相应区域产生麻醉作用。临床上简称局麻。

优点：患者神志清、对生理干扰小、并发症少、操作简单、设备要求少、安全有效、价格低廉。

缺点：不适合于手术大、部位广、病情重、不合作、年老体弱者及小儿。

常用的方法有表面麻醉、局部浸润麻醉、区域阻滞和神经阻滞。常用局麻药有普鲁卡因、丁卡因、利多卡因、布比卡因、罗哌卡因。

1. 局麻药的不良反应

（1）毒性反应

原因：①一次用量超过患者的耐受量；②误注入血管内；③作用部位血供丰富；④患者体质弱，耐受力降低。

临床表现：早期出现眩晕、多语、嗜睡、寒战、惊恐不安和定向障碍等，重者出现抽搐或惊厥，呼吸循环衰竭，抢救不及时容易导致死亡。

预防：①选用最低有效浓度局麻药，减少用药总量；②严防血管内误注；③局麻药中加入适量肾上腺素；④长、短效局麻药混合使用；⑤术前常规使用地西泮或巴比妥类药物，提高局麻药的致惊阈值；⑥改善或纠正患者病理生理状态。

治疗：①立即停止用药；②保持呼吸道通畅，用面罩吸入高浓度氧；③轻者静脉注射地西泮0.1mg/kg 或咪哒唑仑 3～5mg，已发生抽搐或惊厥静脉注射硫喷妥钠 1～2mg/kg，或静脉注射肌肉松弛药，行气管插管人工呼吸；④使用血管活性药物，维持血流动力学平稳；⑤如出现呼吸心跳停止，立即心肺复苏。

（2）过敏反应 临床上酯类局麻药过敏者较多，酰胺类极罕见。

★2. 局麻方法

（1）表面麻醉 将穿透力强的局麻药施于黏膜表面，使其透过黏膜而阻滞位于黏膜下的神经末梢，使黏膜产生麻醉现象。常用于眼、鼻、咽喉、气管、尿道等处的浅表手术或检查。常用药物：1％～2％丁卡因或 2％～4％利多卡因。滴眼液用 0.5％～1％丁卡因。气管和尿道黏膜吸收较快，应减少剂量。

（2）局部浸润麻醉 将局麻药注射于手术区的组织内，阻滞神经末梢而达到麻醉作用，称为局部浸润麻醉。基本操作方法为"一针法"，目的是减少穿刺痛。常用药物为 0.5％普鲁卡因或0.25％～0.5％利多卡因。

（3）区域阻滞 包围手术区，在其四周和底部注射局麻药，阻滞通入手术区的神经纤维，称为区域阻滞。适用于肿块切除术。

（4）神经阻滞 在神经干、节、丛的周围注射局麻药，阻滞冲动传导，使所支配区域产生麻醉作用，称为神经阻滞。临床上常用的阻滞方法有肋间、眶下、坐骨、指（趾）神经阻滞，颈神经丛、臂神经丛阻滞，以及诊疗用的星状神经节和腰交感神经节阻滞等。

第五节 椎管内麻醉

目前椎管内麻醉常用的方法分为：①蛛网膜下隙阻滞，简称腰麻；②硬膜外间隙阻滞，简称硬膜外麻醉；③腰麻-硬膜外间隙联合阻滞，简称腰硬联合。

1. 椎管内麻醉的解剖基础

（1）脊柱和椎管 脊柱由脊椎重叠而成。脊椎由位于前方的椎体和后方的椎弓所组成，中间为椎孔，所有上下椎孔连接在一起即成椎管。正常脊柱有 4 个生理弯曲，即颈、胸、腰和骶尾弯曲。患者仰卧时，C_3 和 L_3 所处位置最高，T_5 和 S_4 最低。

（2）韧带 从外至内分别是棘上韧带、棘间韧带和黄韧带。作椎管内麻醉时，穿刺针经过皮肤、皮下组织、棘上韧带、棘间韧带和黄韧带，即进入硬膜外间隙。如再刺过硬脊膜和蛛网膜即至蛛网膜下隙。

（3）脊髓、脊膜与腔隙 脊髓的被膜由内至外为软脊膜、蛛网膜和硬脊膜。

（4）根硬膜、根蛛网膜和根软膜 硬脊膜、蛛网膜和软膜均沿脊神经根向两侧延伸，包裹脊神经根，故分别称为根硬膜、根蛛网膜和根软膜。

（5）骶管 骶管内有稀疏结缔组织、脂肪和丰富的静脉丛，容积为 25～30mL。骶管是硬膜外间隙的一部分。骶裂孔和骶角是骶管穿刺定位时的重要解剖标志。

（6）脊神经 脊神经共 31 对：颈神经（C）8 对，胸神经（T）12 对，腰神经（L）5 对，骶神经（S）5 对和尾神经（Co）1 对。

2. 椎管内麻醉的机制及生理

（1）脑脊液 侧卧位时压力为 70～170mmH_2O，坐位时为 200～300mmH_2O。脑脊液在腰麻时起稀释和扩散局麻药的作用。

（2）药物作用部位 椎管内麻醉的主要作用部位是脊神经根和脊髓表面。由于蛛网膜下隙内有脑脊液，局麻药注入后被稀释，且脊神经根是裸露的，易于被局麻药所阻滞。因此，腰麻与硬膜外阻滞比较，腰麻用药的浓度较高，容积较小，剂量也小（为后者的 1/5～1/4），而稀释后的浓度远较硬膜外阻滞低。

（3）麻醉平面与阻滞作用　是指感觉神经被阻滞后，用针刺法测定皮肤痛觉消失的范围。参照体表解剖标志，不同部位的脊神经支配分别为：胸骨柄上缘为 T_2，两侧乳头连线为 T_4，剑突下为 T_6，季肋部肋缘为 T_8，平脐线为 T_{10}，耻骨联合上 2～3cm 为 T_{12}，大腿前面为 L_1～L_3，小腿前面和足背为 L_4～L_5，大腿和小腿后面以及肛门会阴区为 S_1～S_5。如痛觉消失范围上界平乳头连线，下界平脐线，则麻醉平面表示为 T_4～T_{10}。

★**3. 蛛网膜下隙阻滞（腰麻）**

（1）适应证和禁忌证　适应证：2～3h 以内的下腹部、盆腔、下肢、肛门会阴部手术。禁忌证：①中枢神经系统疾病；②休克；③穿刺部位或附近皮肤感染；④脓毒症；⑤脊柱畸形或结核；⑥急性心力衰竭或冠心病发作；⑦凝血功能障碍等。不能合作者一般不用腰麻。

（2）穿刺路径　皮肤→皮下组织→棘上韧带→棘间韧带→黄韧带→硬脊膜→蛛网膜→蛛网膜下腔。

（3）穿刺方法　直入法、侧入法。

（4）并发症　①术中并发症：血压下降、呼吸抑制、恶心呕吐。②术后并发症：头痛、尿潴留、颅神经麻痹、化脓性脑脊膜炎等。

★**4. 硬膜外间隙阻滞**

（1）适应证和禁忌证　适应证：适用于横膈以下的各种腹部、腰部和下肢手术，不受手术时间的限制；也可用于颈部、上肢和胸壁手术。禁忌证：与腰麻相似。

（2）穿刺路径　皮肤→皮下组织→棘上韧带→棘间韧带→黄韧带→硬膜外腔。

（3）穿刺方法　直入法、侧入法。

（4）判断穿刺成功方法　阻力消失法、毛细管负压法。

（5）并发症　①术中并发症：全脊椎麻醉、局麻药毒性反应、血压下降、呼吸抑制、恶心呕吐。②术后并发症：神经损伤、硬膜外血肿、导管拔出困难或折断、硬膜外脓肿、脊髓前动脉综合征。

5. 骶管阻滞　适用于直肠、肛门及会阴部手术。

6. 蛛网膜下隙与硬脊膜外隙联合阻滞　广泛用于下腹部及下肢手术。

第六节　麻醉期间和麻醉恢复期的监测和管理

★**1. 麻醉期间的监测和管理**

（1）呼吸监测和管理　PaO_2、pH、PCO_2、BE、AB、SB、SaO_2 等指标。

（2）循环监测和管理　心率、血压、心电图、出血量、输液量、输血量、尿量及用药等。

（3）控制性降压　术前血压正常者应控制收缩压≥80mmHg，或平均动脉压在 50～65mmHg，或以降低基础血压的 30% 为标准。

（4）体温的监测和管理　将探头放在口腔、鼻咽、食管或肛门，用监护仪持续监测。浅低温（32～35℃）适用于脑复苏病人即神经外科手术，可以延长阻断脑循环的时间、降低颅内压、减轻脑水肿。中低温（26～31℃）适用于短小的心脏手术，或大血管手术必须阻断动脉主干时以保护远心端的脏器功能。深低温（25℃以下）常与体外循环配合来进行复杂的心内手术。

★**2. 麻醉恢复期的监测和管理**

（1）常规监测心电图、血压、体温、呼吸频率、脉搏、SpO_2，重症、全麻未醒、老龄或大手术后最好进行动态监测。

（2）全麻后苏醒延迟的处理　常见原因为全麻药的残余作用，包括吸入及静脉全麻药、肌松药和麻醉性镇痛药等。

（3）保持呼吸道通畅。

（4）维持循环系统的稳定　在麻醉恢复期，常见血压波动、心律失常和心肌缺血等心血管事件。

（5）恶心、呕吐的防治　恶心、呕吐是麻醉恢复期的常见并发症，以全麻后患者发生率较高，尤其是以吸入麻醉药为主、麻醉时间较长者更易发生。

同步练习

一、单项选择题

1. 利多卡因用于局部浸润麻醉一次限量为（　　）

  A. 100mg　　　　　　B. 200mg　　　　　　C. 300mg

  D. 400mg　　　　　　E. 500mg

2. 决定硬膜外阻滞平面的最主要因素是（　　）

  A. 药物容积　　　　　B. 药物比重　　　　　C. 药物浓度

  D. 患者的体位　　　　E. 给药的速度

3. 麻醉前用药常给予抗胆碱药，其目的在于（　　）

  A. 消除患者紧张情绪　　B. 减少全麻药用量　　C. 提高痛阈

  D. 防止误吸　　　　　　E. 产生遗忘作用

4. 各种神经纤维粗细不同，最后被局麻药所阻滞的纤维为（　　）

  A. 交感神经　　　　　B. 副交感神经　　　　C. 运动纤维

  D. 感觉纤维　　　　　E. 自主神经

5. 各神经节段在体表均有解剖标志，平脐线为（　　）

  A. T_4　　　　　　　B. T_5　　　　　　　C. T_8

  D. T_{10}　　　　　　E. T_{12}

二、简答题

1. 简述全身麻醉的并发症。

2. 简述气管内插管术的目的及方法。

参考答案

一、单项选择题

  1.D　2.A　3.D　4.C　5.D

二、简答题

  1. 答：①反流与误吸；②呼吸道梗阻；③通气量不足（CO_2潴留）；④低氧血症；⑤低血压；⑥高血压；⑦心律失常；⑧高热、抽搐和惊厥。

  2. 答：目的：①麻醉期间保持患者的呼吸道通畅，防止异物进入呼吸道，便于及时吸出气管内分泌物或血液；②进行有效的人工或机械通气，防止患者缺氧或CO_2蓄积；③便于吸入全身麻醉药的应用。

  方法：①经口腔明视插管；②经鼻腔插管。

（娄建云）

第七章 疼痛治疗

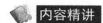 学习目标

1. **重点** 慢性疼痛的常用治疗方法。
2. **熟悉** 疼痛的概念、分类、疼痛程度的评估；术后镇痛药物和镇痛方法。
3. **了解** 疼痛对生理的影响。

内容精讲

第一节 概 述

一、概念

疼痛是人类大脑对机体组织损伤或可能导致损伤的刺激所产生的一种不愉快的主观感觉。疼痛治疗已成为现代医学的一个重要组成部分，并发展成为疼痛治疗学。

二、疼痛的临床分类

1. 按疼痛的程度 ①轻微疼痛；②中度疼痛；③剧烈疼痛。

2. 按起病缓急 ①急性疼痛；②慢性疼痛。

3. 按疼痛部位 ①浅表痛；②深部痛。

三、疼痛程度的评估

1. 视觉模拟评分法（visual analogue scales，VAS） 即在一个 10cm 长的标尺上，两端分别标明"0"和"10"的字样。"0"代表无痛，"10"代表最剧烈的疼痛。让患者根据自己以往的经验对当前所感受疼痛的程度，在标尺上标出相应位置，起点（0 点）至记号点的距离（以 cm 表示），即为评分值。此法是目前临床疼痛治疗时最常用的疼痛定量方法，也是比较敏感和可靠的方法。

2. 数字评价量表（numerical rating scale，NRS） 0 表示无痛，10 表示剧痛。被测者根据个人疼痛感受选择一个数字表示疼痛程度。

第二节 疼痛对生理的影响

疼痛对生理有以下影响：①精神情绪变化；②内分泌系统；③循环系统；④呼吸系统；⑤消化系统；⑥凝血系统；⑦免疫系统；⑧泌尿系统。但疼痛也可诱发机体产生保护行为，避开伤害性刺激源。研究显示，痛觉相关的神经反射活动及其递质、介质对机体器官具有保护作用。

第三节 慢性疼痛治疗

慢性疼痛是指疼痛持续超过相关疾病的一般病程或超过损伤愈合所需的一般时间（或疼痛复发持续超过 1 个月；或疼痛持续时间超过 3 个月）。

一、慢性疼痛的诊治范围

①颈肩痛和腰腿痛；②四肢慢性损伤性疾病；③神经痛；④周围血管疾病；⑤癌症疼痛；⑥艾滋病疼痛；⑦心因性疼痛。

★二、常用的治疗方法

1. 药物治疗 是疼痛治疗最基本、最常用的方法。应定时定量用药。

（1）解热镇痛消炎药 常用的有阿司匹林、布洛芬、塞来昔布等。

（2）麻醉性镇痛药 多有成瘾性，仅用于急性剧痛和晚期癌症疼痛患者。常用的有吗啡、芬太尼等。

（3）抗癫痫药 卡马西平常用于三叉神经痛和舌咽神经痛，加巴喷丁、普瑞巴林主要用于神经病理性疼痛。

（4）抗抑郁药 一般为合用药，常用的有阿米替林、多塞平和氟西汀等。

（5）糖皮质激素类药 常用的有地塞米松、泼尼松龙、甲泼尼龙、利美达松和曲安奈德等。

2. 神经阻滞 是治疗慢性疼痛的主要手段。一般用长效局麻药，癌症疼痛或顽固性疼痛可用无水乙醇或5%～10%苯酚，或采用物理方法如射频热凝或冷冻等以达到长期止痛目的。许多疾病的疼痛与交感神经有关，可通过交感神经阻滞进行治疗。

（1）星状神经节阻滞

组成：下颈交感神经节和第1胸交感神经节组成。

并发症：①局麻药的毒性反应；②药物意外注入椎管内，引起血压下降，呼吸停止；③气胸；④膈神经麻痹；⑤喉返神经麻痹。

（2）腰交感神经阻滞

组成：位于腰椎椎体的前侧面，左右有4～5对神经节，支配下肢，其中L_2交感神经节最为重要。

并发症：①药液意外注入蛛网膜下腔；②局麻药的毒性反应；③损伤引起局部血肿。

3. 椎管内药物治疗 包括蛛网膜下腔注药治疗晚期癌痛和硬脊膜外腔注药。①糖皮质激素：主要治疗颈椎病和腰椎间盘突出症。②阿片类药物：因有成瘾问题，多限于癌症疼痛。③局麻药：除单独使用外，常与糖皮质激素或阿片类药物合用。

4. 痛点注射 主要用于慢性疼痛疾病，如腱鞘炎、肩周炎等。痛点注射局麻药。

5. 针灸疗法 适用于各种急、慢性疼痛治疗。针刺疗法止痛确切，较灸法常用。选择合适穴位进行治疗。

6. 推拿疗法 根据病情在患者身体的特定部位或体表穴位，施用各种手法推拿，改善神经肌肉功能，调整脏器的功能状态，以达到治疗目的。

7. 物理疗法 简称理疗，常用的有电疗、光疗、磁疗和石蜡疗法等。理疗的主要作用是消炎、消肿、镇痛、解痉、改善局部血液循环、提高组织新陈代谢、软化瘢痕和兴奋神经肌肉等。

8. 经皮神经电刺激疗法 将电流透过皮肤刺激神经，以提高痛阈、缓解疼痛。

9. 心理疗法 采用解释、鼓励、安慰和保证等手段，帮助患者消除焦虑、抑郁和恐惧等不良心理因素，调动患者主观能动性，增强机体抗病痛的能力。

三、癌痛治疗

对于癌症疼痛的治疗，应认识到：①绝大多数癌症疼痛都能通过治疗得到有效控制，故不应消极对待；②癌症患者常常有严重心理障碍，因此要重视这些患者的心理因素和社会因素，对他们进行心理治疗，包括临终关怀。

1. 世界卫生组织（WHO）推荐的三阶梯疗法 原则：①根据疼痛程度选择镇痛药物；②使用口服药；③按时服药；④用药剂量个体化。

第一阶段：选用非阿片类镇痛药，代表药物是阿司匹林。

第二阶段：弱阿片类药。代表药物是可待因。

第三阶段：强阿片类药。用于剧痛，代表药物是吗啡。

辅助用药：在癌痛治疗中，常采取联合用药的方法，即加用一些辅助药，这些辅助药有：a. 弱安定药，如地西泮和艾司唑仑；b. 强安定药，如氯丙嗪和氟哌啶醇；c. 抗抑郁药，如阿米替林。

2. 椎管内注药

（1）硬膜外间隙注入吗啡。

（2）蛛网膜下隙内注入神经毁损性药物　常用苯酚或无水乙醇注入蛛网膜下腔，破坏后根神经，使其产生脱髓鞘丧失传导功能而达到止痛目的。

① 苯酚：常用 $5\% \sim 7\%$ 酚甘油，为重比重溶液。

② 无水乙醇：是轻比重溶液。

3. 放疗、化疗和激素疗法　均为治疗癌症的方法，同时也可用作晚期癌症止痛的一种手段。放疗或化疗用于对其敏感的癌瘤，可使肿块缩小，减少由于压迫和侵犯神经组织引起的疼痛。激素疗法则用于一些激素依赖性肿瘤，能起到止痛的作用。

第四节　术后镇痛

良好的术后镇痛的优点：①患者舒适、满意；②缩短术后恢复时间及住院时间；③减少术后并发症的发生，术后肺功能及肠道功能的恢复均较快。良好的止痛可防止术后高血压、心肌缺血的发生，减少心肌氧耗量，减少深静脉血栓的形成。

一、镇痛药物

最常用的药物有吗啡、芬太尼、曲马多、罗哌卡因和布比卡因等。

二、镇痛方法

传统的术后镇痛方法是肌内注射哌替啶，此方法的缺点：①不能及时止痛；②血药浓度波动大，有效镇痛时间有限，镇痛效果不够满意；③不能根据个体差异实施合理用药，常镇痛不全，或用药过量，导致呼吸抑制；④重复肌内注射造成注射部位疼痛，对患者产生不良的心理影响。

1. 硬膜外镇痛　包括硬膜外单次和持续给药。常选用吗啡。成人常用剂量为每次 $2 \sim 3mg$，用生理盐水稀释至 10mL 注入。不良反应常有恶心、呕吐、皮肤瘙痒、尿潴留和呼吸抑制。

2. 患者自控镇痛（patient controlled analgesia，PCA）　是术后镇痛目前最好的止痛方法。需要专门设备即 PCA 仪，由三部分构成：①注药泵；②自动控制装置，一般用微电脑控制；③输注管道和防止反流的单向活瓣等。PCA 包括患者自控静脉镇痛（PCIA）和患者自控硬膜外镇痛（PCEA）。PCA 实施时由医生确定的基本数据：①负荷剂量；②单次剂量；③锁定时间；④背景剂量。

同步练习

一、单项选择题

1. 深部痛的特点是（　　）

　　A. 位于黏膜　　　　　　　　B. 性质为锐痛　　　　　　C. 定位明确

　　D. 主要由 C 类无髓神经纤维传导　　　　　　E. 较局限

2. 硬膜外间隙注射糖皮质激素治疗腰椎间盘突出症的作用机制是（　　）

　　A. 使椎间盘复位　　　　　　B. 消除神经根的炎症和肿胀　　C. 营养椎间盘髓核

D. 通过脊髓后角起作用　　　E. 使椎间盘溶解
3. 术后镇痛中，下列药物中哪一个是不常用的（　　）
A. 吗啡　　　　　　　B. 布比卡因　　　　C. 芬太尼
D. 布洛芬　　　　　　E. 哌替啶
4. 术后镇痛目前最好的止痛方法是（　　）
A. 肌内注射　　　　　B. 神经阻滞　　　　C. 舌下含服
D. PCA　　　　　　　E. 透皮吸收
5. WHO 癌痛之阶梯疗法第一阶段是用（　　）
A. 弱阿片类药　　　　B. 强阿片类药　　　　C. 非阿片类药
D. 心理治疗　　　　　E. 神经阻滞

二、简答题
简述慢性疼痛常用的治疗方法。

参考答案

一、单项选择题
1. D　2. B　3. D　4. D　5. C

二、简答题
答：①药物治疗；②神经阻滞；③椎管内药物治疗；④痛点注射；⑤针灸疗法；⑥推拿疗法；⑦物理疗法；⑧经皮神经电刺激疗法；⑨心理疗法。

（娄建云）

第八章 重症监测治疗与复苏

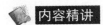 学习目标

1. 重点 呼吸循环骤停的诊断，心肺脑复苏的主要措施。

2. 熟悉 口对口人工呼吸法，呼吸器的应用，心脏按压的原理，胸外心脏按压法，药物除颤和电除颤的方法，复苏后治疗。脑复苏的治疗措施。

3. 了解 ICU 的工作内容；危重症病情评估；心肺脑复苏的意义及给药种类、剂量、途径、顺序；心肺脑复苏后的治疗原则。

内容精讲

第一节 重症监测治疗

重症监测治疗室（ICU）是医院集中监护和救治重症患者的专业病房。应用先进的诊断、监测和治疗设备与技术，对病情进行连续、动态的定性和定量观察，并进行及时、有效的干预措施，为重症患者提供规范的、高质量的治疗和生命支持，提高救治成功率。ICU 的技术水平体现医院的整体医疗实力。

一、ICU 的工作内容

（一）监测的目的

（1）早期发现高危因素。

（2）连续评价器官功能状态。

（3）评估原发疾病严重程度。

（4）指导对疾病的诊断和鉴别诊断。

（5）严密监测基础上的目标导向治疗。

（二）重症监测治疗的内容

1. 循环系统

（1）心电图监测。

（2）血流动力学监测 根据可测定的参数，计算出血流动力学全套数据，为临床的评估和治疗提供可靠依据。常用血流动力学参数见表 8-1。

表 8-1 常用血流动力学参数

参数	正常值范围
血压（BP）	90～140/60～90mmHg，平均 105/70mmHg
心率（HR）	60～100 次/分
心排出量（CO）	5～6L/min
心脏指数（CI）	(3.5 ± 0.5)L/(min·m^2)
每搏量（SV）	60～90mL/beat

续表

参数	正常值范围
每搏指数（SVI）	$40\sim60mL/(beat \cdot m^2)$
左室每搏功指数（LVSWI）	$60g \cdot m/m^2$
右室每搏功指数（RVSWI）	$2\sim6g \cdot m/m^2$
中心静脉压（CVP）	$5\sim10cmH_2O$
肺动脉压（PAP）	$(17\sim30)/(6\sim12)mmHg$，平均 $18/10mmHg$
肺动脉楔压（PAWP）	$6\sim12mmHg$
体循环血管阻力（SVR）	$1760\sim2600dyn \cdot s/cm^5$
肺循环血管阻力（PVR）	$45\sim225dyn \cdot s/cm^5$
动脉血氧含量（CaO_2）	$160\sim220mL/L$
动静脉氧含量差[C(a-v)O_2]	$4\sim8mL/L$
氧输送（DO_2）	$520\sim720mL/(m^2 \cdot m)$
氧耗量（VO_2）	$100\sim170mL/(min \cdot m^2)$
氧摄取率（ERO_2）	$22\%\sim30\%$
体表面积（BSA）	$0.61\times$身高$(m)+0.0128\times$体重$(kg)-0.1529$

（3）组织灌注的监测

① 传统监测指标：血压、脉搏、尿量等。

② 血乳酸浓度：正常$\leqslant2mmol/L$。

③ 混合静脉血氧饱和度（SvO_2）：正常$70\%\sim75\%$。

④ 胃黏膜内CO_2分压（PgCO_2）：正常$<45mmHg$。

2. 呼吸系统

（1）呼吸功能监测　肺通气、换气功能监测对评估肺功能的损害程度、呼吸治疗的效果十分重要。常用呼吸功能监测参数见表8-2。

表 8-2　常用呼吸功能监测参数

参数	正常值范围
潮气量（VT）	$6\sim10mL/kg$
呼吸频率（RR）	$12\sim20$ 次/分
动脉血氧饱和度（SaO_2）	$96\%\sim100\%$
动脉血氧分压（PaO_2）	$80\sim100mmHg$
氧合指数（PaO_2/FiO_2）	>300
动脉血CO_2分压（PaCO_2）	$35\sim45mmHg$
最大吸气力（MIF）	$75\sim100cmH_2O$
肺内分流量（QS/QT）	$3\%\sim5\%$
无效腔量/潮气量（VD/VT）	$0.25\sim0.40$
肺活量（VC）	$65\sim75mL/kg$

（2）呼吸治疗

① 氧疗：氧疗是指吸入不同浓度的氧，提高动脉血PaO_2以纠正低氧血症。供氧方法包括以下两种。

a. 高流量系统：文丘里（Venturi）面罩。

b. 低流量系统：常用鼻导管、面罩吸氧等。

② 机械通气：机械通气是治疗呼吸衰竭的主要方法。

机械通气的目的：a. 保障通气功能以适应机体需要；b. 改善并维持肺的换气功能；c. 减少呼吸肌做功；d. 特殊治疗需要。

机械通气的常用通气模式包括以下几种。

a. 控制通气（CMV）：呼吸机按预先设定的参数给患者进行机械通气，患者不能控制任何呼吸参数。该模式仅用于因各种原因引起的无自主呼吸者。

b. 辅助控制通气（AC）：呼吸机与患者的自主呼吸同步，给予预设定的潮气量。呼吸机的送气是由患者吸气时产生的负压触发。可设置安全备用频率，当患者两次呼吸间歇长于备用频率的间歇时，呼吸机启动控制呼吸。

c. 同步间歇指令通气（SIMV）："同步"是指患者吸气时触发呼吸机送气，呼气时则停止。

d. 压力支持通气（PSV）：只适用于有自主呼吸者，可降低患者的呼吸做功。

e. 呼气末正压（PEEP）：在呼气末维持呼吸道及肺泡压力高于大气压。使小的开放肺泡膨大，萎陷肺泡再膨胀。

二、病情评估

常用病情评分系统有：急性生理与慢性健康状况评分（APACHE）；治疗干预评价系统（TISS）；多脏器功能障碍评分（MODS）；全身感染相关性器官功能衰竭评分（SOFA）。

第二节　心肺脑复苏（CPCR）

一、概述

1. 广义复苏　抢救急诊危重患者的所有措施。

2. 狭义复苏　主要指心肺复苏（CPR）：针对心搏、呼吸骤停患者迅速采取的抢救措施。

3. CPR 目的　脑功能完全恢复。为强调脑复苏的重要性，把 CPR 扩展为心肺脑复苏（CPCR）。

4. 脑缺血缺氧时限　5min（4～6min）。

5. 成功关键　时间。

6. 心肺脑复苏的主要措施　①普及复苏知识；②完善急救医疗救护体（EMSS）；③体外自动除颤器（AED）进入家庭。

7. 呼吸循环骤停诊断　指对于非专业人员来说，一旦发现有人晕倒，立即拍打其肩部并呼叫，患者无反应（无回答、无活动），同时没有呼吸。对于专业救援人员来说，可同时检查有无呼吸和大动脉（颈动脉）搏动，但如果在 10s 内还不能判断是否有脉搏，也应该立即开始 CPR。

二、CPCR 的三个阶段

（1）基础生命支持（BLS）　又称初期复苏或心肺复苏，是心搏骤停后挽救患者生命的基本急救措施。主要措施是胸外心脏按压和人工呼吸（包括呼吸道的管理）。

（2）高级生命支持（ALS）　是基本生命支持的延续，主要措施是以高质量的复苏技术、复苏设备和药物治疗为依托，争取最佳疗效和预后的复苏阶段。

（3）复苏后治疗（PCAC）　主要内容是防治缺氧性脑损伤和多器官功能障碍或衰竭，以降低复苏后的死亡率及改善生存质量。

★三、心搏骤停类型和诊断

1. 类型　①心室停顿：心脏一切电活动消失，呈静止状态。②心室纤颤：呈不规则的蠕动而无排血功能。③电-机械分离：有电活动但无机械收缩。三种类型心脏均无泵血功能。

2. 诊断　★ 主要依据：①神志突然消失；②大动脉（颈动脉或股动脉）搏动消失；③无自

主呼吸。

发现心搏骤停时切忌反复测血压、听心音、看瞳孔、查 ECG。

四、基础生命支持（BLS）（现场急救）

基础生命支持的特点：①现场进行；②无任何设备；③非专业人员实施。

主要任务是迅速有效恢复心、脑等生命器官的血液灌流及氧供。主要措施包括人工呼吸和心脏按压。

★具体步骤：C—A—B（胸外按压—开放气道—人工呼吸）

（一）心脏按压

1. 胸外心脏按压（C）　是维持人工循环的首选方法，并可诱发心脏的自主搏动。

（1）要点

① 患者平卧于硬板或地上。

② 按压部位：胸骨中下 1/3 交界处（为了快速确定按压位置，可选取两乳头连线的中点）。

③ 频率为 100～120 次/分。

④ 重叠双掌，短发性下压（按压有力、迅速，每次按压后使胸廓充分复位，尽量保持按压的连续性，尽量避免胸外按压的中断）。

⑤ 按压深度：成人 5～6cm；儿童为胸廓前后径的 1/3；青春期前儿童约 5cm；1 岁以内的婴儿约 4cm。

（2）禁忌证　①多发性肋骨骨折；②张力性气胸；③心脏压塞；④胸廓严重畸形；⑤胸主动脉瘤破裂需要立即进行体外循环者。

★2. 胸内心脏按压　胸外按压有禁忌或效果不佳超过 10min。胸内心脏按压在条件、技术上的要求高，难以立即开始，因此一般在后期复苏进行。

方法：频率：60～80 次/分。

效果：使脑灌注接近正常、更易激发自主心跳恢复。

（二）通气（A-B）

A：开放气道，是人工呼吸的先决条件。呼吸道梗阻最常见的原因为舌后坠和分泌物、呕吐物及异物，必须先予以清除。有条件时放置口咽或鼻咽通气道或气管内插管。如患者没有明显的头部或颈部受伤，使用仰头提颏法；当怀疑患者有颈椎受伤时，使用托下颌法，避免牵拉头部。

B：口对口人工呼吸，是现场最有效的人工呼吸。专业人员及院内救治可使用简易人工呼吸器和机械通气。

（1）呼吸停止表现　以耳靠近患者的口和鼻以听或感觉是否有气流，并观察患者胸廓是否有起伏，如胸廓无起伏也无气流，则表示呼吸停止。

（2）方法　捏闭其鼻孔，尽量深吸气后用力吹给患者。先进行 2 次人工呼吸，吹气时间应大于 1s，并看到胸廓起伏。成人潮气量为 500～600mL。按压通气比为单人 30：2，双人 15：2。有心跳者，人工呼吸成人为：10～12 次/分，两人进行 CPR 时，通气频率 8～10 次/分。

（3）操作要点　确保胸廓起伏，避免过度通气。

（三）尽早电除颤

在医院外发生心脏停搏者，85% 以上的患者开始有室性心动过速，很快转为室颤。应尽早除颤。

（1）概念　以一定量的高电压、弱电流、短时间刺激心脏，使全部或绝大部分心肌瞬间去极化、复极，再由窦房结发出兴奋，使心肌恢复正常收缩。

（2）方法　将一电极板放在靠近胸骨右缘锁骨下方（心底部），另一电极板置于左乳头外侧（心尖部）。成人单相波除颤能量建议：室颤（VF）/无脉搏室速（VT）使用单相波首次和以后电击，能量为单相波 360J，选择双相波首次成人电击能量为 150～200J，第二次能量应该为相同或更高。如不熟悉设备特定能量，建议使用默认能量 200J。小儿胸外电除颤的能量一般为 2～4J/kg，最大不超过 10J/kg。

五、高级生命支持（ALS）

1. 呼吸支持

（1）放置口咽通气道、气管内插管或气管切开，保持呼吸道通畅并连接呼吸机。

（2）呼吸器应用　呼吸恢复不佳时，应使用呼吸器人工呼吸。①简易呼吸器：便携简易。②麻醉机：手术室应用。③多功能呼吸器：可进行呼吸支持和治疗，可较长时间使用。

★2. 药物治疗

（1）肾上腺素（EP）　首选药。目的是：①恢复心肌的电活动。②增加心肌的血液灌注。③增强心肌收缩力。④使室颤由细颤变为粗颤。剂量为 0.5～1mg/次，必要时 5min 后可重复。

（2）血管加压素（VP）　是非肾上腺素能血管收缩药，VP 能否替代 EP 的结论悬而未决，但二者同时使用要比单独使用对改善预后更加有益；首次静脉注射量为 40U。

（3）抗心律失常药　①利多卡因：治疗室性心律失常的有效药，可提高室颤阈、抑制窦房结以外起搏点。剂量为 1～1.5mg/kg。②胺碘酮：为首选的抗心律失常药物。治疗室上性和室性心律失常都有效，特别是在治疗室颤或室性心动过速方面都具有一定的优势，但要注意低血压和心动过缓的发生。推荐首剂 300mg 静脉注射，每天小于 2g。

六、复苏后治疗

重点是防治缺血性脑损害和多器官功能衰竭。

1. 优化通气和氧合　如要长时间使用呼吸器应作气管切开。氧合功能对复苏后治疗尤其是对心脑功能的恢复十分重要。

2. 维持血流动力学稳定　是一切复苏措施之所以起效的先决条件。维持血压在正常或偏高为宜，有利于脑内微循环的重建。

3. 脑复苏　是指脑遭受缺血缺氧后，采取的减轻中枢神经损伤及防治其功能障碍的措施。肯定停搏未超过 4min 就恢复者可不行脑复苏，如停搏时间长或出现体温升高及肌肉张力明显增高者应施行脑复苏。

（1）脑缺血的病理生理变化　缺血性损害和缺血再灌注损伤。

① 心搏骤停时（复苏以前）：脑细胞完全性缺血缺氧，ATP 耗竭，需能反应停止，钠泵衰竭，细胞内外离子浓度改变，细胞膜通透性增加，线粒体功能障碍，毛细血管通透性增加，微血管阻塞，脑水肿及细胞损伤坏死。

② 复苏后变化：脑缺血再灌注损伤，指脑缺血性损伤在血流恢复灌注后进一步发展或加重的过程。机制没有完全阐明。

（2）脑复苏的治疗措施

① 低温治疗：在脑的保护及复苏中的地位已经肯定。体温每降低 1℃ 可使代谢率降低 5%～6%。机制为降低脑氧代谢率和改善细胞能量代谢，抑制缺血再灌注损伤的全过程；促进细胞间信号传导的恢复。

② 改善脑血流灌注：适当提高动脉压，防治脑水肿，降低颅内压。

③ 药物治疗：迄今尚无明显有效药物。

第三节　急性肾衰竭与急性肾损伤

急性肾衰竭（ARF）是指短时间（几小时或几天）内发生的肾脏功能减退，导致水、电解质和酸碱平衡紊乱及氮质代谢产物蓄积为主要特征的一组临床综合征。近年来医学界将 ARF 归类于急性肾损伤（AKI）。

1. 病因和分类　广义上讲包括肾前性、肾性、肾后性三种类型；狭义上讲即指肾小管坏死。

（1）肾前性　主要是由于血容量不足引起，大出血、消化道或皮肤大量失液、液体向第三间隙转移等。

（2）肾性　主要是由肾实质性急性病变引起。急性肾小管坏死病变可以发生在肾小球、肾小管、肾间质、肾血管。

（3）肾后性　由于尿路梗阻所致，包括双侧肾、输尿管以及盆腔肿瘤压迫输尿管，引起梗阻以上部位的积水。

2. 临床表现　临床上急性肾衰竭分为少尿型和非少尿型，而少尿型 ARF 的临床病程分为少尿（或无尿）期、多尿期和恢复期。

（1）少尿（或无尿）期　为整个病程的主要阶段，一般为 7～14 天（平均 5～6 天，长者 1 个月以上）。少尿期越长，病情愈重，预后愈差。

① 尿量减少：少于 400mL/24h 者称为少尿，少于 100mL/24h 者为无尿。

② 进行性氮质血症：氮质血症由于肾小球滤过率降低，蛋白质的代谢产物不能经肾排泄，含氮物质积聚于血中。

③ 水、电解质和酸碱平衡失调：包括水过多、高钾血症、高镁血症、低钠血症和低氯血症、高磷血症和低钙血症、代谢性酸中毒。

④ 全身并发症：心血管系统可以表现为高血压、急性肺水肿和心力衰竭、心律失常、心包炎等。

（2）多尿期　大于 800mL/24h 以上，可出现低钾血症、低钠血症、低钙血症、低镁血症和脱水现象，此时患者仍然处于氮质血症及水、电解质失衡状态。待血尿素氮、肌酐开始下降时则病情好转。

（3）恢复期。

3. 诊断和鉴别诊断　根据原发疾病、临床表现和实验室检查、影像学检查可作出诊断和鉴别诊断。包括：①病史及体格检查；②尿液检查；③血液检查；④AKI 早期诊断标记物；⑤肾穿刺活检。

4. 治疗　AKI 的治疗原则：①加强液体管理，维持液体平衡；②维持内环境稳定，调节电解质及酸碱平衡；③控制感染；④肾替代治疗，清除毒素以利于损伤细胞的修复；⑤早期发现导致 AKI 的危险因素，积极治疗原发病。

（1）少尿期治疗

① 液体管理：应坚持"量出为入"的原则。每日输液量为前一日的尿量加上显性失水量和非显性失水量约 400mL（皮肤、呼吸道蒸发水分 700mL 减去内生水 300mL）。

② 纠正电解质、酸碱平衡紊乱：当血钾＞5.5mmol/L，应以 10%葡萄糖酸钙 20mL 经静脉缓慢注射或加入葡萄糖溶液中静脉滴注，或以 5%碳酸氢钠 100mL 静脉滴注或 25g 葡萄糖及 6U 胰岛素缓慢静脉滴注，当血钾＞6.5mmol/L，应紧急实施血液净化治疗。

③ 营养支持。

④ 控制感染。

⑤ 肾脏替代治疗：又称为血液净化，是应用人工方法替代肾脏功能清除体内水分和溶质，同时调节水、电解质与酸碱平衡，是目前治疗肾衰竭的重要方法。常用方法包括血液透析、血液滤过、连续性肾脏替代治疗、腹膜透析。

（2）多尿期的治疗　治疗重点为维持水、电解质和酸碱平衡，控制氮质血症，治疗原发病和防治各种并发症。

第四节　急性肝衰竭

急性肝衰竭（AHF）是短期内出现肝脏功能急剧恶化，导致肝脏本身合成、解毒、排泄和生物转化等功能发生严重障碍或失代偿，从而表现为进行性神志改变和凝血功能障碍的综合征。

1. 原因学　①病毒性肝炎；②化学物中毒；③外科疾病；④其他：如妊娠期急性脂肪肝、Wilson病、自身免疫性肝炎、缺血性肝损伤等过程中也可发生肝衰竭。

2. 诊断标准　AHF诊断标准主要包括：①既往无肝炎病史，以急性黄疸型肝炎起病；②起病后2周内出现极度乏力，伴明显的恶心、呕吐等严重的消化道症状；③迅速出现Ⅱ度以上（按Ⅳ度划分）的肝性脑病；④出血倾向明显，凝血酶原活动度（PTA）≤40%，且排除其他原因；⑤肝浊音界进行性缩小；⑥患者黄疸急剧加深。

3. 临床表现　①早期症状：初期为非特异性表现，如恶心、呕吐、腹痛、缺水及黄疸；②意识障碍；③肝臭；④出血；⑤并发其他器官系统功能障碍：肾功能损害、循环功能障碍、脑水肿及颅内压增高、肺水肿、感染；⑥实验室检查：转氨酶升高；血胆红素增高；血小板常减少、白细胞增多；血肌酐或尿素氮可增高；血电解质紊乱；酸碱失衡，多为代谢性酸中毒；发生DIC时的凝血时间、凝血酶原时间延长等。

4. 疾病预防　AHF的病死率较高，应尽量预防其发生。临床上用药时应注意药物对肝脏的不良作用。

5. 治疗

（1）病因治疗　①化学物质中毒；②病毒性肝炎；③其他。

（2）一般治疗　①营养支持，首选肠内营养；②补充血清白蛋白；③口服乳果糖；④静脉滴注醋谷胺（乙酰谷酰胺）、谷氨酸（钾或钠）或门冬氨酸等，以降低血氨；⑤静脉滴注γ-氨酪酸、左旋多巴，改善中枢神经递质，可能有利于恢复大脑功能；⑥纠正酸碱失衡和电解质紊乱。

（3）防治多器官功能障碍。

（4）预防感染　应全身使用广谱抗生素，必要时应使用抗真菌感染药物。

（5）肝性脑病的治疗　①脱水：建议用甘露醇每次0.5～1.0g/kg为一线治疗药物；②低温：将体温降至34～35℃为宜；③自身免疫性肝炎引起的肝性脑病可考虑使用激素。

（6）人工肝支持　可通过灌流、吸附和透析作用，清除肝衰竭患者血中有害物质。

（7）肝移植　是治疗AHF最有效的治疗手段，适用于经积极内科和人工肝治疗疗效不佳者。

同步练习

一、单项选择题

1. 血乳酸浓度正常值是（　　　）

A. ≤1mmol/L　　　　　　　B. ≤2mmol/L　　　　　　　C. ≤3mmol/L

D. ≤4mmol/L　　　　　　　E. ≤5mmol/L

2. 单人复苏时，心脏按压次数和口对口人工呼吸次数的比为（　　　）

A. 5:1　　　　　　　　　　B. 10:1　　　　　　　　　C. 30:2

D. 20:1　　　　　　　　　　E. 25:1

3. 成人电除颤选用双相波一般予以能量是（　　　）

A. 50J　　　　　　　　　　B. 100J　　　　　　　　　C. 200J

D. 300J　　　　　　　　　　E. 500J

4. 心肺复苏时首选的抗心律失常的药物是（　　）
　　A. 阿托品　　　　　　　　B. 肾上腺素　　　　　　　C. 血管加压素
　　D. 碳酸氢钠　　　　　　　E. 胺碘酮
5. 心肺复苏中的首选药物为（　　）
　　A. 阿托品　　　　　　　　B. 利多卡因　　　　　　　C. 肾上腺素
　　D. 碳酸氢钠　　　　　　　E. 异丙肾上腺素

二、简答题
1. 常用的通气模式有哪些？
2. 简述心脏按压的操作要点。

参考答案

一、单项选择题
　　1. B　2. C　3. C　4. E　5. C
二、简答题
　　1. 答：①控制通气（CMV）；②辅助控制通气（AC）；③同步间歇指令通气（SIMV）；④压力支持通气（PSV）；⑤呼气末正压（PEEP）。
　　2. 答：①患者平卧于硬板或地上。②按压部位：胸骨中下1/3交界处（为了快速确定按压位置，可选取两乳头连线的中点）。③频率为100～120次/分。④重叠双掌，短发性下压（按压有力、迅速，每次按压后使胸廓充分复位，尽量保持按压的连续性，尽量避免胸外按压的中断）。⑤按压深度：成人5～6cm；儿童为胸廓前后径的1/3；青春期前儿童约5cm；1岁以内的婴儿约4cm。

（娄建云）

第九章　围手术期处理

 内容精讲

围手术期处理是以手术为中心，包含着手术前、中、后三个阶段的处理，目的是为患者手术顺利康复做充分而细致的工作，包括术前准备、术中保障和术后处理。符合近年来提倡的加速康复外科（ERAS）理念。

第一节　术前准备

按手术的时限性，外科手术可分为：①择期手术：手术的时间可选择在进行了充分术前准备后进行，如腹股沟疝修补术；②限期手术：手术时间虽然可以选择，但不能任意延长，应在最短的时间内做好术前准备，以免延误手术时机，如恶性肿瘤根治术；③急症手术：需在最短的时间内进行必要的准备后立即手术，如外伤性脾破裂等。

一、一般准备

1. 心理准备　术前患者难免有恐惧、紧张、焦虑等情绪。医务人员应对患者作适度的解释，向家属及监护人作详细介绍和解释，取得他们的信任和同意，协助做好患者的心理准备工作，使患者能以积极的心态接受手术和术后治疗。并履行书面知情同意手续。

2. 生理准备　对患者生理状态进行调整，使之在较好的状态下安全度过手术和术后的治疗过程。

（1）适应手术后变化的适应性锻炼　如练习在床上大小便，学习正确咳嗽和咳痰的方法，术前 2 周应停止吸烟。

（2）输血和补液　中大型手术要备血，有水、电解质及酸碱平衡失调和贫血、低蛋白血症的患者术前应予以纠正。

（3）预防感染　术前采取措施提高患者体质，及时处理已发现感染灶，手术严格遵循无菌原则，操作轻柔，减少组织损伤。

下列情况需要预防性使用抗生素：①涉及感染灶或切口接近感染区域；②胃肠道手术；③操作时间长、创伤大的手术；④开放性创伤，创面已污染或有广泛软组织损伤，创伤至清创间隔时间较长及难以彻底清创者；⑤癌肿手术；⑥涉及大血管手术；⑦需要植入人工制品的手术；⑧脏器移植手术。

预防性使用抗生素的给药方法：①术前 0.5～2h 内，或麻醉开始时首次给药；②手术时间超过 3h 或失血量大于 1500mL，术中给予第二剂；③预防用药一般不超过 24h，个别情况可延长至 48h。

（4）胃肠道准备　全麻或硬膜外麻醉者从术前 12h 开始禁食，4h 开始禁饮，必要时行胃肠减压、清洁灌肠，术前 2～3 天进流食及口服肠道制菌药物。

（5）其他 如术前镇静、留置导尿、取下义齿等。

二、特殊准备

1. 营养不良 血浆白蛋白＜30g/L 或转铁蛋白＜0.15g/L，应予以适当的营养支持改善患者的营养状况后再行手术。

2. 脑血管病 近期有脑卒中史者，择期手术应至少推迟 2 周，最好 6 周。

3. 心血管病 高血压者应继续服用降压药物，血压在 160/100mmHg 以下，可不必作特殊准备。血压过高者（＞180/100mmHg），术前应选用合适的降血压药物，不要求降至正常后才做手术。对伴有心脏疾病的患者，有时需要外科医师、麻醉医师和内科医师共同对心脏危险因素进行评估处理。

4. 肺功能障碍 术前对肺功能进行评估，术前行呼吸功能锻炼，术后可能需要机械通气和特殊监护。如果患者每天吸烟超过 10 支，停止吸烟极为重要。

5. 肾疾病 肾功能不全的患者围手术期应当多学科合作做好围手术期准备工作。选择肾毒性的药物如氨基糖苷类抗生素、非甾体抗炎药和麻醉药时，都应特别慎重。

6. 糖尿病 围手术期将血糖控制在 7.77～9.99mmol/L 较为适宜。

7. 凝血障碍 询问病史特别重要。术前 7 天停用阿司匹林，术前 2～3 天停用非甾体抗炎药，术前 10 天停用抗血小板药噻氯匹定和氯吡格雷。如凝血功能明显异常或合并血液疾病，需请血液科医师会诊。

8. 下肢深静脉血栓形成的预防 围术期发生静脉血栓形成的危险因素包括年龄＞40 岁，肥胖，有血栓形成病史，静脉曲张，吸烟，大手术（特别是盆腔、泌尿外科、下肢和癌肿手术），长时间全身麻醉和凝血功能异常，如抗凝血酶Ⅲ缺乏、血纤维蛋白原异常、C 蛋白缺乏、血小板增多症和超高黏度综合征。对静脉血栓高危患者，可采用抗凝治疗。

外科患者不单有需要手术治疗的疾病，也常有一些原有疾病。而这些疾病影响患者全身状况的严重度甚至超过现有病。如老年人常伴慢性心血管疾病和肺气肿，对手术的耐受力相应较弱。术前应该特别注意改善心、肺、肝、肾等脏器的功能，纠正贫血，控制血糖水平，最大限度地增加手术的安全性。

第二节 术后处理

1. 常规处理

（1）术后医嘱 包括诊断、手术方式、监测方法及治疗措施。

（2）监测 术后患者返回病房或送入 ICU，应按时观察和记录生命体征的变化。包括体温、脉率、血压、呼吸频率、每小时尿量，记录出入量，根据病情需要监测中心静脉压（CVP）、肺动脉楔压、血氧饱和度和心电监护。

（3）静脉输液 根据不同的手术方式和疾病的严重程度估计恰当的输液量十分重要，应接受足够量的静脉输液直至恢复正常饮食。

（4）引流管 引流的种类、吸引的压力、灌洗液及次数、引流的部位及护理方式也应写进医嘱。要经常检查引流管的情况并记录观察引流物的量和性质。引流物留置的时间差异较大，确实达到治疗目的后，才能考虑拔管。乳胶片引流一般在术后 1～2 日拔除，烟卷式引流在 2～3 日拔除。

2. 卧位 术后应根据麻醉、术式、疾病性质等选择体位，使患者处于既舒适又便于活动的体位。

3. 各种不适的处理

（1）疼痛 术后疼痛会引起患者的不适甚至并发症，有效的镇痛能改善大手术的预后，常用的镇痛药有吗啡、哌替啶和芬太尼。

（2）呃逆　原因可能是神经中枢或膈肌直接受刺激引起，术后早期发生者可采用压迫眶上缘、短时间内吸入二氧化碳、胃肠减压、予以解痉及镇静药物等措施。施行上腹部手术后如出现顽固性呃逆应警惕膈下积液或感染可能。

4. 胃肠道　胃肠道手术后，需插鼻胃管减压直到恢复正常的胃肠蠕动（闻及肠鸣音或已经排气）。

5. 活动　除了有休克、心力衰竭、严重感染、出血、极度衰弱、特殊固定、制动要求的患者外，原则上应该早期床上活动，争取短期内下床活动。

6. 缝线拆除　缝线的拆除时间应根据切口的部位、局部的血液供应情况、年龄、营养状况等决定：头、面、颈部术后4～5日拆线；下腹部、会阴部术后6～7日拆线；胸部、上腹部、背部、臀部术后7～9日拆线；四肢术后10～12日拆线（近关节处可适当延长）；减张缝合14日拆线。青少年患者可适当缩短拆线时间，年老、营养不良患者可适当延长，也可根据患者的实际情况采用间隔拆线，电刀切口应推迟1～2日拆线。

切口的分类包括：①清洁切口（Ⅰ类切口），指无菌切口，如甲状腺大部切除术等；②可能污染切口（Ⅱ类切口），指手术时可能带有污染，如胃大部切除术等；③污染切口（Ⅲ类切口），指邻近感染区或组织直接暴露于污染或感染物的切口，如阑尾穿孔的阑尾切除术，肠梗阻坏死的手术等。

切口愈合分级：①甲级愈合，用"甲"字代表，指愈合优良，无不良反应。②乙级愈合，用"乙"字代表，指愈合处有炎症反应，如红肿、硬结、血肿、积液等，但未化脓。③丙级愈合，用"丙"字代表，指切口化脓，需作切开引流等处理。

应用上述分类分级方法，观察切口愈合情况并记录　如甲状腺大部切除术后愈合优良，则记录为"Ⅰ/甲"。如胃大部切除术后切口血肿，则记录为"Ⅱ/乙"。

第三节　术后并发症的防治

1. 术后出血　手术后早期，若患者出现低血容量性休克的各种临床表现；或有大量呕血或便血；或从原来放置的引流管中不断有多量血性液体流出，如胸腔手术以后，从胸腔引流管内，每小时引流出血液量持续100mL，就提示有内出血；中心静脉压低于0.49kPa（5cmH$_2$O），每小时尿量少于15mL，在输给足够的血液和液体后，休克征象和监测指标均无好转，或继续加重，或一度好转后又恶化者，往往表示有手术后大出血的可能。如出血量不大，可先采用输血、全身或局部应用止血剂；出血量大者，应做好再次手术止血的准备，从原有的切口进入，寻找出血部位，给予相应的止血。手术时严格止血是预防术后出血的关键。

2. 术后发热与低体温　发热是术后最常见的症状，术后发热不一定表示伴发感染。低体温多因手术时热量的散失、输注冷的液体和血液所致。

3. 呼吸系统并发症

（1）肺膨胀不全　预防和治疗：叩击胸、背部，鼓励咳嗽和深呼吸，经鼻气管吸引分泌物。严重慢性阻塞性肺疾病患者，雾化吸入支气管扩张剂和溶黏蛋白药物有效。有气道阻塞时，应行支气管镜吸引。

（2）术后肺炎　多见于革兰阴性杆菌感染。

（3）肺栓塞　溶栓、抗凝治疗等。

4. 切口感染　表现为伤口红、肿、热、痛，有分泌物，伴或不伴发热和白细胞增加。处理：伤口敞开引流，并行分泌物或脓液细菌培养加药敏试验，根据切口部位常见病原菌和药敏试验结果选用相应的抗菌药治疗，累及筋膜和肌肉的严重感染需急诊切开清创、防止休克和应用广谱抗生素。

5. 泌尿系统并发症　术后尿潴留较常见，应予导尿，需根据具体病情早日拔除。泌尿道感染是最常见的获得性院内感染，预防措施有：严格无菌操作，防止泌尿系统污染，预防和迅速处理尿潴留。处理：予以足量液体，膀胱彻底引流和选用针对性的抗生素。

同步练习

单项选择题

A1 型选择题

1. 下列哪种手术不属择期手术（　　　）
   A. 胃、十二指肠溃疡的胃大部分切除术　　　B. 甲状腺功能亢进症的甲状腺次全切除术
   C. 下肢静脉曲张高位结扎术　　　D. 先天性心脏病室间隔缺损修补术
   E. 贲门癌根治术

2. 硬膜外麻醉下行非胃肠道手术患者，术前应禁食（　　　）
   A. 2h　　　　　　　　　　B. 4h　　　　　　　　　　C. 8h
   D. 12h　　　　　　　　　　E. 24h

3. 胃肠道手术，术前禁食的主要目的是（　　　）
   A. 避免造成手术困难　　　B. 避免术后腹胀　　　C. 预防麻醉或手术中呕吐造成窒息
   D. 防止术后吻合口瘘　　　E. 早期恢复胃肠蠕动

4. 下列关于术前准备的叙述中，哪项不正确（　　　）
   A. 术前应学会正确咳嗽和咳痰的方法
   B. 术前应练习在床上大、小便
   C. 对操作时间长的大手术，术前应预防性应用抗生素
   D. 术前 4h 开始禁止饮水
   E. 有吸烟习惯的患者应于术前 1 周开始停止吸

5. 下列哪项术前准备项目是没有必要的（　　　）
   A. 营养不良者要尽可能纠正
   B. 慢性肾病者尿常规正常，也要作肾功能检查
   C. 即使无明显肝病病史者，术前亦应作各项肝功能检查
   D. 高血压者服用降压药直至血压降至正常范围
   E. 使糖尿病患者的血糖控制在 7.77～9.99mmol/L

6. 患者术后的处理中哪项不正确（　　　）
   A. 胃肠道手术患者肛门排气后，可开始进食
   B. 腹部的减张缝线一般在术后 2 周拆除
   C. 伤口的乳胶片引流一般在术后 4～7 日拔除
   D. 一般性手术后的患者，应鼓励早期活动
   E. 术后尿潴留导尿量超过 500mL 者，应留置导尿管 1～2 日

7. 胃肠道手术后，开始进流质饮食的时间是（　　　）
   A. 腹痛消失后　　　　　B. 患者思食　　　　　C. 恶心、呕吐消失后
   D. 肛门排气后　　　　　E. 体温在 37.5℃ 以下

8. 下列术后引流管的医嘱中，哪项是错误的（　　　）
   A. 引流的种类　　　　　B. 吸引的压力　　　　　C. 引流管的材质
   D. 灌洗液及次数　　　　E. 引流的部位

9. 下列哪项不影响术后伤口的愈合（　　）
　　A. 术中过多使用电灼止血　　B. 伤口的张力过大　　C. 止血不充分
　　D. 留置引流　　E. 伤口边缘内翻

10. 关于手术后拆线时间，下列哪一项是不正确的（　　）
　　A. 四肢 10～12 日　　B. 下腹部 5～6 日　　C. 减张缝合 2 周
　　D. 胸、上腹部 7～8 日　　E. 头、颈部 4～5 日

11. 下列哪个选项是引起手术后恶心、呕吐的常见原因（　　）
　　A. 颅内压增高　　B. 急性胃扩张　　C. 麻醉反应
　　D. 肠梗阻　　E. 糖尿病酸中毒

12. 胃和空肠术后，上消化道的推进功能的恢复需（　　）
　　A. 1 天　　B. 1～2 天　　C. 2～3 天
　　D. 3～5 天　　E. 5～7 天

13. 手术后尿路感染的基本原因是（　　）
　　A. 尿潴留　　B. 膀胱炎　　C. 肾盂肾炎
　　D. 尿道炎　　E. 前列腺炎

14. 腹部手术后发生尿潴留常见的原因应除外（　　）
　　A. 麻醉后排尿反射受抑制　　B. 切口疼痛　　C. 尿道括约肌痉挛
　　D. 手术易引起前列腺充血　　E. 患者不习惯在床上排尿

15. 下列哪项防治术后尿潴留的措施不妥（　　）
　　A. 术前练习卧床小便　　B. 术前或术后常规放置导尿管　　C. 及时恰当地镇静、止痛
　　D. 下腹部热敷、轻柔按摩　　E. 情况允许可坐起或站立小便

16. 下列哪项对确诊腹部手术后腹腔内出血意义最大（　　）
　　A. 腹胀逐渐加重　　B. 患者烦躁不安　　C. 中心静脉压 0.49kPa（5cmH$_2$O）
　　D. 尿量<25mL/h　　E. 诊断性腹腔穿刺

17. 下列哪项对诊断术后胸腔内出血意义最大（　　）
　　A. 血压低于 80/60mmHg
　　B. 中心静脉压 0.49kPa（5cmH$_2$O）
　　C. 尿量每小时 1mL/kg
　　D. 胸腔闭式引流，持续数小时引出血性液每小时>100mL
　　E. X 线检查示有胸腔积液

18. 预防切口感染，下列哪项是错误的（　　）
　　A. 严格无菌操作　　B. 严密止血
　　C. 做好术前准备，纠正贫血及低蛋白血症　　D. 手术患者均应使用抗菌药物
　　E. 估计术后感染机会大，应放引流物

19. 在预防术后腹部切口裂开的措施中，下列哪项是错误的（　　）
　　A. 应在良好麻醉、腹壁松弛条件下缝合切口
　　B. 缝合切口时根据情况，加用全层腹壁减张缝线
　　C. 术后及时处理腹胀
　　D. 适当的腹部加压包扎
　　E. 咳嗽时最好取半卧位

20. 术后肺不张的防治哪项是错误的（　　）
　　A. 术前锻炼深呼吸
　　B. 鼓励咳痰，利用体位或药物使支气管分泌物利于排出

C. 防止手术后呕吐物或口腔分泌物的误吸入

D. 及时应用镇咳药

E. 手术后避免限制呼吸的固定或绑扎

21. 因胃溃疡行胃大部切除术，术后切口血肿，但尚未化脓，则该患者的切口愈合为（　　）

    A. Ⅰ类切口/丙级愈合　　　　B. Ⅱ类切口/乙级愈合　　　C. Ⅱ类切口/丙级愈合

    D. Ⅲ类切口/乙级愈合　　　　E. Ⅲ类切口/丙级愈合

A3 型选择题

（22～24 题共用题干）

    男，18岁，因固定性右下腹痛18h急诊行阑尾切除术，术中证实为坏疽性阑尾炎穿孔。术后6h患者仍感腹痛，躁动不安，未解小便。查体：T 38.2℃，BP 80/60mmHg，面色稍苍白，皮肤湿冷，心率110次/分，脉搏较弱，腹部稍胀，脐周及下腹压痛，轻度肌紧张，肠鸣音变弱，依据上述情况，回答下列问题。

22. 该患者目前最有可能的情况应考虑（　　）

    A. 肠蠕动正在恢复　　　　B. 腹腔内感染　　　　C. 急性尿潴留

    D. 阑尾残端瘘　　　　　　E. 腹腔内出血

23. 为明确腹痛之原因最好应选择（　　）

    A. 立位腹部平片　　　　　B. 急诊B超检查　　　　C. 留置导尿并记录尿量

    D. 诊断性腹腔穿刺　　　　E. 对症治疗，观察生命体征及腹部变化

24. 经检查证实所考虑的诊断，应采取何种措施（　　）

    A. 持续胃肠减压　　　　　B. 急行剖腹探查术　　　　C. 输血、输液继续观察病情变化

    D. 留置导尿管　　　　　　E. 镇静、止痛、抗感染治疗

参考答案

单项选择题

1. E　2. D　3. C　4. E　5. D　6. C　7. D

8. C　9. D　10. B　11. C　12. C　13. A

14. D　15. B　16. E　17. D　18. D　19. E

20. D　21. B　22. E　23. D　24. B

（娄建云）

第十章　外科患者的代谢及营养治疗

📖 **内容精讲**

第一节　外科患者的代谢改变

1. 正常情况下的物质代谢　人体的三大能量物质是碳水化合物、蛋白质和脂肪。

（1）碳水化合物　食物中的碳水化合物经消化道消化吸收后以葡萄糖、糖原及含糖复合物三种形式存在。每克碳水化合物可供能约 4kcal。

（2）蛋白质　蛋白质的主要生理功能是参与构成各种细胞组织，维持细胞组织生长、更新和修复，参与多种重要的生理功能及氧化供能。氨基酸是蛋白质的基本单位，可分为必需氨基酸和非必需氨基酸两类。谷氨酰胺（Gln）是小肠黏膜细胞、淋巴细胞及胰腺腺泡细胞的主要能源物质，为合成代谢提供底物，促进细胞增殖，同时还参与抗氧化剂谷胱甘肽的合成。正常机体的蛋白质需要量为 $0.8 \sim 1.0 g/(kg \cdot d)$，相当于氮含量 $0.15\ g/(kg \cdot d)$。每克蛋白质可供能约 4kcal。

（3）脂肪　脂肪的主要生理功能是提供能量、构成身体组织、供给必需脂肪酸（亚油酸、亚麻酸、花生四烯酸）并携带脂溶性维生素（维生素 A、维生素 D、维生素 K、维生素 E）等。每克脂肪可供能约 9kcal。

2. 能量代谢　生物体内碳水化合物、蛋白质和脂肪在代谢过程中所伴随的能量释放、转移和利用称为能量代谢。维持成年人机体正常功能所需总能量中，碳水化合物占 $55\% \sim 65\%$，脂肪占 $20\% \sim 30\%$，蛋白质占 $10\% \sim 15\%$。

（1）机体能量消耗组成、测定及计算　机体每日的能量消耗包括基础能量消耗（或静息能量消耗）、食物的生热效应、兼性生热作用、活动的生热效应几个部分，其中基础能量消耗占每日总能量消耗比例最大（$60\% \sim 70\%$）。

临床上常用的机体能量消耗测定方法有间接测热法、Harris-Benedict 公式计算法以及人体代谢仪测定法。

（2）机体能量需要量的确定　对于非肥胖患者，$25 \sim 30kcal/(kg \cdot d)$ 能满足大多数住院患者的能量需求，而 $BMI \geq 30kg/m^2$ 的肥胖患者，推荐的能量摄入量为正常目标量的 $70\% \sim 80\%$。应激、创伤时则机体能量需要应有相应增加。

3. 饥饿、创伤状况下机体代谢改变

（1）饥饿时机体代谢改变　外源性能量底物和营养物质缺乏是整个饥饿反应的基础，此时机体能量消耗下降，蛋白质合成减少。饥饿时代谢变化大致过程为：消耗肝脏及肌肉的糖原储备直至糖原耗尽，然后再依赖糖异生作用，随后脂肪动员增加，成为主要能源物质，以减少蛋白质消耗、尽可能地保存机体的蛋白质。

（2）创伤应激状态下机体代谢变化　外科感染、手术创伤等应激情况下，机体发生一系列代谢改变，其特征为静息能量消耗增高、高血糖及蛋白质分解增强。应激状态时代谢改变主要表现为：①内源性葡萄糖异生作用明显增加；②组织、器官葡萄糖的氧化利用下降以及外周组织对胰岛素抵抗，从而造成高血糖；③蛋白质分解增加、负氮平衡；④脂肪分解增强，从而减少蛋白质分解，保存机体蛋白质，对创伤应激患者有利。

第二节　营养状况评定

营养评价是通过临床检查、人体测量、生化检查、人体组成测定及多项综合营养评价等手段，判定机体营养状况，确定营养不良的类型和程度，预测营养不良所致的危险性，并监测营养支持的疗效。主要的评价方法见表 10-1。

表 10-1　营养状况主要评价方法

评价项目	测定方法	结果判定或临床意义
体重	（实际体重/理想体重）×100%	80%～90%为轻度营养不良；70%～79%为中度营养不良；0～69%为重度营养不良；110%～120%为超重；>120%为肥胖
体重指数（BMI）	BMI＝体重(kg)/身高^2(m^2)	正常值为 18.5～24kg/m^2；<18.5kg/m^2 为营养不良；25～30kg/m^2 为超重，>30kg/m^2 为肥胖
皮褶厚度	用卡尺测量三头肌皮褶厚度	测定体脂储备的指标
臂围	用软尺测量上臂中点周径及上臂肌肉周径	反映全身肌及脂肪的状况
握力测定	用握力计测定手握力大小	反映肌肉功能的指标，正常男性握力≥35kg，女性握力≥23kg
血浆蛋白	包括血清白蛋白、前白蛋白、转铁蛋白和视黄醇结合蛋白等	营养状况评定的重要指标
免疫功能	外周血淋巴细胞计数	正常值为 2.5～3.0×10^9/L，低于 1.8×10^9/L 为营养不良
氮平衡试验	氮平衡＝摄入氮－排出氮	正、负值分别代表正氮平衡和负氮平衡，可用于指导营养支持治疗

注：理想体重计算方法为男性理想体重（kg）＝身高（cm）－105；女性理想体重（kg）＝身高(cm)－100

第三节　肠外营养

★肠外营养（parenteral nutrition，PN）是指通过胃肠道以外途径（即静脉途径）提供营养支持的方式。适应证：①1 周以上不能进食或因胃肠道功能障碍或不能耐受肠内营养者；②通过肠内营养无法达到机体需要的目标量时应该补充肠外营养。

1. 肠外营养制剂　肠外营养由碳水化合物、脂肪乳剂、氨基酸、水、维生素、电解质及微量元素等基本营养素组成。

（1）碳水化合物制剂　葡萄糖是肠外营养中最主要的能源物质，供给量一般为 3～3.5g/(kg·d)，严重应激状态下的患者，葡萄糖供给量降至 2～3g/(kg·d)，以避免摄入过量所致的代谢副作用。

（2）氨基酸制剂　理想的氨基酸制剂是含氨基酸种类较齐全的平衡型氨基酸溶液，包括所有必需氨基酸。肠外营养时推荐的氨基酸摄入量为 1.2～2.0g/(kg·d)，严重分解代谢状态下需要量可增至 2.0～2.5g/(kg·d)。在输注氨基酸时应同时提供足量非蛋白质热卡，以保证氨基酸能被机体有效地利用。

（3）脂肪乳剂制剂　可提供能量、生物合成碳原子及必需脂肪酸。一般情况下肠外营养中脂肪乳剂剂量为 0.7～1.3g 甘油三酯/(kg·d)，严重应激状态下，其摄入量可增至 1.5g 甘油三酯/(kg·d)。脂肪乳剂的输注速度为 1.2～1.7mg/(kg·min)。存在高脂血症（血甘油三酯＞4.6mmol/L）的患者，脂肪乳剂摄入量应减少或停用。

（4）电解质制剂　电解质对维持机体水、电解质和酸碱平衡，保持人体内环境稳定，维护各种酶的活性和神经、肌肉的激应性均有重要作用。

（5）维生素及微量元素制剂　维生素及微量元素是维持人体正常代谢和生理功能所不可缺少的营养素。肠外营养时需要添加水溶性和脂溶性维生素以及微量元素制剂，以避免出现维生素及微量元素缺乏症。

★**2. 肠外营养液的配制**

（1）将各种营养制剂混合　"全合一（all-in-one，AIO）"配制后输注。

（2）肠外营养液配制的常用参考数据　①正常能量需要量 1800～2000kcal/d（或 25～30kcal/kg·d）；②蛋白质 0.8～1.0g/(kg·d)［相当于氮含量 0.15g/(kg·d)］；③必需氨基酸：非必需氨基酸＝1:2；④非蛋白质热卡：氮＝(100～150) kcal:(1g)；⑤糖脂供能比为 (1～2):1。

（3）所需的环境、无菌操作技术、配制流程、配制顺序均有严格的要求。

★**3. 肠外营养的输注途径**　肠外营养的输注途径主要有中心静脉和周围静脉途径。

★**4. 肠外营养液的输注要求**　肠外营养的输注常规采用持续输注法，持续时间要求在 24h 内持续均匀输注。

★**5. 肠外营养的并发症**

（1）静脉导管相关并发症　分为非感染性并发症及感染性并发症两大类。前者大多数发生在中心静脉导管放置过程中发生气胸、空气栓塞、血管、神经损伤等。后者主要指中心静脉导管相关感染。周围静脉则可发生血栓性静脉炎。

（2）代谢性并发症　营养底物过量容易引起或加重机体代谢紊乱和器官功能异常，如高血糖、低血糖、氨基酸代谢紊乱、高脂血症、电解质及酸碱代谢失衡、必需脂肪酸缺乏、再喂养综合征、维生素及微量元素缺乏症等。

（3）脏器功能损害　长期肠外营养可引起肝脏损害，长期禁食可导致肠黏膜上皮绒毛萎缩、肠屏障功能障碍，导致肠道细菌易位而引发肠源性感染。

（4）代谢性骨病　部分长期肠外营养患者出现骨钙丢失、骨质疏松、血碱性磷酸酶增高、高钙血症、尿钙排出增加、四肢关节疼痛，甚至出现骨折等表现。

第四节　肠内营养

★肠内营养（enteral nutrition，EN）　是指通过胃肠道途径提供营养的方式，它符合正常生理状态，能维持肠道结构和功能的完整，是临床营养支持首选的方法。

1. 肠内营养制剂　有粉剂及溶液两种，可分为以下四类。

（1）非要素型制剂　也称整蛋白型制剂，该类制剂以整蛋白或蛋白质游离物为氮源，适于胃肠道功能较好的患者，是应用最广泛的肠内营养制剂。

（2）要素型制剂　也称整水解蛋白型制剂，是氨基酸或多肽类、葡萄糖、脂肪、矿物质和维生素的混合物，适合于胃肠道消化、吸收功能部分受损的患者，如短肠综合征、胰腺炎等患者。

（3）组件型制剂　仅以某种或某类营养素为主的肠内营养制剂，以适合患者的特殊需要。

（4）疾病专用型制剂　此类制剂是根据不同疾病特征设计的针对特殊患者的专用制剂。

2. 肠内营养方式和途径选择　肠内营养的输注途径有口服、鼻胃/十二指肠、鼻空肠置管、胃造口、空肠造口等，具体投给途径的选择取决于疾病情况、喂养时间长短、患者精神状态及胃肠道功能。

（1）鼻胃/十二指肠、鼻空肠置管　适合于需短时间（＜2周）营养支持的患者。优点是胃容量大，对营养液的渗透压不敏感，适合于各种完全性营养配方；缺点是有反流与吸入气管的风险。

（2）胃及空肠造口　适用于需要较长时间（＞2周）进行肠内营养的患者，具体可采用手术造口或经皮内镜辅助胃/空肠造口。

★3. 肠内营养的输注

（1）一次性投给　常用于需长期家庭肠内营养的胃造瘘患者。将配好的营养液或商品型肠内营养液用注射器缓慢注入喂养管内，每次200mL左右，每日6~8次。

（2）间隙性重力输注　将配制好的营养液经输液管与肠道喂养管连接，借重力将营养液缓慢滴入胃肠道内，每次250~400mL左右，每日4~6次。

（3）连续经泵输注　应用输液泵12~24h均匀持续输注，胃肠道不良反应较少。

肠内营养液输注时应循序渐进，开始时采用低浓度、低剂量、低速度，随后再逐渐增加营养液浓度、滴注速度以及投给剂量。营养液的温度应保持在37℃左右，过凉易引起胃肠道并发症。

★4. 肠内营养的并发症

（1）机械性并发症　主要有鼻、咽及食管损伤，喂养管堵塞，喂养管拔出困难，造口并发症等。

（2）胃肠道并发症　恶心、呕吐、腹泻、腹胀、肠痉挛等症状是临床上常见的消化道并发症，这些症状大多数能够通过合理的操作来预防和及时纠正、处理。

（3）代谢性并发症　代谢方面的并发症主要有水、电解质及酸碱代谢异常，糖代谢异常，微量元素、维生素及脂肪酸的缺乏，各脏器功能异常。

（4）感染性并发症　肠内营养感染性并发症主要与营养液的误吸和营养液污染有关。吸入性肺炎是肠内营养最严重的并发症，常见于幼儿、老年患者及意识障碍患者。

第五节　肥胖与代谢病外科

肥胖症，是指热量摄入超过热量消耗而导致体内脂肪尤其是甘油三酯堆积过多、体重过度增长并引起病理生理改变的一种慢性疾病。

肥胖症的传统非手术治疗方法有饮食控制疗法、运动疗法、中医针灸疗法和药物疗法等，这些疗法虽然有一定的短期效果，但长期效果欠佳。临床研究表明，通过外科手术（目前基本是腹腔镜微创方法）使胃的有效容积减少，小肠吸收段缩短，能显著减少患者的多余体重，还能有效缓解肥胖症的代谢病及相关疾病，由此形成了一门新兴学科——肥胖与代谢病外科（obesity and metabolic surgery），也称为减肥外科或减重外科。

手术治疗应明确患者的肥胖原因、肥胖程度和代谢病状况，经非手术减肥治疗失败，再考虑手术减肥。手术治疗没有年龄限制，但18~55岁效果好、康复快、代谢病及相关疾病缓解率高。

1. 手术适应证　①BMI≥35kg/m²，伴或不伴代谢病及相关疾病；②BMI 27.5~34.9kg/m²且伴有经改变生活方式和药物治疗血糖控制不佳的2型糖尿病，或伴有2种以上其他代谢病及相关疾病。

2. 手术禁忌证　没有绝对禁忌证，相对禁忌证包括：①滥用药物或酒精成瘾者；②智力障碍或严重精神疾病者；③不能配合术后饮食及生活习惯改变者；④全身状况差，主要器官功能严重障碍，难以耐受全身麻醉或手术者；⑤癌症、肝硬化门脉高压、腹壁巨大疝和严重腹腔粘连者。

3. 手术方式 目前最常用的术式是袖状胃切除术（sleeve gastrectomy，SG）和 Roux-en-Y 胃旁路术（Roux-en-Y gastric bypass，RYGB）。手术后的减重比（percentage of excess weight loss，%EWL）>50%，合并的糖尿病等代谢病缓解和生活质量提高为手术成功的标准。

4. 围术期处理与术后支持治疗

（1）术前对患者进行多学科评估，明确患者有无手术适应证及确定术式，预测手术风险和手术效果。

（2）对于 BMI≥50kg/m^2 或重要脏器功能不全的高风险患者，术前降低 5%～10%体重，以降低手术风险。

（3）术后全流质饮食—半流质饮食—软食—普食逐步过渡。

（4）术后戒烟酒，补充足量的复合维生素和微量元素，摄入足量蛋白质，避免摄入过多的碳水化合物和脂肪。

（5）术后养成适当体育运动的良好习惯。

（6）术后终生定期随访，内容包括体重变化、饮食及运动习惯、并发症、代谢病与相关疾病缓解情况，并进行相应的指导和干预。

同步练习

一、单项选择题

1. 正常成人一般每日所需热量为（　　　）

　　A. 1800～2000kcal/d　　　　B. 1200～1400kcal/d　　　　C. 1400～1600kcal/d

　　D. 2000～2400kcal/d　　　　E. 1000～1500kcal/d

2. 应用全胃肠外营养时，氮和热量比应为（　　　）

　　A. 1：（50～80）kcal　　　　B. 1：（100～150）kcal　　　　C. 1：（100～120）kcal

　　D. 1：（200～250）kcal　　　E. 1：（150～200）kcal

3. 关于脂肪乳剂的作用特点错误的是（　　　）

　　A. 所含热量高　　　　　　　　B. 可提供机体所需的必需氨基酸

　　C. 为脂溶性维生素提供载体　　D. 最大用量可达 3g/（kg·d）

　　E. 对静脉壁无刺激

4. 肠内营养并发症与输入速度及溶液浓度有关的是（　　　）

　　A. 肠道菌群移位　　　　　　　B. 腹胀、腹泻　　　　　　　C. 胃肠炎

　　D. 肝功能损害　　　　　　　　E. 误吸

5. 肠外营养肝损害和胆汁淤积的防治措施，错误的是（　　　）

　　A. 有效控制感染　　　　　　　　　　　　　B. 降低配方中非蛋白能量

　　C. 增加糖的供给　　　　　　　　　　　　　D. 尽可能恢复肠道营养

　　E. 补充腺苷蛋氨酸

二、多项选择题

1. 关于"全合一"肠外营养液的配制，下列说法正确的是（　　　）

　　A. 正常能量需要量 1800～2000kcal/d　　　　B. 蛋白质 0.8～1.0g/（kg·d）

　　C. 非蛋白质热卡：氮=（100～150）kcal：1g　　D. 糖脂供能比为（1～2）：1

　　E. 对配制环境、流程及顺序没有严格要求

2. 肠外营养液的输注途径可采用以下几种（　　　）

    A. 颈内静脉途径　　　　　　　　　　　　　　　　B. 锁骨下静脉途径

    C. 经头静脉或贵要静脉插入中心静脉导管（PICC）途径　　D. 周围静脉途径

    E. 以上途径都可以

3. 肠外营养的并发症有（　　　）

    A. 中心静脉导管放置过程中发生气胸、空气栓塞、血管、神经损伤等

    B. 出现低血糖、电解质及酸碱代谢失衡、必需脂肪酸缺乏、维生素及微量元素缺乏症等

    C. 肠黏膜上皮绒毛萎缩　　　D. 骨质疏松　　　　　　E. 胆汁淤积

4. 营养状况的评定指标有（　　　）

    A. 血浆蛋白测定　　　　B. 免疫功能测定　　　　C. 氮平衡试验

    D. 握力测定　　　　　　E. 体重

5. 长期饥饿时的代谢变化，正确的是（　　　）

    A. 酮体降低　　　　　　B. 肌蛋白分解增加　　　　C. 机体释放的氨基酸减少

    D. 尿素氮排出减少　　　E. 代谢性酸中毒

三、简答题

1. 机体创伤应激状态下的代谢变化特点有哪些？

2. 肠内营养的主要并发症有哪些？

参考答案

一、单项选择题

1. A　2. B　3. D　4. B　5. C

二、多项选择题

1. ABCD　2. ABCDE　3. ABCDE　4. ABCDE

5. CDE

三、简答题

1. 答：创伤应激状态时代谢改变主要表现为：①内源性葡萄糖异生作用明显增加；②组织、器官葡萄糖的氧化利用下降以及外周组织对胰岛素抵抗，从而造成高血糖；③蛋白质分解增加、负氮平衡；④脂肪分解增强，从而减少蛋白质分解，保存机体蛋白质，对创伤应激患者有利。

2. 答：肠内营养的主要并发症有机械性并发症、胃肠道并发症、代谢性并发症及感染性并发症。

（王建忠　余年发）

第十一章 外科感染

 学习目标

1. 重点 外科感染的致病菌、诊断和治疗；破伤风的临床表现、预防及治疗。

2. 熟悉 浅部组织细菌性感染和手部急性化脓性细菌感染；脓毒症的临床表现和治疗原则；外科应用抗菌药的原则。

3. 了解 外科感染的病理生理。

内容精讲

第一节 概　论

外科感染（surgical infection）是指需要外科治疗的感染。

1. 分类

通常分为：①非特异性感染，常见致病菌有金黄色葡萄球菌、链球菌、大肠埃希菌等，由单一或几种病菌共同致病；②特异性感染，此类感染的病菌各有不同的致病作用，引起比较独特的病变。

按病程为分：①急性（病程在 3 周以内者）；②慢性（病程超过 2 个月者）；③亚急性（介于两者之间者）。

其他分类：①条件性感染，在人体局部或全身的抗感染能力降低的条件下，本来栖居于人体但未致病的菌群可以变成致病微生物，所引起的感染称为条件性或机会性感染；②二重感染，在使用广谱抗生素或联合使用抗菌药物治疗感染过程中，原来的致病菌被抑制，但耐药菌株如金黄色葡萄球菌、难辨梭菌或白色念珠菌等大量繁殖，致使病情加重。这种情况称为二重感染或菌群交替症；③医院内感染，住院患者在医院内获得的感染，包括在住院期间发生的和在医院内获得、出院后发生的感染。医院工作人员在院内获得的感染也属此类。

★2. 常见致病菌的致病特点 见表 11-1。

表 11-1　常见致病菌的致病特点

致病菌	感染特点	脓液性质	常见感染
金黄色葡萄球菌	局限性组织坏死,常有转移性脓肿	黄稠,无味	疖、痈、脓肿、骨髓炎
溶血性链球菌	容易扩散,不易局限,转移性脓肿	稀薄,淡红色,量多	急性蜂窝织炎,丹毒
大肠埃希菌	单独致病力不大,常为混合感染	稠厚,有粪臭味(合并粪链球菌)	尿道炎、胆道炎、腹膜炎
铜绿假单胞菌	多为继发感染,伤口难以愈合	淡绿色,有甜腥臭味	烧伤创面,尿路感染

3. 诊断

（1）局部症状　红、肿、热、痛和功能障碍是化脓性感染的五个典型症状。

（2）全身症状　感染轻微的可无全身症状，感染较重的常有发热、头痛、食欲减退等，甚至出现代谢紊乱、感染性休克。

（3）辅助检查　①血常规：白细胞升高或降低，出现中毒颗粒等；②尿常规；③脓液：涂片检菌，细菌培养＋药物敏感试验；④血液细菌培养＋药物敏感试验；⑤影像学检查：超声、X线检查、核素检查、CT、MRI等。

4. 治疗

（1）局部疗法　患部休息、固定，有利于炎症局限；外用药、热敷有改善局部血液循环、散瘀消肿、加速感染局限化之功效；脓肿需切开引流。

（2）抗菌药物的应用　最好能根据细菌培养及药敏实验结果指导用药。

（3）改善全身状态　目的是改善患者全身情况和增加抵抗力，使各种疗法可以通过人体防御功能而发挥作用。

第二节　浅部组织细菌性感染

★一、疖与痈

疖（furuncle）与痈（carbuncle）都是毛囊及其周围组织的急性化脓性炎症。致病菌以金黄色葡萄球菌为主。

1. 临床表现　疖只累及单个毛囊和周围组织，表现为局部红、肿、痛的小结节，数日后出现黄白色小脓栓。"危险三角区"的上唇周围和鼻部疖，如被挤压或挑刺，感染容易沿内眦静脉和眼静脉进入颅内，引起化脓性海绵状静脉窦炎。

痈是多个相邻的毛囊及其周围组织同时发生的急性化脓性炎症。致病菌以金黄色葡萄球菌为主。痈呈一片稍隆起的紫红色浸润区，质韧，界限不清，中央部的表面有多个脓栓，破溃后呈蜂窝状。延误治疗易导致脓毒症。

2. 治疗　及早应用抗菌药物，已出现多个脓点、表面呈紫褐色或已破溃流脓者，需及时切开引流，一般用"＋"字或"＋＋"字形切口，切口的长度要超出炎症范围少许。

二、急性蜂窝织炎

急性蜂窝织炎是发生在皮下疏松结缔组织的急性感染，致病菌主要是溶血性链球菌。其特点是弥漫性炎症，病变不易局限，扩散迅速，与正常组织无明显界限。

1. 临床表现

（1）一般性皮下急性蜂窝织炎　可由皮肤或软组织损伤后感染引起，局部明显红肿、剧痛，边界不清，全身症状剧烈，有时易引起脓毒症。

（2）口底、颌下蜂窝织炎　可发生喉头水肿和压迫气管，引起呼吸困难，甚至窒息。

（3）产气性皮下蜂窝织炎　由厌氧菌如产气荚膜梭菌引起，特点是扩展快，局部可检出捻发音，脓液恶臭，全身症状严重。

（4）新生儿皮下坏疽　新生儿的皮肤薄嫩，局部皮肤在冬季又易受压、受潮，不易保持清洁，故细菌容易从皮肤受损处侵入，引起感染。常由金黄色葡萄球菌引起，好发于背部、臀部。表现为皮肤发红，坏死时变成灰褐色或黑色。

2. 治疗　应用抗生素；早期局部用热敷、中药外敷；病变进展时应及时切开引流；同时改善患者全身状态。

三、丹毒

★丹毒（erysipelas）是皮内淋巴管网的急性炎症，由乙型溶血性链球菌从皮肤、黏膜的细小伤口入侵所致。

1. 临床表现　丹毒的好发部位为下肢和面部。起病急，患者常有头痛、畏寒、发热。局部表现为片状红疹，颜色鲜红，中间较淡，边缘清楚，并略隆起。手指轻压可使红色消退，但在压力除去后，红色即很快恢复。有烧灼样痛，不化脓，但可反复发作，导致淋巴水肿，甚至发展为象皮肿。

2. 治疗　休息，抬高患处；以抗菌药物为主，疗程要长；局部可用50％硫酸镁湿热敷，涂金黄散等。

四、浅部急性淋巴结炎和淋巴管炎

多继发于皮肤或黏膜的损伤或其他感染性病灶。急性淋巴结炎（acute lymphadenitis）轻者仅有局部淋巴结肿大和略有压痛，并常能自愈。较重者，局部有红、肿、热、痛，并伴有全身症状。急性淋巴管炎（acute lymphatitis）如发生在浅层，表皮可呈现红色线条，有压痛。皮下深层淋巴管炎不出现表皮红线，只可能有条行触痛区。治疗主要是对原发病灶的处理，急性淋巴结炎形成脓肿时，应作切开引流。

第三节　手部急性化脓性细菌感染

一、甲沟炎和脓性指头炎

多因微小刺伤、挫伤、倒刺（逆剥）或剪指甲过深等损伤而引起，致病菌多为金黄色葡萄球菌。

（1）甲沟炎　是甲沟及其周围组织的感染。表现为指甲一侧的皮下组织红、肿、痛，有的可自行消退，有的却迅速化脓，还可向深层蔓延形成指头炎。已有脓液的，可在甲沟处作纵向切开引流。

（2）脓性指头炎　是手指末节皮下组织化脓性感染。初起，指尖有针刺样疼痛。当指动脉受压，疼痛转为剧烈。到了晚期，组织缺血坏死，神经末梢麻痹，疼痛反而减轻。出现搏动性跳痛时，即应切开引流。

二、急性化脓性腱鞘炎和化脓性滑囊炎

多为局部刺伤后继发细菌感染，亦可由掌部感染蔓延所致。致病菌多为金黄色葡萄球菌。病情发展迅速，可出现明显的局部与全身症状，患指疼痛非常剧烈，多伴有发热、头痛、不适，白细胞计数增高等急性炎症表现。

预防应强调手的卫生与保护，有手部外伤时应及时消毒与包扎，以防细菌继发感染。

治疗与脓性指头炎相同，如经治疗仍无好转且局部肿痛明显时，需尽早作切开引流减压，以防指肌腱受压坏死。化脓性腱鞘炎时可在肿胀腱鞘之一侧作切口减压或作双侧切口作对口引流，注意切口不能作在手指掌面正中，要选在中、近两指节侧面，纵行打开整个腱鞘。

三、掌深间隙急性细菌性感染

可以由腱鞘炎蔓延引起，也可因直接刺伤所致。致病菌多为金黄色葡萄球菌。均有发热、头痛、脉搏快、白细胞计数增加等全身症状。还可继发肘内或腋窝淋巴结肿大、触痛。掌中间隙感染可见掌心隆起，正常凹陷消失，皮肤紧张、发白、压痛明显，手背部水肿严重；中指、环指和小指处于半屈位，被动伸指可引起剧痛。鱼际间隙感染时掌心凹陷仍在，鱼际和拇指指蹼处肿胀并有压痛。示指半屈，拇指外展略屈，活动受限不能对掌。

掌深间隙感染可用大剂量抗生素静脉滴注。局部早期处理同化脓性腱鞘炎，如无好转应及时切开引流。掌中间隙感染时纵行切开中指与环指间的指蹼掌面，切口不应超过手掌远侧横纹，以免损伤掌浅动脉弓。

第四节　脓毒症

脓毒症（sepsis）是有全身性炎症反应表现（如体温、循环、呼吸等明显改变）的外科感染的总称。菌血症（bacteremia）是脓毒症的一种，即血培养检出病原菌者，多有明显的感染症状。导致全身性外科感染的原因是病菌数量多、毒力强和（或）机体抗感染能力低下，它常继发于严重创伤后的感染和各种化脓性感染，其他一些潜在感染途径如静脉导管感染（catheter-related infection）、肠源性感染（gut derived infection）亦值得注意。目前革兰氏阴性菌感染已超过革兰氏阳性菌感染，外科真菌感染（fungal infection）也已不少见。

脓毒症的主要临床表现为：①骤起寒战、高热，体温可达 40～41℃；②心率加快、脉搏细速、呼吸急促或困难；③神志改变；④肝、脾可肿大，可出现皮疹。

1. 革兰氏阳性菌脓毒症　稽留热或弛张热，患者面色潮红，四肢温暖，多呈谵妄和昏迷，可出现转移性脓肿。发生休克的时间较晚，血压下降也慢。

2. 革兰氏阴性菌脓毒症　间歇热，患者四肢厥冷，发绀，少尿或无尿，有时白细胞计数增加不明显或反见减少，休克发生早，持续时间长。

3. 真菌性脓毒症　常见致病菌是白色念珠菌。多发生在原有细菌感染经广谱抗生素治疗的基础上。其临床表现酷似革兰氏阴性菌脓毒症。

脓毒症的治疗包括原发感染病灶的处理、联合应用抗生素、支持疗法及对症治疗。

第五节　有氧芽胞厌氧菌感染

一、破伤风

破伤风（tetanus）是由破伤风梭菌（厌氧菌）侵入伤口，在无氧的环境下生长繁殖，产生外毒素，引起的急性特异性感染。

1. 临床表现　①潜伏期通常是 7～8 日；②发作期典型的症状为张口困难、苦笑面容、颈项强直、角弓反张、屈膝弯肘半握拳、呼吸困难或窒息。在上述持续性收缩的基础上，任何轻微的刺激如声、光、震动、饮水、注射等均可诱发阵发性痉挛，发作时患者大汗淋漓，面唇发绀，呼吸急促，表情十分痛苦，口吐白沫、磨牙、头频频后仰、手足抽搐不止，发作可持续数秒或数分钟不等，病情严重时发作频繁，持续时间长，间歇期短；③患者神志始终清楚，感觉也无异常，一般无高热。

病程一般 3～4 周，可出现肺部感染、骨折、尿潴留等并发症。死亡的主要原因是窒息。

2. 诊断　实验室检查很难诊断破伤风，因脑脊液检查可以正常，伤口厌氧菌培养也难发现该菌。但破伤风的症状比较典型，诊断主要根据临床表现。凡有外伤史，不论伤口大小、深浅，如果伤后出现肌紧张、扯痛、张口困难、颈部发硬、反射亢进等，均应考虑此病的可能性。

3. 预防　①自动免疫：注射破伤风类毒素；②被动免疫：伤后皮下注射破伤风抗毒素（TAT）1500～3000U；③对所有伤口及时彻底清创是预防破伤风发生的关键。

4. 治疗　包括消除毒素来源，中和游离毒素，控制和解除痉挛，保持呼吸道通畅和防治并发症等。

二、气性坏疽

气性坏疽即梭状芽胞杆菌所致的肌坏死或肌炎。引起本病的主要有产气荚膜梭菌、水肿杆菌、腐败杆菌、溶组织杆菌等。感染发生时，往往不是单一细菌，而是几种细菌的混合。这类细菌可产生外毒素与酶。

1. 临床表现　创伤后并发此症的时间最早为伤后 8～10h，最迟为 5～6 日，通常在伤后 1～

4 日。临床特点是病情急剧恶化，烦躁不安，夹有恐惧或欣快感；皮肤、口唇变白，大量出汗，脉搏快速、体温逐步上升。

2. 诊断 因病情发展急剧，重在早期诊断。早期诊断的重要依据是局部表现。伤口内分泌物涂片检查有革兰阳性染色粗大杆菌和 X 线检查显示伤处软组织间积气，有助于确诊。

3. 预防 对疑有气性坏疽的伤口，可用 3% 过氧化氢或 1∶1000 高锰酸钾等溶液冲洗、湿敷。应早期使用大剂量的青霉素和甲硝唑。

4. 治疗 一经诊断，需立即开始积极治疗。越早越好，可以挽救患者的生命，减少组织的坏死或截肢率。主要措施有：急诊清创；应用抗生素，首选青霉素；高压氧治疗；全身支持治疗。

第六节　外科应用抗菌药的原则

外科应用抗菌药的原则如下。

1. 尽早确认致病菌 对明确或怀疑外科感染者，应尽早查明致病菌并进行药敏试验，有针对性地选用抗菌药物。危重患者在未获知致病菌及药敏结果前，应在临床诊断的基础上预测最有可能的致病菌种，并结合当地细菌耐药情况，选择适当的药物进行治疗；获知致病菌与药敏试验结果后，应结合之前的治疗效果对用药方案做出调整。

2. 选择最佳的抗菌药物 各种抗菌药物均有特定的抗菌谱与适应证，不同的致病菌对药物的敏感性也不同，要根据临床诊断、细菌学检查、药物的效应及药代动力学特点（吸收、分布、代谢和排泄过程），选择疗效高、毒性小、应用方便、价廉易得的药物。

3. 制定合理的用药方案 制定用药方案时应考虑给药途径、给药剂量等。

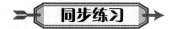

单项选择题

A1 型选择题

1. 以下哪项属特异性感染（　　）
   A. 金黄葡萄球菌感染　　　　B. 变形杆菌感染　　　　C. 铜绿假单胞菌感染
   D. 球菌感染　　　　　　　　E. 破伤风梭菌感染

2. 外科感染一般是指需要外科治疗的感染性疾病，关于人体受感染的原因与下列哪项无关（　　）
   A. 致病菌的毒力、数量　　　B. 局部组织血液循环的情况　　C. 全身性抗感染能力降低
   D. 管道阻塞使内容物淤积　　E. 全身抗生素的联合应用及数量

3. 关于外科感染分类的叙述，以下哪项是错误的（　　）
   A. 丹毒、急性阑尾炎、急性乳腺炎等均属特异性感染
   B. 急性感染是指病程在 3 周以内
   C. 条件性感染是指平时的非致病菌在机体抵抗力下降时乘虚而入所引起的感染
   D. 二重感染是一种条件性感染
   E. 病程超过 2 个月者为慢性感染

4. 关于外科感染，下列哪项不正确（　　）
   A. 局部组织血流障碍或缺血的伤口易继发感染
   B. 病菌的致病作用与其产生的毒素密切相关
   C. 院内感染的病菌一般比医院外的同类有较强的毒性和耐药性
   D. 感染扩散可因炎性介质失控导致全身炎症反应综合征

E. 外科感染均需要手术治疗

5. 关于外科感染，下列叙述哪项不正确（　　　）

A. 疖是指单个毛囊及其周围组织的急性化脓性感染

B. 痈是指多个不同部位散在的毛囊及其周围组织的急性化脓性感染

C. 急性蜂窝织炎是指疏松结缔组织的急性感染

D. 甲沟炎是指甲沟及其周围组织的急性感染

E. 脓性指头炎是指手指末节皮下组织的化脓性感染

6. 关于新生儿皮下坏疽下列哪项不恰当（　　　）

A. 病变多发生在背部及臀部　　　　　　　　B. 患儿表现为发热、哭闹

C. 早期皮肤发红、质地稍变硬　　　　　　　D. 病变部位可触到捻发音

E. 晚期病变皮肤出现局部坏死变为灰褐色

7. 丹毒的治疗措施中哪项不正确（　　　）

A. 应用抗生素　　　　　　B. 应同时治疗足癣　　　　　　C. 局部用金黄散涂敷

D. 必要时应行手术治疗　　E. 患肢抬高，尽量减少活动

8. 下列疾病最常见的致病菌为金黄色葡萄球菌，但应除外（　　　）

A. 痈　　　　　　　　　　B. 疖　　　　　　　　　　C. 切口感染

D. 胃肠炎　　　　　　　　E. 急性骨髓炎

9. 口底及颌下的急性蜂窝织炎危及生命的并发症是（　　　）

A. 颅内化脓性海绵状静脉窦炎

B. 喉头水肿，压迫气管，呼吸困难，窒息

C. 纵隔化脓性感染　　　　　　　　D. 化脓性心包炎　　　　　　E. 脓毒症

10. 对脓毒症的认识，下列哪项是错误的（　　　）

A. 脓毒症就是败血症　　　　　B. 系一种严重的全身性感染

C. 常有高热、寒战等临床表现　D. 血液细菌培养可阴性

E. 也可由真菌引起

11. 对脓毒症的患者，抽血送培养的时间最好选择在（　　　）

A. 发热开始时　　　　　　B. 发热最高峰时　　　　　　C. 寒战初起时

D. 寒战结束时　　　　　　E. 预计寒战、高热前

12. 革兰氏阴性菌脓毒症所致休克的特点为（　　　）

A. 发生较晚，持续时间短　B. 发生较早，持续时间长　　C. 较少见

D. 发生较晚，持续时间长　E. 发生较早，持续时间短

13. 下列哪项不是真菌性脓毒症的特点（　　　）

A. 临床表现酷似革兰氏阴性菌脓毒症

B. 多发生在原有细菌感染经广谱抗生素治疗的基础上，白细胞计数不升高

C. 周围血象常可呈类白血病样反应，休克发生早

D. 常见致病菌是白色念珠菌

E. 真菌可经血行播散，一般血液培养较容易发现

14. 破伤风典型的临床症状是由于以下哪种原因引起的（　　　）

A. 伤口内进入破伤风梭菌

B. 破伤风梭菌在伤口内生长繁殖产生外毒素

C. 破伤风梭菌在伤口内生长繁殖产生内毒素

D. 全身免疫力低下

E. 患者伤口受风引起

15. 关于破伤风的临床表现哪项是正确的（　　　）

    A. 典型的肌肉收缩，最初始于面部表情肌

    B. 抽搐不伴有口吐白沫

    C. 一般伴有持续高热

    D. 膀胱逼尿肌痉挛可引起尿失禁

    E. 发作时患者表情虽然痛苦，但神志是清醒的

16. 破伤风最先出现的症状是（　　　）

    A. 苦笑面容   B. 颈项强直   C. 张口困难

    D. 角弓反张   E. 手足抽搐

17. 破伤风患者注射大量破伤风抗毒素目的是（　　　）

    A. 控制和解除痉挛   B. 抑制破伤风梭菌的生长   C. 减少毒素的产生

    D. 中和游离毒素   E. 中和结合的毒素

18. 破伤风患者应用抗生素治疗的目的是（　　　）

    A. 消除破伤风毒素的作用   B. 破坏破伤风梭菌的芽胞   C. 抑制破伤风梭菌

    D. 中和破伤风内毒素   E. 中和破伤风外毒素

19. 气性坏疽的临床特点是（　　　）

    A. 局部红、肿、热、痛不明显   B. 一般白细胞不升高   C. 体温正常

    D. 休克发生早   E. 局部肌肉坏死，有血性分泌物，恶臭

20. 关于气性坏疽的诊断要点，下列哪项是错误的（　　　）

    A. 伤口剧烈疼痛，局部肿胀明显   B. 全身中毒症状严重

    C. 伤口周围可扪及捻发音   D. X线检查患处软组织间积气

    E. 伤口分泌物涂片发现革兰氏阴性菌

A2 型选择题

21. 一民工在工地干活，踩到一生锈铁钉，刺破右足，来院就诊。见伤口血已自止，边缘略肿胀，伤处及周围有泥土等污物，宜进行的处理是（　　　）

    A. 清洁去污并清理伤口   B. 注射破伤风抗毒素   C. 选用抗生素

    D. 减少活动、抬高患肢   E. 以上各项均正确

22. 男，31岁，大面积烧伤患者，烧伤后第5天，突然发生寒战，继而高烧，不久，又出现体温不升，白细胞升高不明显，四肢冰凉，尿少，脉快。根据以上临床表现，诊断为（　　　）

    A. 革兰氏阳性细菌脓毒症   B. 革兰氏阴性细菌脓毒症   C. 革兰氏阳性杆菌脓毒症

    D. 真菌性感染   E. 以上都不是

A3 型选择题

（23～25题共用题干）

    男，8岁，额部多发性疖肿10余天，不慎碰伤额部，致使局部红肿扩大，弛张性高热，4天后臀部皮下又发现一肿块，疼痛、压痛明显，且有波动感。

23. 此肿块最可能是什么情况（　　　）

    A. 皮脂腺囊肿   B. 自发性血肿   C. 转移性脓肿

    D. 肛瘘   E. 急性蜂窝织炎

24. 进一步确诊的方法是（　　　）

    A. 胸部X线摄片检查   B. 臀部肿块B超检查   C. 臀部X线摄片检查

    D. 血白细胞检查   E. 臀部肿块诊断性穿刺

25. 下一步治疗措施首先应（　　　）

    A. 臀部肿块择期手术切除

B. 对臀部肿块进行频谱照射使其吸收

C. 臀部脓肿切开引流及联合应用抗生素

D. 加强营养，增加抵抗力

E. 综合应用多种抗菌药物促使肿块逐渐消退

参考答案

单项选择题

1. E　2. E　3. A　4. E　5. B　6. D　7. D　8. D

9. B　10. A　11. E　12. B　13. E　14. B　15. E

16. C　17. D　18. C　19. E　20. E　21. E

22. B　23. C　24. E　25. C

（娄建云）

第十二章　创　伤

学习目标

1. 重点　创伤的概念以及分类、诊断及治疗。

2. 熟悉　创伤病理特点、战伤救治原则。

3. 了解　创伤评分的分类。

内容精讲

第一节　创伤概论

★**1. 概念和分类**　创伤是指机械性因素作用于人体所造成的组织结构完整性的破坏或功能障碍。常用的分类方法有以下几种。

（1）按致伤因素分类　可分为烧伤、冻伤、挤压伤、刃器伤、火器伤、冲击伤、毒剂伤、核放射伤及复合伤等。

（2）按受伤部位分类　一般分为头部伤、颌面部伤、颈部伤、胸（背）部伤、腹（腰）部伤、骨盆伤、脊柱脊髓伤、四肢伤和多发伤等。

（3）按伤后皮肤或黏膜完整性分类　皮肤或黏膜完整无伤口者称闭合伤（closed injury）。有皮肤或黏膜破损者称开放伤（opened injury）。

（4）按伤情轻重分类　一般分为轻度、中度、重度伤。

创伤评分可分为院前评分和院内评分两类。常用的主要有院前指数（prehospital index，PHI）、创伤指数（trauma index，TI）、简明损伤定级，（abbreviated injury scale，AIS）和损伤严重度评分（injury severity score，ISS）等。

★**2. 病理**　在致伤因素的作用下，机体迅速产生各种局部和全身性防御性反应，目的是维持机体内环境的稳定。

（1）局部反应　主要表现为局部炎症反应，其基本病理过程与一般炎症相同。

（2）全身反应　是致伤因素作用于人体后引起的一系列神经内分泌活动增强并由此而引发的各种功能和代谢改变的过程，是一种非特异性应激反应。

（3）组织修复和创伤愈合　组织修复的基本方式是由伤后增生的细胞和细胞间质再生增殖、充填、连接或替代损伤后的缺损组织。

① 组织修复的基本过程大致可分为三个既相互区分又相互联系的阶段：a. 局部炎症反应阶段；b. 细胞增殖分化和肉芽组织生成阶段；c. 组织塑形阶段。

② 创伤愈合的类型可分为两种：a. 一期愈合，组织修复以原来的细胞为主，仅含少量纤维组织；b. 二期愈合，以纤维组织修复为主。在创伤治疗时，应争取达到一期愈合。

③ 影响创伤愈合的因素：主要有局部和全身两个方面。

（4）创伤并发症　常见的并发症有以下几种：感染、休克、脂肪栓塞综合征、应激性溃疡、凝血功能障碍、器官功能障碍、创伤后应激障碍。

第二节　创伤的诊断与治疗

★**1. 创伤的诊断**　诊断创伤需要详细地了解受伤史，仔细地全身检查，并借助辅助诊断措施等才能得出全面、正确的诊断。

（1）受伤史　主要应了解受伤的经过、症状及既往疾病情况等。

（2）体格检查　首先应从整体上观察伤员状态，区分伤情轻重。对生命体征平稳者，可做进一步仔细检查；伤情较重者，可先着手急救，在抢救中逐步检查。

① 初步检查：注意呼吸、脉搏、血压、体温等生命体征以及意识状态、面容、体位姿势等。

② 详细检查：按心脏、呼吸、腹部、脊柱、头部、骨盆、肢体、动脉和神经的检诊程序检查。

③ 伤口检查：对伤情较重者，应在手术室进行，以保障伤员安全。对投射物所致的损伤，应注意内脏多处损伤的可能。

（3）辅助检查

① 实验室检查：如血常规、尿常规、电解质、肾功能、淀粉酶测定等。

② 穿刺和导管检查。

③ 影像学检查：X线平片检查、CT、超声、选择性血管造影等。

手术探查仍是诊断闭合性创伤的重要方法之一，但必须严格掌握手术探查指征。

（4）创伤检查的注意事项　①发现危重情况如窒息、大出血、心搏骤停等，必须立即抢救，不能单纯为了检查而耽误抢救时机。②检查步骤尽量简捷，检查动作必须谨慎轻巧，切勿因检查而加重损伤。③重视症状明显的部位，同时应仔细寻找比较隐蔽的损伤。④接收批量伤员时，不可忽视异常安静的患者，因为有窒息、深度休克或昏迷者已不可能呼唤呻吟。⑤一时难以诊断清楚的损伤，应在对症处理过程中密切观察，争取尽早确诊。

2. 创伤的治疗　院前急救和院内救治是否及时和正确直接关系到伤员的生命安全和功能恢复。

（1）急救　必须优先抢救的急症主要包括心搏、呼吸骤停，窒息，大出血，张力性气胸和休克等。常用的急救技术主要有复苏、通气、止血、包扎、固定和搬运等。

① 复苏：心搏、呼吸骤停时，应立即行体外心脏按压及口对口人工呼吸；有条件时用呼吸面罩及手法加压给氧或气管插管接呼吸机支持呼吸；在心电监测下电除颤，紧急时可开胸心脏按压；药物除颤，并兼顾脑复苏。

② 通气：常用的方法有：a. 手指掏出致阻塞异物；b. 抬起下颌；c. 环甲膜穿刺或切开；d. 气管插管；e. 气管切开。

③ 止血：常用的止血方法有指压法、加压包扎法、填塞法和止血带法等。

④ 包扎：包扎的目的是保护伤口、减少污染、压迫止血、固定骨折、关节和敷料并止痛。最常用的材料是绷带、三角巾和四头带。

⑤ 固定：损伤时必须固定制动，以减轻疼痛，避免骨折端损伤血管和神经，并有利于防治休克和搬运后送。

⑥ 搬运：对骨折伤员，特别是脊柱损伤的伤员，搬运时必须保持伤处稳定，切勿弯曲或扭动，以免加重损伤。搬运昏迷伤员时，应将头偏向一侧，或采用半卧位或侧卧位以保持呼吸道通畅。

（2）进一步救治

① 判断伤情：简单地分为三类：a. 第一类，致命性创伤；b. 第二类，生命体征尚属平稳的伤员；c. 第三类，潜在性创伤。

② 呼吸支持：维持呼吸道通畅，必要时行气管插管或气管切开。

③ 循环支持：主要是积极抗休克。

④ 镇静止痛和心理治疗：在不影响病情观察的情况下选用药物镇静止痛。

⑤ 防治感染：遵循无菌术操作原则，使用抗菌药物。

⑥ 密切观察。

⑦ 支持治疗：主要是维持水、电解质和酸碱平衡。

（3）急救程序 可分为五个步骤进行：①把握呼吸、血压、心率、意识和瞳孔等生命体征，视察伤部，迅速评估伤情；②对生命体征的重要改变迅速作出反应；③重点询问受伤史，分析受伤情况，仔细体格检查；④实施各种诊断性穿刺或安排必要的辅助检查；⑤进行确定性治疗，如各种手术等。

（4）批量伤员的救治 对一般轻伤者，就地医疗处理后即可归队或转有关部门照料，使主要救治力量用以抢救重伤员。重伤员中确定急需优先救治者，按轻重缓急顺序，及时组织后送。

（5）损伤控制外科策略 其是针对严重创伤患者处于生理极限时采用的早期简化手术、复苏等待患者生理紊乱得到适当纠正、全身情况改善后再行确定性手术的救治策略。目前，一般认为需要实施损伤控制外科策略的指征包括：①严重脏器损伤伴大血管损伤；②严重多发伤；③大量失血；④出现低体温、酸中毒和凝血功能障碍；⑤在上述指标处于临界值而预计手术时间超过 >90min。

（6）闭合性创伤的治疗 临床上多见的如软组织挫伤、扭伤等。

（7）开放性创伤的处理 擦伤、表浅的小刺伤和小切割伤，可用非手术疗法。其他的开放性创伤均需手术处理。浅部切割伤要根据伤口的具体情况施行清创和修复。

（8）康复治疗 主要包括物理治疗和功能练习。

第三节 战伤救治原则

战伤一般是指在战斗中由武器直接或间接造成的各种损伤。现代战争中，由于大量使用高新技术武器，多种因素造成的复合伤明显增多。

战伤的救治采用分级救治（也称阶梯治疗）的组织形式，由梯次配置于战区和后方的各级救治机构分工负责，在保持继承性和连续性的前提下共同完成。伤口的处理原则是尽早清创，除头、面、手和外阴部外，一般禁止初期缝合。此外，还应注意止痛、抗感染及后送途中伤员的治疗等问题。

同步练习

一、单项选择题

1. 创伤伤员最常用的体位是（ ）
   A. 俯卧位　　　　　B. 侧卧位　　　　　C. 仰卧位
   D. 膝胸位　　　　　E. 截石位

2. 下列哪项不是伤口包扎的目的是（ ）
   A. 使伤口与外界隔离，减少污染　B. 止痛，缓解伤员紧张情绪
   C. 加压包扎　D. 脱出的内脏纳入伤口内，避免内脏暴露加重损伤
   E. 压迫止血、固定骨折、关节和敷料

3. 将伤员转运时，为便于救护人员观察伤员情况，伤员的头部应在（ ）
   A. 前面　　　　　B. 后面

　　C. 左边　　　　　　　　　　　　D. 右边

4. 休克早期血压变化是（　　）

　　A. 收缩压下降，脉压差小　　　　B. 收缩压上升，脉压差小

　　C. 收缩压正常，脉压差小　　　　D. 收缩压下降，脉压差正常

5. 上臂、前臂和手部出血应压迫（　　）

　　A. 颞动脉　　　　　　　　B. 股动脉　　　　　　　　C. 颈总动脉

　　D. 肱动脉　　　　　　　　E. 锁骨下动脉

二、简答题

创伤并发症有哪些？

参考答案

一、单项选择题

　　1. C　2. D　3. B　4. B　5. D

二、简答题

　　答：创伤并发症有：①感染；②休克；③脂肪栓塞综合征；④应激性溃疡；⑤凝血功能障碍；⑥器官功能障碍；⑦创伤后应激障碍。

（郑天胜）

第十三章 烧伤、冻伤、蛇咬伤、犬咬伤、虫蜇伤

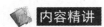 学习目标

1. 重点 烧伤面积的估算；烧伤深度的判定；烧伤病理生理与临床分期；烧伤休克补液方法；创面处理。

2. 熟悉 大面积烧伤的抗休克、早期，补液方案及清创的方法。

3. 了解 各类型烧伤的现场急救、转送与初期处理；电烧伤、化学烧伤、冻伤和虫蜇伤的临床表现和诊治原则。

内容精讲

第一节 热力烧伤

一、伤情判断

判断伤情最基本的要素是烧伤面积和深度，同时应考虑全身情况如休克、重度吸入性损伤或较重的复合伤。

★1. 烧伤面积的估算

（1）中国新九分法　见表 13-1。

表 13-1　中国新九分法

部　位		占成人体表面积/%		占儿童体表面积/%
头　部	发　部	3	9×1(9%)	9＋(12－年龄)
	面　部	3		
	颈　部	3		
双上肢	双上臂	7	9×2(18%)	9×2
	双前臂	6		
	双　手	5		
躯　干	躯干前	13	9×3(27%)	9×3
	躯干后	13		
	会　阴	1		
双下肢	双　臀	5	9×5＋1(46%)	9×5＋1－(12－年龄)
	双大腿	21		
	双小腿	13		
	双　足	7		

注：对于 12 岁以下的儿童，差几岁到 12 岁，头颈面积就加百分之几，双下肢就减百分之几。成人女性臀部和双足各占 6%。

（2）手掌法　无论成人或小孩，将五指并拢，其一手掌面积为体表面积的1%。

★2. 烧伤深度的判定　采用三度四分法，见表13-2。

表 13-2　三度四分法

项目	Ⅰ度烧伤	浅Ⅱ度烧伤	深Ⅱ度烧伤	Ⅲ度烧伤
受伤深度	表皮浅层，生发层健在	表皮生发层、真皮乳头层	真皮乳头层以下，残留皮肤附件	皮肤全层，可深达肌肉甚至骨骼、内脏
创面外观	红斑状、干燥、无水疱	红润潮湿、有大小不一的水疱	微湿、红白相间，可有水疱	蜡白焦黄甚至炭化，硬如皮革，可见树枝状血管网
皮肤痛觉	烧灼感	疼痛明显，感觉过敏	痛觉迟钝	痛觉消失
局部温度	微升	升高	略低	发凉
愈合时间	3～7天	1～2周	3～4周	3～4周形成肉芽创面
愈合方式	无瘢痕，脱屑痊愈，短期色素沉着	一般无瘢痕，可有色素沉着	常有瘢痕增生	无上皮再生，需植皮

★3. 烧伤严重程度分度

① 轻度烧伤：Ⅱ度烧伤面积10%以下。

② 中度烧伤：Ⅱ度烧伤面积11%～30%，或有Ⅲ度烧伤但面积不足10%。

③ 重度烧伤：烧伤总面积31%～50%；或Ⅲ度烧伤面积11%～20%；或Ⅱ度、Ⅲ度烧伤面积虽不到上述百分比，但已发生休克等并发症，或存在较重的吸入性损伤、复合伤等。

④ 特重烧伤：烧伤总面积50%以上；或Ⅲ度烧伤20%以上。

4. 吸入性损伤　又称"呼吸道烧伤"，重度吸入伤可使烧伤死亡率增加20%～40%。

（1）吸入性损伤的诊断依据　①于密闭室内发生的烧伤；②面、颈和前胸部烧伤，特别口、鼻周围深度烧伤；③鼻毛烧焦，口唇肿胀，口腔、口咽部红肿有水疱或黏膜发白者；④刺激性咳嗽，痰中有炭屑；⑤声嘶、吞咽困难或疼痛；⑥呼吸困难和（或）哮鸣；⑦纤维支气管镜检查发现气道黏膜充血、水肿，黏膜苍白、坏死、剥脱等，是诊断吸入性损伤最直接和准确的方法。

（2）抢救要点　①保持呼吸道通畅；②及时行气管切开。

★二、烧伤病理生理和临床分期

1. 体液渗出期（休克期）　持续36～48h；大面积者引起休克。早期属于低血容量休克，但区别于大出血，呈逐步累积过程，2～3h最急剧，8h达高峰，随后减缓，48h恢复；故临床补液应先快后慢。

2. 急性感染期　继休克后或休克的同时，感染是对烧伤患者的另一严重威胁，易发生全身性感染的原因：①皮肤、黏膜屏障功能受损，为细菌入侵打开了门户；②机体免疫功能受抑制；③机体抵抗力下降；④易感性增加。

3. 创面修复期　发生炎症反应同时开始组织修复；深Ⅱ度靠上皮岛融合修复；Ⅲ度只能皮肤移植修复。

★三、治疗原则

小面积浅度烧伤按外科原则，及时给予清创、保护创面，大多能自行愈合。大面积深度烧伤的全身反应重、并发症多、死亡率和伤残率高，治疗原则如下。

（1）早期及时补液，迅速纠正低血容量休克，维持呼吸道通畅。

（2）使用有效抗生素，及时有效地防治全身性感染。

（3）尽早切除深度烧伤组织，用自、异体皮移植覆盖，促进创面修复，减少感染来源。

（4）积极治疗严重吸入性损伤，采取有效措施防治脏器功能障碍。

（5）实施早期救治与功能恢复重建一体化理念，早期重视心理、外观和功能的恢复。

四、现场急救、转送与初期处理

1. 现场急救、转送 采取的救治措施如下。

（1）迅速去除致伤原因。

（2）注意有无心跳及呼吸停止、复合伤，对于大出血、窒息、开放性气胸、骨折、严重中毒等危及患者生命的情况应先行相应急救处理。

（3）妥善保护创面，切忌再污染、再损伤。

（4）保持呼吸道通畅。

（5）其他救治措施 ①严重口渴、烦躁不安者常提示休克严重，应迅速建立静脉通道加快输液，转送路程远者，应留置导尿管观察尿量。②安慰和鼓励患者，使其情绪稳定。

2. 入院后初期处理

（1）轻度烧伤 创面处理，清除异物，浅Ⅱ度水疱保留，水疱大者可抽取水疱液；深度烧伤的水疱皮应清除；面、颈、会阴不宜包扎；包扎处内层用油质纱布，外层用吸水敷料均匀包扎。

（2）中重度烧伤 维持呼吸道通畅，呼吸道烧伤者行气管切开；立即建立静脉通道，纠正休克；留置导尿管观察尿量；清创；切开焦痂减压；暴露疗法；按烧伤面积、深度和补液反应，调整制定第一个24h的输液计划。

（3）创面污染、重度烧伤 注射破伤风抗毒血清。

★五、烧伤休克

1. 临床表现与诊断 ①心律增快、脉搏细速、心音低弱；②早期脉压变小，随后血压下降；③呼吸浅快；④尿量小于 20mL/h 表示血容量不足；⑤口渴难忍；⑥烦躁不安，为脑组织缺血缺氧；⑦周边静脉充盈不良，肢端冰凉；⑧血液浓缩，低血钠，低蛋白，酸中毒。

2. 治疗 第一个 24h，每 1% 面积（Ⅱ度、Ⅲ度）每千克补胶体和电解质（0.5∶1）共 1.5mL（小儿 2mL）；广度烧伤或小儿可为 0.75∶0.75，加 5%GS 补充 2000mL，总量一半在 8h 内输入，后 16h 输入另一半。第二个 24h，胶体与电解质为之前一半，水分仍为 2000mL。因早期毛细血管通透性增加，快速输液可加重组织器官水肿，故应缓慢输入；同时纠正酸中毒，可增配 1.25% 碳酸氢钠。

输入速度指标：①成人尿量 30～50mL/h，小儿＞1mL/（h·kg）；②患者安静，无烦躁不安；③无明显口渴；④脉搏有力，心率＜120 次/分；⑤收缩压维持在 90mmHg，脉压在 20mmHg；⑥呼吸平稳。

六、烧伤全身性感染

1. 原因 ①外源性：广泛皮肤屏障破坏，大量坏死组织、炎性渗出成为微生物最好的培养基；②肠源性：肠黏膜应激性损害；③吸入性损伤，继发肺部感染；④静脉导管感染。

2. 诊断 ①性格改变；②体温骤升或骤降，波动较大；体温不升提示革兰氏阴性杆菌；③心率加快，成人＞140 次/分；④呼吸急促；⑤创面骤变，生长停滞、创缘变钝、干枯坏死；⑥白细胞变化较大。

3. 治疗 ①及时积极纠正休克；②正确处理创面：深度烧伤早期切痂、削痂植皮；③合理应用抗生素：严重患者联合应用第三代头孢＋氨基糖苷类；感染症状控制后立即停药，不能等体温正常；④营养支持、水电解质纠正、脏器功能保护。

★七、创面处理

（1）Ⅰ度烧伤 属于红斑性炎症反应，无需特殊处理，可自行消退。

（2）小面积浅Ⅱ度烧伤 保持水疱皮，抽取液体，消毒包扎；若水疱破裂，以无菌油性敷料包扎，不必经常换药；若化脓感染，则经常换药清除分泌物。

（3）深度烧伤 清创后外用1‰磺胺嘧啶银霜剂、碘附；早期切痂（达深筋膜）、削痂，并立即皮肤移植（头皮移植多用，头皮厚，血运好，取薄层断面皮片5～7天愈合，可反复切取。）

第二节 电烧伤和化学烧伤

一、电烧伤

因电引起的烧伤有两类，由电火花引起的烧伤称为电弧烧伤，其性质和处理同火焰烧伤；由电流通过人体所引起的烧伤称为电烧伤。其严重程度取决于电流强度和性质、电压、接触部位的电阻、接触时间长短和电流在体内径路等因素。

1. 临床表现 ①全身性损害（电损伤）：轻者有恶心、心悸、头晕或短暂的意识障碍；重者昏迷，呼吸、心搏骤停，但如及时抢救多可恢复。②局部损害（电烧伤）：电流通过人体有"入口"和"出口"，入口处较出口处重。入口处常炭化，形成裂口或洞穴，烧伤常深达肌肉、肌腱、骨骼，损伤范围常外小内大；没有明显的坏死创面；局部渗出较一般烧伤重，包括筋膜腔内水肿；由于邻近血管的损害，经常出现进行性坏死，伤后坏死范围可扩大数倍。

★2. 治疗 ①现场急救：使患者迅速脱离电源，用干木棒、干竹竿等不导电的物体将电源拨开，或立即关闭电闸等。②液体复苏：早期补液量应多于一般烧伤。③创面处理：清创时应特别注意切开减张，包括筋膜切开减压。④早期全身应用较大剂量的抗生素。

二、化学烧伤

特点是有些化学物质在接触人体后，除立即损伤外，还可继续侵入或被吸收，导致进行性局部损害或全身性中毒。损害程度除与化学物质的性质有关外，还取决于剂量、浓度和接触时间的长短。

1. 一般处理原则 立即脱去被化学物质浸渍的衣物，连续大量清水冲洗，时间应不少于30min。尤其应注意五官的冲洗，以免严重角膜损伤致盲或导致其他后果。急救时使用中和剂并非上策，除耽误时间外，还可因匆忙中浓度选择不当或中和反应中产热而加重损害。早期输液量可稍多，加用利尿药以排出毒性物质。已明确为化学毒物致伤者，应选用相应的解毒剂或对抗剂。

2. 酸烧伤 常见的是硫酸、硝酸和盐酸烧伤，均可使组织脱水，组织蛋白沉淀、凝固，故一般无水疱，迅速成痂，不继续向深部组织侵蚀。

3. 碱烧伤 以氢氧化钠、氨、石灰及电石烧伤较常见。强碱可使组织细胞脱水并皂化脂肪，碱离子还可与蛋白结合，形成可溶性蛋白，向深部组织穿透，若早期处理不及时，创面可继续扩大或加深，并引起剧痛。

4. 磷烧伤 磷烧伤除因皮肤上的磷接触空气自燃引起烧伤外，还由于磷燃烧氧化后生成五氧化二磷，对细胞有脱水和夺氧作用，遇水则形成磷酸，造成磷酸烧伤，使创面继续加深。

第三节 冻 伤

一、非冻结性冻伤

非冻结性冻伤是人体接触0～10℃的低温，加上潮湿条件所造成的损伤。

1. 临床表现

（1）冻疮 局部痒感、胀痛的皮肤发紫、丘疹、结节病变，伴水肿、水疱。表皮可脱落，出血、糜烂、溃疡；最终形成瘢痕、纤维化；易复发。

（2）战壕足、水浸足　动脉痉挛、皮肤血管强烈收缩；早期感觉丧失，24～48h复温后局部反应性充血，有异常感觉、烧灼样疼痛；局部水肿水疱，可形成溃疡，常伴蜂窝织炎、淋巴结炎、组织坏死。

2. 治疗　局部摩擦无益处，可加重组织损伤；局部外用冻疮膏；局部复温，减轻水肿。

二、冻结性冻伤

冰点以下低温造成组织损伤；细胞水平有冰晶形成，细胞脱水，微血管闭塞。

1. 病理生理　①首先发生外周血管收缩、寒战反应；核心体温<32℃出现多器官功能受损；②复温后损伤：再灌注损伤；局部血管扩张充血，加重毛细血管损伤。

2. 临床表现　①Ⅰ度冻伤（红斑性冻伤）：伤及表皮层，局部红肿充血，自觉痒、热、刺痛感，可自愈。②Ⅱ度冻伤（水疱性冻伤）：伤及真皮层，12～24h内形成水疱，2～3周脱痂愈合，轻度瘢痕。③Ⅲ度冻伤（焦痂性冻伤）：伤及全皮层及皮下组织；创面由苍白变黑褐色，感觉消失，有水疱，无感染者4～6周坏死组织脱落，形成肉芽肿创面。④Ⅳ度冻伤（坏疽性冻伤）：损伤达肌肉骨骼，甚至肢体坏死，表面呈死灰色，无水疱；呈干性坏死，也可并发感染呈湿性坏疽。⑤全身冻伤：先寒战、皮肤苍白发绀，疲乏无力；继而僵硬，意识障碍，呼吸抑制，心跳减弱，心律失常；最后呼吸心跳停止；复苏后常有房颤、低血压、休克、肺水肿、肾衰竭。

3. 治疗　①急救和复温：脱离冷环境，迅速复温，切忌火炉烘烤。将患者置于40～42℃温水中，局部在20min内、全身在30min内复温；输注液体应加温。②局部冻伤的治疗：清洁局部皮肤，抬高患肢减轻水肿；Ⅲ度、Ⅳ度冻伤采用暴露疗法，保持创面清洁；分界清晰的坏死组织切除；对于清创、抗生素治疗无效的且并发湿性坏疽者，或有脓毒血症者应截肢。③抗凝：低分子右旋糖酐静脉滴注；扩血管药物；破伤风抗毒素；营养支持。④全身冻伤的治疗：维持呼吸，吸氧，纠正心律失常；胃内热灌洗复温；扩容防休克。

第四节　蛇咬伤

1. 临床表现

（1）局部　伤处疼痛，肿胀蔓延迅速，淋巴结肿大，皮肤出现血疱、瘀斑，甚至局部组织坏死。

（2）全身　虚弱、口周感觉异常、肌肉震颤，或是发热恶寒、烦躁不安，头晕目眩、言语不清，恶心呕吐、吞咽困难，肢体软瘫、腱反射消失、呼吸抑制，最后导致循环呼吸衰竭。出现肾功能不全以及多器官衰竭。

（3）血生化检查　可见血小板、纤维蛋白原减少，凝血酶原时间延长，血肌酐、尿素氮增高，肌酐磷酸激酶增加，肌红蛋白尿等异常改变。

2. 治疗

（1）急救措施　①避免奔跑；②现场立即以布带等物绑扎伤肢的近心端，每隔30min左右松解一次，每次1～2min；③用0.05%高锰酸钾液或3%过氧化氢冲洗伤口，拔出残留的毒蛇牙，伤口较深者切开真皮层少许，或在肿胀处以三棱针平刺皮肤层，接着用拔罐法或吸乳器抽吸，促使部分毒液排出。

（2）解毒药物　①蛇药；②抗蛇毒血清。

（3）其他疗法　针对出血倾向、休克、肾功能不全、呼吸麻痹等器官功能不全，采取相应积极治疗措施。临床检查应重视神经、心血管与血液系统改变，区分蛇毒类别对于治疗有指导意义。

第五节　犬咬伤

1. 临床表现　被患病动物咬伤后，患病动物唾液中携有的致病病毒，可以引发狂犬病。发病初期时伤口周围麻木、疼痛，渐渐扩散到整个肢体；继之出现发热、烦躁、易兴奋，乏力、吞咽困难，恐水以及咽喉痉挛，伴流涎、多汗、心率快；最后出现肌瘫痪、昏迷、循环衰竭而死亡。

2. 治疗

（1）伤口处理　①浅小的伤口可常规消毒处理，深大的伤口应立即清创，清除异物与坏死组织，以生理盐水或稀释的碘附液冲洗伤口，再用3%过氧化氢液淋洗；②伤口开放引流，不宜作一期缝合。

（2）注射破伤风抗毒素1500IU，清创术前给予抗生素预防感染。

（3）注射狂犬疫苗　伤后应以狂犬病免疫球蛋白（RIG，20IU/kg）作伤口周围浸润注射。采用狂犬病疫苗主动免疫在伤后第1、3、7、14、28日各注射一剂，共5剂。如曾经接受过全程主动免疫，则咬伤后不需被动免疫治疗，仅在伤后当天与第3天强化主动免疫各一次。

第六节　虫蜇伤

各类虫蜇伤的临床表现及处理方法见表13-3。

表 13-3　各类虫蜇伤的临床表现及处理方法

类型	损伤性质	临床表现	处理方法
蜂蜇伤	过敏反应	局部：红肿痛，蜂刺残留可局部化脓 全身：头晕目眩、恶心呕吐、面部水肿、呼吸困难、烦躁不安，出现昏迷、休克甚至死亡	蜜蜂蜇伤：拔除蜂刺，局部以弱碱液洗敷，南通蛇药糊剂外敷伤口，口服蛇药片。黄蜂蜇伤：局部以弱酸液冲洗或以食醋纱条敷贴，以3%依米丁1mL＋5mL注射用水后作伤处注射。全身症状严重者的急救措施：肾上腺皮质激素抗过敏；维持呼吸道通畅并给氧；积极抗休克治疗
蝎蜇伤	神经毒	局部：红肿水疱、组织坏死 全身：烦躁不安、头痛头晕、发热流涎、腹痛等。重者有呼吸急促、肺水肿、消化道出血等表现。儿童可因呼吸、循环衰竭而死亡	取出伤口残留的钩刺，弱碱性液体或高锰酸钾液清洗。以3%依米丁1mL＋5mL注射用水后作伤处注射。全身症状重时应补液、地塞米松静脉注射、肌内注射抗蝎毒血清，并给予对症支持治疗。局部感染时予抗生素
蜈蚣咬伤	过敏反应	局部：红肿痛，淋巴结/管炎 全身：畏寒、发热、恶心、呕吐、谵妄、昏迷，甚至死亡	伤口应以碱性液洗涤，伤口周围组织以0.25%普鲁卡因封闭。口服及局部敷用南通蛇药。有淋巴管炎时，加用抗生素
毒蜘蛛咬伤	神经毒,过敏反应	局部：伤口不痛，严重者似毒蛇咬伤 全身：似蛇咬伤，可有肌肉痉挛	治疗与蝎蜇伤相同。肌痉挛严重者，可注射新斯的明或箭毒

同步练习

单项选择题

1. 烧伤创面处理中下列哪项是错误的（　　　）

A. 先抗休克，后作清创术　　　B. 浅Ⅱ度创面治疗原则为防止感染，促进愈合

C. 清创时将所有水疱皮移除　　D. 暴露创面可涂磺胺嘧啶银霜剂

E. Ⅲ度创面作早期切痂植皮

2. 大面积烧伤发生休克的主要机制是（　　）

　　A. 烧伤区及其周围组织毛细血管渗透性增加，以致大量体液丢失，血容量减少

　　B. 损伤组织分解大分子物质对水的亲和力引起功能性失液

　　C. 剧烈疼痛　　　　　　　　D. 心脏功能不全　　　　　E. 大量电解质丢失

3. 休克期烧伤患者烦躁不安的主要原因是（　　）

　　A. 创面疼痛　　　　　　　　B. 焦虑　　　　　　　　　C. 代谢性酸中毒

　　D. 低钠血症　　　　　　　　E. 脑细胞缺氧

4. 成人烧伤 70%Ⅱ度＋Ⅲ度伤后 7h 输液 700mL，其中全血 300mL，尿量共 70mL，脉搏 150 次/分，呼吸 28 次/分，躁动不安，注射 100mg 盐酸哌替啶，无好转，正在输液中，当前病情首要是（　　）

　　A. 止痛药不足　　　　　　　B. 呼吸困难　　　　　　　C. 未测血压病情不明

　　D. 肾功能不全　　　　　　　E. 容量不足

5. 按中国九分法计算烧伤面积，11×9%＋1%＝100%，此 1% 应加在哪个部分（　　）

　　A. 头颈 9%＋1%　　　　　　B. 两上肢 2×9%＋1%　　　C. 躯干 3×9%＋1%

　　D. 两下肢及臀部 5×9%＋1%　E. 双足 3.5%＋1%

6. 在处理烧伤患者时，以下哪一项最常用来作为调节输液的临床指标（　　）

　　A. 尿量　　　　　　　　　　B. 血压　　　　　　　　　C. 脉压差

　　D. 脉搏　　　　　　　　　　E. 血化验

7. 60%Ⅲ度烧伤患者，伤后 1 周转到本院。检查：精神较淡漠，体温 36℃，脉率 120 次/分，呼吸 32 次/分，白细胞计数 18×10⁹/L，中性粒细胞 0.93，血培养阴性。痂大部分潮湿，溶解，臭味重，部分痂下的有积脓，诊断为（　　）

　　A. 毒血症　　　　　　　　　B. 菌血症　　　　　　　　C. 败血症

　　D. 脓血症　　　　　　　　　E. 创面脓毒症

8. 成人烧伤面积Ⅰ度 10%，Ⅱ度 30%（其中浅Ⅱ度 10%，深Ⅱ度 20%），Ⅲ度 20%，体重 50kg，第一个 24h，应输电解质液和胶体液各为（　　）

　　A. 60×50×0.75mL　　　　　B. 60×50×1.5mL　　　　　C. 50×50×0.75mL

　　D. 40×50×0.75mL　　　　　E. 50×50×1mL 和 50×50×0.5mL

9. 深Ⅱ度烧伤创面可自行愈合是因为（　　）

　　A. 生发层未烧毁　　　　　　B. 只烧毁乳头层　　　　　C. 真皮及皮肤附件残留

　　D. 颗粒层存在　　　　　　　E. 皮下组织尚在

参考答案

单项选择题

　1.C　2.A　3.E　4.E　5.D　6.A　7.E

8.C　9.C

（王建忠　余年发）

第十四章　肿　瘤

内容精讲

第一节　概　论

★一、概念

肿瘤是机体细胞在各种始动与促进因素作用下产生的增生与异常分化所形成的新生物。我国最常见的恶性肿瘤，在城市依次为肺癌、胃癌、肝癌、肠癌与乳腺癌，在农村为胃癌、肝癌、肺癌、食管癌、肠癌。绝大多数肿瘤以肿块的形式出现，又被称为实体瘤。

二、病因

病因尚未完全了解，主要与环境及行为等因素相关，约80％以上的恶性肿瘤与环境因素有关。

1. 外界因素

（1）化学因素　包括烷化剂（肺癌及造血器官肿瘤）、多环芳香烃类化合物（皮肤癌与肺癌）、氨基偶氮类（膀胱癌、肝癌）、亚硝胺类（食管癌、胃癌和肝癌）、真菌毒素和植物毒素（肝癌、肾癌、胃与结肠的腺癌）、重金属（镍、铬、砷可致肺癌）、氯乙烯（肝血管肉瘤）、二氯二苯基、三氯乙烷（DDT）和苯（肝癌）等。

（2）物理因素　包括电离辐射（皮肤癌、白血病）、吸入放射污染粉尘（骨肉瘤和甲状腺肿瘤）、紫外线（皮肤癌）、石棉纤维（肺癌）、滑石粉（胃癌）等。

（3）生物因素　包括EB病毒（鼻咽癌、伯基特淋巴瘤）、单纯疱疹病毒（宫颈癌）、乙型肝炎病毒（肝癌）、幽门螺杆菌（胃癌）、埃及血吸虫（膀胱癌）、华支睾吸虫（肝癌）、日本血吸虫病（大肠癌）等。

2. 内在因素

（1）遗传因素　肿瘤有遗传倾向性，即遗传易感性。

（2）内分泌因素　催乳素（乳腺癌）、雌激素（子宫内膜癌）等。

（3）免疫因素　先天或后天免疫缺陷者易发生恶性肿瘤。

三、发病机制

肿瘤是在机体内在因素与外界因素联合作用下，细胞中基因改变并积累而逐渐形成的，癌变分子机制主要包括：①癌基因激活、过度表达；②抑癌基因突变、丢失；③微卫星不稳定；④修复相关基因功能丧失；⑤凋亡机制障碍；⑥端粒酶过度表达；⑦信号转导调控紊乱；⑧浸润转移相关分子改变等。

四、分类与命名

一般分为良性与恶性两大类。

1. 良性肿瘤 常称为"瘤"。

2. 恶性肿瘤 来自上皮组织者称为"癌";来源于间叶组织者称为"肉瘤";胚胎性肿瘤常称"母细胞瘤";某些恶性肿瘤仍沿用传统名称"瘤"或"病",如恶性淋巴瘤、白血病等。

3. 交界性或临界性肿瘤 形态上虽属良性,但常浸润性生长,切除后易复发,甚至出现转移,在生物学行为上介于良性与恶性之间。

★4. 良性肿瘤和恶性肿瘤的区别 见表 14-1。

表 14-1 良性肿瘤与恶性肿瘤临床鉴别要点

鉴别要点	良性肿瘤	恶性肿瘤
生长速度	缓慢	较快
生长方式	外向、膨胀性生长	浸润、外向、膨胀性生长
特征	有包膜,一般不侵犯周围组织,不发生转移,多可推动,不复发或很少复发	多无包膜,浸润破坏周围组织,可发生转移,活动受限,易复发
继发改变	少见	常见,可发生出血坏死、溃疡形成等
全身症状	少见,主要因局部压迫引起	较多,可出现感染、恶病质等症状
病理改变	镜下分化好,异型性不明显,不见病理性核分裂象	镜下分化较差,异型性明显,可见病理性核分裂象

五、肿瘤的诊断

肿瘤的正确诊断是肿瘤治疗的先决条件,它不仅应该包括肿瘤的部位和病变的性质,对恶性肿瘤还应该包括病变的恶性程度以及分期,有助于确定合理的治疗方案。

★1. 临床诊断 决定于肿瘤性质、发生组织、所在部位以及发展程度。

(1) 局部表现 肿块(体表或浅在的肿瘤,肿块常是第一表现)、疼痛(压迫刺激末梢神经或神经干)、溃疡(血供不足而继发坏死、或感染而形成溃烂)、出血(肿瘤破溃、血管破裂)、梗阻(空腔脏器因肿瘤生长变狭窄或压迫相邻脏器)和转移症状等。

(2) 全身症状 良性及早期恶性肿瘤多无明显的全身症状,多为非特异性如贫血、低热、消瘦、乏力等。

(3) 病史和体检 应注意以下几方面:①年龄;②病程;③家族多发或遗传倾向、癌前期病变或相关疾病的病史、个人行为与环境因素等;④体格检查,包括全身体检和局部检查,需注意肿块的部位、性状及区域淋巴结或转移灶的检查等。

2. 实验室诊断

(1) 常规检查 包括血、尿及粪便常规检查。

(2) 血清学检查 包括酶学(如肝癌,碱性磷酸酶↑;前列腺癌,酸性磷酸酶↑);糖蛋白(如消化系统癌,CA19-9 等↑);激素(如垂体肿瘤,生长激素↑;胰岛细胞癌,胰岛素↑;绒毛膜上皮癌,HCG↑);肿瘤标志物(如胃癌及大肠癌,CEA↑;肝癌,AFP↑)以及近年来的质谱技术。

(3) 其他特殊检查 包括流式细胞测定(分析染色体 DNA 倍体类型、DNA 指数等)。

3. 影像学和内镜诊断 如 X 线、超声、各种造影、放射性核素显像、CT、MRI、PET 等,可判断有无肿瘤及其性质。内镜检查可直接观察空腔脏器、胸腔、腹腔及纵隔的肿瘤或其他病变,并病理学组织活检或治疗。

4. 病理学诊断 为确定肿瘤的直接而可靠的依据。主要方式有体液自然脱落细胞检查、肿瘤细针穿刺活检、手术完整切除病检、免疫组织化学检查、基因诊断和液体活检等。

★**5. 肿瘤分期** 国际抗癌联盟的 TNM 分期法。T 是指原发肿瘤（tumor）、N 为淋巴结（lymph node）、M 为远处转移（metastasis）。再根据病灶大小及浸润深度等在字母后标以 0～4 的数字，表示肿瘤发展程度。1 代表小，4 代表大，0 为无。在临床无法判断肿瘤体积时则以 T_x 表示。肿瘤分期有临床分期（cTNM）及术后的临床病例分期（pTNM）。各种肿瘤的 TNM 分类具体标准，是由各专业会议协定的。

六、实体肿瘤的常用治疗方法

良性肿瘤及临界性肿瘤以手术切除为主。临界性肿瘤必须彻底切除，否则极易复发或恶性变。恶性肿瘤主要有外科治疗、化学治疗、放射治疗三种手段，还有免疫治疗及中医药治疗等。

1. 外科治疗 按其应用目的可以分为预防性手术（早期切除癌前病变）、诊断性手术（包括切除/切取活检术、剖腹探查术等）、根治性手术（切除全部肿瘤组织及肿瘤可能累及的周围组织和区域淋巴结，以求达到彻底治愈的目的）、姑息性手术（缓解症状、减轻痛苦、改善生存质量、延长生存期、减少和防止并发症）和减瘤手术（肿瘤体积较大，无法根治性手术时作大部切除，术后继以其他非手术治疗）。另外还有复发和转移灶的手术治疗、重建和康复手术等。

★肿瘤外科手术的基本原则：基本思想是防止术中肿瘤细胞的脱落种植和血行转移，主要包括不切割原则（不直接切割癌肿组织，由四周向中央解剖，一切操作均应在远离癌肿的正常组织中进行）、整块切除原则（将原发病灶和所属区域淋巴结作连续性的整块切除）及无瘤技术原则（术中的任何操作均不接触肿瘤本身，包括局部的转移病灶）。

2. 化学治疗 肿瘤的主要治疗手段之一。

（1）抗肿瘤药物 包括细胞毒素类药物（作用于 DNA、RNA、酶和蛋白质，导致细胞死亡）、抗代谢类药（影响与阻断核酸的合成）、抗生素类、生物碱类（干扰细胞内纺锤体的形成）、激素和抗激素类（能改变内环境进而影响肿瘤生长，或增强机体对肿瘤侵害的抵抗力）分子靶向药物（以肿瘤相关的特异分子作为靶点，选择性较强，副作用较轻）。

（2）化疗方式 主要有诱导化疗（治愈或使病情缓解）、辅助化疗（针对可能残留的微小病灶，提高局部治疗效果）、转化化疗（以期减瘤）等。

（3）化疗毒副作用 常见有骨髓抑制、消化道反应、毛发脱落、血尿、免疫功能降低等。

3. 放射治疗 简称放疗，是肿瘤治疗的主要手段之一，利用放射线将肿瘤细胞杀灭。常用的放射治疗技术包括远距离治疗、近距离治疗、适形放射治疗、X（γ）刀立体定向放射治疗、全身放射治疗、半身放射治疗、等中心治疗等。副作用主要为骨髓抑制（白细胞减少、血小板减少）、皮肤黏膜改变及胃肠反应等，还包括各种局部反应。注意掌握放疗适应证。

4. 免疫治疗 目前的免疫治疗大致可分为三种：免疫细胞疗法、抗体药物阻断异常免疫检查点疗法和肿瘤治疗性疫苗。免疫治疗不同于细胞毒药物，其治疗作用需要一个免疫激活过程。

5. 中医中药治疗 以中药补益气血、调理脏腑，配合上述治疗，可减轻毒副作用。

★七、肿瘤的预防及随访

1. 恶性肿瘤的三级预防 ①一级预防：消除或减少可能致癌的因素，防止癌症的发生；②二级预防：早期发现、早期诊断、早期治疗恶性肿瘤；③三级预防：治疗后的康复，提高生存质量及减轻痛苦，延长生命。

2. 随访 肿瘤治疗后定期随访和复查的目的为：①早期发现（有无复发或转移病灶）；②研究、评价、比较（评价各种恶性肿瘤治疗方法的疗效，提供改进综合治疗的依据）；③随访（在恶性肿瘤治疗后最初 2 年内，每 3 个月至少随访一次，以后每半年复查一次，超过 5 年后每年复查一次直至终生）。

★八、肿瘤治疗后的转归

1. 临床治愈 清除了体内所有的癌细胞，患者获得长期生存，即使体内有少量的微转移灶，也可被机体的免疫系统所杀灭。

2. 恶化 肿瘤未能控制，继续发展而致死亡。

3. 复发 经一个缓解期后又出现新的病灶，机体的免疫系统不能清除治疗后残留或转移的癌细胞。

第二节 常见体表肿瘤与肿块

体表肿瘤是指来源于皮肤、皮肤附件、皮下组织等浅表软组织的肿瘤。常见体表肿瘤与肿块的临床表现与治疗见表14-2。

表 14-2 常见体表肿瘤与肿块的临床表现与治疗

肿瘤与肿块		临床表现与治疗
痣与黑色素瘤	黑痣	良性色素斑块。分为①交界痣:好发于掌跖及外阴,色黑,表面平滑,边界清楚。痣细胞位于基底细胞层,向表皮下延伸。受摩擦后,有恶变可能,表现为突然增大、变黑、破溃、易于出血、外围有卫星状小黑点等;②皮内痣:好发于头面部、颈部,亦可见于躯干、四肢,一般直径在 1cm 以内,表面光滑,痣细胞位于表皮下,真皮层,较少恶变;③混合痣:为皮内痣与交界痣同时存在。黑痣色素加深、变大,或有瘙痒不适或疼痛时,为恶变可能。位于手足底、面部、外阴等易摩擦部位的,应及时完整切除
	黑色素瘤	高度恶性肿瘤,发展迅速,可出现局部淋巴结转移及肺转移。应作广泛切除治疗,切忌切取活检,术后进行免疫治疗和(或)化疗
脂肪瘤		好发于四肢、腰背部、腹部。边界清楚,质软,生长缓慢,可多发。体积较大者应及时切除。而对于多发、体积较小者,活检后可观察
血管瘤	海绵状血管瘤	多发生于皮下组织内,皮肤可见毛细血管扩张,呈青紫色。质软,边界不清。治疗首选手术切除,因肿瘤边界不清,术中应仔细操作,严密止血。切除不彻底可出现复发
	毛细血管瘤	多见于婴儿,出生时或生后早期皮肤有红点或小红斑,伴隆起,压迫后可退色,释手后恢复红色,可自行停止生长或消退。瘤体较小可暂时观察,增大时或长期不消退时,可手术或冷冻治疗;放射治疗有一定效果
	蔓状血管瘤	由粗迂曲血管构成,多为静脉,可形成动脉或动静脉瘘,范围大。治疗应争取手术切除
囊性肿瘤及囊肿	皮样囊肿	为囊性畸胎瘤,浅表者好发于眉梢或颅骨骨缝处,可与颅内交通呈哑铃状。手术摘除前应有充分估计和准备
	皮脂囊肿	非真性肿瘤,皮脂腺排泄受阻形成的潴留性囊肿,多见于头面部及背部,表面可见小黑点,常继发感染。治疗首选手术完整切除,当有感染存在时,应首先控制感染
	表皮样囊肿	为明显或不明显的外伤致表皮基底细胞层进入皮下生长而形成的囊肿。囊肿壁由表皮所组成,囊内为角化鳞屑。多见于易受外伤或磨损部位,如臀部、肘部,间或发现于注射部位。手术切除治疗
	腱鞘囊肿	多见于手腕、足背肌腱或关节附近,质硬,光滑。治疗可采用加压击破、抽出囊液注入醋酸氢化可的松、手术切除。治疗后易复发
皮肤癌	基底细胞癌	好发于头面,来源于皮肤或附件基底细胞,发展缓慢,恶性程度低,很少转移。放射或手术切除
	鳞状细胞癌	表面呈菜花状、边缘隆起不规则,底部不平,易出血,常伴感染,早期溃疡,手术辅以放疗

续表

肿瘤与肿块		临床表现与治疗
纤维瘤及纤维瘤样病变	纤维黄色瘤	多见于躯干、四肢。质硬，边界不清。首选手术治疗
	隆突性皮纤维肉瘤	可发生于任何部位，多见于下肢及躯干部。肿瘤初始时较小，生长迅速。应行手术扩大切除
	带状纤维瘤	位于腹壁，为腹肌外伤或产后修复性纤维瘤，常夹有增生的横纹肌纤维。应手术完整切除
神经纤维瘤	神经鞘瘤	可见于四肢神经干的分布部位。分为中央型和边缘型两种。中央型源于神经干中央，手术易损伤神经干；边缘型源于神经边缘，手术较少损伤神经干
	神经纤维瘤	皮下组织内周围神经上的神经纤维瘤大多呈带蒂的肿块，和表皮之间界限清楚，可伴有色素沉着。首选手术治疗
皮肤乳头状瘤		为表皮上皮增生所致，向表皮下乳头状伸延，易恶变，如阴茎乳头状瘤。应手术完整切除

同步练习

一、单项选择题

1. 下列哪种肿瘤呈浸润性生长（　　　）
    A. 脂肪瘤　　　　　　　　B. 直肠腺癌　　　　　　　C. 畸胎瘤
    D. 乳头状瘤　　　　　　　E. 脂肪肉瘤

2. 下列哪项是恶性肿瘤最具特征的变化（　　　）
    A. 出血坏死　　　　　　　B. 浸润性生长　　　　　　C. 局部或远处转移
    D. 生长速度快　　　　　　E. 细胞的多形性

3. 下列肿瘤属恶性肿瘤的是（　　　）
    A. 血管瘤　　　　　　　　B. 纤维腺瘤　　　　　　　C. 畸胎瘤
    D. 软骨母细胞瘤　　　　　E. 精原细胞瘤

4. 肿瘤的分期是指（　　　）
    A. 肿瘤细胞的恶性程度　　　　　　　　　B. 肿瘤细胞核分裂象的多少
    C. 肿瘤细胞的生长范围和扩散程度　　　　D. 肿瘤细胞的分化程度
    E. 肿瘤细胞的浸润及转移能力

5. 交界性肿瘤是指（　　　）
    A. 介于良性和恶性肿瘤之间的肿瘤
    B. 侵犯表皮和真皮交界部位的肿瘤
    C. 既有癌组织，又有肉瘤成分的肿瘤
    D. 侵犯黏膜和黏膜肌层交界部位的肿瘤
    E. 既有腺癌成分，又有鳞癌成分的肿瘤

6. 原发性肝癌的血清学检查中，诊断意义最大的指标是（　　　）
    A. 癌胚抗原　　　　　　　B. 甲胎蛋白　　　　　　　C. 乳酸脱氢酶同工酶
    D. 碱性磷酸酶　　　　　　E. γ-谷氨酰转肽酶

7. 确诊肿瘤最可靠的方法是（　　　）
    A. CT 检查　　　　　　　B. MRI 检查　　　　　　　C. 肿瘤标记物检查
    D. 病理学检查　　　　　　E. DSA 检查

8. 关于恶性肿瘤的特点，不正确的是（　　　）

A. 老年恶性肿瘤发展较慢   B. 儿童肿瘤多为肉瘤

C. 胃癌、鼻咽癌常有家族史   D. 乙型肝炎与肝癌相关

E. 结肠息肉与大肠癌相关

9. 区别癌与肉瘤的主要依据是（　　）

A. 浸润性生长、无包膜   B. 异型性明显，有核分裂象   C. 通过血运转移

D. 组织来源   E. 瘤体大小

10. 关于肿瘤的转移错误的是（　　）

A. 胃癌可转移至盆腔   B. 肝癌可出现脑转移   C. 交界性肿瘤不转移

D. 肺癌可转移至骨   E. 乳腺癌可转移至腋窝淋巴结

二、简答题

1. 简述肿瘤外科手术的原则。

2. 什么是恶性肿瘤的三级预防？

参考答案

一、单项选择题

1. E   2. C   3. E   4. C   5. A   6. B   7. D   8. B

9. D   10. C

二、简答题

1. 答：肿瘤外科手术的基本原则是防止术中肿瘤细胞的脱落种植和血行转移，主要包括：①不切割原则，不直接切割癌肿组织，由四周向中央解剖，一切操作均应在远离癌肿的正常组织中进行；②整块切除原则，将原发病灶和所属区域淋巴结作连续性的整块切除；③无瘤技术原则，术中的任何操作均不接触肿瘤本身，包括局部的转移病灶。

2. 答：恶性肿瘤的三级预防是指：①一级预防：消除或减少可能致癌的因素，防止癌症的发生；②二级预防：早期发现、早期诊断、早期治疗恶性肿瘤；③三级预防：治疗后的康复，提高生存质量及减轻痛苦，延长生命。

（曾祥福　赵书锋）

第十五章　器官、组织和细胞移植

学习目标

1. **重点**　临床排斥反应的类型和防治。
2. **熟悉**　器官移植。

内容精讲

第一节　概　述

★移植（transplantation）是指将一个个体有活力的细胞、组织或者器官用手术或其他方法植入到自体或另一个人的体内，以替代或增强原有细胞、组织或器官功能的医学技术。提供移植物的个体叫供者或供体，接受移植物的个体叫受者或宿主。

移植的分类如下。

★1. 按移植物来源分类

（1）自体移植　供受者为同一个体，不发生免疫排斥反应。移植到原位为再移。

（2）同系移植　指供者和受者的基因完全相同的异体移植，移植后不会发生排斥反应。

（3）同种异体移植　有排斥反应，临床应用最广泛。

（4）异种移植　动物实验。强烈排斥反应。

★2. 按移植方法分类

（1）游离移植　如皮肤、骨、血管。

（2）带蒂移植　如皮瓣移植。

（3）吻合移植　如肝移植。

（4）输注移植　如输血、骨髓移植、胰岛移植、胎肝细胞移植、造血干细胞移植。

3. 按移植物种类分类　细胞移植、组织移植、器官移植。

4. 按移植后功能分类　活体移植、结构移植（又叫支架移植，如冻干血管等，目的是提供机械性解剖结构，不发生排斥反应）。

第二节　移植免疫

移植排斥是移植成功的最大障碍，其本质是一种受体对供体特异性的免疫反应，具有获得性免疫反应的特征。

1. 移植抗原　引起免疫应答的供体移植物抗原称为移植抗原，包括：①主要组织相容性复合体抗原；②次要组织相容性抗原；③内皮糖蛋白，如 ABO 血型抗原。

2. 移植抗原的识别与免疫应答　移植抗原识别分为直接识别与间接识别两种途径。

3. 临床排斥反应的机制和分类　器官移植后，由于免疫攻击的方向不同，可分为两种不同类型的排斥反应：一种是宿主抗移植物反应（HVGR），即临床常提到的排斥反应。另一种为移植物抗宿主反应（GVHR）。

4. 排斥反应的防治

（1）组织配型　包括以下 4 个方面：①ABO 血型配合，供受体 ABO 血型应相同或相容。②HLA 配型，与移植相关的位点包括 HLA-A、HLA-B、HLA-DR。③群体反应性抗体（panel reactive antibody，PRA）检测，用于检测受体体内预存的 HLA 抗体，超过 10% 即为致敏。移植妊娠、输血均可能使受体致敏。④ 淋巴细胞毒交叉配型。

（2）免疫抑制剂的应用　如免疫诱导药物，主要是抗淋巴细胞的免疫蛋白制剂，包括多克隆抗体和单克隆抗体；糖皮质激素；抗增殖类药物；钙调磷酸酶抑制剂等。

5. 移植耐受　是指受体免疫系统在不用任何免疫抑制剂的情况下，对移植物不产生排斥反应，且保持对其他抗原的免疫应答反应，从而使移植物长期存活的免疫状态。

第三节　移植器官的获取

1. 供体的选择

（1）器官的捐献　移植器官的来源可分为尸体器官和活体器官。

（2）器官的选择　选择年龄较轻的捐献者的器官当属最好。

器官移植的供体禁忌：全身性感染伴血微生物培养阳性或尚未彻底治愈；HIV 感染；恶性肿瘤（脑原发性恶性肿瘤除外）。

按移植免疫学的要求来筛选供、受体，对减轻或降低同种异体移植术后的免疫排斥反应具有重要意义。为了预防过于剧烈的、甚至致命的排斥反应，移植前应作下列检查：①ABO 血型测定；②淋巴细胞毒交叉配型试验；③HLA 配型。

2. 器官的切取与移植脏器的保存　获得器官的过程包括切开探查、原位灌注、切取器官、保存器官和运送。原则是"低温"，即由热缺血迅速转变为冷缺血。保存方法是冷贮存法，可采用单纯低温灌洗保存法或高压氧舱低温灌洗保存法，用特制的保存液（0～4℃）先短暂冲洗，使中心温度降至 10℃ 以下，然后保存于 2～4℃，直至移植。UW、HTK、Hartmann 等器官灌洗保存液在临床上最为常用。临床多将器官保存时限定为：心 5h，肾 40～50h，胰腺 10～20h，肝 12～15h。

第四节　器官移植

脏器移植主要包括供、受者的选择和准备，移植手术的适应证和禁忌证，脏器的保存，移植手术技术，移植术后的处理等。应用于临床的器官移植已有肾、肝、心、胰、肺、小肠、脾、肾上腺、甲状旁腺、睾丸、卵巢，以及多器官联合移植。作为器官移植代表的肾脏、肝脏、心脏三种器官的移植已成为一些先进国家的常规手术。全球累积器官移植数已超过 60 万例次。

现代基础医学中遗传学、免疫学和药理学三门学科与器官移植的发展相互促进。

➤➤ **同步练习** ➤➤

一、单项选择题

1. 一般说来，淋巴细胞毒交叉配型试验中，出现下列哪种结果，才能施行肾移植（　　）

　　A. <10%　　　　　　　　B. 10%～20%　　　　　　C. 20%～30%

　　D. >30%　　　　　　　　E. >40%

2. 临床各类器官移植中疗效最稳定、最显著的是（　　）

　　A. 心移植　　　　　　　　B. 肝移植　　　　　　　　C. 肾移植

D. 脾移植　　　　　E. 肺脾移植

3. 组织配型的方法是（　　）

A. HLA 配型　　　　B. 补体结合试验　　　　C. 混合淋巴细胞培养

D. 以上都是　　　　E. 以上都不是

二、名词解释

1. 移植
2. 同系移植
3. 细胞移植

参考答案

一、单项选择题

1. A　2. C　3. D

二、名词解释

1. 移植：是指将一个个体有活力的细胞、组织或者器官用手术或其他方法植入到自体或另一个人的体内，以替代或增强原有细胞、组织或器官功能的医学技术。

2. 同系移植：指供者和受者的基因完全相同的异体移植，如同卵双生间的异体移植。

3. 细胞移植：是指将适量游离的具有某种功能的活细胞，输注到受者的血管、组织、器官或体腔内的技术。

（娄建云）

第十六章　外科微创技术

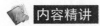 学习目标

　　熟悉　外科微创技术的概念；内镜技术的进展及运用；腔镜外科技术的临床运用；介入放射学技术的分类及运用。

内容精讲

第一节　概　述

　　微创是指把手术对人体局部或全身的损伤控制到最小的程度，而又能取得最好的治疗效果。
　　微创包含微创医学（minimally invasive medicine，MIM）与微创外科技术（minimally invasive surgery，MIS）。
　　微创医学（MIM）是将社会人文思想与医学微创理念融为一体的现代医学观念。前者强调医学要以人为本，患者至上，治病过程中要从人文关怀出发，在不违背医疗原则的基础上，确立以患者为中心的医疗方案，促进其心身全面康复；后者强调在诊断与治疗疾病的全过程，尽可能减轻或不损害机体内环境稳定性。
　　外科微创技术（MIS）包括腔镜外科技术、内镜外科技术、介入超声技术和介入放射学技术。

第二节　内镜技术

　　自 1795 年德国人 Bozzini 将细铁管插入患者直肠以观察直肠病变，并于 1805 年提出了内镜的设想以来，迄今已有 200 余年。医学内镜经过不断发展和改进已逐步趋向完善。初期的硬式内镜灵活度差，而后研制出了由目测部硬管和可曲部软管构成的半可曲式胃镜。1957 年纤维胃-十二指肠镜的研制标志着进入了纤维内镜发展阶段。1983 年研制成功借助微型 CCD 图像传感器将图像显示至电视屏上的电子内镜，具有图像逼真、清晰度高、避免视疲劳和可供多人同时观看等特点。目前内镜已广泛应用于临床各科。
　　1. 内镜技术的基本原理和种类　内镜（endoscope）种类较多。习惯上把经自然通道进入者称为内镜，例如胃镜、肠镜等。而经戳孔进入体腔或潜在腔隙者称为腔镜，例如腹腔镜、关节镜等。
　　（1）膀胱镜　硬质膀胱镜的结构原理是以纤维导光索将冷光源光线导入，镜身自尿道插入至膀胱，可依次观察尿道及膀胱腔内的各种病变，包括结石、异物、血块、溃疡或新生物等。可作病灶活检或切除，还可作输尿管插管及造影。
　　（2）纤维胃镜　属软质内镜，其镜身及头端均可弯曲。
　　2. 内镜下的诊断技术与治疗器械　内镜下的诊断技术包括染色、放大、造影、活检；内镜下治疗常用器械包括高频电刀及超声刀、激光、微波、射频、氩氦刀等。
　　3. 内镜技术在外科临床的应用
　　（1）消化外科疾病　①胃镜：随着内镜技术的完善，食管、胃息肉及早期胃癌的诊断率已明

显提高。胃镜下可使用高频电刀对病变进行切除，也可采用内镜下黏膜切除术（endoscopic mucosal resection，EMR）。②十二指肠镜：经十二指肠的逆行胰胆管造影术及内镜下十二指肠乳头括约肌切开术的快速发展，已成为胰胆系统直接造影剂处理胆管结石的主要方法。③小肠镜、大肠镜、胆道镜以及胶囊胃镜等其他内镜技术的运用，极大地推动了消化系统疾病的诊疗。

（2）泌尿外科疾病　泌尿外科是内镜技术应用最为广泛的临床科室之一，约90%以上的泌尿外科手术均可通过内镜来完成。

（3）胸外科疾病　如食管镜用于食管息肉、早期肿瘤性病变切除等。

4. 内镜技术的发展　近年来内镜技术又有许多革命性的进步。

（1）胶囊内镜　完整的系统由胶囊内镜、无线接收记录仪和工作站三部分组成。

（2）各种新型内镜

① 染色内镜是应用特殊的染料对胃肠道黏膜进行染色，使黏膜结构显示更加清晰，病变部位与周围的对比更强，从而提高病变检出率。

② 放大内镜则是在普通内镜的物镜与导光束之间，或物镜与微型摄像机（CCD）之间装有不同倍数的放大镜头，可将观察对象放大60~170倍，使其对早期黏膜病变的诊断效果明显优于普通内镜。

③ 共聚焦激光显微内镜是一种全新的内镜检查技术。它在普通内镜的末端加上一个极小的激光共聚焦显微镜，从而可以提供放大1000倍的图像，不但可以观测到胃肠道黏膜的表面，甚至可以观测到黏膜下250μm的组织结构。

④ 超声内镜将内镜技术和超声技术有机地结合起来。利用其较高频率的超声波，可以清晰显示胃肠道管壁结构。

第三节　腔镜外科技术

1. 概述　进入21世纪，腔镜手术已在外科各个专科开展。而且随着经验的积累与设备的进步，出现向更加微创化、美容化发展。

2. 腹腔镜外科手术设备、器械与基本技术　临床上应用的腔镜很多，如胸腔镜、腹腔镜、宫腔镜和关节腔镜等，其基本构件和操作原理相似。此处主要介绍腹腔镜。

（1）腹腔镜图像显示与存储系统　该系统由腹腔镜、高清晰度微型摄像头、数模转换器、高分辨率显示器、全自动冷光源和图像存储系统等组成。

① 腹腔镜镜头：腹腔镜是用Hopking技术制造的光学系统，光线通过组合的石英玻璃柱束传导并经空气透镜组折射而产生极其明亮清晰的图像，几乎不出现失真。

② 微型摄像头及数模转换器：腹腔镜接上摄像头，其图像通过光电偶合器（CCD）将光信号转换成数字信号，再通过数模转换器将信号输送到显示器上将图像显示出来。

③ 显示器：目前已有全数字显示器，光信号通过CCD转换成数字信号经逐行扫描直接在显示器上显示出来，其图像的水平解析度可达1250线。

④ 冷光源：冷光源通过光导纤维与腹腔镜相连以照亮手术野，它可以自动控制或手动控制，它的灯泡有氙灯、金属卤素灯、氩灯、金属弧光灯等。

⑤ 录像机与图像存储系统：高质量的录像机有β-录像机和S-VHS录像机，亦可用画质较低的家用VHS录像机。

（2）CO_2气腹系统　建立CO_2气腹的目的是为手术提供足够的空间和视野，是避免意外损伤其他脏器的必要条件。整个系统由全自动大流量气腹机、二氧化碳钢瓶、带保护装置的穿刺套管鞘、弹簧安全气腹针组成。

（3）手术设备与器械　设备主要有高频电凝装置、激光器、超声刀、腹腔镜超声、冲洗吸引器等。手术器械主要有电钩、分离钳、抓钳、持钳、肠钳、吸引管、穿刺针、扇形牵拉钳、持针钳、术中胆道造影钳、打结器、施夹器、各类腔内切割缝合与吻合器等。

（4）基本技术

① 建立气腹　a. 闭合法：在脐下缘作弧形或纵向切口，长约 10mm 达皮下，在切口两侧用巾钳或手提起腹壁，将气腹针经切口垂直或向盆腔斜行刺入腹腔，针头穿过筋膜和腹膜时有两次突破感，穿刺进腹后可采用抽吸试验、负压试验或容量试验证实气腹针已进入腹腔，即可向腹腔内注入二氧化碳气体，至预设压力 13mmHg，气腹即告完成。b. 开放法：在脐下缘作弧形或纵向切口，长约 10mm 达深筋膜，在直视下打开腹膜，用手指明确进入腹腔及腹壁下没有粘连后，置入套管连接充气管建立气腹。

② 腹腔镜下止血：电凝止血是腹腔镜手术中的主要止血方式，有单极和双极电凝两种。其他有钛夹、超声刀、自动切割吻合器、闭合器、热凝固、内套圈结扎及缝合等。

③ 腹腔镜下组织分离与切开：组织分离是腹腔镜手术中重要的步骤，分离得好，解剖结构就清楚，手术中出血就少。

④ 腹腔镜下缝合：腹腔镜下缝合是腹腔镜手术中难度较高的操作技术，是手术者必须掌握的手术技巧，需经过一定时间的体外训练和手术实践。

⑤ 标本取出：小于或略大于套管鞘的标本可以直接从套管鞘内取出。

3. 腹腔镜外科手术适应证及常用的手术　腹腔镜手术已经在临床广泛应用于外科疾病的治疗。主要适应证包括炎性疾病（如胆囊炎、阑尾炎）、先天性发育异常（如小儿巨结肠）、外伤及良性肿瘤等。常用的手术包括腹腔镜胆囊切除术、结肠切除术（良性肿瘤）、阑尾切除术、食管反流手术（Nissen 手术）、小肠切除术、疝修补术、甲状腺手术、胃部分（楔形）切除术、脾切除术、胰腺尾部切除术、淋巴清扫术、肝楔形切除术（良性肿瘤）等。现在腹腔镜下恶性肿瘤切除所占比例逐年增加，结直肠癌根治性切除术、胃癌根治术等越来越普及。而胰十二指肠切除术（Whipple 手术）、解剖性半肝切除术、供肝切取术、供肾切取术、血管动脉瘤切除或转流术等近几年也发展迅速。

4. 腹腔镜手术的并发症　腹腔镜手术的创伤微小并不等于它的手术危险也是微小的，腹腔镜手术除了可能发生与传统开腹手术同样的并发症以外，还可发生腹腔镜技术所导致的特有并发症。

（1）CO_2 气腹相关的并发症与不良反应　腹腔镜手术一般用 CO_2 气体作为膨腹气体来建立气腹。气腹的建立必将对心肺功能产生一定程度的影响，如膈肌上抬、肺顺应性降低、有效通气减少、心排血量减少、下肢静脉淤血和内脏血流减少等，并由此产生一系列并发症，包括皮下气肿、气胸、心包积气、气体栓塞、高碳酸血症与酸中毒、心律失常、下肢静脉淤血和血栓形成、腹腔内缺血、体温下降等。

（2）与腹腔镜手术相关的并发症　包括：①血管损伤；②内脏损伤；③腹壁并发症。

第四节　介入放射学技术

介入放射学技术（interventional radiology technique）是以影像学为基础，在超声、CT、MRI、DSA 和 X 线等影像诊断设备的指引下，利用穿刺针、导管、导丝及其他介入器材，对病变进行诊断与治疗的微创技术。这种方法具有创伤小、操作简便、定位准确、并发症少等优点，是微创外科技术的重要组成部分。

1. 分类　根据介入途径不同分为经血管介入技术与非经血管介入技术两类。

（1）经血管介入技术（vascular interventional technique）　在影像设备的引导下，将专用的导管或器械，通过大血管如股动脉、肱动脉、颈动脉或颈静脉等送入靶器官，进行造影诊断和治疗，包括活检、栓塞、球囊扩张、支架置入或药物灌注等。

（2）非经血管介入技术（non-vascular interventional technique） 在影像设备的引导下，避开血管直接作局部病变穿刺活检。包括囊肿、脓肿或积液置管引流，局部注射麻醉药物以阻滞神经镇痛，或对原发肿瘤和转移癌肿施行局部注射无水酒精，以及激光、射频、微波或冷冻等治疗。

2. 常用外科介入技术

（1）经血管介入技术

① 经导管血管灌注术（transcatheter vascular infusion，TVI）：经介入导管将药物直接注射到靶器官的供血动脉或静脉，以提高病变（靶组织）局部的药物浓度和治疗效果，减少药物的毒副作用。

② 经导管动脉内化疗栓塞术或栓塞术（transcatheter arterial chemoembolization or embolization，TACE or TAE）：前者是将抗肿瘤药物和栓塞剂（如碘油）混合后通过介入导管注入肿瘤血管内，直接杀伤肿瘤细胞和引发肿瘤缺血、梗死或坏死。常用于不可切除肝癌的姑息性治疗。后者常用明胶海绵颗粒等固体栓塞材料，主要适用于消化 道出血、大咯血、外伤性大出血（如肝、脾、肾和后腹膜及骨盆），还适用于动脉瘤、脾功能亢进或各种动静脉瘘等。

③ 经皮腔内血管成形术（percutaneous transluminal angioplasty，PTA）：是指经皮穿刺将球囊导管置入到血管腔内，对狭窄段血管进行扩张成形的一种技术。

④ 经颈静脉肝内门体分流术（transjugular intrahepatic portosystemic shunt，TIPS）：在超声的导向下作颈部穿刺，将介入导管插入颈内静脉入口，经上腔静脉、右心房、下腔静脉送达到肝静脉内，在 X 线导向下再经肝静脉穿刺进入肝内的门静脉，并在其间进行扩张，打通肝内肝静脉与门静脉之间的肝实质通道，最后置入金属支架以建立肝内肝静脉与门静脉之间的分流，使高压的门静脉血直接分流到下腔静脉，达到降低门静脉压力的目的。主要适用于门静脉高压症并发食管静脉曲张破裂出血、顽固性腹水的治疗，特别适用于肝功能较差不能耐受外科手术者或等待肝移植的患者。

（2）常用非经血管介入技术

① 经皮经肝胆道引流术（percutaneous transhepatic choledocho drainage，PTCD）：在超声或 X 线的引导下，经皮经肝穿刺肝内扩张的胆管。

② 经皮穿刺置入式微波组织凝固治疗技术（implant microwave tissue coagulation，IMTC）和射频消融术（radiofrequency ablation，RFA）：在超声的引导下，将微波治疗天线或射频探头插入靶组织癌肿内，通过微波或射频对局部产生的高温固化，使肿瘤及其周边组织迅速产生球形或扁球形的变性、坏死。

③ 超低温冷冻消融术（cryosurgical ablation，CSA）：其穿刺方法与上述两种方法相同，不一样的是 CSA 在肿瘤组织内产生－172℃以下的低温冷冻效应，可使癌肿发生凝固性坏死。

④ 经皮无水乙醇注射治疗（percutaneous ethanol injection therapy，PEI），电化学治疗（electrochemical treatment）：在超声的引导下穿刺肿瘤中心部位，分别注入无水乙醇或插入正负电极，使肿瘤产生凝固性坏死。

⑤ 经皮穿刺置管引流术（percutaneous catheter drainage）：在超声或 CT 的引导下，将穿刺导管置入脓腔或积液区局部，用于治疗肝脓肿、腹腔内脓肿，盆腔脓肿或积液等。

（3）外科介入技术的并发症

① 经血管介入技术相关并发症

a. 穿刺并发症：常见为穿刺部位出血、血肿、血管内膜损伤或假性动脉瘤形成。故穿刺时务必注意患者的凝血功能状况，并选择合适的介入器材进行精细操作，以免并发症的发生。另外还有导管在血管内打结、断裂、甚至形成血栓，一旦栓子脱落可导致异位栓塞。

b. 造影剂的反应：极少数病例会发生造影剂的过敏反应或对肾小管的损害。

② 非经血管介入技术相关并发症：主要为穿刺部位相关的组织和脏器损伤。

同步练习

一、名词解释

经导管血管内药物灌注术

二、简答题

试述腹腔镜手术的并发症。

参考答案

一、名词解释

经导管血管内药物灌注术：经介入导管将药物直接注射到靶器官的供血动脉或静脉，以提高病变（靶组织）局部的药物浓度和治疗效果，减少药物的毒副作用。

二、简答题

答：（1）CO_2 气腹相关的并发症与不良反应：腹腔镜手术一般用 CO_2 气体作为膨腹气体来建立气腹。气腹的建立必将对心肺功能产生一定程度的影响，如膈肌上抬、肺顺应性降低、有效通气减少、心排血量减少、下肢静脉淤血和内脏血流减少等，并由此产生一系列并发症，包括皮下气肿、气胸、心包积气、气体栓塞、高碳酸血症与酸中毒、心律失常、下肢静脉淤血和血栓形成、腹腔内缺血、体温下降等。（2）与腹腔镜手术相关的并发症：①血管损伤；②内脏损伤；③腹壁并发症。

（娄建云）

第十七章　颅内压增高和脑疝

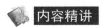
内容精讲

第一节　概　述

颅内压增高（increased intracranial pressure）是神经外科常见的临床综合征。颅脑损伤、肿瘤、血管病、脑积水、炎症等多种病理损害发展至一定阶段，都可能导致颅内压持续超过正常上限，从而引起相应的综合征。了解颅内压形成的物质基础、熟悉其调节机制和掌握颅内压增高发生机制，是学习和掌握神经外科学的重点和关键。

一、颅内压的形成与正常值

颅腔、脑组织、脑脊液和血液是颅内压形成的物质基础。颅缝闭合后颅腔的容积固定不变，为 $1400 \sim 1500$mL。颅腔内的上述三种内容物，使颅内保持一定的压力，称为颅内压（intracranial pressure，ICP）。成人的正常颅内压为 $70 \sim 200$mmH$_2$O，儿童为 $50 \sim 100$mmH$_2$O。

二、颅内压调节与代偿

生理状态下，血压和呼吸可引起颅内压小范围的波动。颅内压增高时，构成颅内压力的各个部分对颅内压的调节作用是不同的。脑组织短时间很难被压缩，脑血流是保持脑灌注的前提条件，所以颅内压增高的调节主要依靠脑脊液的分布和分泌的变化来调节。颅内压增高时，脑脊液的分泌较前减少而吸收增多，以代偿增加的颅内压；当颅内压降低时，脑脊液的分泌则增加，而吸收减少，以维持正常颅内压。脑脊液的总量约占颅腔总容积的 10%，血液则依据血流量的不同约占总容积的 $2\% \sim 11\%$。颅内容积超过 5% 的临界范围，或颅腔容量缩减超过颅腔容积的 $8\% \sim 10\%$，则会产生颅内压增高。

三、颅内压增高原因

引起颅内压增高原因可分为五大类。

（1）颅内占位性病变挤占了颅内空间，如颅内血肿、脑肿瘤、脑脓肿等。

（2）脑组织体积增大，如脑水肿。

（3）脑脊液循环和（或）吸收障碍所致梗阻性脑积水或交通性脑积水。

（4）脑血流过度灌注或静脉回流受阻，见于脑肿胀、静脉窦血栓等。

（5）先天性畸形使颅腔的容积变小，如狭颅症、颅底凹陷症等。

四、颅内压增高病理生理

1. 影响颅内压增高因素

（1）年龄　婴幼儿及小儿的颅缝未闭合，颅压增高可使颅缝裂开而相应地增加颅腔容积。老年人由于脑萎缩使颅内的代偿空间增多，故病程亦较长。

（2）病变扩张速度　颅内病变体积扩增与颅内压上升呈现指数曲线，可以用图 17-1 中的曲线表示，称为体积/压力关系曲线。

病程初期，病变缓慢增长仅引起颅内压轻微变化，一旦颅内压代偿功能失调，则病情将迅速发展，在短期内即出现颅内高压危象或脑疝。

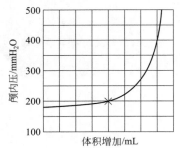

图 17-1　颅内体积/压力关系曲线

（3）病变部位　颅脑中线或颅后窝的占位性病变容易阻塞脑脊液循环通路而发生梗阻性脑积水，故颅内压增高症状突出。静脉窦受累的病变，可引起颅内静脉血液回流障碍或脑脊液吸收障碍，颅内压增高症状亦可早期出现。

（4）伴发脑水肿程度　脑转移性肿瘤、脑肿瘤放射治疗后、炎症性反应等均可伴有较明显的脑水肿，故早期即可出现颅内压增高症状。

（5）全身系统性疾病　电解质及酸碱平衡失调、尿毒症、肝性脑病、毒血症、肺部感染等都可引起继发性脑水肿而致颅内压增高。高热往往会加重颅内压增高的程度。

2. 颅内压增高后果　颅内压持续增高可引起一系列中枢神经系统功能紊乱和病理变化。

（1）脑血流量的降低，造成脑缺血甚至脑死亡　正常成人每分钟约有 1200mL 血液进入颅内，通过脑血管的自动调节功能进行调节。其公式如下。

$$脑血流量（CBF）=[平均动脉压（MAP）-颅内压（ICP）]/脑血管阻力（CVR）$$

公式中分子部分（平均动脉压-颅内压）又称为脑灌注压（cerebral perfusion pressure，CPP），因此，该公式又可改写为如下。

$$脑血流量（CBF）=脑灌注压（CPP）/脑血管阻力（CVR）$$

正常的脑灌注压为 9.3～12kPa（70～90mmHg），脑血管阻力为 0.16～0.33kPa（1.2～2.5mmHg），此时脑血管的自动调节功能良好。如因颅内压增高而引起的脑灌注压下降，则可通过血管扩张，以降低血管阻力的自动调节反应使上述公式的比值不变，从而保证了脑血流量的稳定。如果颅内压不断增高使脑灌注压低于 5.3kPa（40mmHg）时，脑血管自动调节功能失效，这时脑血管不能再作相应的进一步扩张以减少血管阻力，公式的比值就变小，脑血流量随之急剧下降，就会造成脑缺血。当颅内压升至接近平均动脉压水平时，颅内血流几乎完全停止，甚至出现脑死亡。

（2）脑移位和脑疝　参见本章第三节。

（3）脑水肿　脑水肿时水分的积聚可在细胞外间隙，也可在细胞膜内，前者称为血管源性脑水肿，后者称为细胞毒性脑水肿。血管源性脑水肿多见于脑损伤、脑肿瘤等病变的初期，主要是由于毛细血管的通透性增加，导致水分在神经细胞和胶质细胞间隙潴留，促使脑体积增加所致。细胞毒性脑水肿源于多种原因导致的脑细胞代谢功能障碍，使钠离子和水分子潴留在神经细胞和胶质细胞内所致，常见于脑缺血、脑缺氧的初期。颅内压增高时，由于上述两种因素可同时或先后存在，故出现的脑水肿多数为混合性。

（4）库欣反应　颅内压急剧增高时，患者出现心率变慢、呼吸减慢、血压升高（又称"两慢一高"），称为库欣反应。这种危象多见于急性颅内压增高病例，慢性者则不明显。

（5）胃肠功能紊乱及消化道出血 部分颅内压增高患者可出现胃肠道功能紊乱、呕吐、胃及十二指肠出血及溃疡和穿孔等。这与颅内压增高引起下丘脑自主神经中枢缺血而致功能紊乱有关。

（6）神经源性肺水肿 在急性颅内压增高病例中，发生率高达5%～10%。这是由于下丘脑、延髓受压导致α-肾上腺素能神经活性增强，血压反应性增高，左心室负荷过重，左心房及肺静脉压增高，肺毛细血管压力增高，液体外渗，引起肺水肿，患者表现为呼吸急促、痰鸣，并有大量泡沫状血性痰液。

第二节 颅内压增高

一、颅内压增高类型

1. 根据颅内压增高范围可分为两类

（1）弥漫性颅内压增高 由于颅腔狭小或脑实质体积增大而引起，其特点是颅腔内各部位及各分腔之间压力均匀升高，不存在明显的压力差，因此脑组织无明显移位。临床所见的弥漫性脑膜脑炎、弥漫性脑水肿、交通性脑积水等所引起的颅内压增高均属于这一类型。

（2）局灶性颅内压增高 因颅内有局限的扩张性病变，病变部位压力首先增高，使附近的脑组织受到挤压而发生移位，并把压力传向远处，造成颅内各腔隙间的压力差，这种压力差导致脑室、脑干及中线结构移位，更易形成脑疝。

2. 根据病变进展速度，颅内压增高可分为急性、亚急性和慢性三类

（1）急性颅内压增高 见于急性颅脑损伤引起的颅内血肿、高血压性脑出血等。其病情发展快，颅内压增高所引起的症状和体征严重，生命体征（血压、呼吸、脉搏、体温）变化剧烈。

（2）亚急性颅内压增高 病情发展较快，颅内压增高的反应较轻，多见于颅内恶性肿瘤、转移瘤及各种颅内炎症等。

（3）慢性颅内压增高 病情发展较慢，可长期无颅内压增高的症状和体征，多见于生长缓慢的颅内良性肿瘤、慢性硬脑膜下血肿等。

急性或慢性颅内压增高均可导致脑疝发生。脑疝发生后，移位脑组织被挤进小脑幕裂孔、硬脑膜裂隙或枕骨大孔中，压迫脑干，产生一系列危急症状。脑疝发生后，加剧了脑脊液和血液循环障碍，使颅内压力进一步增高，从而形成恶性循环，最终导致患者死亡。

二、引起颅内压增高的常见疾病

1. 颅脑损伤 颅内血肿、脑挫裂伤伴脑水肿、大面积凹陷性颅骨骨折是外伤性颅内压增高常见原因。外伤性蛛网膜下腔出血，也是颅内压增高的常见原因。其他如外伤性蛛网膜炎及静脉窦血栓形成或脂肪栓塞亦可致颅内压增高，但较少见。

2. 颅内肿瘤 颅内肿瘤出现颅内压增高者约占80%以上。肿瘤的大小、部位、性质和生长速度都会影响颅内压的演进。恶性胶质瘤或脑转移癌，由于肿瘤生长迅速，且伴有严重的脑水肿，故在短期内即出现明显的颅内压增高；邻近脑脊液循环通路附近的肿瘤，虽然体积不大，但容易产生梗阻性脑积水，因而颅内压增高症状可早期出现而且显著；位于前中颅窝底部或大脑凸面的肿瘤，虽然瘤体较大，但颅内压增高症状出现较晚。

3. 颅内感染 化脓性脑膜炎或脑脓肿可引起颅内压增高。结核性脑膜炎晚期，因脑底部炎症性物质沉积，使脑脊液循环通路受阻，容易出现脑积水和颅内压增高。

4. 脑血管疾病 血肿压迫、血凝块阻塞脑脊液循环通路或脑脊液吸收障碍均可导致颅内压增高。大面积脑梗死也可引起颅内压增高，梗死后出血也可引起急剧的颅内压增高。

5. 脑寄生虫病 脑寄生虫引起的颅内压增高的原因包括：①可以产生局部肉芽肿性占位；②炎性粘连影响脑脊液的循环和吸收。

6. 颅脑先天性疾病 婴幼儿先天性脑积水多由于中脑导水管的发育畸形，形成梗阻性脑积水；颅底凹陷和（或）先天性小脑扁桃体下疝畸形，脑脊液循环通路可在第Ⅳ脑室正中孔或枕大孔区受阻；狭颅症患儿由于颅缝过早闭合，颅腔狭小，限制脑的正常发育，从而引起颅内压增高。

7. 良性颅内压增高 又称假脑瘤综合征，以脑蛛网膜炎比较多见，其中发生于颅后窝者颅内压增高最为显著。颅内静脉窦（上矢状窦或横窦）血栓形成，由于静脉回流障碍引起颅内压增高。其他代谢性疾病、维生素A摄入过多、药物过敏和病毒感染所引起的中毒性脑病等均可引起颅内压增高，但多数颅内压增高症状可随原发疾病好转而逐渐恢复正常。

8. 脑缺氧 心搏骤停或严重呼吸道梗阻均可发生严重脑缺氧。此外，癫痫持续状态和喘息状态（肺性脑病）亦可导致严重脑缺氧和继发性脑水肿，从而出现颅内压增高。

三、临床表现

主要症状和体征如下。

1. 头痛 颅内压增高最常见症状之一，以早晨或夜间较重，部位多在额部及颞部。头痛程度随颅内压的增高而进行性加重。当用力、咳嗽、弯腰或低头活动时常使头痛加重。

2. 呕吐 头痛剧烈时可伴有恶心和呕吐。呕吐可呈喷射性，有时可导致水电解质紊乱和体重减轻。

3. 视神经乳头水肿 是颅内压增高重要客观体征之一。表现为视神经乳头充血，边缘模糊不清，中央凹陷消失，视盘隆起，静脉怒张。若视神经乳头水肿长期存在，则视盘颜色苍白，视力减退，视野向心性缩小，称为视神经继发性萎缩。若颅内压增高不能及时解除，视力恢复困难，严重者甚至失明。

头痛、呕吐和视神经乳头水肿是颅内压增高典型表现，称为颅内压增高"三主征"。颅内压增高的三主征各自出现的时间并不一致，可以其中一项为首发症状。

4. 意识障碍及生命体征变化 疾病初期意识障碍可出现嗜睡，反应迟钝。严重病例可出现昏睡、昏迷、伴有瞳孔散大、对光反射消失、发生脑疝，去大脑强直。生命体征变化包括血压升高、脉搏徐缓、呼吸减缓、体温升高等，脑疝晚期终因呼吸循环衰竭而死亡。

5. 其他症状和体征 小儿可有头颅增大、头皮和额眶部浅静脉扩张、颅缝增宽或分离、前囟饱满隆起。头颅叩诊时呈破罐音（Macewen征）。

四、诊断

详细询问病史和认真进行神经系统检查，可发现具有诊断提示价值的信息。当发现有视神经乳头水肿及头痛、呕吐"三主征"时，则颅内压增高诊断可以确诊。小儿反复呕吐及头围迅速增大，成人进行性剧烈的头痛、进行性瘫痪及视力进行性减退等，都应考虑到有颅内病变可能。对于临床疑诊病例，应及时选择恰当的辅助检查，以利早期诊断和治疗。

1. CT CT快速、精确、无创伤，是诊断颅内病变首选检查，尤其适用于急症。

2. MRI MRI也是无创伤性检查，但检查所需时间较长，对颅骨骨质显现差。

3. 数字减影血管造影（DSA） 用于诊断脑血管性疾病和血供丰富的颅脑肿瘤。

4. X线平片 颅内压增高时可见颅骨骨缝分离，指状压迹增多，鞍背骨质稀疏及蝶鞍扩大等。X线平片对于诊断颅骨骨折、开放性损伤后颅内异物位置、垂体腺瘤所致蝶鞍扩大以及听神经瘤引起内听道扩大等，具有一定价值。现已少用于单独诊断颅内占位性病变。

5. 腰椎穿刺 对颅内压增高的患者有一定危险，有诱发脑疝的危险，故应慎重。

6. 颅内压监测 通过持续监测颅压，指导药物治疗和手术时机选择。

五、治疗原则

1. 一般处理 ①凡有颅内压增高的患者，应留院观察。②密切观察神志、瞳孔、血压、呼吸、脉搏及体温的变化。③符合颅内压监测指征者，宜通过监测指导治疗。④频繁呕吐者应暂禁食，以防吸入性肺炎。⑤补液应量出为入，补液过多可促使颅内压增高恶化，补液不足可引发血液浓缩。⑥用轻泻剂来疏通大便，不能让患者用力排便，不可作高位灌肠，以免颅内压骤然增高。⑦对昏迷的患者及咳痰困难者要考虑作气管切开术，防止因呼吸不畅而使颅内压更加增高。

2. 病因治疗 对无手术禁忌的颅内占位性病变，首先应考虑作病变切除术。若有脑积水者，可行脑脊液分流术，将脑脊液通过分流系统导引至蛛网膜下腔、腹腔或心房。颅内压增高已引起急性脑疝时，应分秒必争进行紧急抢救或手术处理。

3. 药物治疗降低颅内压 适用于颅内压增高但暂时尚未查明原因，或虽已查明原因，但仍需要非手术治疗的病例。若患者意识清楚，颅内压增高较轻，先选用口服药物。常用口服的药物有氢氯噻嗪、乙酰唑胺、氨苯蝶啶、呋塞米、50%甘油盐水溶液。若患者有意识障碍或颅内压增高症状较重，则选用静脉或肌内注射药物。常用注射制剂有：20%甘露醇、20%尿素转化糖或尿素山梨醇溶液、呋塞米。此外，也可采用20%人血清白蛋白静脉注射。

4. 激素 地塞米松、氢化可的松、泼尼松口服或静脉使用，可减轻脑水肿，有助于缓解颅内压增高，但激素对颅脑创伤所致的脑水肿无明确疗效。

5. 脑脊液体外引流 经脑室缓慢释放脑脊液，可以有效缓解颅内压增高。

6. 巴比妥治疗 大剂量异戊巴妥钠或硫喷妥钠注射可降低脑的代谢、减少脑血流，减少氧耗及增加脑对缺氧的耐受力，使颅内压降低。给药期间宜监测血药浓度和脑血流、脑代谢。临床研究显示，巴比妥疗法并未改进患者预后。

7. 过度换气 当动脉血的CO_2分压每下降1mmHg时，可使脑血流量递减2%，从而使颅内压相应下降。

8. 对症治疗 头痛者可给予镇痛药，但应忌用吗啡和哌替啶等类药物，以防止抑制呼吸中枢。有抽搐发作者，应给予抗癫痫药治疗。烦躁患者在排除颅内高压进展、气道梗阻、排便困难等前提下，给予镇静药。

第三节 脑 疝

一、解剖学基础

颅腔被小脑幕分成幕上腔及幕下腔，幕下腔容纳脑桥、延髓及小脑。幕上腔又被大脑镰分隔成左右两分腔，容纳左右大脑半球。由于两侧幕上分腔借大脑镰下的镰下孔相通，所以两侧大脑半球活动度较大。中脑在小脑幕切迹裂孔中通过，其外侧面与颞叶的钩回、海马回相邻。发自大脑脚内侧的动眼神经越过小脑幕切迹走行在海绵窦的外侧壁直至眶上裂（图 17-2）。颅腔与脊髓腔相连处的出口称为枕骨大孔。延髓下端通过此孔与脊髓相连。小脑蚓锥体下部两侧的小脑扁桃体位于延髓下端的背面，其下缘与枕骨大孔后缘相对（图 17-3）。

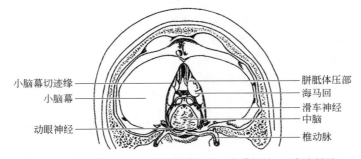

图 17-2 小脑幕切迹处局部解剖关系（由幕下向上看时所见）

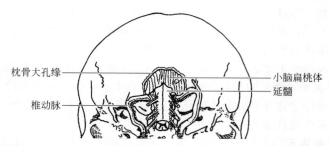

图 17-3　枕骨大孔处的局部解剖关系（由颅外向颅内观察，硬脑膜和寰枢椎已去除）

　　脑组织在压力梯度驱使下，被挤入小脑幕裂孔、枕骨大孔、大脑镰下间隙等生理性间隙或病理性孔道中，导致脑组织、血管及脑神经等重要结构受压，从而出现一系列临床综合征，称为脑疝（brain hernia）。

二、病因及分类

　　常见病因有：①各种颅内血肿，如硬膜外血肿、硬膜下血肿及脑内血肿；②大面积脑梗死；③颅内肿瘤；④颅内脓肿、颅内寄生虫病及各种肉芽肿性病变；⑤医源性因素，如对颅内压增高患者进行腰椎穿刺，使颅腔和脊髓蛛网膜下腔压力差增大，进而促发脑疝。

　　可以根据移位的脑组织或其通过的硬脑膜间隙/孔道，对脑疝进行命名。常见的脑疝（图 17-4）有：①颞叶钩回疝或小脑幕切迹疝，为颞叶海马回、钩回通过小脑幕切迹被推移至幕下；②小脑扁桃体疝或枕骨大孔疝，为小脑扁桃体及延髓经枕骨大孔推挤向椎管内；③扣带回疝或大脑镰下疝，一侧半球的扣带回经镰下孔被挤入对侧。

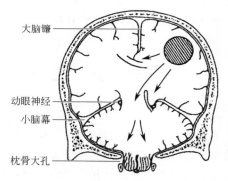

图 17-4　大脑镰下疝（上）、小脑幕切迹疝（中）和枕骨大孔疝（下）示意图

三、病理学

　　当小脑幕切迹疝发生时，移位的脑组织疝入小脑幕切迹下方，脑干受压移位。由于同侧的大脑脚受到挤压而造成病变对侧偏瘫，同侧动眼神经受到挤压可产生动眼神经麻痹症状。移位的钩回、海马回可将大脑后动脉挤压于小脑幕切迹缘，导致枕叶皮层缺血坏死。发生枕骨大孔疝时，延髓直接受压，患者可迅速出现呼吸骤停。脑疝发生时，脑脊液循环通路进一步受阻，加剧了颅内压增高，形成恶性循环，使病情迅速恶化。

四、临床表现

　　不同类型的脑疝各有其临床特点，在此仅简述小脑幕切迹疝及枕骨大孔疝的临床表现。

　　1. 小脑幕切迹疝　①颅内压增高的症状：表现为剧烈头痛，与进食无关的频繁呕吐。头痛程度进行性加重伴烦躁不安。急性脑疝患者视神经乳头水肿可无。②瞳孔改变：病初由于患侧动眼神经受刺激导致患侧瞳孔变小，对光反射迟钝，随着病情进展患侧动眼神经麻痹，患侧瞳孔逐渐散大，直接和间接对光反射均消失，并有患侧上睑下垂、眼球外斜。如果脑疝进行性恶化，影响脑干血供时，由于脑干内动眼神经核功能丧失可致双侧瞳孔散大，对光反射消失，此时患者多已处于濒死状态。③运动障碍：表现为病变对侧肢体的肌力减弱或麻痹，病理征阳性。严重时可出现去大脑强直发作，这是脑干严重受损的信号。④意识改变：由于脑干内网状上行激动系统受累，患者随脑疝进展可出现嗜睡、浅昏迷至深昏迷。⑤生命体征紊乱：脑干内生命中枢功能紊乱或衰竭，可出现生命体征异常。表现为心率减慢或不规则、血压忽高忽低、呼吸不规则、大汗淋漓或汗闭，面色潮红或苍白。体温可高达 41℃ 以上或体温不升。最终因呼吸循环衰竭而致呼吸停止，血压下降，心脏停搏。

2. 枕骨大孔疝 由于脑脊液循环通路被堵塞，颅内压增高，患者剧烈头痛，频繁呕吐，颈项强直，强迫头位。生命体征紊乱出现较早，意识障碍出现较晚。因脑干缺氧，瞳孔可忽大忽小。由于位于延髓的呼吸中枢受损严重，患者早期可突发呼吸骤停而死亡。

五、治疗

脑疝是由于急剧的颅内压增高造成的，在作出脑疝诊断的同时应按颅内压增高的处理原则快速静脉输注高渗降颅内压药物，以缓解病情，争取时间。病因明确者，应尽快手术去除病因，如清除颅内血肿或切除脑肿瘤等。如难以确诊或病因难于去除时，可选用下列姑息性手术，以降低颅内高压和抢救脑疝。

1. 侧脑室外引流术 经额、枕部快速钻颅或锥颅，穿刺侧脑室并安置引流管，行脑脊液外引流，以迅速降低颅内压。

2. 脑脊液分流术 脑积水的病例可施行脑室-腹腔分流术（ventriculo-peritoneal shunt，V-P shunt），或侧脑室-心房分流术。导水管梗阻或狭窄者，可选用神经内镜下三脑室底造瘘术。

3. 减压术 小脑幕切迹疝时可采用颞肌下减压术；枕骨大孔疝时可采用枕下减压术。大面积脑梗死、重度颅脑损伤致严重脑水肿而颅内压增高时，可采用去骨瓣减压术。以上方法称为外减压术。开颅术中脑组织肿胀膨出，在排除颅内血肿的前提下，可切除失活组织或部分非功能区脑叶，以达到减压目的，称为内减压术。

同步练习

一、单项选择题

1. 颅内压增高的典型表现（　　）
   A. 头痛、呕吐、视神经乳头水肿　　　　　　　B. 昏睡、昏迷
   C. 瞳孔散大、对光反射消失　　　　　　　　　D. 头晕、猝倒
   E. 头皮静脉怒张

2. 急性颅内压增高时患者早期生命体征改变为（　　）
   A. 血压升高，脉搏变缓，脉压变小　　　　　　B. 血压升高，脉搏增快，脉压增大
   C. 血压降低，脉搏变缓，脉压变小　　　　　　D. 血压降低，脉搏增快，脉压变小
   E. 血压升高，脉搏变缓，脉压增大

3. 急性颅内压增高，有脑疝现象时，应立即使用的最佳药物时（　　）
   A. 25％山梨醇　　　　B. 20％甘露醇　　　　C. 50％葡萄糖
   D. 50％甘油　　　　　E. 激素

4. 枕骨大孔疝的临床表现不包括（　　）
   A. 昏迷　　　　　　　B. 呕吐　　　　　　　C. 颈项强直
   D. 双侧瞳孔大小多变　E. 尿崩

5. 小脑幕切迹疝最有意义的临床定位体征是（　　）

A. 患侧肢体活动减少或消失　　B. 对侧腹壁反射消失　　C. 患侧瞳孔散大

D. 对侧肢体腱反射亢进　　E. 患侧下肢病理反射阳性

二、简答题

简述颅内压增高的临床表现。

参考答案

一、单项选择题

　　1. A　2. E　3. B　4. E　5. C

二、简答题

　　答：①头痛；②呕吐；③视神经乳头水肿；④意识障碍及生命体征变化；⑤其他症状和体征：小儿患者可有头颅增大、头皮和额眶部浅静脉扩张、颅缝增宽或分离、前囟饱满隆起。

（杨少春）

第十八章　颅脑损伤

 内容精讲

第一节　概　述

★1. 颅脑损伤方式

（1）直接损伤

① 加速性损伤：相对静止的头部突然受到外力打击，头部沿外力的作用方向呈加速运动而造成的损伤，称为加速性损伤，例如钝器击伤。损伤部位主要发生在头部着力点，即着力伤（coup injury）。

② 减速性损伤：运动着的头部，突然撞在静止的物体后引起的损伤，称为减速性损伤，例如坠落或跌倒时头部被物体阻挡停止运动。此类损伤发生于着力部位，以及着力部位对侧的脑组织及血管，即对冲伤（contrecoup injury）。

③ 挤压性损伤：两个或两个以上不同方向的外力同时作用于头部，使颅骨变形造成的损伤，称为挤压性损伤，如车轮压轧和新生儿头颅产伤等。

（2）间接损伤

① 传递性损伤：坠落时双足或臀部着地，外力经脊柱传导至颅底引起颅底骨折和脑损伤。

② 挥鞭样损伤：外力作用于躯干，躯干突然加速时，头颅因惯性运动落后于躯干，在颅颈之间发生强烈的过伸或过屈，或先伸后又回跳性地过屈，有如挥鞭样动作，造成颅颈交界处延髓和脊髓连接部的损伤。

③ 胸部挤压伤：又称创伤性窒息，胸部受挤压致胸腔内压升高，经腔静脉逆行传递，使该静脉所属的上胸、肩颈、头面部皮肤和黏膜及脑组织发生弥散点状出血。

2. 颅脑损伤分类　根据颅脑损伤的轻重不一、受伤机制多样性、病理变化和疾病病程差异，来确定不同治疗措施，因此临床上需要有相适应的分类方法来指导医疗实践。目前，国际上较广泛运用的是格拉斯哥昏迷计分（Glasgow coma scale，GCS）法，分别对患者的运动、言语、睁眼反应进行评分（表18-1），作为判断病情的依据。并将颅脑外伤分成三种类型（表18-2）。

表 18-1　格拉斯哥昏迷计分

运动反应	计分	言语反应	计分	睁眼反应	计分
按吩咐动作	6	正确	5	自动睁眼	4
定位反应	5	不正确	4	呼唤睁眼	3
屈曲反应	4	错乱	3	刺痛睁眼	2

续表

运动反应	计分	言语反应	计分	睁眼反应	计分
过屈反应（去皮层）	3	难辨	2	不睁眼	1
伸展反应（去大脑）	2	不语	1		
无反应	1				

表 18-2　颅脑外伤的分型

分型	GCS 评分	昏迷时间
轻型	13～15 分	伤后昏迷时间＜20min
中型	9～12 分	伤后昏迷 20min～6h
重型	3～8 分	伤后昏迷＞6h 或伤后 24h 内意识恶化并昏迷＞6h

第二节　头皮损伤

头皮损伤均由直接外力造成，损伤类型与致伤物有关。钝器可造成头皮挫伤、不规则裂伤或头皮血肿，锐器损伤的伤口整齐，头发绞入机器则可引起头皮撕脱伤。观察头皮损伤情况，在颅脑损伤的诊治中有一定的帮助，因为：①头皮损伤的情况可判断受伤力度的性质和大小，头皮损伤的部位常是着力点，着力点的判断有助于推断脑损伤的部位；②头皮血供丰富，伤后极易失血，可导致患者尤其是儿童失血性休克；③头皮抗感染和愈合能力较强，但一旦感染，便有可能向深部蔓延，引起颅骨骨髓炎和颅内感染。

1. 头皮血肿

（1）皮下血肿　比较局限，无波动，周边较中心区更硬，易误诊为凹陷骨折，必要时行 CT 检查进行鉴别。可观察或伤后立即冰敷，短期内血肿可自行吸收。

（2）帽状腱膜下血肿　范围较大，可延及全头，不受颅缝限制，触之软，有明显波动，婴幼儿巨大帽状腱膜下血肿可引起贫血甚至休克。血肿较小者可加压包扎处理，血肿较大者，应严格皮肤消毒后穿刺抽吸，再行加压包扎，已有感染的血肿，需切开引流。

（3）骨膜下血肿　范围较大，但不超越颅缝，张力较高，可有波动。处理原则同帽状腱膜下血肿，但伴骨折者不宜强力加压包扎，以防硬脑膜外血肿。

2. 头皮裂伤　可由锐器或钝器伤所致。处理原则：①尽早清创缝合，即使伤后已 24h，无感染征象，仍可一期缝合。②术中应将伤口内的头发、泥沙等异物彻底清除；明显坏死污染的头皮应切除，但不可切除过多，以免缝合时产生张力。③清创时观察有无颅骨骨折或碎骨片，如发现脑脊液或脑组织外溢，应按开放性脑损伤处理。④术后予抗生素。

3. 头皮撕脱伤可导致失血性休克或疼痛性休克　处理原则：①若皮瓣部分脱离且血供尚好，则清创后原位缝合。②如皮瓣已完全脱落，但完整，无明显污染，血管断端整齐，且伤后未超过 6h，则清创后头皮血管（颞浅动、静脉或枕动、静脉）显微吻合，再全层缝合头皮。③如撕脱的皮瓣挫伤或污染不能再利用，而骨膜未撕脱，可取自体中厚皮片作游离植皮，或作转移皮瓣；若骨膜已遭破坏，颅骨外露，可先作局部筋膜转移，再植皮。④撕脱时间长，创面感染或经上述处理失败者，可先行创面清洁和更换敷料，待肉芽组织生长后再植皮。如颅骨裸露，还需做多处颅骨钻孔至板障层，待钻孔处长出肉芽组织后再植皮。

第三节　颅骨骨折

1. 颅盖骨折　颅盖骨折按形态分为线形骨折和凹陷骨折两种。

（1）线形骨折　线形骨折可伴有头皮损伤（挫裂伤、头皮血肿），仅靠触诊很难发现，需依赖 X 线或 CT 骨窗相检查。线形骨折本身不需要处理，但骨折线通过硬膜血管沟或静脉窦时，警惕硬脑膜外血肿发生的可能。

（2）凹陷骨折　触诊多可确定，小的凹形骨折易与头皮下血肿混淆，需 X 线或 CT 骨窗相鉴别，脑组织受压或挫伤，可出现相应的临床症状或局限性癫痫。凹陷骨折手术指征：①凹陷深度＞1cm；②位于脑重要功能区；③骨折片刺入脑内；④骨折引起瘫痪、失语等神经功能障碍或癫痫者。

2. 颅底骨折　常见颅底骨折及其临床表现见表 18-3。

表 18-3　常见颅底骨折及其临床表现

部位	受累颅骨	临床表现		
		出血	脑脊液漏	脑神经损害
颅前窝	额骨水平部、筛骨	鼻出血 熊猫眼征:骨折后在眼睑和球结膜下形成淤血斑	鼻漏:脑膜撕裂后脑脊液经额窦或筛窦再经鼻流出	嗅神经
颅中窝	蝶骨、颞骨	鼻漏:①血液经蝶窦流入上鼻道再经鼻孔流出。②骨折累及颞骨,血液沿咽鼓管进入鼻腔 耳漏:血液经中耳和破裂的鼓膜由外耳道流出	鼻漏 耳漏	面神经(最常见) 听神经 视神经 动眼神经 滑车神经 三叉神经 展神经
颅后窝	岩骨、枕骨基底部	Battle 征:乳突和枕下部可见皮下淤血 咽后壁黏膜下淤血	无	舌咽神经 迷走神经 副神经 舌下神经

颅底骨折可伤及颈内动脉，造成颈动脉-海绵窦瘘或鼻出血。

颅底骨折的治疗：①颅底骨折本身一般不需特殊处理。②可应用抗生素预防感染。③体位治疗，半卧位，头偏向患侧。④不堵塞或冲洗破口处，不做腰穿。⑤骨折片挫伤或血肿压迫视神经者行视神经管减压术，如脑脊液漏＞1 个月者手术修补漏口。

第四节　脑损伤

★1. 脑震荡

（1）临床表现和诊断　①短暂的意识障碍（＜30min）；②逆行性遗忘；③可有头痛、头晕、乏力等症状；④神经系统体征（-），CT 检查颅内无异常。

（2）治疗原则　卧床休息，酌用镇静、镇痛药物，消除恐惧心理。

★2. 脑挫裂伤

（1）临床表现　①意识障碍：最突出症状，伤后立即发生，与脑损伤轻重相关；②头痛、恶心、呕吐：最常见症状，可能与蛛网膜下腔出血、颅内压增高或脑血管运动功能障碍相关；③生命体征：警惕库欣反应；④局灶症状和体征：脑挫裂伤部位相应的神经功能障碍或体征。

（2）诊断　①临床表现：意识障碍＋局灶症状和体征＋头痛、恶心、呕吐；②头部 CT：局部脑组织内有高低密度混杂影，点片状高密度影为出血灶，低密度影则为水肿。

（3）治疗　①密切观察其生命体征、意识、瞳孔和肢体活动情况，必要时应作颅内压监测或及时复查 CT。②一般处理：抬高床头 15°～30°，对于昏迷病人，头偏一侧再取侧卧位或侧俯卧位。保持呼吸道通畅，营养支持，烦躁和癫痫处理，高热的处理，脑保护。③防止脑水肿或脑肿胀。④手术治疗指征：继发性脑水肿严重，脱水治疗无效，病情加重；颅内血肿清除后，颅内压无明显缓解，伤区脑组织继续水肿或肿胀，并除外颅内其他部位血肿；脑挫裂伤灶和血肿清除后，病情好转，转而又恶化出现脑疝。

★3. 弥漫性轴索损伤　脑弥漫性轴索损伤是头部遭受旋转外力作用时，因剪应力而造成的以颅中央区域脑内神经轴索肿胀断裂为主要特征的损伤，在重型颅脑损伤中占28%～50%，治疗困难，预后差。

（1）临床表现　①意识障碍：伤后即刻发生的长时间的严重意识障碍是弥漫性轴索损伤的典型临床表现。损伤级别愈高，意识障碍愈重。②瞳孔和眼球运动改变：部分患者可有单侧或双侧瞳孔散大，广泛损伤者可有双眼同向偏斜、向下凝视或双侧眼球分离等眼征。但此种改变缺乏特异性。

（2）诊断标准　①伤后持续昏迷（＞6h）；②CT示脑组织撕裂出血或正常；③颅内压正常但临床状况差；④无明确脑结构异常的伤后持续植物状态；⑤创伤后期弥漫性脑萎缩；⑥尸检见脑组织特征性病理改变。

4. 治疗　呼吸道管理、过度换气和吸氧、低温、钙拮抗剂使用、激素、脱水、巴比妥类药物使用等。治疗过程中，若病情恶化，及时复查CT，如发现颅内血肿或严重脑水肿，需立即手术，清除血肿或做减压术。

第五节　颅内血肿

★1. 硬脑膜外血肿　硬脑膜外血肿主要源于脑膜中动脉和静脉窦破裂以及颅骨骨折出血。

（1）临床表现　①意识障碍：进行性意识障碍为硬脑膜外血肿的主要症状，其变化过程与原发性脑损伤的轻重和血肿形成的速度密切相关；②颅内压增高：患者常有头痛、恶心、呕吐等颅压增高症状，伴有血压升高、呼吸和脉搏变慢等生命体征改变；③瞳孔改变；④神经系统体征：伤后立即出现的局灶神经功能障碍的症状和体征，系原发性脑损伤的表现。

（2）诊断　①头部受伤史，伤后当时清醒，随后昏迷，或出现有中间清醒（好转）期的意识障碍过程；②CT表现为颅骨内板与硬脑膜之间的双凸镜形或弓形高密度影（图18-1）。

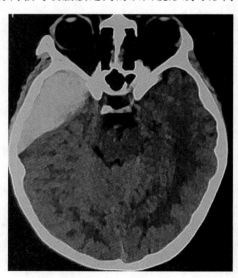

图 18-1　硬脑膜外血肿（CT，右颞部）

（3）治疗　①手术治疗指征：有明显颅内压增高症状和体征；CT 扫描提示明显脑受压的硬脑膜外血肿；小脑幕上血肿量＞30mL、颞区血肿量＞20mL、幕下血肿量＞10mL 以及压迫大静脉窦而引起颅高压的血肿。②非手术治疗指征：凡伤后无明显意识障碍，病情稳定，CT 扫描所示幕上血肿＜30mL，小脑幕下血肿＜10mL，中线结构移位＜1.0cm 者，可在密切观察病情的前提下，采用非手术治疗。

★2. 硬脑膜下血肿

（1）临床表现　①意识障碍：伴有脑挫裂伤的急性复合型血肿患者多表现为持续昏迷或昏迷进行性加重，亚急性或单纯型血肿则多有中间清醒期；②颅内压增高：血肿及脑挫裂伤继发的脑水肿均可造成颅内压增高，导致头痛、恶心、呕吐及生命体征改变；③瞳孔改变：复合型血肿病情进展迅速，容易引起脑疝而出现瞳孔改变；④神经系统体征：伤后立即出现的偏瘫等征象，系脑挫裂伤所致。逐渐出现的体征，则是血肿压迫功能区或脑疝的表现。

慢性硬脑膜下血肿进展缓慢，病程较长，多为 1 个月左右，可为数月。临床表现差异很大，大致分为三种类型：①以颅压增高症状为主，缺乏定位症状；②以病灶症状为主，如偏瘫、失语、局限性癫痫等；③以智力和精神症状为主，表现为头昏、耳鸣、记忆力减退、精神迟钝或失常。

（2）诊断　①头部外伤史，伤后即有意识障碍并逐渐加重，或出现中间清醒期，伴有颅内压增高症状，多表明有急性或亚急性硬脑膜下血肿；②急性硬脑膜下血肿 CT 表现为脑表面与颅骨之间有新月形高密度、混杂密度或等密度影（图 18-2），慢性硬脑膜下血肿 CT 表现为脑表面新月形或半月形低密度或等密度影（图 18-3）。

（3）治疗　急性和亚急性硬脑膜下血肿的治疗原则与硬脑膜外血肿类似；慢性硬脑膜下血肿患者凡有明显症状者，应手术治疗，且首选钻孔置管引流术。

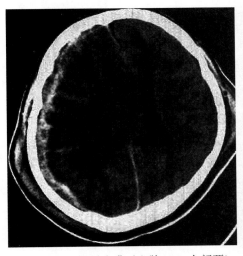
图 18-2　急性硬脑膜下血肿(CT,右额顶)

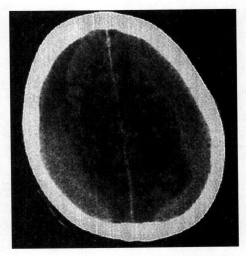
图 18-3　慢性硬脑膜下血肿(CT,双额顶)

★3. 脑内血肿　常与枕部着力时的额、颞对冲性脑挫裂伤同时存在。

（1）临床表现　脑内血肿与伴有脑挫裂伤的复合性硬脑膜下血肿的症状相似。

（2）诊断　①头部外伤史，伤后即有意识障碍并逐渐加重，伴有颅内压增高症状，多合并有急性硬脑膜下血肿；②CT 表现为脑挫裂伤区附近或脑深部白质内类圆形或不规则高密度影（图 18-4）。

（3）治疗　脑内血肿的治疗与硬脑膜下血肿相同，多采用骨瓣或骨窗开颅，在清除脑内血肿

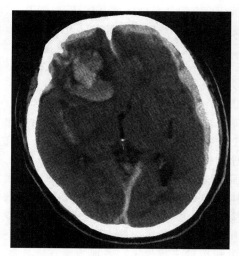

图 18-4　脑内血肿(CT,右额叶)

的同时清除硬脑膜下血肿和明显挫碎糜烂的脑组织。脑内血肿合并硬脑膜下血肿的患者预后较差,病情发展迅速者死亡率高达 50％左右。

颅内血肿临床表现、诊断与治疗见表 18-4。

表 18-4　颅内血肿临床表现、诊断与治疗

项目	硬脑膜外血肿	硬脑膜下血肿	脑内血肿
临床表现	意识障碍(中间清醒期) 颅内压增高 瞳孔改变 神经系统体征	意识障碍 颅内压增高 瞳孔改变 神经系统体征	与脑挫裂伤的复合性 硬脑膜下血肿症状类似
诊断	病史 CT:双凸透镜形或弓形高密度影	病史 CT:新月形高密度、混杂或低密度影(慢性)	CT:类圆形或不规则 高密度影
治疗	手术治疗,清除血肿 非手术治疗:幕上血肿<40mL, 幕下血肿<10mL,中线移位<1cm	手术治疗,钻孔引流术未行 CT 检查者,着力部位和对冲部 位均应钻孔	与硬脑膜下血肿相同

第六节　开放性颅脑损伤

1. 非火器性开放颅脑损伤

(1) 临床表现　①意识障碍;②脑局部症状;③生命体征改变;④脑脊液、脑组织外溢。

(2) 诊断　病史＋临床表现＋头部 CT 和 MRI。

(3) 治疗　①防治休克:迅速控制出血,补充血容量,纠正休克;②插入颅腔的致伤物的处理:评估并做好充分准备;③显露脑组织的保护;④清创手术。

2. 火器性颅脑损伤

(1) 临床表现　①意识障碍;②生命体征变化;③瞳孔变化;④脑局灶症状。

(2) 诊断　病史＋临床表现＋头部 CT。

(3) 治疗　①急救:包扎伤口,减少出血,有脑膨出时,注意保护;昏迷患者应取侧俯卧位,保持呼吸道通畅;抗休克治疗的同时迅速查明引起休克的原因。②早期清创。③其他治疗与

闭合性颅脑损伤相同。

同步练习

一、单项选择题

1. 关于头皮裂伤，下列哪项是错误的（　　　）

A. 创口有脑组织外溢，须立即缝合头皮，变开放为闭合损伤

B. 处置时着重检查有无颅骨和脑损伤

C. 尽早清创缝合

D. 清创时限放宽至 24h

E. 即使创口不大，出血也较多

2. 诊断颅底骨折最确切的依据是（　　　）

A. 头面部受暴力史　　　　B. 眼睑青紫　　　　C.X 线片示额骨线形骨折

D. 鼻出血　　　　E. 脑脊液鼻漏

3. 关于弥漫性轴索损伤，下列哪项是错误的（　　　）

A. 受伤当时立即出现的昏迷时间较长

B. 神志好转后，可因继发脑损伤而再次昏迷

C. 造成广泛的脑皮层损伤

D. 昏迷原因主要是皮层与皮层下中枢失去联系

E. CT 可见皮髓质交界处，胼胝体等区域有多个点状出血灶

4. 急性硬脑膜外血肿，最具特征性的表现是（　　　）

A. 中间清醒期　　　　B. 两侧瞳孔不对称　　　　C. 颅骨骨折线跨过脑膜中动脉沟

D. 进行性意识障碍　　　　E. 对侧肢体瘫痪或锥体束征阳性

5. 男性患者，27 岁。头部受伤后立即昏迷，5min 后清醒，3h 后再度昏迷，X 线发现颅骨线状骨折，且骨折线越过脑膜中动脉沟，提示为（　　　）

A. 脑挫伤　　　　B. 急性硬脑膜外血肿　　　　C. 急性硬脑膜下血肿

D. 外伤性脑内血肿　　　　E. 脑水肿

二、简答题

简述颅底骨折的临床表现和诊断依据。

参考答案

一、单项选择题

1.A　2.E　3.C　4.A　5.B

二、简答题

答：临床表现：①伤后逐渐出现皮下淤血。②鼻、口咽部出血和（或）脑脊液耳鼻漏。③颅神经损害症状、颅内积气等。

诊断主要靠临床表现。

（杨少春）

第十九章　颅内和椎管内肿瘤

 学习目标

1. **重点**　各类型颅内和椎管内肿瘤的主要临床表现、诊断及治疗。
2. **熟悉**　常见颅内和椎管内肿瘤的分类及外科治疗原则。

 内容精讲

第一节　颅内肿瘤

原发中枢神经系统肿瘤的年发病率为 16.5/10 万，其中近半数为恶性肿瘤，约占全身恶性肿瘤的 1.5%，以胶质瘤最为常见，约占中枢神经系统肿瘤的 40%。

1. 病因学　已知病因包括某些遗传综合病症临床表现的一部分和继发于放射治疗。潜在危险因素包括电磁辐射、神经系统致癌物、过敏性疾病和病毒感染等。胚胎发育中一些残留细胞或组织也可分化生长成肿瘤，如颅咽管瘤、脊索瘤和畸胎瘤等。

2. 病理学分类　2016 年 WHO 中枢神经系统肿瘤分类打破了完全基于组织形态学分类的百年诊断原则，参照血液/淋巴系统诊断体系，革新性地将肿瘤分子遗传学特征纳入病理学分类，建立了组织学病理诊断＋基因特征的"综合诊断"（integrated diagnosis）新模式，标准化的诊断术语如"弥漫星形细胞瘤-IDH 突变型""髓母细胞瘤-WNT 激活型"等。

3. 临床表现　因肿瘤的组织生物学特性、原发部位不同而异，以颅内压增高和神经功能定位症状为其共性。

（1）**颅内压增高**　原因包括肿瘤占位效应、瘤周脑水肿和脑脊液循环受阻所致脑积水。①头痛：肿瘤压迫、牵拉颅内疼痛敏感结构如硬脑膜、血管和脑神经等引起头痛。多表现为晨醒、咳嗽和大便时加重，呕吐后可暂时缓解。②呕吐：颅后窝肿瘤，尤其在儿童更常见，多清晨呈喷射状发作，系颅压增高或因肿瘤直接压迫呕吐中枢或前庭神经核引起。③视神经乳头水肿：可导致视力减退，最终可失明。瘤内出血可表现为急性颅内压增高，甚至发生脑疝。

（2）**定位症状**　神经功能缺损是肿瘤直接刺激、压迫和破坏脑神经的结果。①破坏性症状：因肿瘤侵及脑组织所致。中央前后回肿瘤可发生一侧肢体运动和感觉障碍；额叶肿瘤常有精神障碍；枕叶肿瘤可引起视野障碍；顶叶下部角回和缘上回可导致失算、失读、失用及命名性失语等；语言运动中枢受损可出现运动性失语。肿瘤侵及下丘脑时表现为内分泌障碍；四叠体肿瘤出现眼球上视障碍。小脑蚓部受累时肌张力减退及躯干和下肢共济运动失调，小脑半球肿瘤出现同侧肢体共济失调。脑干肿瘤表现为交叉性麻痹。②压迫症状：鞍区肿瘤可引起视力、视野障碍。海绵窦区肿瘤压迫Ⅲ、Ⅳ、Ⅵ和Ⅴ脑神经，患者出现眼睑下垂、眼球运动障碍、面部感觉减退等海绵窦综合征。患者早期出现的脑神经症状有定位价值。

（3）**癫痫**　脑肿瘤患者的癫痫（瘤性癫痫）发病率高达 30%～50%，缓慢生长的脑肿瘤（如低级别胶质瘤、脑膜瘤、胚胎发育不良性神经上皮肿瘤等）其癫痫发生率明显高于迅速生长的恶性脑肿瘤（如胶质母细胞瘤、转移瘤等）。瘤性癫痫的发生及发作类型与肿瘤部位有关，例如运动功能区胶质瘤癫痫发生率高达 90%，多为局灶性发作。长程视频脑电图监测到癫痫发作期的棘波、棘尖波具有诊断价值。

（4）老年和儿童颅内肿瘤特点　老年人脑萎缩，颅内空间相对增大，发生颅脑肿瘤时颅内压增高不明显，易误诊。老年以幕上脑膜瘤和转移瘤多见。儿童以发生于中线区的肿瘤多见，幕下以髓母细胞瘤和室管膜瘤常见，幕上以颅咽管瘤为多；常出现脑积水症状而掩盖肿瘤定位体征，易误诊为胃肠道疾病。

4. 诊断　包括定位诊断：肿瘤部位和周围结构关系；定性诊断：肿瘤性质及其生物学特性。需要与脑部炎症、变性或脑血管病等鉴别。

（1）头部 CT 和 MRI 扫描　颅骨 X 线平片检查已基本被 CT 和 MRI 扫描替代。根据颅脑肿瘤 CT 异常密度和 MRI 信号变化、脑室受压和脑组织移位、瘤周脑水肿范围、瘤组织及其继发改变，如坏死、出血、囊变和钙化等，可以确定肿瘤部位、大小、数目、血供、与周围结构解剖关系，对绝大部分肿瘤可做出定性诊断。功能 MRI 技术临床应用已日渐成熟，可揭示肿瘤与大脑皮层功能区以及皮质下传导纤维束的关系，但需注意，当肿瘤侵袭至邻近运动区（<4mm）时，基于功能 MRI 的定位结果可能不可靠。

（2）PET　利用发射正电子核素，测量组织代谢活性蛋白质的合成率、受体的密度和分布等，反映人体代谢和功能，可早期发现肿瘤，判断脑肿瘤恶性程度，尤其可诊断脑转移瘤并提示原发灶，鉴别原发中枢神经系统淋巴瘤与体部淋巴瘤脑转移。

（3）活检　立体定向或神经导航技术获取标本，行组织学检查，确定肿瘤性质，选择治疗方法。

5. 治疗

（1）药物抗癫痫治疗　①降低颅内压。②术前有癫痫病史者术后一般常规应用抗癫痫药物 3 个月，若无癫痫发作，且复查脑电图结果阴性可逐渐减量停药。对于术前无癫痫发作病史的幕上肿瘤患者无需预防性使用抗癫痫药，术后一般应用抗癫痫药 2 周，若无癫痫发作即可逐渐减量停药。

（2）手术治疗　切除肿瘤，降低颅内压和解除对脑神经的压迫。微骨窗入路（key-hole approach）、神经导航（neuronavigation）、术中磁共振、唤醒手术、术中电生理监测等微创神经外科（minimally invasive neurosurgery）技术，可实现在患者脑功能最小损伤前提下切除肿瘤。

（3）放射治疗　是多数恶性肿瘤切除术后的辅助治疗或少数特殊肿瘤的主要治疗手段。生殖细胞瘤和淋巴瘤对放射线高度敏感，垂体腺瘤、颅咽管瘤、脊索瘤、星形细胞瘤对放射线低度敏感。方法：①全、脑全脊髓照射，用于容易种植的髓母细胞瘤、生殖细胞肿瘤、胚胎性肿瘤。②瘤内放射治疗，将放射范围小的液体核素（^{32}P、^{198}Au 等）注入瘤腔，或将颗粒状核素植入瘤体内，依靠 γ 或 β 射线电离辐射作用杀伤肿瘤细胞，适用于部分囊性颅咽管瘤。③立体定向放射治疗（γ-刀，X-刀）。

（4）化学药物治疗　替莫唑胺是治疗胶质母细胞瘤和间变性星形细胞瘤的一线化疗药物，替莫唑胺同步放射治疗联合 6 周期辅助化疗是胶质母细胞瘤术后的标准化治疗方案。卡氮芥（BCNU）或环己亚硝脲（CCNU）、VP16、VM26 及铂类药物等常作为恶性胶质瘤的二线化疗药物。

一、弥漫性胶质瘤

2016 WHO 中枢神经系统肿瘤分类将星形细胞瘤和少突胶质细胞瘤统称为弥漫性胶质瘤（diffuse gliomas）。在所有脑肿瘤中，发病率最高、治疗最为复杂和难以治愈的是胶质瘤，年发病率为（5～8）/10 万，包括星形细胞瘤（WHO Ⅱ/Ⅲ 级）、少突胶质细胞肿瘤（WHO Ⅱ/Ⅲ 级）、胶质母细胞瘤（WHO Ⅳ 级）和儿童相关弥漫性胶质瘤。临床上习惯将 WHO Ⅱ 级胶质瘤称为低级别胶质瘤，将 WHO Ⅲ/Ⅳ 级称为高级别胶质瘤。

目前依据肿瘤特定遗传学特点对肿瘤进行分类，将 *IDH*（isocitrate dehydrogenase）突变和染色体 $1p/19q$ 缺失状态作为胶质瘤临床病理分型的重要构成部分。

肿瘤分子遗传学标志物与患者的生存预后和治疗反应关系密切。*IDH* 突变的胶质瘤生长相对缓慢，有更长的生存期；*IDH* 野生型的较低级别星形细胞瘤更容易进展为继发性胶质母细胞瘤，预后差。脑胶质瘤复发过程中 *PTPRZ1-MET* 融合基因发挥着重要作用，是继发性胶质母细胞瘤的一类特殊基因亚型，提示预后不良。O^6-甲基鸟嘌呤-DNA 甲基转移酶（MGMT）启动子甲基化预示烷化剂（替莫唑胺等）化疗敏感。某些具有内源性调控功能的非编码 RNA 的临床预后与预测价值逐渐引起重视，研究发现胶质瘤中微小 RNA 家族 microRNA-181 是预测预后的可靠分子标志物，提示替莫唑胺化疗敏感。

弥漫性胶质瘤都会复发，肿瘤复发后的治疗仍是医学难题。再手术仍然是最主要的治疗手段。

（一）低级别星形细胞瘤（WHO Ⅱ级）

主要发生于中青年，发病高峰是 25～45 岁。多位于大脑半球，以额叶、颞叶多见，顶叶次之，枕叶少见。星型细胞瘤生长缓慢，平均病史 2～3 年，病情呈缓慢进行性发展。癫痫常为首发症状，超过 50％以癫痫起病，75％患者有头痛。

1. 诊断　在 CT 上常表现为低密度脑内病灶，较均匀一致，占位效应不明显，瘤周无明显水肿；在 MRI 上，多呈长 T_1、长 T_2 信号，增强扫描后肿瘤一般不强化，与脑实质分界不清，少数可表现为囊性。

2. 治疗　手术是低级别星型细胞瘤的主要治疗措施，目前主张早期手术治疗。手术治疗目的是：①明确组织学和分子病理诊断；②缓解占位效应，改善症状；③降低瘤负荷，延缓生长；④预防肿瘤恶变。对于肿瘤未能完整切除或年龄大于 40 岁的患者，术后应辅助性放疗。

（二）高级别星形细胞瘤（WHO Ⅲ/Ⅳ级）

包括间变性星形细胞瘤和胶质母细胞瘤（glioblastoma，GBM），好发于中老年，前者中位发病年龄为 46 岁，后者为 56 岁。高级别胶质肿瘤生长迅速，病程短，间变肿瘤平均病程 15.7 个月，GBM 为 5.4 个月。患者主要表现为颅高压症状与局灶性神经症状，常见头痛、精神改变、肢体无力、呕吐等，癫痫发作相对少见。

GBM 是恶性程度最高的星形细胞瘤，根据发生学与临床过程不同可分为原发性与继发性。大多数 GBM 为原发性，主要的分子遗传学特征包括 *PTEN* 突变、*EGFR* 扩增和（或）超表达等。继发性 GBM 由 Ⅱ 级或 Ⅲ 级星形细胞瘤发生恶变而来，90％以上存在低度恶性前体肿瘤的临床过程，患者常较年轻（平均 40 岁），最主要的分子遗传学特征是 *IDH* 突变和 *TP*53 突变。

1. 诊断　在 CT 上呈低密度或不均一密度的混杂病灶，占位效应明显，伴有瘤周水肿；在 MRI 上 90％～95％呈明显不均匀强化，可伴囊变、出血，肿瘤形态不规则（图 19-1）。

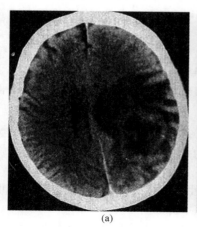
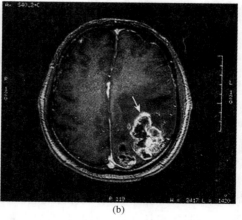

(a)　　　　　　　　　　(b)

图 19-1　左侧顶枕胶质母细胞瘤

（a）CT；（b）MRI

2. 治疗　高级别星形细胞瘤的治疗模式是手术联合术后辅助放疗（和）化疗的综合治疗。手术原则是保留重要神经功能前提下最大程度切除肿瘤。手术目的在于瘤细胞减容、缓解占位效应和明确组织学和分子病理诊断。新诊断的间变性胶质瘤标准化的治疗方案是手术切除加放疗，可根据肿瘤 MGMT 甲基化的状态考虑是否给予替莫唑胺化疗。GBM 的标准化的治疗方案是手术切除加放疗和替莫唑胺同步化疗。

（三）少突胶质细胞肿瘤（WHO Ⅱ/Ⅲ级）

少突胶质细胞肿瘤（oligodendroglial tumors）占神经上皮肿瘤的 25%～33%，根据 2016 WHO 分类，少突胶质细胞瘤的确诊需要 IDH 突变和 $1p/19q$ 联合缺失同时存在。发病高峰 30～40 岁，男性多于女性为 3∶2。肿瘤生长较缓慢，平均病程 4 年，常以癫痫为首发症状，病程中 85% 的患者有癫痫发作。

少突胶质细胞瘤最显著的影像学特征是钙化，见于约 90% 的病例。肿瘤有浸润性生长倾向，呈灰红色，质地柔韧，与正常脑组织界限较清楚。

少突胶质细胞肿瘤对化疗敏感，因此推荐的治疗方案是手术切除加化疗的联合治疗。如果肿瘤发生间变可给予放疗。常用的化疗方案有：①PCV（丙卡巴肼＋洛莫司汀＋长春新碱）；②替莫唑胺单药化疗。

二、脑膜瘤

脑膜瘤（meningioma）占颅内原发肿瘤 14.4%～19.0%，系脑外肿瘤，通常为良性，起源于蛛网膜。平均高发年龄 45 岁，男女比为 1∶1.8，儿童少见，60%～70% 位于矢状窦旁、大脑凸面、蝶骨和鞍结节。多发脑膜瘤占 8%，常见于神经纤维瘤患者。恶性脑膜瘤较少见，呈浸润性生长，与脑组织界限不清，脑水肿严重，可转移至肺。CT 显示肿瘤密度均匀一致，可伴有钙化，有或无脑水肿，基底较宽，常附着在硬脑膜，增强扫描后肿瘤明显强化。MRI T_2 加权像可显示肿瘤和硬脑膜窦通畅情况，增强后可见"硬脑膜尾征"。脑血管造影（DSA）可了解肿瘤供血，术前栓塞供血血管可减少术中切除肿瘤时出血。

有症状脑膜瘤者应手术切除，完全切除肿瘤后大多数肿瘤可治愈，但有时难以全切。偶然发现无症状小脑膜瘤，尤其是高龄患者可定期 MRI 随访，不急于手术，某些肿瘤可能会逐渐停止生长。对于恶性脑膜瘤（WHOⅢ级）和复发的不典型脑膜瘤（WHOⅡ级）建议行放疗。

三、蝶鞍区肿瘤

（一）垂体腺瘤（pituitary adenoma）

为来源于腺垂体的良性肿瘤，占颅内肿瘤 10%～15%，尸检发现率高达 10%。起病年龄多为 30～50 岁，女性多于男性。垂体腺瘤绝大多数为良性，垂体腺癌罕见（占 0.1%～0.2%）。按照肿瘤体积可将垂体腺瘤分为垂体微腺瘤（直径<1cm）、大腺瘤（直径≥1cm）和巨大腺瘤（>4cm）。根据肿瘤是否侵犯海绵窦、神经、脑组织和鞍区骨质，可分为侵袭性垂体腺瘤和非侵袭性垂体腺瘤。

1. 临床分类　根据临床症状通常将垂体瘤分为两类：功能性（或分泌性，65%～85%）和无功能性（20%～35%）。根据分泌激素的不同，功能性腺瘤可分为：①催乳素细胞瘤（PRL 细胞腺瘤），为最常见类型，常出现女性停经溢乳综合征（Forbers-Albright syndrome），男性性功能障碍；②生长激素细胞瘤（GH 细胞腺瘤），导致成人肢端肥大症、儿童或青春期巨人症；③肾上腺皮质激素细胞腺瘤（ACTH 细胞腺瘤）；可导致库欣病；④促甲状腺激素细胞腺瘤（TSH 细胞腺瘤），可导致甲状腺功能亢进症，较为罕见。无功能性垂体腺瘤常无内分泌功能亢进的症状，包括促性腺激素细胞腺瘤和裸细胞细胞瘤等。

2. 临床表现　垂体腺瘤常因垂体或靶腺功能亢进或减退导致相应内分泌症状。垂体腺瘤体积较大时可产生占位症状，包括压迫视神经，可引起视力下降、视野缺损，膨胀性生长推挤硬膜引起头痛等。肿瘤内出血、坏死导致垂体卒中，患者出现突然头痛，视力急剧下降。

3. 影像学检查 MRI是诊断垂体腺瘤的首要方式，鞍区动态增强扫描有助于发现垂体微腺瘤。CT扫描可见蝶鞍扩大。

4. 垂体腺及靶腺功能检查 垂体功能检查包括PRL、GH、IGF1、TSH、FSH/LH和ACTH等；靶腺功能检查包括甲状腺功能、肾上腺皮质功能和性腺功能等。结合影像学检查可临床诊断垂体腺瘤。

5. 治疗

（1）多数垂体腺瘤首选手术治疗 手术指征包括：①非分泌性肿瘤体积较大引起占位症状；②垂体卒中；③溴隐亭治疗无效或药物副作用不能耐受的PRL细胞腺瘤；④GH细胞腺瘤；⑤ACTH细胞腺瘤；⑥伴脑脊液漏的垂体瘤。绝大部分垂体腺瘤可采用经鼻腔-蝶窦入路手术切除。

（2）药物治疗 PRL细胞腺瘤首选药物治疗。溴隐亭治疗可使90%的肿瘤体积缩小和PRL水平下降。垂体靶腺功能低下治疗原则是缺什么补什么，常用泼尼松、甲状腺素、睾酮类和女性激素等。

（3）放射治疗 因有引起垂体功能低下的风险，放射治疗常用于对不能手术切除的肿瘤，包括γ-刀、普通放疗和质子刀等。

（二）颅咽管瘤（craniopharygioma）

占颅脑肿瘤的2.5%～4%，一半发生在儿童，发病高峰5～10岁。颅咽管瘤发自颅咽管残余，在垂体结节部，即垂体茎鳞状上皮细胞，为良性肿瘤，多位于蝶鞍隔上。

肿瘤阻塞脑脊液通路常导致脑积水、颅内压增高；肿瘤影响垂体腺及下丘脑功能，表现为性发育迟缓、性功能减退；鞍上肿瘤多引起双颞偏盲，可有视神经乳头萎缩或水肿。CT扫描可发现肿瘤钙化和囊性变，钙化可见于几乎所有儿童患者和半数成人患者。MRI扫描可显示肿瘤与下丘脑、终板、垂体和颈内动脉关系。实验室检查见垂体腺、肾上腺皮质和甲状腺功能减退。

治疗和预后：手术治疗的目的是通过切除肿瘤达到解除肿瘤对视交叉及其他神经组织的压迫，解除颅内高压，但对下丘脑-垂体功能障碍则难以恢复。目前颅咽管瘤仍是手术死亡率较高的肿瘤，达5%～10%，多因下丘脑损伤所致。术后多需激素补充与替代治疗。放射治疗目前仍存在争议。虽然颅咽管瘤为良性肿瘤，不会发生恶性变，但治愈困难的特点使得它们表现为恶性肿瘤的生物学行为。

四、前庭神经施万细胞瘤

前庭神经施万细胞瘤（vestibule Schwannoma）源于前庭神经的Schwann细胞，发生在内听道段，临床习惯称为听神经瘤（acoustic neuroma），为良性，占颅内肿瘤8%～10%，年发病率约1.5/10万。40岁以下听神经瘤患者应注意排除神经纤维瘤病。

多以单侧高频耳鸣隐匿性起病，逐渐丧失听力。大多数肿瘤早期表现为同侧神经性听力下降、耳鸣和平衡障碍三联征。大型听神经瘤压迫脑干和小脑，堵塞脑脊液循环出现颅内压增高。薄层轴位MRI扫描可显示内听道圆形或卵圆形强化肿瘤（图19-2），大型肿瘤可囊变。CT扫描呈现内听道扩大呈喇叭口状，伴骨质破坏。

根据患者年龄、肿瘤大小、术前听力和脑神经受损情况制订治疗方案。患者高龄、肿瘤＜1.5cm，可密切观察听力变化，定期行影像学检查及听力检查，如肿瘤生长较快应手术。肿瘤＞2.5cm应力争全切。术中电生理监测有助于面神经的功能保护。高龄、全身状况差、肿瘤＜3.0cm或瘤内部分切除后，可考虑行立体放射治疗。

五、髓母细胞瘤

髓母细胞瘤（medulloblastoma）属胚胎性肿瘤，是儿童常见恶性肿瘤，占儿童颅内肿瘤

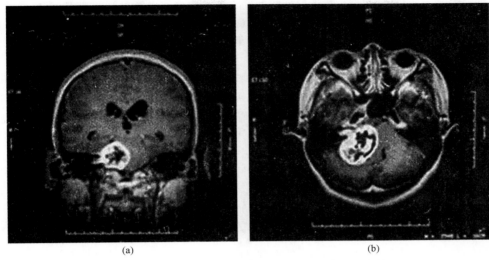

图 19-2　右听神经瘤 MRI 扫描显示内听道圆形肿瘤
(a) 冠状位；(b) 轴位

15％～20％，多在 10 岁前发病，男女比为 2∶1。肿瘤多起自小脑蚓部，位于第Ⅳ脑室顶，易引起梗阻性脑积水。5％的患者发生颅外、骨、淋巴结核肺转移。临床表现颅内压增高和共济失调。CT 和 MRI 扫描可见颅后窝中线实性肿瘤，MRI T_2 像为轻度高信号，肿瘤增强明显。手术尽量切除肿瘤，术后辅以放疗和化疗。根据肿瘤分子遗传学特征分为 4 型：WNT 激活型、SHH 激活型和数字命名的 3 型、4 型，不同亚型预后不同。WNT 激活型预后最好，3 型预后最差。

六、室管膜瘤

室管膜瘤（ependymoma）占颅内肿瘤的 1.2％～7.8％，近 70％发生于儿童。60％～70％位于幕下，肿瘤常起源于第Ⅳ脑室侵犯闩部，灰色似有边界，恶性程度较髓母细胞瘤低，但可通过脑脊液"种植"散播，预后差。患者多伴有颅内压增高、眩晕、共济失调。幕上肿瘤可能发生癫痫。如肿瘤起源于第Ⅳ脑室底，常伴脑积水。MRI T_1 加权像为混杂信号，T_2 加权像为显著高信号，有时 CT 可见钙化。室管膜瘤呈 RELA 融合基因阳性，是一类特殊基因型肿瘤，见于 70％的儿童幕上室管膜瘤，提示预后不良。室管膜下瘤（subependymoma）常发生脑室室管膜下胶质细胞，分化好，生长缓慢，预后较好。治疗应手术切除肿瘤，术后放射治疗。如脊髓转移应行全脊髓小剂量照射，5 年生存率 41％，儿童预后差，仅为 30％。

七、原发中枢神经系统淋巴瘤

原发中枢神经系统淋巴瘤（primary CNS lymphoma，PCNSL），占原发颅内肿瘤的 0.85％～2％，男性多于女性。好发于 50～60 岁左右的老年人，主要病理类型为弥漫大 B 细胞淋巴瘤（DLBCL），约占 90％。由于部分颅内淋巴瘤的发生与免疫缺陷有关，随着近年来进行器官移植后使用抗免疫治疗的增加和艾滋病患者的增多，原发颅内淋巴瘤的患者逐年增加，平均年龄也有降低的趋势。肿瘤主要位于深部脑白质、胼胝体、基底节及丘脑，可多发，易出现脑内播散。症状上以颅内压增高引起的头痛、呕吐和神经功能缺失较为常见，另外还可出现精神症状或者癫痫等。典型的 CT/MRI 表现常为均匀一致的增强病灶伴瘤周严重水肿。若考虑该诊断应采用活检明确肿瘤性质，首选甲氨蝶呤（MTX）为基础的联合化疗，不能耐受化疗或化疗后进展者需要及时采用放疗控制肿瘤的进展。

八、生殖细胞肿瘤

生殖细胞肿瘤（germ cell tumors，GCT）包括生殖细胞瘤（germinoma）和非生殖细胞瘤的生殖细胞肿瘤（NGGCT）两类，后者包括胚胎癌、绒毛膜癌、内胚窦瘤和成熟/未成熟畸胎瘤，除成熟畸胎瘤外均为恶性。该类肿瘤主要见于儿童，占儿童颅内肿瘤的 0.3%～15%，男性明显多于女性，为 3:1。多发生在间脑中线部位，松果体区和鞍上区分别占 51% 和 30%，8.5% 为多发，男性以松果体区多见，女性以鞍上区多见。

肿瘤压迫中脑顶盖可引起眼球上视不能，肿瘤位于鞍上区出现视力视野障碍、尿崩和垂体腺功能减退，导水管受压或阻塞侧脑室 Monro 孔可引起梗阻性脑积水、颅内压增高和共济失调。肿瘤位于基底节区，患者出现偏瘫、偏身感觉障碍等症状。与生殖细胞肿瘤相关的分子标志物主要有人绒毛膜促性腺激素（β-hCG）、甲胎蛋白（AFP）和胎盘碱性磷酸酶（PLAP）。应用免疫、基因、光疗及中药等方法治疗颅内肿瘤均在探索中。

生殖细胞瘤的治疗模式为静脉化疗与中等剂量放疗的联合，而 NGGCT 类恶性肿瘤需手术、放疗与化疗的综合治疗，成熟畸胎瘤手术完整切除后无需放化疗。单纯生殖细胞瘤的 10 年生存率在 90% 以上，胚胎癌、内胚窦瘤、绒毛膜癌的预后极差。

九、表皮样囊肿和皮样囊肿

表皮样囊肿（epidermoid cyst）和皮样囊肿（dermoid cyst）是先天性良性肿瘤，起源于椎管内外胚层的异位组织。表皮样囊肿占颅脑肿瘤 0.5%～1.5%，好发于桥脑小脑角、鞍上区，由鳞状上皮细胞层状排列，内含角蛋白、细胞碎片和胆固醇，囊肿破裂会出现无菌性脑膜炎。皮样囊肿占颅内肿瘤的 0.3%，内含皮肤附属器官如毛发和皮脂腺，有些可见成熟骨，多发生在儿童，肿瘤多位于中线如囟门、第 IV 脑室、鞍上区和椎管，出现相应临床症状。CT 表现肿瘤低密度，略高于脑脊液，不被强化，无脑水肿。MRI 扫描 T_1 加权像为不均匀低信号，T_2 加权像为与脑脊液相似的高信号。肿瘤全切可治愈，少数复发。表皮样囊肿刺激性强，会导致化学性脑膜炎，应尽量全切除，但不勉强切除囊壁以防损伤脑神经。

十、脊索瘤

脊索瘤（chordoma）占颅内肿瘤的 0.1%～0.5%，来源胚胎残留结构脊索组织，浸润性缓慢生长，好发于中枢神经中线骨性结构，50% 位于骶尾部，35% 位于颅底如斜坡、蝶鞍和岩骨尖，15% 在椎体。以 20～40 岁多见，男性为女性 2～3 倍。肿瘤有或无包膜，切面呈半透明、灰白色胶冻状，浸润破坏颅底骨及其附近的脑神经和脑实质。

大多数患者仅有头痛而无定位体征。肿瘤位于斜坡有后组脑神经功能障碍和脑干受压症状。CT 呈等密度或略高密度影，伴骨质破坏，瘤内可有残留骨片。MRI 可见骨组织为软组织所取代，呈不均匀信号，可增强。斜坡脊索瘤全切除困难，对放射治疗不敏感。手术加放射治疗可抑制肿瘤生长，大多数患者可生存 4～8 年。

十一、脑转移瘤

脑转移瘤（brain metastasis）入颅途径为血液，可单发或多发，80% 位于大脑中动脉分布区。肺癌、乳腺癌和黑色素瘤是脑转移瘤最常见的原发肿瘤类型，肉瘤脑转移少见。黑色素瘤、绒毛膜癌和支气管肺癌所致脑转移瘤常伴瘤内出血。15% 既往无肿瘤病史，以脑转移灶为首发症状。75% 脑转移瘤因肿瘤压迫出现肢体运动障碍或癌性脑膜炎。一半患者颅内压增高，表现嗜睡、淡漠。15% 患者发生癫痫。确定为脑转移瘤后要寻找原发病灶，伴颅内压增高单发病灶可手术切除，多发转移灶可采用全脑放射治疗或立体定向放射治疗。激素可减轻脑水肿。

十二、血管网织细胞瘤

血管网织细胞瘤（angioreticuloma）多见于后颅窝，占颅内肿瘤的 1.0%～2.5%。肿瘤为良性，边界清楚。70% 小脑病变为囊性合并瘤结节，结节富于血管呈红色，囊壁为小脑而非肿瘤组织。本病有家族聚集倾向，合并视网膜血管瘤，为 von Hipple-Lindau 病的一部分，可伴红细胞增多症。临床表现为颅内压增高和小脑体征。CT 扫描为低密度囊性或实性占位病变，增强扫描后肿瘤实质部分显著强化。MRI 可见瘤内实质部分流空，周围脑组织因含铁血黄素沉积而形成低信号区。脑血管造影可显示密集的血管团。实性肿瘤手术切除困难。术前栓塞肿瘤血管有助于手术切除。放射治疗可延缓肿瘤生长。

第二节　椎管内肿瘤

椎管内肿瘤包括发生于脊髓、神经根、脊膜和椎管壁组织的原发和继发性肿瘤，约占原发性中枢神经系统肿瘤的 15%。

1. 分类和病理　根据肿瘤与脊髓、硬脊膜的关系分为髓内肿瘤、髓外硬脊膜下肿瘤和硬脊膜外肿瘤（图 19-3），有的可呈哑铃形生长。

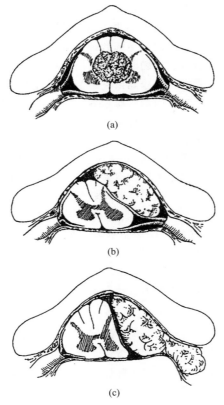

图 19-3　椎管内肿瘤三种部位
（a）髓内肿瘤；（b）髓外硬脊膜下肿瘤；（c）硬脊膜外肿瘤

（1）髓内肿瘤占 24%，星形细胞瘤和室管膜瘤各占 1/3，其他为海绵状血管畸形、皮样或表皮样囊肿、脂肪瘤、畸胎瘤等。

（2）髓外硬脊膜下肿瘤占 51%，绝大部分为良性肿瘤，最常见为脊膜瘤、神经鞘瘤、神经纤维瘤，少见为皮样囊肿、表皮样囊肿、畸胎瘤和由髓外向髓内侵入的脂肪瘤。

（3）硬脊膜外肿瘤占 25%，多为恶性肿瘤，起源于椎体或硬脊膜外组织，包括肉瘤、转移癌、侵入瘤和脂肪瘤，其他还有软骨瘤和椎体血管瘤。'

2. 临床表现　椎管内肿瘤的病程可分为根性痛期、脊髓半侧损害期、不全截瘫期和截瘫期四个期。临床表现与肿瘤所在脊髓节段，肿瘤位于髓内或髓外，以及肿瘤性质相关。

（1）根性痛　脊髓肿瘤早期最常见症状，原因是脊神经后根或脊髓后角细胞受刺激；脊髓感觉传导束受到刺激；硬脊膜受压或受牵张；体位改变牵拉脊髓。疼痛部位与肿瘤所在平面的神经分布一致，对定位诊断有重要意义。神经根痛常为髓外占位病变的首发症状，其中颈段和马尾部肿瘤更多见。硬脊膜外转移瘤疼痛最严重。

（2）感觉障碍　感觉纤维受压时表现为感觉减退和感觉错乱，被破坏后则感觉丧失。髓外肿瘤从一侧挤压脊髓移位，构成脊髓半侧损害综合征（Brown-Séquard's syndrome），表现为肿瘤平面以下同侧肢体瘫痪和深感觉消失，对侧痛温觉缺失。髓内肿瘤沿脊髓前、后中线生长对称压迫脊髓，一般不出现脊髓半侧损害综合征。

（3）肢体运动障碍及反射异常　肿瘤压迫神经前根或脊髓前角，出现支配区肌群下位运动元瘫痪，即肌张力低，腱反射减弱或消失，肌萎缩，病理征阴性。肿瘤压迫脊髓，使肿瘤平面以下的锥体束向下传导受阻，表现为上位运动神经元瘫痪，即肌张力高，腱反射亢进，无肌萎缩，病理征阳性。圆锥及马尾部肿瘤因只压迫神经根，故也出现下位运动神经元瘫痪。

（4）自主神经功能障碍　最常见膀胱和直肠功能障碍。肿瘤平面以下躯体少汗或无汗，T_2以上因睫状脊髓中枢受损还可以引起同侧霍纳综合征（Horner syndrome）。膀胱反射中枢位于腰骶节脊髓内，故腰骶节段以上肿瘤压迫脊髓时，膀胱反射中枢仍存在，膀胱充盈时可有反射性排尿；腰骶节段的肿瘤使反射中枢受损产生尿潴留，但当膀胱过度充盈后尿失禁。骶节以上脊髓受压时产生便秘，骶节以下脊髓受压时肛门括约肌松弛，发生大便失禁。

（5）其他　髓外硬脊膜下肿瘤出血导致脊髓蛛网膜下腔出血。高颈段或腰骶段以下肿瘤，阻碍脑脊液循环和吸收，导致颅内压增高。

3. 诊断　详尽询问病史，全身和神经系统查体，初步定位椎管内肿瘤所在脊髓节段。MRI扫描可清楚地显示肿瘤、脑脊液和神经组织，但对脊柱骨质显示不如 CT 和 X 线平片。CT 扫描见病变部位椎管扩大，椎体后缘受压破坏，椎管内软组织填充。脊髓血管造影可除外脊髓动静脉畸形。

4. 治疗　除患者全身状况差或已有广泛转移外，应及早手术治疗。髓外良性肿瘤全切除，神经功能恢复满意；分界清晰的髓内肿瘤如室管膜瘤、星形细胞瘤也可能全切肿瘤而保存脊髓功能；浸润性髓内肿瘤难以彻底手术切除，宜采取脊髓背束切开及椎管减压改善脊髓受压症状。放射治疗对某些恶性肿瘤有效，可以作为术后辅助治疗。

一、神经鞘瘤

神经鞘瘤最常见，占椎管内良性肿瘤一半，起源于神经根鞘膜。神经鞘瘤以胸段最常见。大部分起源于脊神经后根，呈纺锤状。本病发展缓慢，瘤内囊变或出血可呈急性发病。首发症状多为神经根性疼痛；从远端开始肢体运动障碍；肿瘤水平附近有皮肤过敏区和括约肌功能障碍。

脊柱 X 线平片可见椎弓破坏，椎弓根间距加宽，椎间孔扩大。CT 可显示瘤内钙化影，增强扫描瘤体强化。MRI 肿瘤呈长 T_1 长 T_2 信号，T_1 加权像肿瘤呈低信号，T_2 加权像肿瘤呈高信号，瘤体与脊髓分界清楚。一旦确诊均应手术治疗，手术效果好。

二、脊膜瘤

脊膜瘤占椎管内肿瘤 10％～30％，85％位于髓外硬脊膜下，胸段好发。瘤体小而质地硬，具有完整的包膜，基底在硬脊膜，瘤体血运丰富，通常单发，少数可多发或恶性变。发病年龄 20～50 岁，女性多于男性。

临床表现与神经鞘瘤相似，神经根性痛或束性疼痛、从足部逐渐向上发展的肢体麻木及锥体束征阳性。脊椎 X 线平片可见局限性椎弓根变形和骨质变薄，椎体后缘凹陷，椎弓根距离增宽和椎间孔扩大，CT 扫描瘤体呈等密度或稍高密度，可被均匀增强。MRI 扫描肿瘤 T_1 加权像等信号，T_2 加权像高信号。手术切除效果好。马尾区脊膜瘤少见，易恶变，应广泛切除受侵硬脊膜。

三、室管膜瘤

脊髓内室管膜瘤好发于 30～60 岁，男性多见。肿瘤起源于脊髓中央管的室管膜细胞，好发于颈段脊髓和圆锥终丝部。肿瘤有假包膜，质地柔软，巨大肿瘤可突破脊髓表面。瘤体上下两极的中央管常膨大形成囊肿或脊髓空洞。

室管膜瘤生长缓慢，病史长，首发症状以单侧或双侧肢体疼痛最多见，可为灼痛、刺痛等；以后出现感觉异常、运动障碍及括约肌功能障碍。MRI 扫描 T_1 加权像肿瘤边界清楚，信号高于正常脊髓。

包膜完整的肿瘤可以手术全切。手术切除后可辅助放射治疗。相较颅内室管膜瘤，预后良好。

四、星形细胞瘤

星形细胞瘤常见发病年龄 30～60 岁，男∶女为 1.5∶1。肿瘤可发生于脊髓各个节段，胸段最多见，其次为颈段；75％恶性程度较低。瘤体无包膜，分界不清，可发生囊变。MRI 扫描可见肿瘤部位脊髓增粗，肿瘤信号高于邻近脊髓。肿瘤呈浸润性生长，难以全切。手术切除高颈段肿瘤应慎重。一般不宜缝合硬脊膜，以充分减压。对高级别星形细胞瘤术后应放射治疗。

五、转移瘤

大多数椎管内转移瘤位于硬脊膜外，10％癌症患者可发生椎管内转移。原发灶多为肺、前列腺、乳腺和肾的癌肿。以胸段多见，其次为腰段。转移途径为血管或淋巴系统；椎旁肿瘤可经椎间孔侵入椎管，也可直接转移至脊柱。95％患者以局部根性痛或牵扯痛为首发症状，疼痛剧烈，卧床时背痛是此类肿瘤典型表现。

脊柱 X 线平片显示椎弓破坏，椎间孔扩大。CT 扫描可见硬脊膜外软组织低密度影向内压迫脊髓，向外累及椎管壁；邻近椎体溶骨性骨破坏和椎间孔狭窄。MRI 扫描肿瘤为长 T_1、长 T_2 信号。应积极寻找原发灶。治疗目的是缓解疼痛，维持脊柱稳定性，保护括约肌和行走功能。放射治疗可单独或术后应用，照射范围应包括肿瘤上下两个节段。双膦酸盐是治疗骨转移的有效药物。此外，根据肿瘤性质可选择化学药物治疗。

六、表皮样囊肿和皮样囊肿

表皮样囊肿和皮样囊肿可发生在椎管的任何节段，绝大部分肿瘤位于 T_9 以下，多发生在髓外硬脊膜下，约 1/3 发生在硬脊膜外。患者常合并有脊柱裂和皮肤窦道。MRI 显示表皮样囊肿为稍短 T_1 的较均匀高信号影；皮样囊肿为等 T_1 信号且较均匀，常伴有脊柱裂、脊柱椎体异常等。手术应尽可能全切囊壁及囊内容物。不宜勉强全切与脊髓或神经根粘连过紧的囊壁，以免损伤神经组织。

七、畸胎瘤

畸胎瘤多见于骶尾部，有包膜，表面不规整，与周围组织粘连，肿瘤内可见三个胚叶组织，可囊变、出血及坏死。一般为良性，少数恶性畸胎瘤可转移至身体其他部位。采取手术治疗。

➤➤ 同步练习 ➤➤

一、单项选择题

1. 颅内肿瘤中最多见的是（　　　）

　　A. 转移瘤　　　　　　　　B. 脑膜瘤　　　　　　　　C. 神经上皮性肿瘤

　　D. 垂体腺瘤　　　　　　　E. 胆脂瘤

2. 神经胶质瘤占全部颅内肿瘤的（　　　）

　　A. 10％～15％　　　　　　B. 20％～30％　　　　　　C. 40％～50％

D. 60%～70%　　　　　　　E. 70%～80%

男性，30 岁，头痛，时有呕吐，逐渐加重 1 个月，近期嗜睡，反应迟钝，时有头晕、猝倒，无头部外伤及急性外伤史，血压正常。检查见视神经乳头水肿，血常规、红细胞沉降率正常。

3. 初步的临床诊断应考虑为（　　）

　　A. 颅脑损伤　　　　　　　B. 颅内肿瘤　　　　　　　C. 颅内感染

　　D. 急性脑痛　　　　　　　E. 椎动脉型颈椎病

4. 根据以上的初步诊断，其首选的辅助检查应是（　　）

　　A. 头颈 X 线摄片　　　　　B. 腰椎穿刺　　　　　　　C. 脑血管造影

　　D. 脑 CT　　　　　　　　　E. 脑 MRI

5. 根据以上的检查结果，最重要的治疗是（　　）

　　A. 降低颅压　　　　　　　B. 药物镇静治疗　　　　　C. 手术治疗

　　D. 抗炎治疗　　　　　　　E. 吸氧治疗

二、简答题

颅内肿瘤的主要临床表现是什么？

参考答案

一、单项选择题

　　1. C　2. C　3. B　4. D　5. C

二、简答题

　　答：颅内肿瘤的主要临床表现以颅内压增高和神经功能定位症状为共性。

　　（1）颅内压增高三主征　①头痛：晨醒、咳嗽和大便时加重，呕吐后可暂时缓解。头痛程度随病情进展逐渐加剧。②呕吐：恶心、喷射性呕吐，幕下肿瘤（颅后窝），尤其在儿童更常见，出现较早且严重。③视神经乳头水肿：颅内压增高的重要客观体征，中线及幕下肿瘤出现较早，晚期患者最终可失明。

　　（2）定位症状（局灶性表现）　表现为神经功能缺损症状，包括破坏性症状及压迫症状如偏瘫、失语、感觉障碍等。最早出现的脑神经症状具有定位意义。

（杨少春）

第二十章　颅内和椎管内血管性疾病

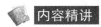学习目标

1. 重点　蛛网膜下腔出血的临床表现、诊断方法、治疗原则；动脉瘤的临床表现、手术治疗；动静脉畸形的临床表现、手术治疗方法；脑底异常血管症、颈动脉海绵窦瘘、缺血性和出血性脑卒中的诊断和治疗；脑卒中的手术适应证、颈动脉内膜切除术的手术适应证。

2. 熟悉　蛛网膜下腔出血的病因；动脉瘤的分类；血管畸形分类；脑底异常血管网症的病理。颈动脉海绵窦瘘的发病机制；缺血性脑卒中的发病机制；出血性脑卒中的常见部位。

3. 了解　动脉瘤的发病机制、病理；血管畸形、脑底异常血管网症、缺血性和出血性脑卒中的病因；颈动脉海绵窦瘘的病因。

内容精讲

第一节　自发性蛛网膜下腔出血

蛛网膜下腔出血（subarachnoid hemorrhage，SAH）是由各种病因引起颅内和椎管内病变血管突然破裂，血液流至蛛网膜下腔的统称，分为自发性和外伤性两类。本节仅讲述自发性蛛网膜下腔出血。

1. 病因　常见原因：颅内动脉瘤和脑（脊髓）血管畸形；少见原因：动脉硬化、烟雾病、颅内肿瘤卒中、血液病、动脉炎、脑炎、脑膜炎及抗凝治疗的并发症。

★**2. 临床表现**

（1）出血症状　突然剧烈头痛、眩晕、项背痛或下肢疼痛；半数患者出现一过性意识障碍，严重者昏迷甚至死亡；20%患者出血后有抽搐发作；脑膜刺激征阳性。

（2）脑神经损害　颈内动脉-后交通动脉、基底动脉顶端和大脑后动脉动脉瘤可造成同侧动眼神经麻痹。

（3）偏瘫　动脉瘤出血累及运动区皮质及其传导束，患者出现偏瘫。

（4）视力视野障碍　蛛网膜下腔出血沿视神经鞘延伸，眼底检查可见玻璃体膜下片块状出血。出血量过多血液浸入玻璃体内，引起视力障碍。巨大动脉瘤压迫视神经或视放射时，患者出现双颞偏盲或同向偏盲。

（5）其他　约1%颅内动静脉畸形和动脉瘤可出现颅内杂音。部分蛛网膜下腔出血发病后数日可有低热。

★**3. 诊断方法**

（1）头部CT　急性SAH后第1周内CT显示最清晰，显示脑沟与脑池密度增高。

（2）头部MRI　SAH后24～48h内不敏感（高铁血红蛋白过少），4～7天后敏感性增加（对亚急性SAH，10～20天效果佳）。

（3）数字减影血管造影（DSA）　DSA可帮助发现SAH病因，确定动脉瘤大小、部位，单发或多发，有无血管痉挛，动静脉畸形的供应动脉和引流静脉，以及侧支循环情况。

（4）腰椎穿刺　CT已确诊的SAH患者不需再作腰椎穿刺，SAH伴有颅内压增高时可能诱

发脑疝。在 CT 诊断不明确时，可做腰椎穿刺抽取少量脑脊液明确是否有 SAH，但有诱发动脉瘤再破裂的可能，应谨慎进行。

4. 鉴别诊断 自发性蛛网膜下腔出血的鉴别诊断见表 20-1。

表 20-1 自发性蛛网膜下腔出血鉴别诊断

	动脉瘤	动静脉畸形	动脉硬化	烟雾病	脑瘤卒中
发病年龄	多见于 40～60 岁	多见于 35 岁以下	多见于 50 岁以上	多见于儿童或中年	多见于 30～60 岁
出血前症状	无症状或脑神经麻痹	癫痫发作	高血压史	肢体麻木	颅压高和病灶症状
血压	正常或增高	正常	增高	正常	正常
复发出血	常见且有规律	年出血率 2%	可见	可见	少见
意识障碍	较严重	较重	较重	有轻有重	较重
脑神经麻痹	Ⅱ～Ⅵ脑神经	无	少见	少见	颅底肿瘤可见
偏瘫	少见	较常见	多见	常见	常见
眼症状	可见玻璃体出血	可有同向偏盲	眼底动脉硬化	少见	可有视神经乳头水肿
CT 检查	蛛网膜下腔高密度	增强可见 AVM 影	脑萎缩或脑梗死灶	脑室出血铸型或脑梗死灶	增强可见脑肿瘤影
脑血管造影或 CTA	动脉瘤和血管痉挛	AVM	脑动脉粗细不均	脑底动脉异常血管网形成	有时可见肿瘤染色

为便于判断病情，选择造影和手术时机，评价疗效，常采用 Hunt-Hess 蛛网膜下腔出血分级（表 20-2），如果合并严重的全身性疾病（例如高血压、糖尿病、严重动脉硬化、慢性阻塞性肺疾病）或血管造影发现严重血管痉挛者，加 1 级。

表 20-2 Hunt-Hess 蛛网膜下腔出血分级

分 级	症状及体征
0	未破裂的动脉瘤
1	无明显症状，或仅有轻度头痛及颈项强直
1a	无急性脑膜/脑反应，但有固定的神经功能缺失
2	中至重度头痛，伴有颈项强直或脑神经麻痹
3	意识障碍，嗜睡或混乱，伴有轻度定向障碍
4	昏迷，中等至重度偏瘫，早期去大脑强直
5	深昏迷，去大脑强直，濒死表现

★5. 治疗原则

（1）一般治疗 绝对卧床休息，止痛、镇静、通便、降压。

（2）病因治疗 尽早进行。

第二节 颅内动脉瘤

颅内动脉瘤（intracranial aneurysm）系颅内动脉壁的囊性膨出，是蛛网膜下腔出血首位病因，好发于 40～60 岁中老年人。

1. 病因　动脉瘤病因尚不完全清楚。目前主要有：动脉壁先天缺陷学说、动脉壁后天性退变学说、遗传、感染、头部外伤等。

2. 病理　组织学检查可见动脉瘤壁仅存一层内膜，缺乏中层平滑肌组织，弹性纤维断裂或消失。

3. 分类　依动脉瘤位置分为：①颈内动脉系统动脉瘤，占90％；②椎基底动脉系统动脉瘤，占10％。依动脉瘤大小分为：①小型，直径<0.5cm；②一般型，直径为0.6～1.5cm；③大型，直径为1.6～2.5cm；④巨型，直径>2.5cm。

★4. 临床表现

（1）动脉瘤破裂出血症状　中、小型动脉瘤未破裂出血，临床无任何症状，称为未破裂动脉瘤。动脉瘤一旦破裂表现为SAH表现。

（2）局灶症状　取决于动脉瘤部位、毗邻解剖结构及动脉瘤大小。动眼神经麻痹常见于颈内动脉-后交通动脉瘤和大脑后动脉动脉瘤。大脑中动脉瘤出血形成血肿，患者可出现偏瘫和（或）失语。巨型动脉瘤压迫视路，患者有视力视野障碍。

★5. 诊断

（1）CT　出血急性期CT确诊SAH阳性率极高，根据出血部位初步判断破裂动脉瘤位置。

（2）MRI　MRI扫描优于CT，MRA可提示动脉瘤部位，用于颅内动脉瘤筛选。

（3）经股动脉插管全脑血管造影　对判明动脉瘤位置、数目、形态、内径、血管痉挛和确定手术方案都十分重要。Hunt-Hess 3级以下患者，应及早行脑血管造影，3级及其以上患者待病情稳定后再行造影检查。及早造影明确诊断，尽快手术夹闭动脉瘤，可以防止动脉瘤再次破裂出血。首次造影阴性，可能因脑血管痉挛动脉瘤未显影，高度怀疑动脉瘤者，应在3个月后重复造影。

★6. 治疗　颅内动脉瘤应手术治疗。

（1）手术时机　Hunt-Hess 1、2级患者，应争取急诊手术（出血后3日内），3级及其以上患者需待病情好转后再进行手术。

（2）围术期治疗　绝对卧床休息，镇静、降压、通便、解痉、抗纤溶等。

（3）手术方法　动脉瘤颈夹闭术可彻底消除动脉瘤，保持动脉瘤的载瘤动脉通畅。动脉瘤孤立术是在动脉瘤的两端夹闭载瘤动脉，在未能证明脑的侧支供血良好情况下应慎用。必要时可行孤立术远端瘤动脉血管搭桥术。动脉瘤包裹术疗效不肯定。高龄、病情危重或不接受手术的患者，可选血管内治疗。术后均应复查脑血管造影证实动脉瘤是否消失。

第三节　颅内和椎管内血管畸形

颅内和椎管内血管畸形（vascular malformations）属先天性中枢神经系统血管发育异常，分为四种类型：①动静脉畸形（arteriovenous malformation，AVM）；②海绵状血管畸形（cavernous malformation，CM）；③毛细血管扩张（telangiectasia）；④静脉畸形（venous malformations，VM），以动静脉畸形最常见。

一、颅内动静脉畸形

颅内动静脉畸形是由一支或几支发育异常供血动脉、引流静脉形成的病理脑血管团，小型AVM不及1cm，巨大AVM可达10cm。可位于脑组织任何部位，大脑半球AVM多呈楔形，其尖端指向侧脑室。

★1. 临床表现

（1）出血　30％～65％的AVM首发症状是出血，出血好发年龄20～40岁。

（2）癫痫　额、颞部AVM的青年患者多以癫痫为首发症状。

（3）头痛　头痛可能与供血动脉、引流静脉以及静脉窦扩张有关，或因 AVM 小量出血、脑积水和颅内压增高有关。

（4）神经功能缺损　患者进行性神经功能缺损，运动、感觉、视野以及语言功能障碍。个别患者可有头部杂音或三叉神经痛。

（5）儿童大脑大静脉畸形　也称大脑大静脉动脉瘤，可以导致心力衰竭和脑积水。

★2. 诊断

（1）CT 增强扫描　AVM 表现为混杂密度区，大脑半球中线结构无移位。在出血急性期，CT 可以确定出血量、部位以及脑积水。

（2）MRI　MRI 扫描 AVM 表现为流空现象，显示畸形血管团与脑的解剖关系，为切除 AVM 选择手术入路提供依据。MRA 和 CTA 可供筛查患者使用。

（3）全脑血管造影　可了解畸形血管团大小、范围、供血动脉、引流静脉以及血流速度。

（4）脑电图　大脑半球病灶区 AVM，脑电图检查可见慢波或棘波。

★3. 治疗

（1）手术切除　是治疗 AVM 最佳方法，手术可切除部位的 AVM 均应行开颅手术切除，消除出血的隐患。AVM 出血、准备 AVM 手术，应在开颅前完成脑血管造影。手术切除巨大 AVM 时，手术中和手术后会发生脑急性膨出或脑出血，称为正常灌注压突破（normal perfusion pressure breakthrough，NPPB），危险性极高，是手术治疗巨大 AVM 的障碍。

（2）位于脑深部重要功能区如脑干、间脑等部位的 AVM，不适宜手术切除，可行血管内治疗，γ-刀治疗。

（3）尺寸<3cm 或手术后残存 AVM，可考虑血管内治疗、γ-刀治疗，使畸形血管形成血栓而闭塞。但在治疗期间仍有出血可能。

各种治疗后都应复查脑血管造影，了解畸形血管是否消失。对残存的畸形血管团还需辅以其他治疗，避免再出血。

二、脊髓动静脉畸形

脊髓动静脉畸形主要为 AVM，其次为海绵状血管畸形。按 AVM 所在部位可分为三组：颈段、上胸段和下胸-腰-骶段，以后者常见。

★1. 临床表现

（1）脊髓受压　压迫脊髓或神经根，出现病灶所在阶段躯体麻木和肢体肌力下降。

（2）出血　病灶血管破裂引起脊髓蛛网膜下腔出血或脊髓内血肿。患者以急性疼痛发病，疼痛部位与畸形所在脊髓节段相符合，改变体位可诱发疼痛。

（3）间歇性跛行，四肢力弱甚至瘫痪。

（4）括约肌障碍等症状临床也常见。

★2. 诊断

（1）MRI　AVM 为流空的血管影，有时为异常条索状等 T_2 信号。合并出血时病灶混有不规则点片状短 T_1 高强度信号。MRI 也可鉴别髓内海绵状血管畸形。

（2）脊髓血管造影　可显示 AVM 位置和阶段。

★3. 治疗　显微外科手术切除表浅局限的脊髓 AVM 和髓内海绵状血管畸形效果满意。对无症状的髓内海绵状血管畸形手术需慎重。AVM 范围广泛，可血管内治疗后再行手术切除。

第四节　脑底异常血管网症

脑底异常血管网症又称烟雾病（Moyamoya disease，MMD），因颈内动脉颅内起始段狭窄或闭塞，脑底出现异常血管网，因病理性血管网在脑血管造影形似烟雾而得名。

1. 病因　原发脑底异常血管网病因尚不清楚，可能与脑动脉先天发育不良，或与变态反应性炎症相关。脑动脉硬化、脑动脉炎和放射治疗后、钩端螺旋体脑动脉炎等也可出现脑底异常血管网症。

2. 病理类型　脑底动脉环主干动脉管腔狭窄或闭塞，脑底动脉及深穿支代偿性增生，交织成网，形成丰富的侧支循环，呈网状血管。同时颅内、外动脉广泛的异常沟通。增生的异常血管网管壁很薄，管腔扩张，可破裂出血。

★3. 临床表现

（1）脑缺血　多见于儿童和青少年，可反复发作。两侧肢体交替出现偏瘫和（或）失语、智力减退等。有些患者反复头痛或癫痫发作。

（2）脑出血　发作年龄晚于缺血组。由于异常血管网的粟粒性囊状动脉瘤破裂，引起 SAH、脑出血以及脑室出血（脑室铸型）。患者急性发病，突然头痛、呕吐、意识障碍或伴偏瘫。

★4. 诊断

（1）脑血管造影（DSA）　显示颈内动脉床突上段狭窄或闭塞；基底节部位出现纤细的异常血管网呈烟雾状；广泛血管吻合，如大脑后动脉与胼周动脉吻合网，颈外动脉与颞动脉吻合。

（2）头部 CT 和 MRI　可显示脑梗死、脑萎缩或脑（室）内出血铸型。CTA 和 MRA 可见烟雾状的脑底异常血管网征象。

★5. 治疗　由于烟雾病的病因不清，目前尚无特殊治疗。继发性脑底异常血管网针对病因治疗。

急性脑内出血造成脑压迫者应紧急手术清除血肿。单纯脑室内出血可行侧脑室额角穿刺引流。血肿吸收后继发脑积水，可行侧脑室-腹腔分流术。脑缺血患者可给予扩张血管治疗。

外科治疗如颞浅动脉-大脑中动脉吻合术、颞肌（或颞浅动脉）贴敷术等对改善脑功能有帮助。颈上交感神经节切除及颈动脉周围交感神经剥离术，可促使脑血流量增加。

第五节　颈动脉海绵窦瘘

颈动脉海绵窦瘘（carotid-cavernous fistula）多因头部外伤引起，常合并颅底骨折；少数继发于硬脑膜动静脉畸形或破裂的海绵窦动脉瘤。

★1. 临床表现

（1）颅内杂音　为连续如机器轰鸣般的声音，在额部和眶部听到，用手指压迫患侧颈总动脉，杂音减弱或消失。

（2）突眼　患侧眼球突出，结膜充血水肿，眼睑充血、肿胀，如不及时治疗，一侧海绵窦瘘经海绵间静脉窦使对侧海绵窦扩张引起双侧突眼。

（3）眼球搏动　与心脏搏动一致，用手指压患侧颈总动脉，眼球搏动减弱或消失。

（4）眼球运动障碍　第Ⅲ、Ⅳ、Ⅵ脑神经麻痹，眼球运动障碍，甚至眼球固定。

（5）三叉神经　第一支受侵，额部、眼部疼痛和角膜感觉减退。

（6）眼底　视乳头水肿，视网膜血管扩张，静脉尤甚，有时视网膜出血。病史长者视神经进行性萎缩，视力下降甚至失明。

自发性颈内动脉海绵窦瘘，以中年女性多见，妊娠及分娩常为诱因，临床表现较外伤性颈动脉海绵窦瘘轻。

★2. 诊断及鉴别诊断　全脑血管造影（DSA）显示颈内动脉与海绵窦出现短路，海绵窦、蝶顶窦和眼静脉在动脉期显影并扩张，当压迫患侧颈内动脉时可发现瘘口。应与眶内、鞍旁肿瘤及海绵窦动脉瘤鉴别。

★3. 治疗　目的为保护视力，消除颅内杂音，防止发生脑梗死和鼻出血。

首选血管内治疗，用球囊、弹簧圈、液体胶等栓塞材料封闭瘘口。目前已较少应用颈内动脉结扎和孤立手术治疗本病。

第六节　脑卒中的外科治疗

一、缺血性脑卒中的外科治疗

脑供血动脉狭窄或闭塞可引起缺血性脑卒中，占脑卒中的 60%～70%。缺血性脑卒中主要原因是动脉粥样硬化，临床可表现为暂时缺血性发作（TIA）、可逆缺血性神经功能缺陷（RIND）、进展性卒中（PS）或完全卒中（CS）。

★**1. 诊断**

（1）颈动脉超声检查和经颅多普勒超声探测，用于诊断颈内动脉起始段和颅内动脉狭窄、闭塞的筛选手段。

（2）脑卒中后 24～48h CT 扫描出现脑梗死区。MRI 比 CT 敏感，MRI 弥散加权像（DWI）可在卒中发生后数小时内显示脑缺血区。

（3）高分辨磁共振成像有助于分析颈内动脉粥样硬化斑块病理成分。CTA 重建三维立体图像可以旋转，从不同层面、不同角度观察颈内动脉通畅状态。

（4）全脑血管造影（DSA）显示不同部位脑动脉狭窄、闭塞或扭曲。临床需要诊断颈内动脉起始段狭窄时，血管造影应将颈部包含在内。

（5）^{133}氙（^{133}X）清除法局部脑血流测定，可显示不对称性脑灌注，提示局部脑缺血病灶。

★**2. 治疗**　颈动脉内膜切除术（carotid endarterectomy，CEA）。采用手术切开颈内动脉壁，直接取出动脉管腔内的动脉硬化斑块，重塑颈内动脉，预防脑卒中发作，适用颅外段颈内动脉严重狭窄（狭窄超过 50%），狭窄部位在下颌骨角以下，手术可及者。

（1）**手术适应证**

① 暂时缺血性发作（TIA）：a. 多发 TIAs，相关颈动脉狭窄；b. 单次 TIA，相关颈动脉狭窄≥50%；c. 颈动脉软性粥样硬化斑或有溃疡形成；d. 抗血小板治疗无效。

② 轻、中度脑卒中：相关颈动脉狭窄。

③ 无症状颈动脉狭窄：a. 狭窄≥70%；b. 软性粥样硬化斑或有溃疡形成；c. 术者以往对此类患者手术的严重并发症率<3%。

④ 斑块严重钙化或血栓形成，狭窄在 C_2 段以下。

⑤ 颈内动脉严重偏心型狭窄。

⑥ 颈内动脉迂曲严重。

（2）**手术禁忌证**

① 重度脑卒中，伴意识改变和（或）严重功能障碍。

② 3 个月内有颅内出血，2 周内有新发脑梗死。

③ 颈动脉闭塞，且闭塞远端颈内动脉不显影。

④ 有应用肝素、阿司匹林或其他抗血小板凝聚药的禁忌证。

⑤ 手术难以抵达的狭窄。

⑥ 6 个月内心肌梗死，或有难以控制的严重高血压、心力衰竭，严重肺、肝、肾功能不全。

（3）**手术时机**

① 择期手术：a. 暂时性缺血发作；b. 无症状狭窄；c. 卒中后稳定期。

② 延期手术：a. 轻、中度急性卒中；b. 症状波动的卒中。

③ 急诊（或尽早）手术：a. 颈动脉高度狭窄伴血流延迟；b. 颈动脉狭窄伴血栓形成；c. TIA 频繁发作；d. 颈部杂音突然消失。

颈内动脉完全性闭塞 24h 以内亦可考虑手术，闭塞超过 24～48h，已发生脑软化者不宜手术。

二、出血性脑卒中外科治疗

出血性脑卒中多发于 50 岁以上高血压动脉硬化患者，是高血压病死亡的主要原因，因粟粒状微动脉瘤破裂所致，多位于基底节部，可向内扩延至内囊。脑干内出血，出血破入脑室者病情严重。

★1. 诊断　既往有高血压动脉硬化史，突然意识障碍和偏瘫，应及时行头部 CT 检查，以鉴别脑出血或脑梗死。出血性脑卒中分为三级：Ⅰ级（轻型），患者意识尚清或浅昏迷，轻偏瘫；Ⅱ级（中型），中度昏迷，肢体完全性偏瘫，双侧瞳孔等大或轻度不等；Ⅲ级（重型），深昏迷，双瞳散大，肢体完全偏瘫及去大脑强直，生命体征明显紊乱。

★2. 治疗

（1）手术治疗　目的是清除血肿、终止出血、缓解血肿和脑水肿占位效应，但是不能通过手术清除血肿改善神经功能损伤症状。

① 手术适应证：需根据患者年龄、神经功能、出血部位和出血量，以及患者家属对治疗结果的期盼而定。适宜手术清除血肿因素如下。

a. 年轻患者。

b. 血肿和脑水肿占位效应明显，由此引发肢体偏瘫、失语、精神混乱或躁动等症状；CT 扫描脑中线结构移位，有早期脑疝迹象。

c. 大脑半球的脑叶（非半球深部）出血、非优势半球出血，血肿体积中等（10～30mL）适于手术；小脑出血患者格拉斯哥昏迷计分（GCS）≤13 分或血肿直径≥4cm 需急诊手术。

d. 出血后出现症状早期或恶化后 4h 内手术效果较好。

e. 脑积水可行侧脑室-腹腔分流术。

② 手术禁忌证：下列情况，手术或保守两种治疗预后都不良

a. 高龄、糖尿病和心、肺、肝、肾功能严重不全的患者不宜手术。

b. 出血在优势半球深部、血肿量大；深昏迷（GCS≤5 分）；神经功能损害严重；脑干功能消失（眼球固定，强直）。

（2）非手术治疗　症状轻微，患者清醒，GCS 评分＞10 分，轻微偏瘫，可观察治疗。小脑出血 GCS 评分≥14 分和血肿直径＜4cm。

同步练习

一、单项选择题

1. 诊断颅内动脉瘤，主要依靠（　　）
　A. 自发性蛛网膜下腔出血史　　B. CT 增强扫描　　C. 全脑血管造影
　D. 克氏征（＋），腰穿血性脑脊液　E. 单侧动眼神经麻痹

2. 确定 AVM 治疗方法及大小、部位、最有用方法是（　　）
　A. 腰穿为血性脑脊液　　B. CT 扫描示高密度畸形血管团
　C. MRI 示 T_1，T_2 加权象均呈黑影　D. 全脑血管造影显示　E. γ-刀

3. 诊断颈动脉海绵窦漏，最有用特征为（　　）
　A. 突眼伴颅内杂音　　B. 突眼伴眼结膜充血水肿　　C. 突眼伴视力障碍
　D. 突眼伴眼球运动障碍　E. 突眼伴鼻出血

4. 脑出血的手术治疗指征，哪一项不正确（　　）
　A. 壳核区，血肿量≥30mL　　B. 皮质下，血肿量≥30mL　　C. 小脑内，血肿量≥30mL

    D. 脑干内，血肿量≥30mL   E. 脑室内，血肿量≥30mL

5. 有一名自发性蛛网膜下腔出血患者，其最常见的病因是（   ）

    A. 颅内动脉瘤   B. 脑血管畸形   C. 脑动脉硬化

    D. 烟雾病   E. 肿瘤卒中

6. 有一名蛛网膜下腔出血患者，下列哪项检查对其无帮助（   ）

    A. 头颅 CT   B. ECT   C. MRI

    D. 核磁血管成像   E. 全脑血管造影

7. 有一名颅内动脉瘤患者，下列哪项措施是错误的（   ）

    A. 手术夹闭动脉瘤   B. 手术加固动脉瘤   C. 介入治疗

    D. 放射治疗   E. 不需要治疗

8. 有一名蛛网膜下腔出血患者，下列哪项处置是错误的（   ）

    A. 绝对卧床休息   B. 给镇静药物   C. 给予止血药物

    D. 给予抗生素预防感染   E. 便秘者给予肥皂水灌肠

有一名53岁男性患者，入院前3h突然头痛呕吐，CT检查后入院，入院检查意识清，痛苦病容，四肢肌张力肌力改变不明显，项强（—），头CT左侧裂池有高密度影像。

9. 诊断是（   ）

    A. 脑出血   B. 脑梗死   C. 蛛网膜下腔出血

    D. 脑供血不全   E. 脑膜炎

10. 最多的出血来源是（   ）

    A. 脑动脉硬化   B. 脑血管畸形   C. 颅内动脉瘤

    D. 烟雾病   E. 脑部肿瘤

11. 最根本治疗方案是（   ）

    A. 冬眠物理降温   B. 脱水治   C. 止血治疗

    D. 绝对卧床休息   E. 动脉瘤夹闭术

二、简答题

简述蛛网膜下腔出血的诊断方法及治疗原则。

参考答案

一、单项选择题

1. C   2. D   3. A   4. D   5. A   6. B   7. E   8. E
9. C   10. C   11. E

二、简答题

    答：蛛网膜下腔出血诊断方法：①头部 CT，急性 SAH 后第1周内 CT 显示最清晰，显示脑沟与脑池密度增高。②头部 MRI，SAH 后24～48h 内不敏感（高铁血红蛋白过少），4～7 天后敏感性增加（对亚急性 SAH，10～20 天效果佳）。③数字减影血管造影（DSA），DSA 可帮助发现 SAH 病因，确定动脉瘤大小、部位，单发或多发，有无血管痉挛，动静脉畸形的供应动脉和引流静脉，以及侧支循环情况。④腰椎穿刺，CT 已确诊的 SAH 患者不需再作腰椎穿刺，SAH 伴有颅内压增高时可能诱发脑疝。

    治疗原则：①一般治疗，绝对卧床休息、止痛、镇静、通便、降压；②病因治疗，尽早进行，如开颅动脉瘤夹闭、动静脉畸形或脑肿瘤切除等。

（杨少春）

第二十一章　颅脑和脊髓先天畸形

 内容精讲

第一节　先天性脑积水

先天性脑积水（congenital whoopla alu）又称婴幼儿脑积水，是指发生于胚胎期或婴幼儿期，因脑脊液产生、吸收间的失衡和（或）脑脊液循环受阻所致的病理状态。脑室系统内脑脊液过多，导致脑室扩大，颅腔因颅缝未闭而代偿性扩大，形成典型的颅脑及眼部病理体征，并造成脑功能损害。先天性脑积水发生率为 2‰～5‰。

1. 分类

（1）梗阻性脑积水　系脑室系统存在梗阻因素所致。梗阻常发生在脑室狭窄部位，如室间孔、中脑导水管、第Ⅳ脑室开口等处。梗阻部位以上的脑室系统可显著扩大。

（2）交通性脑积水　第四脑室出口以远的正常脑脊液通路梗阻或脑脊液不能被蛛网膜颗粒吸收所产生的脑积水。

根据脑积水发展速度、脑室扩张程度和临床表现，将脑积水分为急性进展性脑积水、慢性脑积水、正常颅压脑积水和静止性脑积水。

2. 病因　病因尚不明，只有少数病例确定与遗传有关，而更多的则归因于发育异常、肿瘤性梗阻、出血、感染、创伤等。当这一过程发生在胚胎期和婴幼儿期时（图 21-1），对脑发育的影响更为严重。

（1）脑脊液产生过多　真正意义上，只有较大的脉络丛肿瘤，才可能造成脑脊液过度分泌。

（2）脑脊液吸收障碍　脑膜炎、蛛网膜下腔出血后发生蛛网膜下腔粘连、静脉窦血栓形成、上腔静脉综合征等是常见原因。

（3）脑脊液循环受阻　脑室系统存在梗阻因素，如中脑导水管狭窄、脑室内肿瘤或血凝块阻塞等。

3. 临床表现　不同类型脑积水在不同年龄的患者群体中呈现多种多样的表现。新生儿由于特有的解剖生理特点，缺乏表达能力，其临床表现有别于成人，需要细致地观察和对比。

（1）颅压增高引起的症状　儿童和成人脑积水进展期，颅缝已闭使颅腔的代偿作用丧失，因此头痛、呕吐、视神经乳头水肿的症状更为突出。而婴幼儿多表现为喂养困难、易激惹和头围增长过快等。

（2）头围和头部形态异常　婴幼儿头围增长超过每月 2cm，尤其伴随着前囟膨隆、前囟增大、颅缝开裂等，应引起高度关注。头皮菲薄、头皮静脉怒张、"落日征"等均提示脑积水的可能。头部叩诊可听到破壶音（Macewen 征）。

（3）神经功能障碍　展神经麻痹造成的斜眼、复视，常以"斜视"就诊于眼科，此症候无定

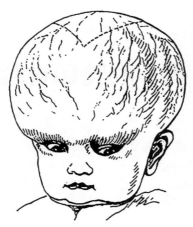

图 21-1 先天性脑积水的外貌（虚线表示扩大的前囟）

位价值。侧脑室扩张使放射冠受到牵张、压迫，引起步态异常和排便控制障碍。第Ⅲ脑室后部扩张，压迫中脑被盖部，造成 Parinaud 综合征。颅压继续增高必然导致意识状态恶化，患儿陷入昏睡，直至昏迷。如高颅压被逐渐代偿，脑室进行性扩张、皮质萎缩，病况似乎趋于稳定，而实质上神经功能的损害仍在加剧。患儿神经功能发育明显延迟。

（4）静止期脑积水　又称之为"代偿性脑积水"，指脑积水进展到一定程度后趋于平衡，无头围进行性增大和临床症候加重的表现。

4. 辅助检查

（1）腰椎穿刺　腰椎穿刺可以测定颅内压力，但存在诱发脑疝的风险。通过腰椎穿刺注入核素或造影剂，可以完成核素脑池扫描或 CT 脑池扫描，有助于明确梗阻部位。

（2）X 线检查　典型表现为颅骨变薄、骨缝增宽、脑回压迹加深等，常需数周至数月方能显现。

（3）CT　安全快捷，可以显示脑室扩张部位和程度，寻找病因。计算额角最宽径与两侧颅骨内板之间最宽径的比值（Evan's index），可以评估脑室扩张的程度。

（4）MRI　能准确地显示脑室和蛛网膜下腔各部位的形态、大小和狭窄部位，揭示梗阻原因和其他合并异常情况较 CT 敏感，还可进行脑脊液动力学检查（脑脊液电影），动态了解脑脊液循环状况。

（5）超声　对于胎儿和新生儿，床旁超声检查可以动态监测脑室形态和脑室内出血。

5. 治疗　除极少数经利尿、脱水等治疗或未经治疗可缓解症状，停止发展外，绝大多数脑积水患儿需行手术治疗。目前常采用的治疗方式如下。

（1）非手术治疗　通常都是暂时性的措施。对于静脉窦的闭塞、脑膜炎、新生儿脑室内出血等可能有效。药物治疗包括乙酰唑胺、脱水剂等。对于新生儿脑室内出血，多次腰椎穿刺可以缓解部分患儿的脑积水。

（2）手术治疗　目前采用的手术有脑室-腹腔分流术、腰大池-腹腔分流术、脑室-右心房分流术、神经内镜下第Ⅲ脑室造瘘术等。

① 脑室-腹腔分流术（V-P shunt）：是目前应用最广的术式。通过颅骨钻孔，穿刺脑室置入分流管的脑室端；连接控制阀门；远端导管经皮下隧道，置入腹腔内。

② 脑室-右心房分流术（V-A shunt）：主要适用于无法实施 V-P 分流术的患者。导管通过面总静脉或经右侧颈内静脉，置入右心房。远期并发症较多。

③ 腰大池-腹腔分流术（L-P shunt）：脑室系统至腰大池蛛网膜下腔无梗阻的脑积水患者，可选用腰大池-腹腔分流术。该方法实施简便，无需穿刺神经组织。L-P 分流后容易发生过度引

流并发症，建议采用可调压分流装置。

④ 神经内镜下第Ⅲ脑室造瘘术（NETV）：使用神经内镜在第Ⅲ脑室底部开孔，沟通第Ⅲ脑室和脑底池，达到治疗梗阻性脑积水的目的。

（3）手术后并发症

① 穿刺并发症：穿刺道出血、脑内血肿。快速引流高压的脑脊液容易诱发急性硬膜下出血、脑室内出血或硬膜外血肿。

② 分流管梗阻：梗阻部位可以发生于脑室端和（或）腹腔端。常见的堵管原因有：a. 脑脊液蛋白含量过高；b. 脉络丛或血凝块堵塞脑室端；c. 大网膜粘连包裹腹腔端。

③ 感染：一旦怀疑分流感染，应立即采集标本、尽快明确病原学，使用强力药物控制感染。感染迁延不愈者应拔除分流装置，改行腰池持续引流或脑室外引流。如果发生脑室炎，则病死、病残率激增。腹腔感染可并发腹膜炎、腹腔脓肿。

④ 分流管移位：分流管穿透皮肤、肠管、腹壁脱出时，应及时处理，防止感染逆行入体腔、颅腔，并兼顾脑积水的治疗。

⑤ 过度引流：临床出现颅内低压症状，严重者可导致硬膜下积液/积血、脑室内出血或硬脑外血肿。分流装置的选择和压力的调节至关重要。

⑥ 裂隙脑室综合征：脑脊液引流过度、脑室狭小、脑室壁间歇性阻塞引流管导致颅内压力的增高，脑室顺应性下降。处理较为棘手。

第二节　颅裂和脊柱裂

颅裂（cranium bifidum）和脊柱裂（spina bifida）都属于神经管闭合畸形，是胚胎发育障碍所致，其好发部位见图 21-2。颅裂和脊柱裂均可分为显性和隐性两类。隐性颅裂只有颅骨缺损而无颅腔内容物的膨出，隐性脊柱裂只有椎管的缺损而无椎管内容物的膨出，隐性颅裂和脊柱裂大多无需特殊治疗。下面仅讨论显性颅裂和脊柱裂。

一、颅裂

显性颅裂又称囊性颅裂或囊性脑膜膨出，根据膨出物的内容可分为：①脑膜膨出，内容物为脑膜和脑脊液；②脑膨出，内容物为脑膜和脑实质，不含脑脊液；③囊状脑膜脑膨出，内容物为脑膜、脑实质和部分脑室，脑实质与脑膜之间有脑脊液（图 21-3）；④囊状脑膨出，内容物为脑膜、脑实质和部分脑室，但在脑实质和脑膜之间无脑脊液存在。

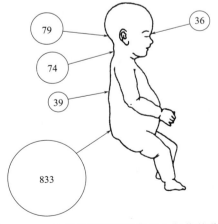

图 21-2　1061 例颅裂和脊柱裂发生部位的分布

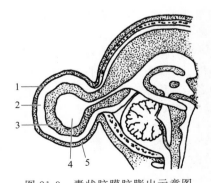

图 21-3　囊状脑膜脑膨出示意图

1—脑膜；2—脑脊液；3—脑组织；4—部分脑室；5—头皮

1. 临床表现和诊断　颅裂多发于颅骨的中线部位，好发于枕部（约 75%）及鼻根部（约 15%），亦可发生于蝶骨、筛骨、眼眶等部位。穿隆部的颅裂畸形表现为出生时即可发现的局部肿块，并逐渐增大；根据膨出内容物的不同，质感、透光性、随体位和胸腹压力变化的趋势而有所不同。触诊可扪及颅骨缺损。合并脑发育不全、脑积水等其他脑畸形者，可有肢体瘫痪、挛缩或抽搐等脑损害征象。颅底的囊性颅裂常在鼻根部，表现为眼距增宽，眼眶变小，可堵塞鼻腔引起呼吸困难，并可引起泪囊炎；还可影响相应的脑神经，出现脑神经损害的症状和体征。

2. 辅助检查　CT 能清楚地显示颅裂的部位、大小、膨出的内容以及是否合并脑发育不全、脑积水等。头部 MRI 可更清晰地显示脑部畸形和膨出物的各种内容。

3. 治疗　尽早手术，目的是关闭颅裂处的缺损，切除膨出的肿块，将膨出的脑组织复位，整复皮肤、兼顾外观。位于颅盖的颅裂，颅骨缺损可暂不修补，只需修补硬脑膜和缝合头皮。颅裂位于颅底部者，常需开颅修补颅骨裂孔及硬脑膜。有脑积水者，需先作脑脊液分流术。

二、脊柱裂

脊柱裂最常见的形式是棘突及椎板缺如，椎管向背侧开放，好发于腰骶部。显性脊柱裂可分为：①脊膜膨出，脊膜连同包裹的脑脊液，囊性突出于皮下，脊髓、脊神经的位置形态正常。此型症候最轻，预后良好。②脊髓脊膜膨出，此型临床最为常见。脊髓和（或）脊神经伴随脊膜由骨质缺损处囊状膨出，并与邻近结构形成粘连（图 21-4）。③脊髓膨出（myelocele），即脊髓外露，脊髓和脊膜通过椎板缺失处向椎管外膨出。

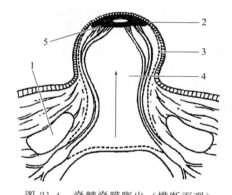

图 21-4　脊髓脊膜膨出（横断面观）
1—椎弓；2—皮肤；3—脊膜；4—脊髓腔；5—脊髓及其扩张的中央管

1. 临床表现　可以归纳为以下 3 个方面。

（1）局部表现

① 皮肤异常：皮肤表面的浅凹、多毛、毛细血管瘤样皮损、窦道等，都提示可能存在神经管闭合畸形。

② 局部肿块：生后即可发现腰骶部、下胸段、颈段、上胸段中线附近有隆起的肿块。80% 的病损位于腰骶段。哭闹时肿块增大；内容物以液体成分为主者，透光试验阳性。合并椎管内外脂肪瘤者，肿块呈实性。

（2）脊髓、神经受损表现

① 下肢运动感觉障碍：新生儿下肢自发运动的不对称，穿衣困难（肌力、肌张力异常），关节位置形态异常（如足内翻）等都提示神经损害的存在。运动障碍以迟缓性瘫痪为主。细致查体发现的感觉障碍平面和运动受损的肌群，对于判断膨出神经的节段和评估预后，有重要的价值。

② 括约肌功能障碍：小便次数减少、肛门括约肌皱褶减少、张力降低、粪便溢流都是具有提示价值的临床征象。

③ 合并畸形产生的临床症状：可合并脑积水、Chiari 畸形、脊柱侧弯、后凸畸形、皮毛窦等畸形，呈现相应症状。

（3）囊状脊柱裂溃破的表现　内容物外露、脑脊液外溢，临床识别不难。

2. 诊断　结合上述临床表现，脊柱三维 CT 可显示骨缺损的形式，MRI 显示脊柱裂的细节（脊髓低位、终丝增粗、合并的脂肪瘤和膨出物的组成等），诊断即可成立。

3. 治疗

（1）非手术治疗　合并重度脑积水、严重脊柱畸形、其他脏器先天畸形、截瘫、胸腰段囊性脊柱裂等疾病的脊柱裂患儿，新生儿期病死率较高。患儿状况逐步稳定度过了生命危险期可考虑延期手术。

（2）手术治疗　显性脊柱裂均需手术治疗，手术时机在出生后 1～3 个月；如囊壁已极薄须提前手术。脊髓外露、脊髓脊膜膨出溃破的患儿需要急诊手术。手术治疗的关键技术：松解粘连和栓系，处理伴发病损，恢复脊髓的包被，分层修复硬脊膜、筋膜层和皮下层，无张力缝合皮肤。需要长期随访。脊柱关节矫形、神经源性膀胱等的治疗需要多团队协作。

第三节　狭颅症

狭颅症（craniostenosis）亦称颅缝早闭（craniosynostosis）或颅缝骨化症。由于颅缝过早骨化，导致颅腔容积减小、形态异常，不能适应脑的正常发育，临床上以单个或多个颅骨骨缝早闭为特征。狭小的颅腔压迫和限制了正在迅速发育中的脑组织，引起颅内压增高和各种神经功能障碍。临床上可分为综合征型颅缝早闭和非综合征型颅缝早闭。根据遗传异常辨析颅缝早闭的分类和临床转归越发受到重视。

1. 临床表现

（1）头部畸形（图 21-5）　矢状缝过早闭合，形成舟状头或长头畸形；两侧冠状缝过早闭合，形成短头或扁头畸形；一侧冠状缝过早闭合，形成斜头畸形；额缝过早闭合，形成三角颅；所有颅缝均过早闭合，形成尖头畸形或塔状头，需要与头小畸形鉴别。

（2）神经功能障碍和颅内压增高　部分患儿可有智能低下。视力障碍较为常见，晚期发生视神经萎缩、视野缺损甚至失明。颅内高压症候多不典型。

（3）眼部症状和合并畸形　眼部征象包括眼球突出、眼球内陷、眼距异常、斜视等。常合并身体其他部位畸形，如并指（趾）、腭裂、唇裂及脊柱裂等。

2. 诊断　依据上述头部特征，一般不难诊断。颅骨 X 线平片发现骨缝过早消失，代之以融合处骨密度增加，并有脑回压迹增多、鞍背变薄等颅内压增高征象。三维 CT 可以多角度显示颅骨形态。

3. 治疗　手术越早效果越好。生后 3～6 个月以内手术，可选择内镜辅以头盔矫形。根据受累骨缝、患儿年龄，选择不同的手术方式。总的原则是兼顾外形和神经发育的双重需要。

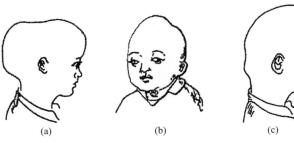

图 21-5　狭颅症

（a）舟状头；（b）塔状头；（c）扁头

第四节　颅底陷入症

颅底陷入症（basilar invagination）的主要特点是枕骨大孔周围的颅底骨结构向颅内陷入，枢椎齿状突高出正常水平，甚至突入枕骨大孔；枕骨大孔的前后径缩短和颅后窝狭小，因而使延髓受压和局部神经受牵拉。病因以先天性发育畸形为常见，可与扁平颅底（platybasia）、寰枢椎畸形、小脑扁桃体下疝等合并存在。

1. 临床表现　婴幼儿颅底和颈椎骨化尚未完成，组织结构松而富于弹性，故此期多不出现临床症状；成年以后可出现颈神经根、脊髓、后组脑神经受损症状。严重者可出现颅内压增高，并可因小脑扁桃体疝而危及生命。颈项粗短、枕后发际较低、头部歪斜、面颊和耳郭不对称等特殊外观，也提示本病的可能。

2. 诊断　在 X 线颅骨侧位片上，测量 Chamberlain 线（硬腭后缘与枕骨大孔后上缘连线，正常者枢椎齿突低于此线，若齿突高出此线 3mm 以上，即为颅底陷入）和 Boogaard 角（颅前窝底与斜坡构成的颅底角，正常为 115°～145°，大于 145°即为扁平颅底）（图 21-6）。头部 CT 颅底薄层和三维重建可以很好地显示骨畸形。MRI 能清楚地显示延髓、颈髓的受压部位和有无小脑扁桃体疝。

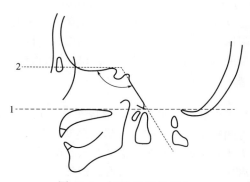

图 21-6　颅骨 X 线侧位片

1—Chamberlain 线；2—Boogaard 角

3. 治疗　无明显临床症状者，可暂不手术。若出现明显临床症状，需及时进行手术治疗。根据是否存在寰枢关节脱位，手术包括枕下减压术和后路固定术。

同步练习

一、单项选择题

A. 脑脊液和脑膜
B. 脑膜和脑实质
C. 脑膜、脑实质、部分脑室和脑脊液
D. 脑膜、脑实质、部分脑室，无脑脊液
E. 脑膜、脑实质、部分脑室、脑脊液和脊膜

1. 脑膨出的内容物是（　　　）
2. 脑膜膨出的内容物是（　　　）
3. 脑囊状膨出的内容物是（　　　）
4. 脑膜脑囊状膨出的内容物是（　　　）

二、多项选择题

狭颅症的临床表现可有（　　　）

A. 舟状头   B. 视乳头水肿   C. 落日征

D. 分离性斜视   E. 智力低下

三、简答题

试述分流术后的并发症及其常见原因。

参考答案

一、单项选择题

    1. B   2. A   3. D   4. C

二、多项选择题

    ABDE

三、简答题

    答：①穿刺并发症：穿刺道出血、脑内血肿。②分流管梗阻：a. 脑脊液蛋白含量过高；b. 脑室内出血；c. 大网膜粘连包裹或挤入引流管的腹腔端内。③感染：a. 皮肤溃疡；b. 分流管灭菌不彻底；c. 手术操作污染。④分流管移位。⑤过度引流。⑥裂隙脑室综合征：脑脊液引流过度、脑室狭小、脑室壁间歇性阻塞引流管导致颅内压力的增高脑室顺应性下降。

（杨少春）

第二十二章　颈部疾病

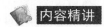
内容精讲

第一节　甲状腺疾病

一、甲状腺解剖生理概要

（1）**形态及位置**　呈蝴蝶状，由左、右两个侧叶和峡部构成，两侧叶位于喉与气管的两侧，其背面有甲状旁腺；中间为峡部，多数位于第 2～4 气管软骨环的前面。

（2）**固有被膜**　紧贴腺体的很薄的内层被膜。

（3）**外科被膜**　系气管前筋膜的延续，包绕并固定甲状腺于气管和环状软骨上。两层被膜之间疏松的结缔组织内有甲状旁腺（一般上下各一，两侧共 4 个）和喉返神经经过。

（4）**动脉血供（左右成对）**　甲状腺上动脉（颈外动脉的分支）和甲状腺下动脉（锁骨下动脉的分支）。

（5）**静脉**　呈网状，汇合成甲状腺上、中、下静脉。上、中静脉汇入颈内静脉。甲状腺下静脉一般注入无名静脉。

（6）**周围神经**　喉返神经及喉上神经，均来自迷走神经。喉上神经分为：内支（感觉支）分布在喉黏膜上；外支（运动支），支配环甲肌，使声带紧张。

（7）**生理功能**　合成、贮存和分泌甲状腺素。

★二、单纯性甲状腺肿

1. 病因　分为以下三类：①甲状腺素原料（碘）缺乏，缺碘是主要病因，前期可导致弥漫性甲状腺肿，之后形成结节性甲状腺肿。②甲状腺素需要量，如青春发育期、妊娠期或绝经期的妇女，甲状腺素的需要量暂时性增高，引起轻度弥漫性甲状腺肿（生理性甲状腺肿）。③甲状腺素合成和分泌的障碍。

2. 临床表现　女性多见，一般无全身症状。早期对称、弥漫性肿大，后期可扪及多个（或单个）结节，增长缓慢（并发囊性结节内出血时增长迅速）。肿大的结节可对周围组织器官产生压迫症状（压迫气管可致呼吸困难甚至气管软骨软化、压迫喉返神经可致声音嘶哑）。结节性甲状腺肿可继发甲状腺功能亢进症，少数可恶变。

3. 诊断　体格检查及甲状腺彩超检查易诊断。

4. 治疗原则

（1）生理性甲状腺肿可不给予药物治疗，宜多食含碘丰富的海带、紫菜等食物。

（2）对 20 岁以下的弥漫性单纯甲状腺肿患者可给予小量甲状腺素或左甲状腺素。

（3）手术适应证　①因气管、食管或喉返神经受压引起临床症状者；②胸骨后甲状腺肿；③巨大甲状腺肿影响生活和工作者；④结节性甲状腺肿继发功能亢进者；⑤结节性甲状腺肿疑有恶变者。

（4）手术方式多采用甲状腺次全切除术。

★三、甲状腺功能亢进症的外科治疗

1. 病因和病理　甲状腺功能亢进症（甲亢）是由各种原因引起循环中甲状腺素异常增多而出现以全身代谢亢进为主要特征的疾病的总称。可分为原发性、继发性和高功能腺瘤三类。①原发性甲亢，又称"突眼性甲状腺肿"，甲状腺肿大的同时，出现功能亢进症状。②继发性甲亢，较少见，常继发于长年结节性甲状腺肿，结节状肿大多不对称，无突眼，但容易发生心肌损害。③高功能腺瘤，少见，无突眼，结节周围的甲状腺组织呈萎缩改变。

2. 临床表现　包括甲状腺肿大、性情急躁、易激动、两手颤动、怕热、多汗、皮肤潮湿、食欲亢进但消瘦、心悸、脉率增快、脉压增大、内分泌紊乱（如月经失调）等。其中脉率增快及脉压增大可作为判断病情程度和治疗效果的重要标志。

3. 诊断

（1）基础代谢率测定　基础代谢率＝（脉率＋脉压）－111。正常值为±10%；增高至＋20%～30%为轻度甲亢，＋30%～60%为中度，＋60%以上为重度。

（2）甲状腺摄^{131}I率测定　2h 内甲状腺摄取^{131}I 量超过人体总量的 25%，或在 24h 内超过人体总量的 50%，且吸收^{131}I 高峰提前出现，均可诊断甲亢。

（3）血清 T_3 和 T_4 测定　甲亢时血清 T_3 可高于正常 4 倍左右，而 T_4 仅为正常的 2 倍半，T_3 测定对甲亢的诊断具有较高的敏感性。

4. 外科治疗　手术是治疗甲亢的主要方法之一，手术方式为双侧甲状腺次全切除术。

（1）手术治疗指征　继发性甲亢或高功能腺瘤；中度以上的原发性甲亢；有压迫症状或胸骨后甲状腺肿等类型甲亢；内科治疗或^{131}I 治疗后复发；妊娠早、中期的甲亢患者具有上述指征者。

（2）手术禁忌证　青少年患者；症状较轻者；老年患者或有严重器质性疾病不能耐受手术者。双侧甲状腺次全切除术术中操作原则及其依据见表 22-1。

表 22-1　术中操作原则及其依据

术中操作原则	依　据
切除腺体的 80%～90%＋峡部	切除过少易复发，切除过多易发生甲状腺功能减退症
甲状腺固有被膜及外科包膜间操作	避免甲状旁腺损伤
紧贴上极结扎甲状腺上动脉	避免损伤喉上神经
远离下极结扎甲状腺下动脉	避免损伤喉返神经
术区创面充分止血并放置引流	避免术后出血压迫气管致呼吸困难或窒息

（3）术前准备

① 一般准备：包括镇静安眠、降压、减慢心率、强心等药物。

② 术前检查：主要有颈椎正侧位摄片、心电图、喉镜及测定基础代谢率。

③ 药物准备：包括抗甲状腺药物加碘剂、单用碘剂及普萘洛尔。药物准备目标是基本控制甲亢症状（情绪稳定，睡眠良好，体重增加，脉率<90 次/分以下，基础代谢率<＋20%）。

④ 特别提示：凡不准备行手术者，不要服用碘剂。

（4）甲状腺手术的主要并发症　见表 22-2。

表 22-2　甲状腺手术的主要并发症

并发症	表 现	原 因	处理原则
术后呼吸困难和窒息	术后 48h 内,最危急,呼吸困难甚至窒息	出血及血肿压迫气管;喉头水肿;气管软化塌陷;双侧喉返神经损伤	立即床旁抢救,拆除缝线,敞开切口,除去血肿,必要时气管插管,再次手术处理
喉返神经损伤	声嘶或呼吸困难、窒息	损伤一侧引起声嘶,损伤两侧致失声或呼吸困难、窒息	术中远离甲状腺下极处理下极血管;理疗
喉上神经损伤	声音低沉或误咽呛咳	损伤外支致环甲肌瘫痪,声带松弛(声音低沉);损伤内支致喉部黏膜感觉丧失(误咽呛咳)	术中紧贴甲状腺上极处理上极血管;理疗
甲状旁腺功能减退	皮肤针刺麻木感、抽搐痉挛或窒息	损伤甲状旁腺或其血供动脉	限制肉类、乳品和蛋类等食品;静脉注射 10% 葡萄糖酸钙或氯化钙;口服双氢速甾醇油剂;甲状旁腺移植
甲状腺危象	高热脉快,合并烦躁、谵妄、大汗、呕吐、水泻等。若处理不及时,可迅速发展至昏迷、虚脱、休克甚至死亡	术前甲亢控制不良或术中切割、挤压甲状腺组织致甲状腺素过量释放引起的暴发性肾上腺素能兴奋现象	①一般治疗:镇静剂、降温、吸氧、补充能量、维持水电解质及酸碱平衡等;②口服碘剂溶液降低血液中甲状腺素水平;③肾上腺素能阻滞剂:利血平、胍乙啶或普萘洛尔;④糖皮质激素拮抗过多甲状腺素的反应

四、甲状腺炎

主要包括亚急性甲状腺炎及慢性淋巴细胞性甲状腺炎两种,鉴别见表 22-3。

表 22-3　亚急性甲状腺炎及慢性淋巴细胞性甲状腺炎的鉴别

鉴别	亚急性甲状腺炎	慢性淋巴细胞性甲状腺炎
别名	De Quervain 甲状腺炎或巨细胞性甲状腺炎	桥本甲状腺炎
病因及病理	继发于病毒性上呼吸道感染;部分甲状腺滤泡破坏和上皮脱落引起甲状腺异物反应和多形核白细胞、淋巴细胞及异物巨细胞浸润,并在病变滤泡周围出现巨细胞性肉芽肿是其特征	自身免疫性疾病,甲状腺组织被大量淋巴细胞、浆细胞和纤维化所取代,并形成淋巴滤泡及生发中心
好发人群	30~40 岁女性	30~50 岁女性
临床表现	病前 1~2 周有上呼吸道感染史;甲状腺突然肿胀、发硬、吞咽困难及疼痛,常始于一侧,很快扩展。可有发热,红细胞沉降率增快。病程约为 3 个月,愈后甲状腺功能多不减退	无痛性弥漫性甲状腺肿,对称,质硬,表面光滑,多伴甲状腺功能减退,较大腺肿可有压迫症状
基础代谢率	↑	↓
摄^{131}I 率	↓↓	↓
血清学指标	T_3、T_4↑	TPOAb、TgAb↑↑
治疗	糖皮质激素(泼尼松);甲状腺素片;复发者可放疗;抗生素无效	左甲状腺素或甲状腺素片;有压迫症状或疑恶变者手术;抗生素无效

五、甲状腺腺瘤

(1)好发人群　40 岁以下女性。

(2)分类　按形态学可分为滤泡状和乳头状囊性腺瘤两种,前者多见。

(3)临床表现　可无任何症状,生长缓慢。呈圆形或椭圆形结节,多为单发。质地稍硬,表面光滑,无压痛,随吞咽上下移动。当乳头状囊性腺瘤囊壁血管破裂发生囊内出血时,肿瘤可在短期内迅速增大,局部出现胀痛。

（4）治疗　因有引起甲亢（发生率约为20％）和恶变（发生率约为10％）的可能，应早期手术切除。

六、甲状腺癌

★1. 四种病理类型特点　见表 22-4。

表 22-4　甲状腺癌四种病理类型特点

特点	乳头状癌	滤泡状癌	未分化癌	髓样癌
发生率	成人60％,儿童100％	约20％	约15％	7％
好发人群	30~45岁女性	50岁左右	70岁左右	—
恶性程度	分化好,恶性较低	中度恶性	高度恶性	中度恶性
颈淋巴结转移	转移较早	10％转移	50％早期转移	可有转移
远处转移	少	转移至肺、肝和骨及中枢神经系统	转移迅速,侵犯多脏器	可有远处转移
预后	较好	较乳头状癌差	预后很差	不如乳头状癌,但较未分化癌好

★2. 临床表现

（1）<u>最常见的表现是甲状腺内发现肿块</u>。

（2）<u>局部压迫及侵犯症状</u>　压迫气管→气管移位＋呼吸困难或咯血；压迫或浸润食管→吞咽障碍；侵犯喉返神经→声音嘶哑；侵犯交感神经→Horner综合征；侵犯颈丛→耳、枕、肩等处疼痛。未分化癌常以浸润表现为主。

（3）局部淋巴结转移　致颈淋巴结肿大；晚期常转移到肺、骨等器官。

（4）<u>髓样癌特征表现</u>　颈部肿块＋类癌综合征（腹泻、面部潮红和多汗等）或其他内分泌失调的表现。

3. 诊断　临床表现＋超声＋细针穿刺细胞学检查等辅助检查有助于诊断，血清降钙素测定可协助诊断髓样癌。

★4. 临床分期　采用2017年美国癌症联合会对分化型（乳头状、滤泡状）甲状腺癌的分期（表 22-5）。

表 22-5　分化型甲状腺癌的临床分期

分期	55岁以下	55岁及以上
Ⅰ期	任何 TNM_0	$T_{1~2}N_{0~x}M_0$
Ⅱ期	任何 TNM_1	$T_{1~2}N_1M_0$ $T_{3a}/T_{3b}NM_0$
Ⅲ期		$T_{4a}NM_0$
ⅣA		$T_{4b}NM_0$
ⅣB		TNM_1
ⅣC		

T　原发肿瘤：T_x，无法测定；T_0，未发现原发肿瘤；T_1，肿瘤限于甲状腺，最大直径≤2cm；T_2，肿瘤限于甲状腺，最大直径＞2cm 且≤4cm；T_3，肿瘤限于甲状腺，最大直径＞4cm；T_{3a}，肿瘤最大直径＞4cm，局限在甲状腺腺体内的肿瘤；T_{3b}，任何大小的肿瘤伴有明显的侵袭带状肌的腺外侵袭（包括胸骨舌骨肌、胸骨甲状肌、甲状舌骨肌、肩胛舌骨肌）；T_4，肿瘤不论大小，超出甲状腺被膜；T_{4a}，适度进展性疾病，任何肿瘤浸润超过包膜浸润皮下软组织、喉、气管、食管、喉返神经；T_{4b}，远处转移，肿瘤浸润椎前筋膜或包绕颈动脉或纵隔血管。

N　区域淋巴结：N_x，无法测定；N_0，未发现区域淋巴结转移；N_1，区域淋巴结转移。

M　远处转移：M_x，不能确定有无远处转移；M_0，无远处转移；M_1，有远处转移。

5. 治疗　基本治疗方法是手术（未分化癌除外），包括甲状腺本身的切除，以及颈淋巴结清扫［最小范围清扫即中央区颈淋巴结（Ⅵ）清扫已基本达成共识］，辅助放射性核素、内分泌及外放射等治疗。

（1）个体化手术治疗原则　诊断明确的甲状腺癌，有以下任何一条指征者建议行甲状腺全切或近全切：①颈部有放射史；②已有远处转移；③双侧癌结节；④甲状腺外侵犯；⑤肿块直径大于4cm；⑥不良病理类型，如高细胞型、柱状细胞型、弥漫硬化型、岛状细胞或分化程度低的变型；⑦双侧颈部多发淋巴结转移。仅对满足以下所有条件者建议行腺叶切除：①无颈部放射史；②无远处转移；③无甲状腺外侵犯；④无其他不良病理类型；⑤肿块直径小于1cm。因良性病变行腺叶切除术后病理证实为分化型甲状腺癌者，若切缘阴性、对侧正常、肿块直径小于1cm，可观察；否则，须再行手术。手术是治疗髓样癌最有效手段，多主张甲状腺全切或近全切。

（2）放射性核素治疗　即^{131}I内放疗，包括清除甲状腺癌术后残留甲状腺组织和治疗甲状腺癌转移病灶。适应证为术后有残留甲状腺组织存在，其摄^{131}I率>1%，应进行^{131}I治疗。

（3）内分泌治疗　甲状腺癌行近全切或全切除者应终身服用甲状腺素片或左甲状腺素。

（4）放射外照射治疗：主要适用于未分化型甲状腺癌。

★七、甲状腺结节的诊断和处理原则

甲状腺结节成人发病率约4%，良性结节中5%～15%为甲状腺癌。甲状腺良、恶性结节的鉴别要点见表22-6。

表22-6　甲状腺良、恶性结节的鉴别要点

鉴别要点	可能为良性结节的特征	可能为恶性结节的特征
结节特点	多发结节,质软光滑、活动度大	单发结节,质硬不平,活动度小
发病人群	女性	儿童及青年男性
颈淋巴结	无肿大	常有肿大
核素显像	热结节、大多数温结节、边缘清晰	冷结节,边缘不清
细针穿刺	提示为良性	提示为恶性
术中快速冰冻病检	提示为良性	提示为恶性

处理原则：均需手术切除并作术中快速冰冻病理检查。

第二节　甲状旁腺功能亢进症的外科治疗

1. 甲状旁腺解剖及生理概要

（1）解剖位置　多紧密附于甲状腺腺叶背面，数目不定，一般为4枚，每侧上下各1个。呈卵圆形或扁平形，外观呈黄、红或棕红色，平均重量每枚35～40mg。

（2）生理功能　分泌甲状旁腺素（PTH），其主要靶器官为骨和肾。PTH的生理功能是通过血钙浓度调节体内钙的代谢并维持钙和磷的平衡。甲状旁腺功能亢进时可出现高钙血症、高尿钙和低磷血症。

2. 病理　包括腺瘤、增生及腺癌三种病理类型。甲状旁腺腺瘤约占80%，多为单发；增生约占12%；腺癌仅占1%～2%。

3. 临床表现　按症状可分为三型：

Ⅰ型（骨型）：最多见，以骨病为主。表现为骨痛且易发生骨折。

Ⅱ型（肾型）：以肾结石为主，可逐渐发生氮质血症。

Ⅲ型：为兼有上述两型的特点，表现有骨骼改变及尿路结石。

4. 诊断　主要根据临床表现，结合实验室检查、定位检查来确定诊断。实验室检查包括：

①血钙测定，发现甲状旁腺功能亢进症的首要指标，血钙＞3.0mmol/L。②血磷测定，血磷＜0.65～0.97mmol/L。③PTH测定，PTH测定值升高是最可靠的直接证据。④尿中环腺苷酸（cAMP）的测定，尿中cAMP排出量明显增高。定位检查包括：①超声检查是常用的检查方法；②核素显像定位准确率可达90％以上。

5. 治疗　主要采用手术治疗，术中超声定位，冷冻切片检查、病灶切除后血钙和甲状旁腺激素降低有助于定性诊断。术后并发症很少，偶发胰腺炎。术后血清钙明显下降可能致面部、口周或肢端发麻，严重者可发生手足抽搐，一般在术后3～4天后恢复正常。静脉注射10％葡萄糖酸钙溶液可改善症状。

第三节　颈淋巴结结核

1. 临床表现　多见于儿童和青年人。表现为颈部多个大小不等散在的肿大淋巴结。初期肿大的淋巴结较硬，无痛，且可推动。之后发生淋巴结周围炎，淋巴结与周围组织粘连或融合成团，不易推动。晚期可发生干酪样坏死、液化，形成寒性脓肿、经久不愈的窦道或慢性溃疡。少部分患者可有低热、盗汗、食欲缺乏、消瘦等全身症状。

2. 诊断　根据结核病接触史及局部体征多可明确诊断。

3. 治疗

（1）全身治疗　注意营养和休息；口服异烟肼6～12个月抗结核治疗。

（2）局部治疗　①少数局限较大、能推动的淋巴结，可考虑手术切除；②寒性脓肿尚未溃破者，可行穿刺抽吸脓液并向脓腔内注入5％异烟肼溶液作冲洗；③对溃疡或窦道，行刮除术，伤口开放引流；④寒性脓肿继发化脓性感染者，需先行切开引流，待感染控制后，必要时再行刮除术。

第四节　颈部肿块

1. 概述　颈部肿块中恶性肿瘤、甲状腺疾病及炎症、先天性疾病和良性肿瘤各占颈部肿块的1/3。颈部各区常见肿块见表22-7。

表 22-7　颈部各区常见肿块

部　位	单发性肿块	多发性肿块
颌下颏下区	颌下腺炎、颏下皮样囊肿	急、慢性淋巴结炎
颈前正中区	甲状舌骨囊肿、各种甲状腺疾病	—
颈侧区	胸腺咽管囊肿、囊状淋巴管瘤、颈动脉体瘤、血管瘤	急、慢性淋巴结炎,淋巴结结核,转移性肿瘤、恶性淋巴瘤
锁骨上窝	—	转移性肿瘤、淋巴结结核
颈后区	纤维瘤、脂肪瘤	急、慢性淋巴结炎
腮腺区	腮腺炎、腮腺多行性腺瘤或癌	—

2. 几种常见的颈部肿块

（1）慢性淋巴结炎　多继发于头、面、颈部的炎症病灶。肿大的淋巴结散见于颈侧区或颌下、颏下区。

（2）转移性肿瘤　约占颈部恶性肿瘤的3/4，原发癌灶85％在头颈部，尤以鼻咽癌和甲状腺癌转移最为多见。锁骨上窝转移性淋巴结的原发灶，多在胸腹部（肺、纵隔、乳房、胃肠道、胰腺等）；但胃肠道、胰腺癌肿多经胸导管转移至左锁骨上淋巴结。

（3）恶性淋巴瘤　包括霍奇金淋巴瘤和非霍奇金淋巴瘤，多见于男性青壮年。肿大的淋巴结可融合成团，生长迅速。需依靠淋巴结病理检查确定诊断。

（4）甲状舌管囊肿　甲状腺发育相关的先天性畸形。多见于 15 岁以下儿童，男性为女性的 2 倍。表现为在颈前区中线、舌骨下方有直径 1～2cm 的圆形肿块。境界清楚，表面光滑，有囊性感，并能随吞咽或伸、缩舌而上下移动。治疗宜手术切除，需切除一段舌骨以彻底清除囊壁或窦道，并向上分离至舌根部，以免复发。

同步练习

一、单项选择题

1. 年轻人的弥漫性单纯性甲状腺肿，如无症状，其治疗首先考虑（　　）
   A. 甲状腺次全切除术　　　　B. 多食含碘的海带、紫菜　C. 小量甲状腺素
   D. ^{131}I 治疗　　　　　　　E. 无需治疗

2. 甲状腺结节手术治疗方法，哪项正确（　　）
   A. 单个囊肿需甲状腺大部切除
   B. 实质性结节可行患侧腺体大部切除
   C. 实质性结节只需作结节完整切除
   D. 术中冰冻切片报告为良性腺瘤，肯定不是腺癌
   E. 小儿单发结节不必早日手术

3. 突然发现甲状腺单个结节、胀痛，并迅速增大，既往未注意有无结节，应首先考虑诊断为（　　）
   A. 甲状腺腺癌　　　　　　B. 甲状腺腺瘤　　　　　　C. 结节性甲状腺肿
   D. 甲状腺炎　　　　　　　E. 甲状腺囊性腺瘤囊内出血

4. 下列哪项是正确的（　　）
   A. 早期妊娠的甲亢患者不宜作甲状腺大部切除术
   B. 甲亢患者的手术禁忌证是结节性甲状腺肿继发甲亢
   C. 青少年原发性甲亢应行非手术治疗
   D. 甲亢术前用碘准备应每日 3 次，首日每次 6 滴，逐日每次增加 1 滴至每次 30 滴时维持此剂量
   E. 嗜睡是甲亢的临床表现之一

5. 甲亢患者脉压增大的主要原因是（　　）
   A. 精神紧张　　　　　　　B. 收缩压升高　　　　　　C. 舒张压降低
   D. 心率增快　　　　　　　E. 周围血管阻力增高

6. 基础代谢率的常用公式是（　　）
   A. 基础代谢率＝脉率×脉压－111　　　B. 基础代谢率＝（脉率＋脉压）－111
   C. 基础代谢率＝（脉率－脉压）－111　　D. 基础代谢率＝111－（脉率＋脉压）
   E. 基础代谢率＝（脉率－脉压）×111

7. 下列哪项描述是错误的（　　）
   A. 甲亢术前检查包括颈部透视或摄片、心脏检查、声带功能检查、基础代谢率检查
   B. 甲亢症状基本控制是指：情绪稳定，睡眠好转，体重增加，脉率稳定在每分钟 90 次以下，基础代谢率＋20％以下
   C. 甲亢术前用药方法有复方碘、硫氧嘧啶类药物加复方碘、复方碘加普萘洛尔、普萘洛尔单用

D. 甲亢术前服碘的机制是能减少甲状腺素的合成

E. 甲状腺术最危急的并发症是呼吸困难和窒息

8. 不要给不准备手术的甲亢患者服用碘剂，主要因为（　　）

A. 一旦停服，甲亢症状重现，甚至更严重

B. 碘剂对减轻甲亢症状的疗效不显著

C. 碘剂不能降低甲亢患者的基础代谢率

D. 碘剂效果不如普萘洛尔

E. 患者经常不能耐受碘剂治疗

9. 甲亢患者术前碘准备，哪项是错误的（　　）

A. 抑制蛋白水解酶，减少甲状腺球蛋白的分解　　B. 抑制甲状腺素的合成

C. 停服碘剂后，甲状腺滤泡内的甲状腺素释放　　D. 不准备手术治疗者，不宜服碘

E. 碘剂能减少甲状腺的血流量

10. 甲亢患者，下述哪种情况为手术禁忌证（　　）

A. 高功能腺瘤的青少年患者　　B. 妊娠早期轻度原发性甲亢

C. 结节性甲状腺肿继发甲亢　　D. 青少年，基础代谢率＋30％

E. 甲状腺上极可闻及血管杂音

11. 下列中哪项不宜施行甲状腺大部切除术（　　）

A. 中度原发性甲亢并发心律失常　　B. 甲亢有气管压迫症状

C. 青少年甲亢　　D. 继发性甲亢

E. 妊娠早期甲亢

12. 关于甲状腺结节的叙述，哪项是不正确的（　　）

A. 儿童时期出现甲状腺结节，50％是恶性的　　B. 多发结节多为良性病变

C. 甲状腺癌均为冷结节　　D. 热结节为高功能腺瘤

E. 结节摘除术适用于实质性结节

13. 关于原发性甲亢下列哪项正确（　　）

A. 原发性甲亢较继发性甲亢少见　　B. 发病年龄多在60岁以上

C. 原发性甲亢指在甲状腺肿大以后，再出现甲亢症状

D. 又称突眼性甲状腺肿　　E. 容易发生心肌损害

14. 中度甲亢的标准是指基础代谢率在（　　）

A. ＋10％～＋20％　　B. ＋20％～＋30％　　C. ＋30％～＋40％

D. ＋60％～＋70％　　E. ＋30％～＋60％

15. 甲状腺大部切除术后并发症中，下列哪项是错误的（　　）

A. 手足抽搐　　B. 膈肌麻痹　　C. 阻塞性呼吸困难

D. 声音嘶哑　　E. 误咽

16. 结扎、切断甲状腺上动静脉时应注意（　　）

A. 充分显露腺体

B. 紧贴甲状腺被膜，以避免损伤喉返神经

C. 紧贴甲状腺中静脉上方，以免损伤喉上神经

D. 紧贴甲状腺上极，以免损伤喉上神经

E. 紧贴甲状腺上极，以避免损伤喉返神经

17. 下述哪项是错误的（　　）

A. 单个热结节常提示为高功能腺瘤　　B. 甲状腺瘤可表现为温结节

C. 甲状腺癌均为冷结节　　D. 凡冷结节均提示为甲状腺癌

　　E. 甲状腺瘤可表现为冷结节

18. 甲状腺大部除术后，立即发生声音嘶哑说明（　　　）

　　A. 碘迟缓反应　　　　　B. 甲状腺危象先兆　　　　C. 喉上神经内支损伤

　　D. 喉返神经损伤　　　　E. 血钙突然下降

二、填空题

甲亢常用的特殊检查方法：_____、_____、_____。

三、简答题

简述甲亢手术后主要并发症。

参考答案

一、单项选择题

1. C　2. B　3. E　4. C　5. B　6. B　7. D　8. A
9. B　10. D　11. C　12. E　13. D　14. E　15. B
16. D　17. D　18. D

二、填空题

基础代谢率测定　甲状腺摄^{131}I率的测定　血清T$_3$、T$_4$含量测定

三、简答题

答：甲亢手术后主要并发症如下表。

并发症	表现	原因	处理原则
术后呼吸困难和窒息	术后48h内，最危急，呼吸困难甚至窒息	出血及血肿压迫气管；喉头水肿；气管软化塌陷；双侧喉返神经损伤	立即床旁抢救，拆除缝线，敞开切口，除去血肿，必要时气管插管，再次手术处理
喉返神经损伤	声嘶或呼吸困难、窒息	损伤一侧引起声嘶，操作两侧致失声或呼吸困难、窒息	术中远离甲状腺下极处理下极血管；理疗
喉上神经损伤	声音低沉或误咽呛咳	损伤外支致环甲肌瘫痪，声带松弛（声音低沉）；损伤内支致喉部黏膜感觉衰失（误咽呛咳）	术中紧贴甲状腺上极处理上极血管；理疗

续表

并发症	表现	原因	处理原则
甲状旁腺功能减退	皮肤针刺麻木感，抽搐痉挛或窒息	损伤甲状旁腺或其血供动脉	限制肉类、乳品和蛋类等食品；静脉注射10%葡萄糖酸钙或氯化钙；口服双氢速甾醇油剂；甲状旁腺移植
甲状腺危象	高热脉快，合并烦躁、谵妄、大汗、呕吐、水泻等。若处理不及时，可迅速发展至昏迷、虚脱、休克甚至死亡	术前甲亢控制不良或术中切割、挤压甲状腺组织致甲状腺素过量释放引起的暴发性肾上腺素能兴奋现象	①一般治疗：镇静剂、降温、吸氧、补充能量、维持水电解质及酸碱平衡等；②口服碘剂溶液降低血液中甲状腺素水平；③肾上腺素能阻滞剂；利血平、胍乙啶或普萘洛尔；④糖皮质激素拮抗过多甲状腺素的反应

（王建忠　余年发）

第二十三章　乳房疾病

内容精讲

第一节　解剖生理概要

1. 乳房解剖位置　成年女性乳房是两个半球形的性征器官，位于胸大肌浅面，约在第 2 和第 6 肋骨水平的浅筋膜浅层与深层之间。

2. 乳房的形态结构　乳房由皮肤、纤维组织、脂肪组织和乳腺构成。乳房表面有乳头，周围的色素沉着称乳晕。乳腺有 15～20 个腺叶，每个腺叶分为若干个腺小叶，腺小叶由小乳管和腺泡组成。每个腺叶有一输乳管，末端开口于乳头，乳管靠开口的 1/3 段略为膨大，是乳管内乳头状瘤的好发部位。乳房结缔组织中有许多纤维束，两端分别附着于皮肤及胸肌筋膜，称乳房悬韧带，亦称 Cooper 韧带。

3. 乳腺淋巴回流　乳腺的淋巴网丰富，主要有 4 个淋巴输出途径。

（1）75% 淋巴液—腋窝淋巴结—锁骨下淋巴结—锁骨上淋巴结；部分乳房上部的淋巴液直接—锁骨下淋巴结—锁骨上淋巴结。

（2）部分乳房内侧的淋巴液—胸骨旁淋巴结。

（3）两侧乳房间经皮下交通淋巴管，由一侧乳房的淋巴液流向另一侧。

（4）乳房深部淋巴网沿腹直肌鞘和肝镰状韧带通向肝。

4. 腋区淋巴分组　以胸小肌为界，将腋区淋巴结分为 3 组。

（1）Ⅰ组（腋下组，胸小肌外侧组）　在胸小肌外侧，包括乳腺外侧组、中央组、肩胛下组、腋窝淋巴结、胸大小肌间淋巴结。

（2）Ⅱ组（腋中组，胸小肌后组）　胸小肌深面的腋窝淋巴结和胸大、小肌间淋巴结。

（3）Ⅲ组（腋上组，锁骨下组）　胸小肌内侧的锁骨下静脉淋巴结。

第二节　乳房检查

1. 视诊　观察两侧乳房是否对称，有无局限性隆起或凹陷，有无皮肤异常改变，乳头是否凹陷。

2. 扪诊　① 检查者用手掌面，检查顺序：外上、外下、内下、内上各象限及中央区；先健侧后患侧；轻轻挤压乳头看是否溢血、溢液。

② 检查腋窝淋巴结时，检查者面对患者，以右手检查左侧腋窝，左手检查右侧腋窝。依次检查腋窝中央组淋巴结、腋窝前壁、胸肌组淋巴结。检查肩胛下淋巴结时站在患者背后，最后检

查锁骨下及锁骨上淋巴结。

3. 乳房影像学检查

① 乳房 X 线检查：是常用的影像学检查方法，广泛用于乳腺癌的普查。

② MRI：对微病灶、多中心、多病灶的发现及评价病变范围有优势。

③ 超声检查：<u>为鉴别乳腺肿块囊性、实性的首选检查方法</u>。适用于致密型乳腺疾病的评价，是乳房 X 线摄影检查的有效补充。

④ 活组织病理检查：为<u>最准确的定性诊断方法</u>。

第三节　多乳头、多乳房畸形

多乳头、多乳房畸形临床<u>也称为副乳</u>，多见于女性。妊娠或哺乳时可出现胀痛，有时有乳汁分泌。一般不需处理，但应注意其所含乳腺组织有发生各种乳房疾病的可能。

第四节　急性乳腺炎

<u>多发生于哺乳期妇女</u>，由以初产妇多见，多发生于<u>产后 3～4 周</u>，最常见致病菌为<u>金黄色葡萄球菌</u>。

1. 病因　乳汁淤积；细菌入侵。

2. 感染途径　细菌经淋巴管或乳管入侵。

★3. 临床表现　乳房红肿热痛＋腋窝淋巴结肿大；脓肿可单发，也可多发，可向外破溃，也可向乳房及胸肌间的疏松组织间破溃。

★4. 治疗　原则是清除感染，排空乳汁。

① 脓肿未形成时，给予抗生素治疗，首选<u>青霉素</u>，过敏者改用红霉素。

② 脓肿形成后应及时作脓肿切开引流，最常采用沿乳头的<u>放射状切口</u>；乳晕下脓肿沿乳晕边缘作弧形切口；深部脓肿或乳房后脓肿沿乳房下缘作<u>弧形切口</u>；脓肿较大时，可作低位对口引流。

③ 健侧乳房一般不停止哺乳，但患侧乳房应停止哺乳。

第五节　乳腺囊性增生病

本病也称为慢性囊性增生病（简称乳腺病），常见于中年妇女。

1. 病因　①体内女性激素代谢障碍；②部分乳腺实质成分中女性激素受体的质和量异常。

2. 临床表现　突出的表现是乳房胀痛和肿块，<u>特点是部分患者具有周期性（疼痛与月经周期有关，月经前加重，月经后减轻或消失）</u>。体检发现一侧或双侧乳腺有弥漫性增厚，也可局限于乳腺的一部分。本病病程较长，发展缓慢。

3. 诊断　本病的诊断并不困难。局限性乳腺增生肿块明显时，要与乳腺癌相区别。应嘱患者每隔 2～3 个月到医院复查。

4. 治疗　主要是对症治疗，可用中药或中成药调理。对局部病灶有恶性病变可疑时，<u>应予切除并作快速病理检查</u>。有乳腺癌高危因素者，也可作单纯乳房切除术。

第六节　乳房肿瘤

一、乳房良性肿瘤

以<u>纤维腺瘤为最多见</u>，约占良性肿瘤的 3/4，其次是乳管内乳头状瘤，约占良性肿瘤的 1/5。

（一）乳腺纤维腺瘤

1. 病因　小叶内纤维细胞对雌激素的敏感性异常增高；可能与纤维细胞所含雌激素受体的量或质的异常有关。

2. 临床表现　高发年龄是 20～25 岁，好发部位为乳房外上象限，约 75％为单发，一般无自觉症状，肿块增大缓慢，质似硬橡皮球弹性感，表面光滑，易推动。

3. 治疗　手术切除是唯一有效的方法。

（二）乳管内乳头状瘤

1. 好发年龄　多见于经产妇，40～50 岁为多。

2. 部位　75％病例发生在大乳管近乳头的壶腹部，瘤体小，有蒂、绒毛、薄壁的血管，易出血。

3. 临床表现　一般无自觉症状，常因乳头溢液污染内衣而引起注意，溢液可为血性、暗棕色或黄色液体。

4. 治疗　以手术为主。恶变率为 6％～8％。

二、乳房恶性肿瘤

乳腺癌

1. 病因　病因不明，可能的高危因素包括：初潮年龄早、绝经年龄晚、未婚未育、生育年龄第一胎大于 35 岁、哺乳时间短、肥胖、高脂饮食等。

2. 病理类型

（1）非浸润性癌　包括导管内癌、小叶原位癌等，属早期，预后较好。

（2）早期浸润性癌　包括早期浸润性导管癌，早期浸润性小叶癌，属于早期，预后好。

（3）浸润性特殊癌　包括乳头状癌、髓样癌、小管癌、黏液腺癌、鳞癌等，分化程度高、预后好。

（4）浸润性非特殊癌　最常见，包括浸润性小叶癌、浸润性导管癌、硬癌、腺癌等，一般分化低，预后差。

（5）其他罕见癌。

3. 转移途径

（1）局部扩散。

（2）淋巴转移　为主要转移途径。

① 癌细胞—同侧腋窝淋巴结—锁骨下淋巴结—锁骨上淋巴结—胸导管或右淋巴导管—静脉血流；② 乳腺内侧和中央区癌细胞—胸骨旁淋巴结—锁骨上淋巴结—胸导管或右淋巴导管—静脉血流。

（3）血运转移　早期就有，最常见的转移部位依次是骨、肺、肝。

4. ★临床表现　乳腺癌好发于外上象限，占 45％～50％，几种常见的临床表现如下。

（1）酒窝征　癌肿累及 Cooper 韧带，使其收缩导致肿瘤表面皮肤凹陷所致。

（2）乳头凹陷　乳头深部肿块累及乳管，把乳头牵向癌肿一侧，使乳头回缩、凹陷。

（3）橘皮样变　癌细胞累及或堵塞皮下淋巴管，引起淋巴回流障碍，出现真皮水肿，皮肤呈现"橘皮样"改变。

（4）铠甲状癌　指晚期乳腺癌，累及胸肌、胸筋膜，癌块固定于胸壁不易推动。

（5）炎性乳腺癌　少见，发展快，预后最差，局部皮肤呈"炎症样表现"。

（6）Paget 病　即乳头湿疹样乳腺癌，少见，发展慢，恶性程度低，预后好。

5. 乳腺癌的 TNM 分期

T：原发瘤

T_0：原发癌瘤未查出

Tis：原位癌

T_1：癌瘤长径≤2cm

T_2：2cm＜癌瘤长径≤5cm

T_3：癌径长径＞5cm

T_4：癌瘤大小不计，但侵及皮肤或胸壁

N：区域淋巴结

N_0：同侧腋窝淋巴结不肿大

N_1：同侧腋窝淋巴结肿大，但可推动

N_2：同侧腋窝淋巴结融合，或与周围组织粘连

N_3：同侧胸骨旁淋巴结、锁骨上淋巴结转移

M：远处转移

M_0：无远处转移

M_1：有远处转移

乳腺癌的临床分期与 TNM 的关系如下。

0 期：$TisN_0M_0$。

Ⅰ期：$T_1N_0M_0$。

Ⅱ期：$T_{0\sim1}N_1M_0$，$T_2N_{0\sim1}M_0$，$T_3N_0M_0$。

Ⅲ期：$T_{0\sim2}N_2M_0$，$T_3N_{1\sim2}M_0$，T_4 任何 NM_0，任何 TN_3M_0。

Ⅳ期：包括 M_1 的任何 TN。

6. 治疗

（1）手术治疗 手术治疗是乳腺癌的主要治疗方法之一，适应证：国际临床分期的 0、Ⅰ、Ⅱ 和部分Ⅲ期的患者。乳腺癌常用手术方式见表 23-1。

表 23-1 乳腺癌常用手术方式

手术方式	切除范围	淋巴结清扫
乳腺癌根治术	整个乳腺、胸大肌、胸小肌（Halsted 手术），腋窝及锁骨下淋巴结	腋上、中、下组淋巴结
乳腺癌扩大根治术	（Halsted 手术）＋胸廓内动静脉及其周围淋巴结	腋上、中、下组淋巴结＋胸骨旁淋巴结
乳腺癌改良根治术	与 Halsted 手术比较,保留了胸大肌或同时保留胸大、小肌	腋中、下组淋巴结
全乳房切除术	整个乳房,包括腋尾部及胸大肌筋膜	无淋巴结清扫,适用于原位癌、微小癌及不宜根治者
保留乳房的乳腺癌切除术	完整肿块切除＋腋窝淋巴结清扫	腋淋巴结

（2）化学药物辅助治疗 可改善生存率。

① 指征：浸润性乳腺癌伴腋窝淋巴结转移者。

② 方案：CMF（环磷酰胺＋甲氨蝶呤＋氟尿嘧啶）6 个疗程、CAF（环磷酰胺＋阿霉素＋氟尿嘧啶）8 个疗程。

（3）内分泌治疗 雌激素受体含量高者效果较好，雌激素受体含量低者效果较差；

（4）放射治疗 在保留乳房的乳腺癌手术后，放射治疗是一重要组成部分。

（5）生物治疗 曲妥珠单抗注射液。

同步练习

一、单项选择题

1. 目前认为乳腺癌最有效的检出方法是（　　）
    A. 防癌普查体检　　　　　B. B超　　　　　　　C. 钼靶摄片
    D. 核磁共振　　　　　　　E. CT

2. 确诊乳房深部脓肿依据是（　　）
    A. 有波动感　　　　　　　B. 寒战高热　　　　　C. 乳房胀痛
    D. 穿刺有脓　　　　　　　E. 质硬

3. 乳腺癌局部皮肤呈"橘皮样改变"的原因是（　　）
    A. 肿物压迫引起　　　　　B. 癌肿位置较深，侵及Cooper韧带所致
    C. 癌细胞累及或堵塞乳腺表浅淋巴管导致淋巴水肿所致
    D. 肿物与乳房皮肤粘连所致　　E. 肿物色素沉着

4. 下列关于乳腺癌的描述，哪项是错误的（　　）
    A. 乳房外上象限发生率最高，接近50%
    B. 骨转移的主要部位是肋骨
    C. "橘皮征"是皮内和皮下淋巴管被癌细胞阻塞所致
    D. 治疗方针是尽早手术，辅以放化疗等综合疗法
    E. 铠甲状癌是指晚期乳腺癌，累及胸肌、胸筋膜，癌块固定于胸壁不易推动

二、多项选择题

1. 急性乳腺炎脓肿形成切开引流时应注意（　　）
    A. 一般做放射状切口　　　　　　　　B. 将脓肿间隔打开
    C. 切口在脓肿的最低点　　　　　　　D. 做对口引流使引流通畅

2. 关于乳腺检查，下列哪些方法是错误的（　　）
    A. 触诊时应用手指掌面循序进行　　　B. 将乳腺组织抓捏起进行检查
    C. 检查腋窝淋巴结时，应让患者上肢高举　　D. 检查肩胛下淋巴结时，应在患者背后

三、简答题

1. 简述急性乳腺炎的临床表现及治疗原则。
2. 简述乳腺癌的转移途径。

参考答案

一、单项选择题
　　1. C　2. D　3. C　4. B

二、多项选择题
　　1. ABCD　2. BC

三、简答题
　　1. 答：① 临床表现：乳房红肿热痛＋腋窝淋巴结肿大；脓肿可单发，也可多发，可向外破溃，也可向乳房及胸肌间的疏松组织间破溃。
　　② 治疗：原则是清除感染，排空乳汁。脓肿未形成时，给予抗生素治疗；脓肿形成后应及时作脓肿切开引流；健侧乳房一般不停止哺乳，但患侧乳房应停止哺乳。
　　2. 答① 局部扩散。
　　② 淋巴转移：为主要转移途径；癌细胞→同侧腋窝淋巴结→锁骨下淋巴结→锁骨上淋巴结→胸导管或右淋巴导管→静脉血流；乳腺内侧和中央区癌细胞→胸骨旁淋巴结→锁骨上淋巴结→胸导管或右淋巴导管→静脉血流。
　　③ 血运转移：最常见的转移部位依次是骨、肺、肝。

（刘凤恩　肖骏琦）

第二十四章　胸部损伤

内容精讲

第一节　概　论

　　1. 分类　胸部损伤的分类见图 24-1。

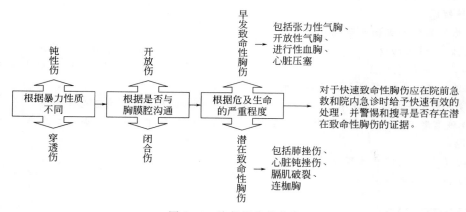

图 24-1　胸部损伤的分类

　　2. 紧急处理

　　（1）院前急救处理　包括基本生命支持与快速致命性胸伤的现场紧急处理（图 24-2）。

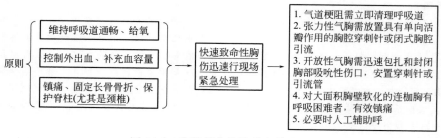

图 24-2　胸部损伤的院前急救处理

（2）院内急诊处理　正确及时地诊治快速致命性胸伤并排查潜在致命性胸伤至关重要（图 24-3）。

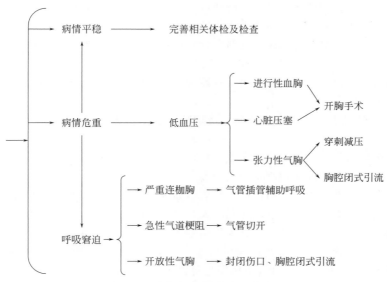

图 24-3　胸部损伤的院内急诊处理

（3）急诊室开胸手术　手术指征：①穿透性胸伤重度休克者；②穿透性胸伤濒死者，且高度怀疑存在急性心脏压塞。手术抢救成功的关键是迅速缓解心脏压塞，控制出血，快速补充容量和及时回输胸腔或心包内失血。

第二节　肋骨骨折

1. 解剖特点　肋骨解剖特点见表 24-1。

表 24-1　肋骨解剖特点

肋骨	解剖特点	骨折合并伤
第 1～3 肋骨	粗短，且有锁骨、肩胛骨的保护，不易发生骨折	常合并锁骨、肩胛骨骨折和颈部、腋部血管神经损伤
第 4～7 肋骨	长而薄，且固定，最易发生骨折	—
第 8～10 肋骨	前端与胸骨连成肋弓，弹性较大，不易骨折	—
第 11、12 肋骨	前端游离，弹性较大，不易骨折	应警惕腹内脏器和膈肌损伤

★2. 病因　骨折发生于暴力打击处，肋骨向内弯曲后折断，称为直接暴力；骨折发生于承受暴力以外的部位，常见的是前后方挤压伤，肋骨向外弯曲，在腋中线处折断，称为间接性暴力。老年人肋骨骨质疏松，脆性较大，容易发生骨折。已有恶性肿瘤转移灶的肋骨，也容易发生病理性骨折。

★3. 病理生理　肋骨骨折处胸壁皮肤软组织完整，不与外界相通，称为闭合性肋骨骨折；与外界相通称为开放性肋骨骨折。多根多处肋骨骨折使局部胸壁失去完整肋骨支撑而软化，出现反常呼吸运动，即吸气时软化区胸壁内陷，呼气时外突。如果胸壁软化范围较大→双侧胸腔内压失衡→纵隔左右扑动→缺氧，导致二氧化碳潴留，静脉回流受限，甚至呼吸、循环衰竭，这类情况称为连枷胸（flail chest）。

★**4. 临床表现** ①局部疼痛，在深呼吸、咳嗽或转动体位时加剧；②可出现不同程度的呼吸困难，并可导致肺不张和肺部感染；③胸壁可见畸形，局部压痛，挤压前后胸廓疼痛加重，甚至产生骨摩擦音，此可与软组织挫伤鉴别；④可合并血胸、气胸、皮下气肿或咯血，伤后晚期也可发生迟发性血胸或血气胸；⑤多根多处肋骨骨折，伤侧胸壁可以有反常呼吸运动。

★**5. 诊断要点** 根据病史、体检及胸部 X 线检查可明确诊断，但需与胸壁软组织挫伤相鉴别，软组织挫伤可有局部压痛，无挤压痛及骨擦音，X 线检查无肋骨骨折征象，但要注意到肋软骨骨折 X 线检查可呈阴性。

★**6. 治疗** 肋骨骨折处理原则为镇痛、清理呼吸道分泌物、固定胸廓、防治并发症和早期活动。

（1）闭合性单处肋骨骨折的治疗 多数可自行愈合。治疗重点是止痛、固定，可口服或肌内注射镇痛药，并用多头胸带或弹性胸带固定胸廓。

（2）闭合性多根多处肋骨骨折的治疗 有效镇痛和呼吸管理是主要治疗原则。①胸壁软化范围较小，镇痛并用胸带固定；②胸壁软化范围大，出现"浮动胸壁"，应及时清除呼吸道分泌物，保证呼吸道通畅；③咳嗽无力、呼吸道分泌物潴留者可行纤维支气管镜吸痰和肺部物理治疗，呼吸功能障碍者需气管插管或气管切开正压机械通气，正压机械通气对浮动胸壁有"内固定"作用，必要时可用 Judet 夹板、克氏针或不锈钢丝等固定肋骨断端。

（3）开放性肋骨骨折的治疗 胸壁伤口彻底清创，修齐骨折端，缝合包扎固定。如刺破胸膜，需做胸腔闭式引流术。多根多处肋骨骨折患者，于清创后做肋骨断端内固术。

第三节　气　胸

★**1. 定义及分类** 外界空气进入胸膜腔造成胸膜腔内积气称为气胸（pneumothorax）。气胸可分为闭合性气胸、开放性气胸和张力性气胸三类。

★**2. 闭合性气胸（closed pneumothorax）** 空气进入胸膜腔后伤口闭合，无法自由进出，胸内压仍低于大气压。

（1）临床表现及诊断要点 ①肺压缩小于 30％者，主要表现为胸闷、胸痛、气短；②肺压缩大于 30％者可表现为气促及不同程度的呼吸困难，伤侧肺部饱满，叩诊鼓音，呼吸音减弱或消失，气管向健侧移位，有时可出现皮下气肿。胸部 X 线检查可见伤侧肺不同程度萎陷、胸腔积气、纵隔向健侧移位。

（2）治疗 ①肺压缩小于 30％者常不需特殊处理，1～2 周内可自行吸收；②肺压缩大于 30％者先行胸膜腔穿刺，自觉症状重者行胸腔闭式引流术。

★**3. 开放性气胸（open pneumothorax）** 胸膜腔与外界相通，气体可自由进出胸膜腔，胸内压接近于 0。裂口小于气管横径者伤侧肺可有部分功能；裂口大于气管横径者伤侧肺完全萎陷，肺功能完全丧失。

（1）临床表现及诊断要点 患者表现为气促、呼吸困难、发绀和颈静脉怒张，伤侧胸壁可见伴有气体进出胸腔发出吸吮样声音的伤口，称为胸部吸吮性伤口（sucking wound）。伤侧肺部饱满，叩诊鼓音，呼吸音明显减弱或消失，气管向健侧移位。胸部 X 线检查可见伤侧肺不同程度萎陷、胸腔大量积气、纵隔移向健侧。

（2）病理生理 伤侧胸膜腔负压消失，肺压缩萎陷。呼吸时纵隔扑动（mediastinal flutter）：吸气时→健侧胸膜腔负压↑→与伤侧压力差↑→纵隔向健侧移位；呼气时→健侧胸膜腔负压↓→与伤侧压力差↓→纵隔复位或移向伤侧。可影响静脉回心血流，引起循环障碍。

（3）治疗 开放性气胸的急救处理要点为：①立即将开放性气胸变为闭合性气胸，若患者出呼吸困难加重或有张力性气胸表现，应及时排出高压气体；②给氧，补充血容量，纠正休克；③清创、缝合胸壁伤口，并作胸腔闭式引流；④给予抗生素，鼓励咳嗽、排痰，预防感染；⑤必要时行开胸探查手术。

（4）闭式胸腔引流术　适应证为：①中、大量气胸，开放性气胸，张力性气胸；②胸腔穿刺术治疗，下肺无法复张者；③需使用机械通气或人工通气的气胸或血气胸者；④拔除胸腔引流管后气胸或血胸复发者；⑤剖胸手术。

方法：气胸引流一般在前胸壁锁骨中线第2肋间隙，血胸则在腋中线与腋后线间第6或第7肋间隙。半卧位或侧卧位→常规消毒→局部浸润麻醉→切开皮肤，逐层钝性分离→经肋骨上缘置管，侧孔入胸腔2~3cm→外接闭式引流装置，确保引流通畅，保证水封瓶液面低于引流管出口60cm→记录每小时或24h引流液量。

拔管指征：引流后肺膨胀良好，连续24h无气体或液体排出小于50mL，可在患者深吸气屏气时拔除引流管，并封闭伤口。

★**4. 张力性气胸（tension pneumothorax）**　气管、支气管或肺损伤处形成单向活瓣，气体随吸气只进不出，胸内压持续升高，高于大气压，又称为高压性气胸。

（1）临床表现诊断要点　①严重或极度呼吸困难、烦躁、意识障碍、大汗淋漓、发绀、颈静脉怒张，多有皮下气肿，少数患者可有脉细快、血压降低等循环障碍表现；②伤侧胸部饱满，叩诊呈鼓音，听诊呼吸音消失、气管向健侧明显移位；③胸部X线检查示肺完全萎陷、胸膜腔大量积气、纵隔向健侧移位，并可有纵隔和皮下气肿；④胸腔穿刺有高压气体外推针筒芯。

（2）治疗　①立即排气，降低胸腔内压力；②行闭式胸腔引流术，并给予抗生素预防感染；③必要时行开胸探查手术或电视胸腔镜手术。

第四节　血　胸

★**1. 血胸的定义及来源**　胸膜腔积血称为血胸（hemothorax），与气胸同时存在称为血气胸（hemopneumothorax）。成人血胸量≤0.5L为少量血胸，0.5~1.0L为中量，>1.0L为大量血胸。血胸的来源及特点见表24-2。

表 24-2　血胸的来源及特点

来源	特点
肺组织裂伤出血	肺循环压力较低，一般出血量少而缓慢，多可自然停止
肺间血管或胸廓内血管破裂出血	体循环压力较高，出血量大，不易自然停止，常需手术止血
心脏大血管破裂	出血量大而急，不及时救治，短期内可导致失血性休克而死亡

★**2. 病理生理**　血胸可因血容量丢失而出现休克征象，并可压迫肺，迫使肺萎陷，纵隔向健侧移位，影响呼吸和循环功能。当胸腔内积聚大量血液，超过去纤维蛋白作用，积血发生凝固，形成凝固性血胸（coagulating hemothorax）。细菌经伤口或肺破裂口侵入，并在积血中迅速滋生繁殖，引起感染性血胸（infective hemothorax），最终导致脓血胸（pyohemothorax）。

★**3. 临床表现及诊断要点**　①不同程度的面色苍白、脉搏细速、血压下降和末梢血管充盈不良等低血容量休克表现；②可有呼吸急促、肋间隙饱满、气管向健侧移位、伤侧叩诊浊音和呼吸音减低；③胸膜腔穿刺抽出血液可明确诊断。

具备以下征象则提示存在进行性血胸：①持续脉搏加快、血压降低，或虽经补充血容量血压仍不稳定；②胸腔闭式引流量每小时超过200mL，持续3h；③血红蛋白量、红细胞计数和血细胞比容进行性降低，引流液的血红蛋白量和红细胞计数与周围血相接近，且迅速凝固。

具备以下情况应考虑感染性血胸：①有畏寒、高热等感染的全身表现；②抽出胸腔积血

1mL，加入 5mL 蒸馏水，无感染呈淡红透明状，出现混浊或絮状物提示感染；③胸腔积血无感染时，红细胞白细胞计数比例应与周围血相似，即 500∶1。感染时白细胞计数明显增加，红细胞、白细胞计数比例达 100∶1；④积血涂片和细菌培养发现致病菌有助于诊断，并可依此选择有效的抗生素。

当胸腔闭式引流量减少，而体格检查和放射学检查发现血胸持续存在的证据，应考虑凝固性血胸。

★4. 治疗

（1）非进行性血胸　少量血胸可自然吸收，不需穿刺抽吸。若积血量较多应早期行胸膜腔穿刺或胸腔闭式引流术，排出积血。

（2）进行性血胸　首先补液输血，防治低血容量休克。急诊行剖胸探查，手术止血。

（3）凝固性血胸　待情况稳定后尽早手术，清除血块，并剥除胸膜表面血凝块和机化形成的纤维包膜。

第五节　创伤性窒息

1. 定义及病理生理

（1）定义　创伤性窒息（traumatic asphyxia）是钝性暴力作用于胸部所致的上半身广泛皮肤、黏膜、末梢毛细血管淤血及出血性损害

（2）病理生理　当胸部与上腹部受到暴力挤压时，患者声门紧闭，胸内压骤然剧增，右心房血液经无静脉瓣的上腔静脉系统逆流，造成末梢静脉及毛细血管过度充盈扩张并破裂出血。

2. 临床表现及诊断要点　①面、颈、上胸部皮肤出现针尖大小的紫蓝色瘀斑，以面部与眼眶部为明显；②口腔、球结膜、鼻腔黏膜瘀斑，甚至出血；③视网膜或视神经出血可产生视力障碍，甚至失明；④鼓膜破裂可致外耳道出血、耳鸣，甚至听力障碍；⑤有颅内静脉破裂，患者可发生昏迷或死亡；⑥伤后多有暂时性意识障碍。

3. 治疗　皮下组织出血点及瘀斑，一般于 2～3 周后自行吸收消退。患者预后取决于承受压力大小、持续时间长短和有无合并伤。少数患者在压力移除后可发生心跳呼吸停止，应立即行心脏复苏和辅助呼吸抢救。

第六节　肺损伤

1. 分类　根据损伤的组织学特点，肺损伤分为：肺裂伤、肺挫伤和肺爆震（冲击）伤。

2. 临床表现及诊断要点　①肺裂伤所致血气胸的诊断与处理如前所述；②肺内血肿大多在胸部 X 线检查时发现，表现为肺内圆形或椭圆形、边缘清楚、密度增高的团块状阴影，常在 2 周至数月自行吸收；③肺挫伤患者表现为呼吸困难、咯血、咳血性泡沫痰及肺部啰音，重者出现低氧血症，并常伴有连枷胸。X 线胸片出现斑片状浸润影，一般伤后 24～48h 变得更明显，CT 检查准确率高于 X 线检查。

3. 治疗原则　①及时处理合并伤；②保持呼吸道通畅；③氧气吸入；④限制晶体液过量输入；⑤给予肾上腺皮质激素；⑥低氧血症使用机械通气支持；⑦预防和治疗感染。

第七节　心脏损伤

1. 分类及病因

（1）分类　心脏损伤（cardiac injury）分为钝性心脏损伤与穿透性心脏损伤。

（2）病因 钝性损伤多由胸前区撞击、减速、挤压、高处坠落、冲击等暴力所致，心脏在等容收缩期遭受钝性暴力的后果最为严重。穿透伤多由锐器、刃器或火器所致。

2. 临床表现及诊断要点

（1）钝性心脏损伤 ①临床表现：轻度心肌挫伤可能无明显症状，中、重度挫伤可能出现胸痛、心悸、气促，甚至心绞痛等症状。②诊断要点：心电图表现为 ST 段抬高、T 波低平或倒置，房性、室性期前收缩或心动过速等心律失常；超声心动图可显示心脏结构和功能改变；心肌酶学检测示磷酸肌酸激酶同工酶（CK-MB-mass）和心肌肌钙蛋白（cardiac troponin，cTn）升高。

（2）穿透性心脏损伤 ①临床表现：心包与心脏裂口较小时可出表现为心脏压塞征象，表现为静脉压升高、颈静脉怒张，心音遥远、心搏微弱，脉压小、动脉压降低的贝克三联征（Beck's triad）。心包和心脏裂口较大，可表现为失血性休克。②诊断要点：a. 胸部伤口位于心脏体表投影区域或其附近；b. 伤后短时间出现与失血量不相符的循环不稳定；c. 贝克三联征或失血性休克和大量血胸的体征。

3. 治疗

（1）钝性心脏损伤 主要为休息、严密监护、吸氧、镇痛等。临床特殊治疗主要针对可能致死的并发症，如心律失常和心力衰竭。

（2）穿透性心脏损伤 ①急性心脏压塞或失血性休克者，应立即急诊行开胸手术，迅速补充血容量；②心脏介入诊治时发生心脏损伤，应立即终止操作，同时行心包穿刺抽吸治疗，必要时开胸手术；③伤情稳定后，应注意心脏内有无遗留的异物及其他病变，及时作出相应的处理。

第八节 膈肌损伤

1. 分类及病因

（1）分类 根据致伤暴力不同，膈肌损伤（diaphragmatic injury）可分为穿透性或钝性膈肌损伤。

（2）病因 ①穿透性膈肌损伤（penetrating diaphragmatic injury）多由火器或刃器致伤。②钝性膈肌损伤（blunt diaphragmatic injury）多由于暴力致膈肌附着的胸廓下部骤然变形和胸腹腔之间压力梯度骤增引起膈破裂，常伴有多部位损伤。早期膈肌损伤的临床表现较轻，往往被其他重要脏器损伤所掩盖而漏诊，至数年后发生膈疝才被发现。

2. 临床表现及诊断要点

（1）穿透性膈肌损伤 伤口处大量外出血、有失血性休克等临床表现，同时可并发血胸、血气胸、心包积血，以及腹腔积血、积气和空腔脏器穿孔所致的腹膜炎体征。

（2）钝性膈肌损伤 血气胸和腹腔脏器疝入胸腔可导致呼吸困难、伤侧胸部呼吸音降低，叩诊呈浊音或鼓音等。疝入胸腔的腹内脏器发生嵌顿与绞窄，可出现腹痛、呕吐、腹胀和腹膜刺激征等消化道梗阻或腹膜炎表现。

3. 治疗

（1）穿透性膈肌损伤 一般均需急诊手术治疗。首先处理胸部吸吮性伤口和张力性气胸，输血补液纠正休克，并迅速手术。

（2）钝性膈肌损伤 一旦高度怀疑或确诊为创伤性膈破裂或膈疝，应尽早进行手术探查和膈肌修补术。

同步练习

一、单项选择题

1. 造成连枷胸唯一的原因是（　　　）
   A. 多根多处肋骨骨折　　　　　　B. 闭合性多根肋骨骨折
   C. 开放性粉碎性肋骨骨折　　　　D. 一根肋骨多处骨折　　　　E. 多根肋骨一处骨折

2. 在左侧第10～12肋骨骨折时，最需要提高警惕的脏器损伤是（　　　）
   A. 肝脏损伤　　　　　　　　B. 脾脏损伤　　　　　　　C. 肺损伤
   D. 肌破裂　　　　　　　　　E. 肾损伤

3. 张力性气胸的现场急救措施是（　　　）
   A. 呼吸机辅助呼吸　　　　　B. 高流量吸氧　　　　　　C. 紧急剖胸手术
   D. 用输液管在锁骨中线穿刺排气　E. 胸外按压

4. 开放性气胸首要的急救措施是（　　　）
   A. 纠正休克　　　　　　　　B. 封闭伤口　　　　　　　C. 清创缝合
   D. 胸膜腔穿刺　　　　　　　E. 紧急剖胸手术

5. 在闭合性气胸时，当肺压缩小于多少时，如无症状，可暂予观察（　　　）
   A. 40%　　　　　　　　　　B. 20%　　　　　　　　　C. 30%
   D. 15%　　　　　　　　　　E. 10%

6. 在多发性损伤的急救处理中，应首先处理的紧急情况是（　　　）
   A. 张力性气胸　　　　　　　B. 四肢骨折　　　　　　　C. 肺挫伤
   D. 肋骨骨折　　　　　　　　E. 肝挫裂伤

7. 血胸时放置胸腔闭式引流后，什么情况考虑有胸腔内进行性出血需开胸探查（　　　）
   A. 引流量连续4h，每小时超过100mL
   B. 引流量连续3h，每小时超过200mL
   C. 引流量连续2h，每小时超过100mL
   D. 引流量1h，超过200mL
   E. 引流量连续5h，每小时超过100mL

8. 气胸时放置胸腔闭式引流管常见的部位是（　　　）
   A. 锁骨中线第2肋间　　　　B. 锁骨中线第1肋间　　　C. 腋中后线第7、8肋间
   D. 肩胛下角线第8肋间　　　E. 锁骨中线第3肋间

9. 气胸时放置胸腔闭式引流管常见的部位是（　　　）
   A. 锁骨中线第2肋间　　　　B. 锁骨中线第1肋间　　　C. 腋中后线第6～8肋间
   D. 肩胛下角线第8肋间　　　E. 锁骨中线第3或4肋间

10. 一患者在人群拥挤时跌倒，遭到踩踏致伤。检查发现头、颈、上胸部点状出血，考虑（　　　）
    A. 皮肤挫伤　　　　　　　　B. 肺挫伤　　　　　　　　C. 肺爆震伤
    D. 创伤性窒息　　　　　　　E. 血管破裂

二、简答题

1. 简述闭合性多根多处肋骨骨折的治疗原则。
2. 简述开放性气胸的急救处理。
3. 简述张力性气胸的诊断。
4. 简述胸腔进行性出血的征象。

![参考答案]

一、单项选择题

1. A　2. B　3. D　4. B　4. C　6. A　7. B　8. A
9. A　10. D

二、简答题

1. 答：有效镇痛和呼吸管理是主要治疗原则。①胸壁软化范围较少，镇痛并用胸带固定；②胸壁软化范围大，出现"浮动胸壁"，应及时清除呼吸道分泌物，保证呼吸道通畅；③咳嗽无力、呼吸道分泌物潴留可行纤支镜吸痰和肺部物理治疗，呼吸功能障碍者需气管插管或气管切开正压机械通气，其对浮动胸壁有"内固定"作用，必要时可用Judet夹板、克氏针或不锈钢丝等固定肋骨断端。

2. 答：①立即将开放性气胸变为闭合性气胸，若患者出呼吸困难加重或有张力性气胸表现，应及时排出高压气体；②给氧，补充血容量，纠正休克；③清创、缝合胸壁伤口，并作胸腔闭式引流；④给予抗生素，鼓励咳嗽、排痰，预防感染；⑤必要时行开胸探查手术。

3. 答：张力性气胸的诊断：患者出现极度呼吸困难、发绀、烦躁不安、昏迷。体检时见胸部及颈部皮下气肿，气管向对侧移位，伤侧呼吸活动减弱，叩诊呈鼓音，呼吸音减低或消失。胸部X线检查显示胸膜腔大量积气，气管和心影偏移至健侧。穿刺胸腔可见有高压气体冲出。

4. 答：胸腔进行性出血的征象如下。

①持续脉搏加快、血压降低，或虽经补充血容量血压仍不稳定；②胸腔闭式引流量每小时超过200mL，持续3h；③血红蛋白量、红细胞计数和血细胞比容进行性降低，引流液的血红蛋白量和红细胞计数与周围血相接近，且迅速凝固。

（李章红　熊健宪）

第二十五章　胸壁、胸膜疾病

 学习目标

　　1. 重点　漏斗胸的临床表现和常见的手术方式；急性脓胸和慢性脓胸的病因、临床表现和治疗原则；胸壁结核的病理、诊断和鉴别诊断。
　　2. 熟悉　胸壁、胸膜肿瘤的临床表现、诊断和治疗。
　　3. 了解　胸壁结核的治疗。

 内容精讲

第一节　漏斗胸

　　★漏斗胸（funnel chest）是胸骨连同肋骨向内、向后凹陷，呈舟状或漏斗状；胸骨体与剑突交界处凹陷最深。患者有家族倾向或伴有先天性心脏病。
　　1. 临床表现　①有家族倾向或伴有先天性心脏病，婴儿期无明显症状者常不被注意而漏诊；②患儿一般较瘦弱，活动能力受限，不好动，易感冒；③肺活量明显减少，活动时易出现心慌、气短和呼吸困难；④胸廓畸形外，并常伴有轻度驼背、腹部凸出等特殊体型；⑤影像学表现为下段胸骨向后凹陷，与脊柱间的距离缩短。
　　2. 治疗　畸形轻者可自愈。畸形重者影响生长发育、心肺功能，甚至造成心理负担，应手术治疗。手术时机以 2～5 岁最佳，早期手术效果较好。
　　常见的传统手术方式有：①胸骨抬举术（Ravitch 手术）；②胸骨翻转术（Wada 手术）；③带蒂胸骨翻转术。传统术式创伤较大，不美观。近年来，微创漏斗胸矫正术（Nuss 手术）被广泛应用于临床。该术式于畸形胸骨后置入特殊材质的矫形钢板，创伤小，手术效果满意。

第二节　脓　胸

　　★脓胸（empyema）是指脓性渗出液积聚于胸膜腔内的化脓性感染。脓胸按病理发展过程可分为急性和慢性（表 25-1）。

表 25-1　急性脓胸与慢性脓胸

	急性脓胸	慢性脓胸
病因	①由化脓性病灶侵入或破入胸膜腔，或因外伤、手术污染胸膜腔；②经淋巴途径：如膈下脓肿、肝脓肿、纵隔脓肿、化脓性心包炎等，通过淋巴管侵犯胸膜腔；③血源性播散：在全身败血症或脓毒血症时，致病菌可经血液循环进入胸膜腔	①急性脓胸没有治疗或治疗不当；②原发病变污染物和细菌进入胸腔，膈下脓肿引起的脓胸，膈下感染未彻底清除或胸腔内异物残留；③特异性感染，如合并结核杆菌感染

续表

	急性脓胸	慢性脓胸
临床表现	①常有高热、脉快、呼吸急促、食欲差、胸痛、全身乏力、白细胞增高等征象；②积脓较多者尚有胸闷、咳嗽、咳痰症状；③体检患侧语颤减弱，叩诊呈浊音，听诊呼吸音减弱或消失；④严重者可伴有发绀和休克	①常有长期低热，食欲减退、消瘦、贫血、低蛋白血症等慢性全身中毒症状；②有时有气促、咳嗽、咳脓痰等症状；③体检患侧胸壁下陷，胸廓呼吸活动受限，少数患者有脊柱侧弯，胸部叩诊呈实音，听诊呼吸音减弱或消失
辅助检查	①胸部X线检查：患侧有积液所致的致密阴影，若未行胸腔穿刺已出现液面，应高度怀疑有气管、食管瘘；②超声波检查：积液反射波能明确范围和准确定位，有助于脓胸诊断和穿刺；③胸腔穿刺：抽得脓液，可诊断为脓胸。同时做涂片镜检、细菌培养及药物敏感试验，以指导临床用药	胸部X线检查：胸膜肥厚、肋间隙变窄、纵隔向患侧移位
治疗原则	①根据致病菌对于药物的敏感性，选用有效抗生素；②彻底排净脓液，使肺早日复张，包括放置胸腔闭式引流或行胸膜剥脱术；③控制原发感染，全身支持治疗：补充营养和维生素，注意水电解质平衡，纠正贫血等	①改善引流；②消除脓腔，促使肺早日复张：常用手术方法有胸膜纤维板剥除术、胸廓成形术、胸膜肺切除术；③全身支持治疗：补充营养和维生素、注意水电解质平衡、纠正贫血等

第三节　胸壁结核

★胸壁结核（tuberculosis of the chest wall）是继发于肺或胸膜结核感染的肋骨、胸骨、胸壁软组织结核病变。多表现为结核性寒性脓肿或慢性胸壁窦道。

1. 病理　胸内结核经淋巴系统、血行传播或直接侵犯胸壁淋巴结及胸壁各层组织，包括骨骼系统和软组织部分；胸壁结核脓肿起源于胸壁深处淋巴结者较多，穿透肋间肌蔓延至胸壁浅部下层，往往在肋间肌层里外各存在一个脓腔，中间则有孔道相通，从而形成哑铃状脓肿。

2. 临床表现和诊断　①胸壁结核全身症状多不明显，若原发结核病灶尚有活动，则可有疲倦、盗汗、低热、虚弱等症状；②胸壁结核局部主要表现为结核脓肿，皮下隆起，触之有波动感，可伴有轻度压痛，但表面皮肤不红、不热、无痛、无急性炎症征象，故也称为寒性脓肿；③寒性脓肿继发化脓性感染，可出现急性炎症症状；④穿刺若抽得脓液，涂片及细菌培养阴性，多可确定诊断；⑤胸部X线检查有时可发现病变，但X线检查阴性不能排除胸壁结核的诊断，并应与化脓性肋骨、胸骨骨髓炎及胸壁放线菌病相鉴别。

3. 治疗　①胸壁结核是全身结核的一部分，故首先应注意改善全身营养状况；②抗结核药物治疗：控制原发的肺或胸膜结核病变以及继发的胸壁病灶；③穿刺抽液：经皮潜行穿刺排脓后注入抗结核药物，加压包扎，少数经反复治疗后可痊愈；④手术治疗：原则要求彻底切除病变组织，切开所有窦道，彻底刮除坏死组织和肉芽组织，反复冲洗后用肌瓣充填残腔，术毕加压包扎，防止血液积聚。必要时安放引流，24h拔除引流后再加压包扎。⑤寒性脓肿合并化脓性感染时，应先切开引流，待感染控制后再按上述原则处理。

第四节　胸壁、胸膜肿瘤

一、胸壁肿瘤

胸壁肿瘤是指胸廓深部软组织、肌肉、骨骼的肿瘤。可分为原发性和转移性两类。原发性肿瘤又可分为良性和恶性两种。

1. 病理　①起源于骨组织者，肋骨好发，前胸壁及侧胸壁多见，良性肿瘤常有骨纤维瘤、骨瘤、软骨瘤、骨软骨瘤等，恶性肿瘤则多为各种肉瘤，其中软骨肉瘤多见；②起源于深部软组织者，主要有神经类肿瘤、脂肪瘤、纤维瘤、血管瘤及各类肉瘤等；③转移性胸壁肿瘤系自他处恶性肿瘤转移而来，以转移至肋骨最为多见。

2. 诊断要点　①恶性肿瘤主要表现为生长比较迅速、边缘不清、表面有扩张血管、疼痛等，多见；②良性骨或软骨肿瘤多表现为肿块坚硬如骨、边缘清楚、增大缓慢；③X线平片有助于诊断及鉴别诊断，穿刺活检可明确诊断，组织活检最好与切除计划同期进行。

3. 治疗原则　①原发性胸壁肿瘤首选手术切除治疗；②转移性胸壁肿瘤：原发病灶已切除者，可手术切除；③恶性肿瘤：手术治疗应彻底胸壁整块切除，包括肌层、骨骼、肋间组织、壁胸膜和局部淋巴结，并同期作胸壁修补术，不耐受手术者可行放疗和化疗。

二、胸膜肿瘤

胸膜肿瘤包括两大类，即原发性胸膜肿瘤和继发性胸膜肿瘤。

1. 继发性胸膜肿瘤　多见，并以胸膜转移瘤多发，乳腺癌和肺癌是最常发生胸膜转移瘤的原发肿瘤。多无明显临床症状，胸部X线检查时可发现胸膜腔渗液，胸腔穿刺及胸膜活检可确诊。其治疗应主要针对原发瘤，但也常需控制胸膜腔渗液。

2. 原发性胸膜肿瘤　较少见，其中胸膜间皮瘤较常见，绝大多数为恶性，其病因与长期吸入石棉粉尘有密切关系。临床常将其分为弥漫型及局限型两类（表25-2）。

表 25-2　弥漫型胸膜间皮瘤与局限型胸膜间皮瘤

项目	弥漫型胸膜间皮瘤	局限型胸膜间皮瘤
病理	起源于间皮细胞，恶性程度高，病变广泛，进展极快，预后差，可发生于任何年龄，但大多数在40～70岁。男性多于女性	生长缓慢，比弥漫型恶性间皮瘤多见。绝大多数呈良性表现
临床表现	起病时无明显症状，常见表现有呼吸困难、持续性剧烈胸痛、干咳等，常伴有大量血性胸腔积液，可少量咯血，偶尔可见同侧Horner综合征或上腔静脉综合征，晚期一般可有不适、厌食、消瘦、全身衰竭等	临床特点约50%无症状。咳嗽、胸痛和发热为最常见表现
辅助检查	胸部CT检查是确定外科手术可行性的可靠诊断技术，可行活检明确诊断	X线胸片及胸部CT上常显示胸膜致密，偶尔伴有胸膜腔渗液
治疗	治疗较困难，全胸膜肺切除术创伤大、并发症多、死亡率高，现很少应用，主要以药物治疗为主，预后不良	常采用手术切除术，预后较好

同步练习

一、单项选择题

1. 急性脓胸致病菌最多见的是（　　）
　A. 金黄色葡萄球菌　　B. 革兰阴性杆菌　　C. 溶血性链球菌
　D. 铜绿假单胞菌　　E. 大肠埃希菌

2. 关于胸壁结核病因、病理的描述，以下哪项不正确（　　）
　A. 胸壁结核多为继发性感染
　B. 胸壁结核多为原发感染
　C. 胸壁结核常在肋骨内外形成"哑铃状"的两个脓腔
　D. 胸壁结核性脓肿常因重力作用流注于其他部位
　E. 胸壁结核可向多个方向延伸形成窦道或瘘管

3. 关于急性脓胸的治疗方法，下列哪一项是错误的（　　）

A. 消炎疗法　　　　　B. 开放引流　　　　　C. 支持疗法

D. 闭式引流　　　　　E. 胸腔镜手术治疗

4. 以下哪种情况不宜做胸腔引流（　　　）

A. 急性脓胸　　　　　B. 脓气胸　　　　　C. 血胸、感染

D. 结核性脓胸　　　　E. 张力性气胸

5. 关于胸壁结核，下列哪项叙述是错误的（　　　）

A. 行脓肿切开引流　　B. 病变范围较大　　C. 药物治疗疗效多不明显

D. 病变易形成窦道　　E. 可继发感染

6. 诊断急性脓胸最简单准确的方法是（　　　）

A. 肺炎经治疗后仍不好转，症状反而加重　　B. 一侧胸部叩诊实音，语音传导弱

C. 胸腔穿刺抽出脓液　　　　　　　　　　　D. 超声检查胸腔有液平反射

E. 胸部 X 线检查

7. 关于胸壁结核的治疗，下列正确的是（　　　）

A. 全身抗结核治疗　　　　　　　　　　　　B. 可穿刺排脓注入抗结核药物

C. 有活动性结核时，不可进行手术治疗　　　D. 合并有化脓性感染时，可先切开引流

E. 以上都是

8. 慢性脓胸最主要的诊断依据是（　　　）

A. X 线见有胸膜钙化　　B. 胸部下陷肋间变窄　　C. 颈部气管向患侧移位

D. 胸腔抽出脓液　　　　E. 影像学提示胸膜肥厚

二、简答题

1. 简述急性脓胸与慢性脓胸的治疗原则。

2. 简述胸壁结核的临床表现和诊断要点。

参考答案

一、单项选择题

1. A　2. B　3. B　4. D　5. A　6. C　7. E　8. B

二、简答题

1. 答：(1) 急性脓胸治疗原则　①根据致病菌对于药物的敏感性，选用有效抗生素；②彻底排净脓液，使肺早日复张，包括放置胸腔闭式引流或行胸膜剥脱术；③控制原发感染，全身支持治疗：补充营养和维生素，注意水电解质平衡，纠正贫血等。

(2) 慢性脓胸治疗原则　①改善引流；②消除脓腔，促使肺早日复张：常用手术方法有胸膜纤维板剥除术、胸廓成形术、胸膜肺切除术；③全身支持治疗：补充营养和维生素，注意水电解质平衡，纠正贫血等。

2. 答：①胸壁结核全身症状多不明显，若原发结核病灶尚有活动，则可有疲倦、盗汗、低热、虚弱等症状；②胸壁结核局部主要表现为结核脓肿，皮下隆起，触之有波动感，可伴有轻度压痛，但表面皮肤不红、不热、无痛、无急性炎症征象，故也称为寒性脓肿；③寒性脓肿继发化脓性感染，可出现急性炎症症状；④穿刺若抽得脓液，涂片及细菌培养阴性，多可确定诊断；⑤胸部 X 线检查有时可发现病变，但 X 线检查阴性不能排除胸壁结核的诊断，并应与化脓性肋骨、胸骨骨髓炎及胸壁放线菌病相鉴别。

（李章红　熊健宪）

第二十六章　肺部疾病

学习目标

1. **熟悉**　肺癌的临床表现、诊断及治疗方法；肺切除术的适应证、禁忌证，并发症及预防并发症的措施。

2. **了解**　肺大疱的病因、病理、临床表现、诊断和治疗；支气管扩张手术适应证、禁忌证，术前准备和术后处理；肺棘球蚴病。

内容精讲

第一节　肺大疱

1. 肺大疱（pulmonary bulla）病因及病理

（1）病因　见图 26-1。

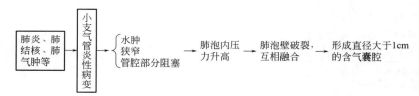

图 26-1　肺大疱的病因

（2）病理　显微镜下可见大疱壁为肺泡扁平上皮细胞，也可仅有纤维膜或纤维结缔组织存在。

2. 分型　见表 26-1。

表 26-1　肺大疱的分型

分型	基底	结构	特点	好发部位
Ⅰ型	窄基底	突出于肺表面,并有一狭窄的蒂部与肺实质相连	常单发,也可见多个大疱呈簇状集中构成,壁薄,易破裂形成自发性气胸	常见于肺上叶
Ⅱ型	宽基底表浅	位于肺实质表层,在脏层胸膜与肺组织之间	肺大疱腔内可见结缔组织间隔,伴有肺气肿	可见于任何肺叶
Ⅲ型	宽基底深部	结构与Ⅱ型相似,但部位较深,周围为肺组织	肺大疱可伸展至肺门,严重破坏肺组织,毁损肺	可见于任何肺叶

3. 临床表现　患者症状与大疱的数目、大小以及是否伴有基础肺部疾病密切相关。大多可无任何症状,有时在体检时偶然被发现。体积大或多发性肺大疱可有胸闷、气短等症状。少数肺大疱患者有咯血和胸痛等症状。肺大疱可合并自发性气胸或血气胸,继发感染少见,亦很少并发咯血（表 26-2）。

表 26-2　肺大疱常见并发症

项　目	自发性气胸	自发性血气胸	继发肺感染
发生率	最常见	少数突发	少见
体征	突发胸痛、喘憋、咳嗽及呼吸困难	除了气胸症状外,还可有头晕、心悸、面色苍白等失血症状	咳嗽、咳痰、寒战和高热
影像学检查	严重时可见气管向健侧移位	可见胸膜腔积气、积液征象	空腔消失,或形成液气平
体格检查	可见患侧胸部叩诊呈鼓音,听诊呼吸音减弱或消失	可见患侧肋间隙饱满、叩诊浊音,听诊呼吸音减弱或消失	可闻及湿性啰音
严重程度	取决于气胸量的多少及是否伴有基础肺部疾病	部分患者表现为进行性血胸,需紧急处理	原有的喘憋症状加重

4. 诊断　胸部 X 线检查是诊断肺大疱的主要方法。X 线表现：①肺野内大小不等、数目不一的薄壁空腔；②腔内肺纹理稀少或仅有条索状阴影；③大的肺大疱周围可有因受压而膨胀不全的肺组织。胸部 CT 检查可进一步明确大疱的数目、大小以及是否伴有其他肺部疾病。

大体积肺大疱与气胸鉴别见表 26-3。

表 26-3　大体积肺大疱与气胸鉴别

鉴别	大体积肺大疱	气　胸
X 线表现	局部肺野透亮度增高,肺纹理稀少或仅有条索状阴影,可见膨胀不全的肺组织	局部肺野透亮度更高,完全无肺纹理,且肺组织向肺门方向压缩,弧度与肺大疱相反
病情变化	病情发展较慢	突发起病,病情变化快

5. 治疗　偶然发现的无症状的肺大疱一般不需治疗。

（1）手术适应证　①肺大疱破裂引起自发性气胸或血气胸者；②肺大疱体积大、明显压迫邻近肺组织,症状明显,手术切除大疱,可使受压的肺组织复张,改善肺功能者；③肺大疱反复感染者。

（2）手术方式　①体积较大的肺大疱可行肺楔形切除,以完整切除肺大疱；②难以完整切除的肺大疱,可行肺减容手术；③位于深部的肺大疱,除非巨大或合并感染,否则可不处理；④较小的或靠近肺门的肺大疱可行结扎、缝扎或电凝灼烧等处理；⑤巨大肺大疱致肺叶无功能,可考虑行肺叶切除术；⑥肺大疱反复并发气胸者,应同期行胸膜固定术,减少自发性气胸复发概率。

第二节　肺部感染性疾病的外科治疗

一、支气管扩张的外科治疗

1. 病因　见图 26-2。

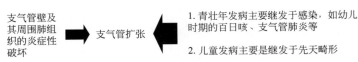

图 26-2　支气管扩张的病因

2. 病理生理　见图 26-3。

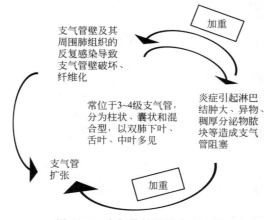

图 26-3　支气管扩张的病理生理

3. 临床表现及影像学表现　①体征：咳黄绿色脓性黏液痰，量较多，偶有恶臭。体位改变或清晨起床时可诱发剧烈咳嗽、咳痰。部分患者痰中带血或大量咯血，病程久者可能有贫血、营养不良或杵状指（趾）。②影像学表现：胸部 X 线轻度支气管扩张可无明显异常，随着病情发展可出现肺纹理增多、紊乱或呈网格、蜂窝状改变；胸部 CT 表现为局限性炎症浸润，肺容积减小，支气管远端呈现柱状或囊状扩张。

4. 外科治疗　是治疗支气管扩张的主要手段，其原则是切除病变组织，消除肺部感染、出血病灶。

（1）手术适应证　①一般情况较好；②规范内科治疗 6 个月以上症状无减轻；③病变相对局限；④症状明显，如持续咳嗽、大量脓痰、反复或大量咯血。

（2）手术禁忌证　①一般情况差；②双肺弥漫性病变；③合并肺气肿、哮喘或肺源性心脏病者。

（3）术前准备　①完善术前相关检查，排除手术禁忌证；②近期高分辨 CT 检查，确定病变范围，决定手术方式；③纤维支气管镜检查，用以排除支气管内异物或肿瘤，同时对咯血患者，可协助判断出血部位，指导手术切除范围；④控制感染和减少痰量；⑤痰细菌培养和药物敏感试验；⑥支持治疗，纠正营养不良和贫血。

（4）手术方法　①单侧一肺叶病变，可作肺叶切除术；②单侧病变，侵犯多叶甚至全肺，可作多叶甚至一侧全肺切除术；③双侧病变，可作病重一侧的肺段或肺叶切除术，或根据情况同期或分期作双侧手术；④双侧病变范围广泛，一般不宜作手术治疗。但若反复大咯血不止，积极内科治疗无效，能明确出血部位，可考虑切除出血的病肺以抢救生命。此外，肺移植是重度支气管扩张可供选择的治疗手段之一。

二、肺结核的外科治疗

目前常用的肺结核外科治疗方法包括肺切除术和胸廓成形术。

1. 肺切除术

（1）适应证

① 肺结核空洞：a. 纤维空洞型肺结核，空洞壁厚，经内科治疗空洞不闭合，痰菌阳性者；b. 纤维空洞反复发生继发性感染；c. 中、下叶肺结核空洞，经内科治疗不愈者。

② 结核球：直径大于 2cm 的结核球或干酪样病灶不易愈合。当结核球难以与肺癌鉴别，或并发肺泡癌或瘢痕组织发生癌变，也应早作手术切除。

③ 毁损肺：肺叶或一侧全肺毁损，有广泛的干酪病变、空洞、纤维化和支气管狭窄或扩张，肺功能已基本丧失，药物治疗难以奏效，且成为感染源，引起反复的化脓菌或真菌感染者。

④ 结核性支气管狭窄或支气管扩张：瘢痕狭窄可造成肺段或肺叶不张。结核病灶及肺组织纤维化又可造成支气管扩张，继发感染，引起反复咳痰、咯血者。

⑤ 反复或持续咯血：经药物治疗无效，病情危急，经纤维支气管镜检查确定出血部位，可将出血病肺切除以挽救生命。

（2）禁忌证　①肺结核正在扩展或处于活动期，全身症状重，红细胞沉降率等基本指标不正常，或肺内其他部位出现新的浸润性病灶者；②一般情况差，并有心、肝及肾脏功能不全者，临床检查及肺功能测定提示病肺切除后将严重影患者呼吸功能者；③合并肺外其他脏器结核病，经过系统的抗结核治疗，病情仍在进展或恶化者。

（3）术前准备及术后处理　①完善术前相关检查，排除手术禁忌证；②详细询问患者抗结核药物使用情况，评价疗效；③痰菌阳性者应作支气管镜检，观察有无支气管内膜结核；④术后继续抗结核治疗至少 6～12 个月。

（4）并发症　①支气管胸膜瘘；②顽固性胸腔含气残腔；③脓胸；④结核播散。

2. 胸廓成形术　是将不同数目的肋骨节段行骨膜下切除，使该部分胸壁软组织下陷，并使其下面的肺得到萎陷，是一种萎陷疗法。主要适用于病变虽然局限但患者一般情况差不能耐受肺切除术；或病变广泛而不能耐受一侧全肺切除术者。因其疗效有限，术后易并发脊柱畸形，以及疗效更佳的肺切除术得到普及，现已很少采用。

三、肺棘球蚴病的外科治疗

肺棘球蚴病是由细粒棘球绦虫的蚴体侵入人体所致，在肺内形成囊肿，并造成各种并发症，也称包虫病。多为单发，右肺比左肺多见、下叶比上叶多见。

1. 临床表现　①可多年无症状。囊肿变大后，可产生咳嗽、胸痛、咯血、气急等症状；②并发感染者可出现发热、咳脓痰和咯血等；③有些病例还可出现皮疹、发热、恶心、呕吐、腹痛、支气管痉挛和休克等过敏反应症状，严重者可以致死；④体征：病变区叩诊呈浊音，呼吸音减低或消失，甚至气管及心脏移位。

2. 诊断　①有疫区接触史；②典型 X 线表现为密度均匀、边界清楚、边缘整齐的圆形或椭圆形单发或多发孤立阴影；③超声检查显示肺内有囊性病变。④实验室检查：嗜酸性粒细胞比例增高，有时可达 25%～30%；棘球蚴补体结合试验阳性；棘球蚴液皮内试验（Casoni 试验）阳性（阳性反应率可达 70%～90%）。怀疑肺棘球蚴病时，禁行穿刺，以避免发生囊液外渗产生过敏反应和棘球蚴播散等严重并发症。

3. 治疗　外科手术是治疗肺棘球蚴囊肿唯一有效的治疗方法。手术要求全部摘除内囊，并防止囊液外溢，以免引起过敏反应或棘球蚴头节播散。手术方法有三种：①内囊摘除术；②囊肿摘除术；③肺叶或肺段切除术。

四、侵袭性肺部真菌感染的外科治疗

侵袭性肺部真菌感染（invasive pulmonary fungal infection，IPFI）是指由真菌引起的支气管肺部感染，不包括真菌寄生和过敏所致的支气管肺部改变。

1. 手术适应证　①病变局限，经抗真菌药物正规治疗 3～6 个月无明显好转者，或病变进展，形成肺脓肿、空洞等；②肺内病变无法明确诊断，与肺内肿瘤以及结核等不能鉴别者；③病变累及胸膜、胸壁，形成脓胸、胸壁脓肿或瘘道等，需外科引流或扩创术；④有反复呼吸道症状如咯血、咳血痰，经药物治疗不能控制者；⑤肺内病变邻近大血管，为防止大咯血，需手术切除；⑥血液系统恶性肿瘤化疗前预防肺内病变复发。

2. 手术方式　肺楔形切除、肺段切除、肺叶切除甚至全肺切除。胸膜胸壁受累者应行引流或扩大切除术，胸壁有瘘道者应行扩创术。

3. 术后并发症　主要为脓胸、支气管胸膜瘘、复发、肺部感染以及切口感染等，其发生率及死亡率较一般的肺切除手术高。

第三节　肺和支气管肿瘤

★一、肺癌

肺癌又称原发性支气管肺癌，源于支气管黏膜上皮或肺泡上皮的恶性肿瘤。

1. 病因　病因不明，危险因素如下。

① 长期大量吸烟：是肺癌最重要的风险因素，多年每日吸烟40支以上者，肺鳞癌和小细胞癌的发病率比不吸烟者高4～10倍。

② 各种致癌物质：长期接触石棉、铬、镍、铜、锡、砷等致癌物质，肺癌的发病高。

③ 机体状况：人体内在因素，如免疫状态、代谢活动、遗传因素、肺部慢性感染等，与肺癌发病有关。

④ 基因：$P53$基因、$nm23-H_1$基因等表达的变化及基因突变与肺癌的发病密切相关。

2. 病理　右肺多于左肺，上叶多于下叶。起源肺段支气管开口以近，位置靠近肺门的肺癌称为中心型肺癌；起源于肺段支气管开口以远，位于肺周围部分的肺癌称为周围型肺癌。

组织学常分为小细胞肺癌和非小细胞肺癌两大类，常见的非小细胞肺癌有鳞状细胞癌、腺癌、大细胞癌。常见的肺癌病理类型见表26-4。

表26-4　常见的肺癌病理类型

	肺鳞状细胞癌	肺腺癌	肺大细胞癌	肺小细胞癌
好发人群	>50岁的男性	较年轻女性	男性多见	老年男性
肿瘤起源	较大支气管	较小支气管上皮	大支气管	较大支气管
类型	80%～85%为中心型	65%为周围型	多为中心型	多为中心型
特点	多有吸烟史;肿瘤生长缓慢;分化程度不一;可以发生中心坏死,形成厚壁空洞;对放化疗较敏感;淋巴转移早,血行转移晚	与吸烟关系不明显;肿瘤生长较慢;分化程度较高;癌细胞沿细支气管、肺泡管和肺泡壁生长,不侵犯肺间质;早期往往无临床症状;血行转移早,淋巴转移晚	分化程度低;肿瘤生长迅速;多边形大细胞,胞质丰富,排列松散,核大;易发生血行转移;预后很差	常具有内分泌功能;生长迅速;细胞形态与小淋巴细胞相似,形如燕麦穗粒;对放化疗敏感,但迅速耐药;较早有淋巴和血行转移;预后较差

3. 临床表现

① 早期肺癌特别是周围型肺癌往往没有任何临床症状，大多在胸部X线或CT检查时发现。可出现刺激性咳嗽、血痰、胸闷、哮鸣、气促、胸痛等症状。

② 晚期可出现各种压迫症状：a. 压迫或侵犯膈神经——膈肌麻痹；b. 压迫或侵犯喉返神经——声音嘶哑；c. 压迫上腔静脉——颈面部静脉怒张；d. 侵犯胸膜——血性积液，剧烈胸痛；e. 压迫食管——吞咽困难；f. 压迫交感神经——Horner综合征（同侧上眼睑下垂、瞳孔缩小、眼球内陷、面部无汗等颈交感神经综合征），见于肺上沟瘤（Pancoast瘤）。

③ 远处转移的临床表现：脑转移可引起头痛、恶心或其他的神经系统症状和体征；骨转移可引起骨痛、血液碱性磷酸酶或血钙升高；肝转移可导致肝大、碱性磷酸酶、谷草转氨酶或胆红素升高等。

④ 少数病例可出现副肿瘤综合征，如骨关节病综合征（杵状指、骨关节痛、骨膜增生）、Cushing综合征、重症肌无力（Lambert-Eaton）综合征、男性乳腺增大、多发性肌肉神经痛等。

这些症状在切除肺癌后可能消失。

4. 诊断　早期诊断具有重要意义。

①X线检查：是诊断肺部的重要手段；②CT检查：对诊断中心型、周围型肺癌都有重要价值；③MRI检查：对肺上沟瘤可显示胸壁侵犯及锁骨下血管和臂丛神经受累情况；④痰细胞学检查：准确率80%以上；⑤支气管镜及纵隔镜检查：对中心型肺癌阳性率较高，并可取活组织行病理检查；⑥放射性核素扫描检查：可显示原发灶和转移灶，阳性率可达90%左右。

TNM分期：肺癌的分期对临床治疗方案的选择具有重要指导意义。国际抗癌联盟按照肿瘤（T），淋巴结转移（N）和远处转移（M）情况将肺癌加以TNM分期（表26-5）。该分期适用于非小细胞肺癌和小细胞肺癌，以前小细胞肺癌所用的"局限期"和"广泛期"两分法已不适用。不同分期的预后差别较大，非小细胞肺癌ⅠA期5年生存率为80%～90%，而Ⅳ期肺癌的5年生存率则不到10%。

表 26-5　2016 年第八版国际肺癌分期标准

分期		T	N	M
隐匿性癌		T_x	N_0	M_0
0 期		Tis	N_0	M_0
Ⅰ期	Ⅰ A	T_1	N_0	M_0
	Ⅰ B	T_{2a}	N_0	M_0
Ⅱ期	Ⅱ A	T_{2b}	N_0	M_0
		T_1	N_1	M_0
	Ⅱ B	T_{2a}	N_1	M_0
		T_{2b}	N_1	M_0
		T_3	N_0	M_0
Ⅲ期	Ⅲ A	T_1, T_2	N_2	M_0
	Ⅲ B	T_3	$N_{1,2}$	M_0
		T_4	$N_{0,1}$	M_0
		T_4	N_2	M_0
		任何 T	N_3	M_0
Ⅳ期		任何 T	任何 N	M_1

5. 鉴别诊断　需与肺结核、肺部炎症、肺部良性肿瘤、纵隔淋巴肉瘤等鉴别。

6. 治疗　包括外科手术治疗（最重要、最有效的治疗方法）、放射治疗、化学药物治疗、靶向治疗、中医中药治疗和免疫治疗等。

非小细胞肺癌应争取手术治疗。小细胞肺癌恶性程度高，较早就已发生远处转移，手术很难治愈，应以化疗和放疗为主，可采用化疗→手术→化疗、化疗→放疗→手术→化疗或化疗→放疗→化疗等综合治疗措施。

二、肺或支气管良性肿瘤

临床上较少见，常见的有错构瘤、软骨瘤、纤维瘤、平滑肌瘤、血管瘤和脂肪瘤、支气管囊腺瘤或乳头状瘤等。

肺错构瘤是由支气管壁各种正常组织错乱组合而形成的良性肿瘤，较为常见。

（1）特点　①见于男性青壮年；②一般以软骨为主，也可以有腺体、纤维组织、平滑肌和脂肪等；③肿瘤生长缓慢，具有完整的包膜，边界清楚，可有爆米花样钙化；④大多发生在肺的边缘部分，靠近胸膜或肺叶间裂处；⑤一般不出现症状，偶然X线检查时发现。

（2）治疗　肺楔形切除术或肺叶切除术是主要治疗手段。肿瘤较小、位置表浅者可作肿瘤摘除术。

三、肺转移性肿瘤

肺是恶性肿瘤常见的转移部位。

1. 临床表现 除原发肿瘤症状外大多数没有明显的特殊临床症状。少数病例可以有咳嗽、血痰、发热和呼吸困难等症状。

2. 诊断 影像学特点：①多发、大小不一、密度均匀、轮廓清楚的圆形周围病灶；②少数只有单个转移病灶，X线表现与周围型原发肺癌相似。

3. 治疗 手术适应证：①原发肿瘤已得到比较彻底的治疗或控制；②身体其他部位没有转移；③肺部转移瘤能被全部切除；④患者可耐受相应的手术。

手术方法：肺转移瘤手术常用的方法是肺楔形切除术。

4. 预后 ①不能完全切除者预后较差；②原发瘤切除到转移瘤出现的间隔时间越长，预后越好；③转移灶的数目越多预后越差；④机体免疫状态、原发瘤的生物学行为对术后疗效也有很大影响，其中结肠癌的肺转移瘤切除后预后较好。

同步练习

一、单项选择题

1. 中央型肺癌指的是（　　）
   A. 肺鳞癌　　　　　　　　　B. 起源于肺泡组织的肺癌
   C. 起源于段支气管以上的肺癌　D. 已有纵隔淋巴结转移的肺癌
   E. 发生于50岁以上男性的肺癌

2. Pancoast瘤是指（　　）
   A. 癌肿位于肺门处　　　　　B. 癌肿侵犯喉返神经
   C. 癌肿产生某些内分泌物质　D. 癌肿引起肌无力
   E. 癌肿位于上叶顶部胸廓入口处

3. 周围型肺癌最常见的病理类型是（　　）
   A. 鳞癌　　　　　　B. 腺癌　　　　　　C. 小细胞癌
   D. 大细胞癌　　　　E. 混合型癌

4. 中央型肺癌长大阻塞支气管管腔时，X线胸片即可表现为（　　）
   A. 纵隔增宽　　　　B. 气管明显移位　　C. 气管分叉角度增大
   D. 阻塞性肺炎或肺不张　E. 气管分叉角度减小

5. 周围型肺癌最常见的X线表现是（　　）
   A. 薄壁空洞　　　　　　　B. 肺野周围孤立性圆形块影　C. 肺叶不张
   D. 肺野周围小片轮廓模糊影　E. 气管明显移位

6. 早期中央型肺癌诊断率最高的检查方法是（　　）
   A. 纤维支气管镜检查　　B. 纵隔镜检查　　C. 转移灶活组织检查
   D. 胸水检查　　　　　　E. 胸部增强CT

二、简答题

1. 试述肺癌的诊断方法。
2. 简述肺癌的临床表现及分型。

参考答案

一、单项选择题

1.C　2.E　3.B　4.D　5.B　6.A

二、简答题

1. 答：对40岁以上成人，有可疑症状如久咳不愈、痰中带血、肺部阴影者，应提高警惕。

①X线检查：是诊断肺部的重要手段；②CT检查：对诊断中心型、周围型肺癌都有重要价值；③MRI检查：对肺上沟瘤（Pancoast肺癌）可显示胸壁侵犯及锁

骨下血管和臂丛神经受累情况；④痰细胞学检查：准确率80%以上；⑤支气管镜及纵隔镜检查：对中心型肺癌阳性率较高，并可取活组织行病理检查；⑥放射性核素扫描检查：可显示原发灶和转移灶，阳性率可达90%左右。

2. 答：（1）临床表现

① 早期肺癌特别是周围型肺癌往往没有任何临床症状，大多在胸部X线检查时发现。可出现刺激性咳嗽、血痰、胸闷、哮鸣、气促、胸痛等症状。

② 晚期可出现各种压迫症状：a. 压迫或侵犯膈神经——膈肌麻痹；b. 压迫或侵犯喉返神经——声音嘶哑；c. 压迫上腔静脉——颈面部静脉怒张；d. 侵犯胸膜——血性积液，剧烈胸痛；e. 压迫食管——吞咽困难；f. 压迫交感神经——Horner综合征（同侧上眼睑下垂、瞳孔缩小、眼球内陷、面部无汗等颈交感神经综合征），见于肺上沟瘤（Pancoast瘤）；

③ 远处转移的临床表现：脑转移可引起头痛、恶心或其他的神经系统症状和体征；骨转移可引起骨痛、血液碱性磷酸酶或血钙升高；肝转移可导致肝大、碱性磷酸酶、谷草转氨酶或胆红素升高等。

④ 少数病例可出现类癌综合征，如骨关节病综合征（杵状指、骨关节痛、骨膜增生）、Cushing综合征、重症肌无力（Lambert-Eaton）综合征、男性乳腺增大、多发性肌肉神经痛等。这些症状在切除肺癌后可能消失。

（2）分型　分为小细胞肺癌和非小细胞肺癌两大类，常见的非小细胞肺癌有鳞状细胞癌、腺癌、大细胞癌。

（李章红　熊健宪）

第二十七章　食管疾病

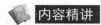 内容精讲

第一节　食管癌

★食管癌是一种常见的上消化道恶性肿瘤。

1. 病因　可能是多种因素所致：①化学因素，如亚硝胺；②生物性因素，如真菌；③微量元素缺乏，如钼、铁、锌、氟、硒等；④维生素缺乏，如维生素 A、维生素 B_2、维生素 C；⑤不良饮食习惯；⑥遗传因素，具有遗传易感性。

2. 病理　发病年龄多在 40 岁以上，男多于女。好发部位胸中段＞下段＞上段。鳞癌最常见。

（1）**食管分段**　食管分颈、胸、腹 3 部，胸部又分上、中、下 3 段。上段：从胸骨切迹至奇静脉弓下缘，距门齿约 25cm；胸中段：从奇静脉弓下缘至下肺静脉下缘，距门齿约 30cm；下段：从下肺静脉下缘至食管裂孔上缘，距门齿约 40cm。

（2）**病理分型**　按病理形态，临床上食管癌可分为四型，即髓质型、蕈伞型、溃疡型、缩窄型。

（3）**扩散及转移**　癌肿最先向黏膜下层扩散，继而向上、下及全层浸润，很容易穿透疏松的外膜侵入邻近器官。癌转移主要经淋巴途径：首先进入黏膜下淋巴管，通过肌层到达与肿瘤部位相应的区域淋巴结。颈段癌可转移至喉后、颈深和锁骨上淋巴结；胸段癌转移至食管旁淋巴结后，可向上转移至胸顶纵隔淋巴结，向下累及贲门周围的膈下及胃周淋巴结，或沿着气管、支气管至气管分叉及肺门。血行转移发生较晚。

★**3. 临床表现**　早期无明显症状，典型的进行性吞咽困难是中晚期食管癌的表现。晚期可侵犯食管外组织出现各种症状。如侵犯喉返神经可出现声音嘶哑；压迫颈交感神经产生 Honer 综合征；侵犯肝、脑可出现黄疸、腹水、昏迷等。体格检查时应特别注意锁骨上有无肿大淋巴结、肝有无肿块和有无腹水、胸腔积液等远处转移体征。

4. 诊断

（1）**食管气钡双重造影**　对可疑病例均应做此检查。

（2）**纤维胃镜检查**　可在直视下行病变组织活检，可以确诊。还可同时做碘染色检查法鉴别良恶性病变，即将碘溶液喷布于食管黏膜上。正常食管鳞状上皮被染成棕黑色，而肿瘤组织仍呈碘本身的黄色。

（3）**食管超声内镜检查（EUS）及 CT 检查**　可用于判断食管癌的浸润层次、向外扩展深度以及有无纵隔、淋巴结或腹内脏器转移等。

5. 鉴别诊断　食管癌应与食管良性肿瘤、贲门失弛缓症和食管良性狭窄相鉴别。

6. 治疗　食管癌强调早发现早治疗。

（1）手术疗法　是治疗食管癌的首选方法。手术切除食管范围应距肿瘤边缘 5～8cm 以上。

（2）放射疗法　与手术疗法综合利用，或单独用于有手术禁忌证患者的治疗。

（3）化学疗法　食管癌对化疗的敏感性较差，仅作为手术前后的辅助治疗。

（4）放化疗联合　局部晚期食管癌建议联合放化疗。

第二节　食管良性肿瘤

1. 病理　少见，可分为腔内型（息肉及乳头状瘤）、黏膜下型（血管瘤及颗粒细胞成肌细胞瘤）及壁间型（食管平滑肌瘤或食管间质瘤）。后者约占食管良性肿瘤的 3/4。

2. 临床表现　主要取决于肿瘤的部位和大小。较大的肿瘤可以出现吞咽困难、呕吐和消瘦等症状。很多患者可有吸入性肺炎、胸骨后压迫感或疼痛感。血管瘤患者可发生出血。

3. 诊断　食管良性肿瘤患者，不论有无症状，均应行食管钡餐造影检查和内镜检查，方可作出诊断。食管钡餐造影检查可出现"半月状"压迹。食管镜检查可见肿瘤表面黏膜光滑、正常。这时切勿进行食管黏膜活检致黏膜破损。

4. 治疗　一般都需行手术病变切除。腔内型小而长蒂的肿瘤可经内镜摘除。壁内型和黏膜下型肿瘤，需经开胸手术或胸腔镜切除。术中小心保护食管黏膜防止破损。手术效果满意，预后良好，恶变者罕见。

第三节　腐蚀性食管灼伤

1. 病因　多为误服强酸或强碱等化学腐蚀剂引起食管化学性灼伤。也有因长期反流性食管炎、长期进食浓醋或长期服用酸性药物引起。强碱产生较严重的溶解性坏死；强酸产生蛋白质凝固性坏死。

2. 病理　通常腐蚀剂与食管三个生理狭窄段接触的时间最长，因此常在这些部位发生较广泛的灼伤。根据灼伤的病理程度，可分为三度。

（1）Ⅰ度灼伤　食管黏膜表浅充血水肿，7～8 天后愈合，不遗留瘢痕。

（2）Ⅱ度灼伤　累及食管肌层。3～6 周发生肉芽组织增生修复，遗留瘢痕，易导致食管狭窄。

（3）Ⅲ度灼伤　食管全层及周围组织凝固性坏死，可导致食管穿孔和纵隔炎。

★3. 临床表现　误服腐蚀剂后，立即出现唇、口腔、咽部、胸骨后及上腹剧烈疼痛，随即反射性呕吐，呕吐物常带血性。此外，还可出现咳嗽、声音嘶哑、呼吸困难等。后期可引起食管狭窄。

4. 诊断　病史和症状可确诊。必要时可进行食管碘油造影、食管 X 线造影。

★5. 治疗

（1）急诊处理　①采集病史，明确所服腐蚀剂的种类、时间、浓度和量。②保持呼吸道通畅；③尽早吞服植物油或蛋白水，以保护食管和胃黏膜。④积极处理并发症；⑤防止食管狭窄，早期使用糖皮质激素和抗生素。

（2）扩张疗法　宜在伤后 2～3 周后进行。

（3）手术疗法　对严重长段狭窄及扩张疗法失败者，可采用手术治疗。

第四节　贲门失弛缓症

1. 病因　不明，一般认为本病系食管肌层内神经节的变性、减少或缺如，食管失去正常的推动力。

2. 病理　多见于 20～50 岁，女性稍多。神经失调是其病理基础，食管下括约肌不能松弛→食物滞留→慢性刺激食管黏膜充血、发炎→甚至发生溃疡→少数有癌变可能。

★3. 临床表现　主要表现为间断性咽下困难、胸骨后沉重感或阻塞感。多数病程较长，症状时轻时重，发作常与精神因素有关。在夜间可发生气管误吸，并发肺炎。

4. 诊断　①食管钡餐造影：食管体部蠕动消失，食管下端及贲门部呈鸟嘴状，边缘整齐光滑，上端食管明显扩张，可有液面，钡剂不能通过贲门；②食管腔内压力测定可以确诊；③食管纤维镜检查可帮助排除癌肿。

5. 治疗

（1）非手术疗法　改变饮食习惯，部分轻症早期患者可先试行食管扩张术。

（2）手术疗法　通常采用经腹或经左胸作食管下段贲门肌层切开术（Heller 手术），肌层剥离范围约至食管周径的一半。注意防止切破黏膜或损伤迷走神经。也可在此手术基础上加作抗反流手术，如胃底固定术、幽门成形术等。

第五节　食管憩室

食管壁的一层或全层局限性膨出，形成与食管腔相通的囊袋，称为食管憩室（diverticulum of the esophagus）。按其发病机制分为牵引型和膨出型两种，牵引型因系食管全层向外牵拉，也称真性憩室；膨出型因只有黏膜膨出，也称假性憩室。按发生部位分为咽食管憩室、食管中段憩室和膈下憩室（表 27-1）。

表 27-1　常见的食管憩室类型

	咽食管憩室	食管中段憩室	膈下憩室
病因及病理	环咽肌不松弛或过早收缩，致食管黏膜自薄弱区膨出，属膨出型假性憩室	气管分叉或肺门附近淋巴结炎症，形成瘢痕，牵拉食管全层。大小一般 1～2cm，可单发，也可多发。憩室颈口多较大，不易淤积食物	食管内压力增高，致黏膜膨出。好发于食管下段后右方。少数为食管全层膨出形成真性憩室
临床表现	①早期无症状；②吞咽时有咕噜声；③食物潴留致颈部压迫感；④食物淤积→发生恶臭味→并发黏膜炎症水肿→咽下困难；⑤体检有时颈部可扪及质软肿块，压迫时有咕噜声；⑥可压迫喉返神经而出现声音嘶哑；⑦反流误吸入肺可并发肺部感染	①常无症状；②若发生炎症水肿时，可有咽下哽噎感或胸骨后、背部疼痛感	①主要为胸骨后或上腹部疼痛；②有时出现咽下困难或食物反流
诊断	主要靠食管钡餐造影确诊。可显示憩室的部位、大小、连接部等	主要依靠食管钡餐造影确诊。有时作食管镜检查排除癌变	主要依靠食管钡餐造影，可显示憩室囊、憩室颈及其位置方向
治疗	①有症状者可行手术治疗；②不宜手术者，可每次进食时推压憩室，并于食后喝温开水，减少憩室内食物滞留	①无症状者无需手术；②并发出血、穿孔或有明显症状者，可行手术治疗	有明显症状或食物淤积者，可考虑切除憩室，同时处理食管、膈肌的其他疾病

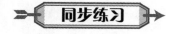

一、单项选择题

1. 食管癌最多见的病理组织类型是（　　　　）

　A. 腺癌　　　　　　　　　B. 鳞癌　　　　　　　　　C. 类癌

D. 腺鳞癌　　　　　　　　　　　E. 混合型癌

2. 食管癌最常发生在食管的（　　　）

    A. 颈部　　　　　　　　B. 腹部　　　　　　　　C. 胸上段

    D. 胸中段　　　　　　　E. 胸下段

3. 中晚期食管癌最典型的临床表现是（　　　）

    A. 吞咽哽噎感　　　　　B. 胸骨后烧灼感　　　　C. 食管内异物感

    D. 进行性吞咽困难　　　E. 恶心、呕吐

4. 如食管癌患者的进行性吞咽困难症状突然消失，提示（　　　）

    A. 食管癌穿孔　　　　　B. 食管痉挛解除　　　　C. 部分癌肿坏死脱落

    D. 食管水肿消退　　　　E. 食管松弛

5. 食管癌手术食管切除范围应在距癌肿（　　　）

    A. 1～2cm　　　　　　　B. 2～3cm　　　　　　　C. 3～4cm

    D. 5～8cm　　　　　　　E. 4～5cm

6. 除手术外，上段食管癌最有效的治疗方法是（　　　）

    A. 化疗　　　　　　　　B. 放疗　　　　　　　　C. 免疫治疗

    D. 放置食管支架　　　　E. 粒子植入疗法

7. 贲门失弛缓症在消化道钡餐上的典型征象是（　　　）

    A. 食管高度扩张　　　　B. 有液平面　　　　　　C. 有充盈缺损

    D. 下段呈鸟嘴状　　　　E. 食管狭窄

二、简答题

1. 简述食管癌的临床表现和诊断手段。

2. 简述食管癌有吞咽困难时在消化道钡餐上的鉴别诊断。

参考答案

一、单项选择题

1.B　2.D　3.D　4.C　5.D　6.B　7.D

二、简答题

1. 答：（1）临床表现　早期无明显症状，典型的进行性吞咽困难是中晚期食管癌的表现。晚期可侵犯食管外组织出现各种症状。如侵犯喉返神经出现声音嘶哑；压迫颈交感神经产生 Honer 综合征；侵犯肝、脑出现黄疸、腹水、昏迷等。体格检查时应特别注意锁骨上有无肿大淋巴结、肝有无肿块和有无腹水、胸腔积液等远处转移体征。

（2）诊断　①食管吞稀钡 X 线双重对比造影，对可疑病例，均应作此检查；②食管镜查，可在直视下取活组织行病检查确诊，还可同时作染色检查法，即将 3‰ Lugol 碘溶液喷布于食管黏膜上。正常食管鳞状上皮被染成棕黑色；③超声内镜及 CT 检查，可用于判断食管癌的浸润层次、向外扩展深度以及有无纵隔、淋巴结或腹内脏器转移等。

2. 答：已有吞咽困难者，消化道钡餐上显示不规则狭窄和充盈缺损，管壁僵硬，梗阻。应与下列疾病鉴别：①贲门失弛缓症，消化道钡餐上示食管下端光滑，呈鸟嘴状。②食管良性狭窄，消化道钡餐上示食管不规则细线样狭窄。③食管良性肿瘤，消化道钡餐上示食管腔外压迫，黏膜光滑、完整。

（李章红　熊健宪）

第二十八章　原发性纵隔肿瘤

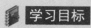 学习目标

1. **重点**　纵隔不同部位肿瘤的临床特点。
2. **熟悉**　纵隔肿瘤的临床表现、诊断和治疗原则。
3. **了解**　纵隔肿瘤分类。

内容精讲

1. 纵隔解剖与分区　临床最常见的分区法是"四分法"，即以胸骨角与第 4 胸椎下缘的水平连线为界，把纵隔分为上、下两部。下纵隔再以心包前后界分为前、中、后三部分，即将含有很多重要器官的纵隔间隙称为"内脏器官纵隔"（以往称中纵隔）；在气管、心包前面的间隙为前纵隔；在气管、心包后方的（包括食管和脊柱旁纵隔）称后纵隔。

★2. 分类　纵隔区肿瘤种类繁多。有原发，也有转移。原发性肿瘤中以良性多见，但也有相当一部分为恶性。常见的纵隔肿瘤见表 28-1。

表 28-1　常见的纵隔肿瘤

纵隔肿瘤	好发部位	分型	病理特点	治疗
神经源性肿瘤	多起源于交感神经，少数起源于外围神经；后纵隔最常见的肿瘤；以单侧多见	①自主神经系统肿瘤；②起源于外围神经的肿瘤	肿瘤较小时无明显症状，长大可压迫神经干或恶变侵蚀时可发生疼痛	主要施行手术彻底切除
畸胎瘤与皮样囊肿	多位于前纵隔，是前纵隔最常见肿瘤	表皮样囊肿、皮样囊肿和畸胎瘤	皮样囊肿仅含外胚层组织（皮肤、毛发、皮脂腺及其分泌物）；畸胎瘤含外、中、内三种胚层组织	宜采用手术切除肿瘤
胸腺瘤	是前上纵隔最多见的纵隔肿瘤	皮质型、髓质型、混合型	呈椭圆形阴影或分叶状，边缘界限清楚。多为良性，包膜完整。有潜在恶性，易浸润附近组织器官。约 15% 合并重症肌无力	争取手术为主，探查不能切或切除不彻底的恶性肿瘤，术后应辅以化疗
纵隔囊肿	支气管囊肿多位于中纵隔；食管囊肿多位于后纵隔；心包囊肿多位于前下纵隔	支气管囊肿、食管囊肿和心包囊肿	多呈圆形或椭圆形，壁薄，边缘界限清楚，均属良性	主要施行手术切除
胸内异位组织肿瘤和淋巴源性肿瘤	前者多位于上纵隔；后者多位于前、中纵隔	前者有胸骨后甲状腺肿、甲状旁腺瘤等；后者有淋巴肉瘤、霍奇金淋巴瘤等	肿块常呈双侧性且不规则，前者多系良性，后者多系恶性	前者主要施行手术切除；后者除极个别表现为孤立单个肿块者，一般均不适于手术，应放化疗
其他肿瘤	较少见	一般有血管源性、脂肪组织性、结缔组织性、来自肌组织等间叶组织肿瘤		

3. 临床表现　一般而言，纵隔肿瘤的症状与肿瘤大小、部位、生长方向和速度、质地、性质等有关。常见症状有胸痛、胸闷、刺激或压迫呼吸系统、神经系统、大血管、食管的症状及肿

瘤相关特异性症状。

①压迫神经系统：Horner 综合征、声音嘶哑、上臂麻木、肩胛区疼痛及向上肢放射性疼痛，甚至压迫脊髓引起截瘫。②刺激或压迫呼吸系统：可引起剧烈咳嗽、呼吸困难甚至发绀。破入呼吸系统可出现发热、咳脓痰甚至咯血。③压迫大血管：压迫无名静脉可致单侧上肢及颈静脉压增高。压迫上腔静脉可出现包括有面部及上肢肿胀发绀、颈浅静脉怒张、前胸静脉迂曲等征象的上腔静脉综合征。④压迫食管：可引起吞咽困难。⑤特异性症状：对确诊意义较大，如随吞咽上下运动为胸骨后甲状腺肿；咳出头发样细毛或豆腐渣样皮脂为破入肺内的畸胎瘤；伴重症肌无力为胸腺瘤等。

4. 诊断　①胸部影像学检查：是诊断纵隔肿瘤的重要手段。由于常见的纵隔肿瘤有特定的好发部位，因而后前位和侧位胸部摄片往往能够初步判定肿瘤的类别；②超声扫描：有助于鉴别实质性、血管性或囊性肿瘤；③放射性核素 ^{131}I 扫描：可协助诊断胸骨后甲状腺肿；④颈部肿大淋巴结活检：有助于鉴别淋巴源性肿瘤或其他恶性肿瘤；⑤气管镜、食管镜、纵隔镜等检查：有助于鉴别诊断，必要时可采用。

5. 治疗　手术切除是治疗大多数纵隔肿瘤的主要手段。纵隔肿瘤诊断一经明确，若无手术禁忌证，应手术治疗。淋巴源性肿瘤除极个别表现为孤立单个肿块者，一般均不适于手术，应放化疗。

同步练习

一、单项选择题

1. 纵隔畸胎瘤好发部位是（　　）
　　A. 上纵隔　　　　　　　　B. 后上纵隔　　　　　　　C. 前纵隔
　　D. 后纵隔　　　　　　　　E. 中纵隔

2. 胸腺瘤好发部位是（　　）
　　A. 前上纵隔　　　　　　　B. 前下纵隔　　　　　　　C. 后上纵隔
　　D. 后下纵隔　　　　　　　E. 中纵隔

3. 后纵隔肿瘤最常见的是（　　）
　　A. 畸胎瘤　　　　　　　　B. 神经源性肿瘤　　　　　C. 胸腺瘤
　　D. 淋巴源肿瘤　　　　　　E. 胸内甲状腺

4. 关于胸腺瘤不正确的是（　　）
　　A. 好发于前上纵隔　　　　B. 多合并重症肌无力
　　C. 多不采取手术治疗　　　D. 多为良性
　　E. 与自身免疫机制有关

二、简答题

1. 简述常见纵隔肿瘤好发部位。
2. 简述纵隔肿瘤的临床表现。

参考答案

一、单项选择题

　　1.C　2.A　3.B　4.C

二、简答题

　　1. 答：常见纵隔肿瘤好发部位：神经源性肿瘤，多位于后纵隔脊柱旁肋脊区内；畸胎瘤与皮样囊肿，多位于前纵隔，接近心底部的心脏大血管前方；胸腺瘤，多位于前上纵隔；纵隔囊肿，支气管囊肿多位于中纵隔；食管囊肿多位于后纵隔；心包囊肿多位于前下纵隔；胸内异位组织肿瘤和淋巴源性肿瘤，前者多位于上纵隔；后者多位于前、中纵隔。

2. 答：常见症状有胸痛、胸闷、刺激。如有压迫可表现为：①压迫神经系统：Horner 综合征、声音嘶哑、上臂麻木、肩胛区疼痛及向上肢放射性疼痛，甚至压迫脊髓引起截瘫。②刺激或压迫呼吸系统：可引起剧烈咳嗽、呼吸困难甚至发绀。破入呼吸系统可出现发热、咳脓痰甚至。③压迫大血管：压迫无名静脉可致单侧上肢及颈静脉压增高。压迫上腔静脉可出现包括有面部及上肢肿胀发绀、颈浅静脉怒张、前胸静脉迂曲等征象的上腔静脉综合征。④压迫食管：可引起吞咽困难。⑤特异性症状：对确诊意义较大，如随吞咽上下运动为胸骨后甲状腺肿；咳出头发样细毛或豆腐渣样皮脂为破入肺内的畸胎瘤；伴重症肌无力为胸腺瘤等。

（李章红　熊健宪）

第二十九章　心脏疾病

 学习目标

1. **重点**　常见的几种类型先天性心脏病及风湿性心脏瓣膜病变的病理生理、临床特点、诊断和治疗原则。
2. **熟悉**　缩窄性心包炎的病因，临床表现、诊断和治疗原则。
3. **了解**　冠心病及心脏黏液瘤的主要诊断手段和治疗方法。

 内容精讲

第一节　先天性心脏病的外科治疗

根据是否存在体、肺循环分流，先天性心脏病可分为三大类：①左向右分流型，如房间隔缺损、室间隔缺损、动脉导管未闭、主动脉窦动脉瘤破裂等。②右向左分流型（发绀型），如法洛四联症、完全性肺静脉异位连接、完全性大动脉转位等。③无分流型（非发绀型），如主动脉缩窄、先天性主动脉瓣狭窄、先天性二尖瓣狭窄等。★本节就几种常见先天性心脏病进行总结如下（表 29-1）。

表 29-1　常见的先天性心脏病

项目	动脉导管未闭	房间隔缺损	室间隔缺损	法洛四联症	肺动脉口狭窄	主动脉缩窄	主动脉窦动脉瘤破裂
定义	动脉导管是胎儿期连接主动脉峡部与左肺动脉根部之间的生理性血流通道，出生后可自动闭合，逾期不闭者即为动脉导管未闭	心房间隔先天性发育不全导致的左、右心房间异常交通	胎儿期室间隔发育不全所致的心室间异常交通	右心室漏斗部或圆锥发育不良所致的一种具有特征性肺动脉口狭窄和室间隔缺损的心脏畸形	右心室和肺动脉之间存在先天性狭窄的畸形	指降主动脉起始段先天性狭窄	胚胎期主动脉窦部组织发育不良，缺乏正常中层弹力纤维，长期承受高压血流冲击，逐渐向外膨出，形成主动脉窦动脉瘤。破裂可形成单个或多个破口
分型或病情分级	管型、漏斗型、窗型	原发孔型及继发孔型；中央型（卵圆孔型）、上腔型（静脉窦型）、下腔型、混合型	膜部缺损、漏斗部缺损、肌部缺损三大类型以及若干亚型	包括肺动脉口狭窄、室间隔缺损、主动脉骑跨和右心室肥厚	右心室与肺动脉压差，正常 ≤5mmHg，轻度狭窄 <40mmHg、中度狭窄 40～100mmHg、重度狭窄 >100mmHg	导管前型（婴儿型）、导管后型或近导管型（成人型）	好发于右冠状动脉窦，破入右心腔；其次为无冠状动脉窦，多破入右心房

项目	动脉导管未闭	房间隔缺损	室间隔缺损	法洛四联症	肺动脉口狭窄	主动脉缩窄	主动脉窦动脉瘤破裂
病理生理	①主动脉压＞肺动脉压→左向右分流→左心室容量负荷加重，左心室肥大；肺循环血流→肺小动脉反应性痉挛→动力性肺动脉高压→阻力性肺动脉高压→右心室肥厚。②当肺动脉压≥主动脉压时→双向或右向左分流，→发绀、杵状指（趾），即艾森曼格综合征→右心衰竭死亡	①正常左房压＞右房压→左向右分流→致容量负荷↑→右心房、右心室增大和肺动脉扩张；早期肺小动脉痉挛→阻力性肺动脉高压。②右心房压力＞左心房时→右向左分流→发绀，即艾森曼格综合征	①小缺损分流↓→对心功能影响↓，感染性心内膜炎发病率↑；②大缺损分流↑→→右心房、右心室扩大；③肺循环血流↑→肺小动脉痉挛→右心室肥厚→阻力性肺动脉高压↑→右向左分流→发绀，即艾森曼格综合征	①左、右心室收缩压峰值相等；②右向左分流→肺循环血流↓→缺氧。蹲踞时→体循环阻力↑→右向左分流↓→缺氧缓解；③肺动脉口狭窄严重程度取决于肺部血流减少；④慢性缺氧→红细胞增多症和体肺循环侧支血管增多	①肺动脉口狭窄→右心室收缩↑→右心室肥厚，右心室腔↓→右心室心肌收缩力↓、三尖瓣关闭不全→心力衰竭→静脉回心血流受阻→周围性发绀；②严重肺动脉口狭窄若合并房或心室间隔水平的缺损→右向左分流→中央性发绀	①主动脉缩窄→近端血压↑→左心室后负荷↑→左心室肥大和劳损→心力衰竭或诱发脑卒中；②缩窄远端血压↓→血流量↓→低氧、尿少和酸中毒；③导管前型→侧支循环建立不充分→肺动脉部分血流经动脉导管流入降主动脉→下半身发绀；④导管后型广泛侧支循环形成→肋间动脉粗大→动脉瘤	主动脉窦动脉瘤→阻碍右心室血流→破裂→持续性左向右分流→引起心力衰竭、肺动脉高压。①破入右心房者病情程度重，进展快。②主动脉舒张压降低→冠脉供血不足
症状	①导管细小者常无明显症状；②粗大者表现为易激惹、气促、乏力、多汗以及喂养困难、发育不良等；③严重者可表现为下半身发绀和杵状指（趾），称为"差异性发绀"	继发孔型儿童期多无明显症状，少数分流量大者出现发育迟缓、活动耐量差，青年期逐渐出现易疲劳、活动后气短等症状。原发孔型症状出现早，病情进展快	①缺损小、分流量少者，一般无明显症状；②分流量大者出生后即反复呼吸道感染、充血性心力衰竭、喂养困难和发育迟缓；③能渡过婴幼儿期者可表现为活动耐量差、劳累后心悸、气促，逐渐出现发绀和右心衰竭；④易并发感染性心内膜炎	①可有呼吸困难、发绀，并随年龄增长逐渐加重；体力和活动耐量较差，伴喂养困难、发育迟缓；②蹲踞现象，蹲踞时发绀和呼吸困难有所减轻；③缺氧发作多见于单纯漏斗部狭窄的婴幼儿，常发生在清晨和活动后，表现为骤然呼吸困难，发绀加重，甚至晕厥、抽搐死亡	①轻度狭窄者可长期无症状；②中重度狭窄者表现为活动后胸闷、气短、心悸甚至晕厥，活动耐量差，易疲劳，症状随年龄增长而加重，晚期出现肝大、下肢水肿、腹水等右心衰竭表现	①若缩窄较轻，不合并其他心血管畸形，多无明显症状；②缩窄较重者出现头痛、头晕、耳鸣、眼花、气促、心悸、面部潮红等高血压症状，并有下肢易麻木、发冷或间歇性跛行等缺血症状；③严重主动脉缩窄合并心脏畸形者，婴幼儿期即有充血性心力衰竭、喂养困难和发育迟缓	①未破裂时多无明显症状；②瘤体破裂时可有突发胸痛、气促等症状；③多数患者发病隐匿，呈渐进性劳力性心慌、气短

续表

项目	动脉导管未闭	房间隔缺损	室间隔缺损	法洛四联症	肺动脉口狭窄	主动脉缩窄	主动脉窦动脉瘤破裂
体征	①胸骨左缘第2肋间闻及收缩期粗糙的连续性机器样杂音，可触及连续性震颤；②肺动脉高压时，表现为收缩期杂音或杂音消失，肺动脉瓣第二心音亢进；③左向右分流量大者，可闻及心尖部舒张中期隆隆样杂音。由于舒张压降低，脉压增大，有甲床毛细血管搏动、水冲脉、股动脉枪击音等周围血管征	①胸骨左缘第2~3肋间闻及Ⅱ~Ⅲ级吹风样收缩期杂音，肺动脉瓣第二心音亢进伴固定分裂；②分流量大者因三尖瓣相对性狭窄可在剑突下闻及柔和的舒张期杂音；③原发孔型房间隔缺损伴二尖瓣裂缺者在心尖部闻及Ⅱ~Ⅲ级收缩期杂音；④晚期可出现心房纤颤和肝大、腹水、下肢水肿等表现	①胸骨左缘第2~4肋间闻及Ⅲ级以上粗糙、响亮的全收缩期杂音，常伴收缩期震颤；②分流量大者因二尖瓣相对性狭窄在心尖部闻及柔和的舒张期杂音；③肺动脉高压时心前区杂音柔和、短促且强度降低，肺动脉瓣第二心音亢进，可伴有肺动脉瓣关闭不全的舒张期杂音	①生长发育迟缓，口唇、眼结膜和肢端发绀，杵状指（趾）；②胸骨左缘第2~4肋间可闻及Ⅱ~Ⅲ级喷射性收缩期杂音，肺动脉瓣区第二心音减弱或消失；③严重肺动脉口狭窄者，杂音很轻或无杂音	①胸骨左缘第2肋间闻及响亮的喷射性收缩期杂音，伴收缩期震颤，肺动脉第二心音减弱或消失；②漏斗部狭窄者杂音位置一般在胸骨左缘第3~4肋间；③严重狭窄者心脏杂音较轻，口唇、肢端发绀	①上肢血压高，桡动脉、颈动脉搏动增强。下肢血压低，股动脉、足背动脉搏动甚至不能扪及；②胸骨左缘第2~3肋间和背部肩胛区可闻及喷射性、收缩期杂音，部分患者有差异性发绀	①破入右心室者，胸骨左缘第3~4肋间可闻及Ⅲ~Ⅳ级收缩中期增强的连续性机器样杂音，并伴收缩期震颤；②多有脉压增宽，水冲脉和毛细血管搏动等周围血管征，并有颈静脉充盈、肝大、双下肢水肿等右心衰竭表现
辅助检查	①心电图：正常或左心室肥大，肺动脉高压时则左、右心室肥大。②X线检查：心影增大，主动脉结突出，左心室扩大，肺血流量增多，透视下可见肺门区动脉搏动增强，称为"肺门舞蹈征"。如发现心影较原来缩小，肺门血管增粗，肺野外带血管变细，即"残根征"，表明肺动脉高压严重。③超声心动图：左心房、左心室增大。二维超声切面显示未闭动脉导管，多普勒超声发现异常血流信号	①心电图：继发孔型电轴右偏，不完全性或完全性右束支传导阻滞，右心室肥大；原发孔型电轴左偏，P-R间期延长，左心室肥大。房间隔缺损晚期常出现心房纤颤、心房扑动。②X线检查：右心房、右心室增大，肺动脉段突出，主动脉结小，呈典型"梨形心"；肺血流量增多，透视下可见"肺门舞蹈征"。原发孔型显示左心室扩大。③超声心动图：准确显示缺损位置、大小和房间隔水平分流信号，以及缺损与上腔静脉、下腔静脉及二尖瓣、三尖瓣的位置关系	①心电图：缺损小者心电图多正常；缺损大者常有左心室高电压。肺动脉高压时表现为双心室肥大、右心室肥大伴劳损。②X线检查：缺损小者肺充血及心影改变轻。缺损较大者左心室增大，肺动脉段突出，肺血流量增多。阻力性肺动脉高压时心脏以右心室扩张程度反而减轻，伴肺血管影"残根征"。③超声心动图：不仅显示缺损大小、位置和分流方向，合并畸形，同时初步了解肺动脉压力	①心电图：电轴右偏，右心室肥大。②X线检查：心影正常或稍大，肺血流量减少，肺血管纹理纤细，肺动脉段凹陷，心尖圆钝，呈"靴状心"，升主动脉增宽。③超声心动图：右心室流出道、肺动脉瓣或肺动脉主干狭窄；右心室增大，右心室壁肥厚；室间隔连续性中断；升主动脉内径增宽，骑跨于室间隔上方。④实验室检查：血红细胞计数、血细胞比容与血红蛋白含量升高，且与发绀程度成正比	①心电图：电轴右偏，右心室肥大劳损，T波倒置和P波高尖。②X线检查：肺血流量减少，右心房、右心室增大，心尖圆钝。瓣膜狭窄者因狭窄后扩张，肺动脉段突出。③超声心动图：对肺动脉狭窄诊断准确性高，能明确狭窄部位和程度，并初步估算跨瓣压差	①心电图：正常或左心室肥大劳损。②X线检查：左心室增大，主动脉峡部凹陷，其上、下方左侧纵隔影增宽，呈"3"字形影像。7岁以上患者可在第3~9肋骨下缘发现增粗肋间动脉所致压迹。③超声心动图：锁骨上窝探查有助诊断，显示主动脉缩窄部位，缩窄近、远侧压力阶差和加速的血流信号	①心电图：电轴左偏，左心室或双心室肥大。②X线检查：肺血流量增多，心影增大，肺动脉段突出。③超声心动图：病变主动脉窦明显隆起，舒张期脱入右心室流出道或右心房间隔下缘。二维超声可显示窦瘤破裂口，多普勒超声证实存在分流

续表

项目	动脉导管未闭	房间隔缺损	室间隔缺损	法洛四联症	肺动脉口狭窄	主动脉缩窄	主动脉窦动脉瘤破裂
诊断及鉴别诊断	根据杂音性质、部位、周围血管征，结合超声心动图、X线检查和心电图改变，一般不难诊断。应与主动脉窦动脉瘤破裂、冠状动脉静脉瘘、室间隔缺损合并主动脉瓣关闭不全相鉴别	根据体征及相关辅助检查可明确诊断	根据体征及相关辅助检查可明确诊断	根据特征性症状体征，结合上述检查，不难诊断	根据症状体征，结合心电图、X线和超声检查，一般能作诊断。应与房间隔缺损、室间隔缺损、动脉导管未闭和法洛四联症相鉴别	根据上述特征，典型病例不难诊断	根据体征及相关辅助检查可明确诊断。需与动脉导管未闭、高位室间隔缺损伴主动脉瓣关闭不全、冠状动静脉瘘和主-肺动脉间隔缺损相鉴别
治疗	症状明显者及时纠治，症状不明显者，择期纠治。手术方法：体外循环下结扎导管或内口缝闭术，胸腔镜下结扎/钳闭、切断缝合术，导管封堵术	无症状但存在右心房、右心室扩大的患者应手术治疗。合并肺动脉高压时应尽早手术，50岁以上成人、合并心房纤颤或内科治疗能控制的心力衰竭患者也应考虑手术。艾森曼格综合征是手术禁忌。手术方法：体外循环直视下缺损修补术，介入封堵术	年龄和体重不是决定因素，均应积极手术治疗。但艾森曼格综合征为手术禁忌证。手术方法：体外循环直视下缺损修补术，介入封堵术	有症状的新生儿和婴儿应早期手术，符合条件者应实施一期根治。对无症状或症状轻者，行择期根治术。经内科治疗无效的顽固性心力衰竭、严重肝肾功能损害为手术禁忌证。手术方法：①姑息手术：体-肺循环分流术、右心室流出道疏通术；②体外循环直视下法洛四联症根治术	轻度狭窄者不需手术。中度以上狭窄，有明显临床症状、心电图显示右心室肥厚、右心室与肺动脉压力阶差＞50mmHg时，应择期手术。重度狭窄者出现晕厥或继发性右心室流出道狭窄，应尽早手术。手术方法：体外循环直视下肺动脉瓣交界切开、右室流出道疏通、跨瓣补片增宽；介入下球囊扩张，部分患者效果不确切	症状明显者尽早手术，无症状主动脉缩窄者，4~6岁择期手术为宜。手术方法：体外循环直视下缩窄段切除及端端吻合术、左锁骨下动脉蒂片成形术、补片成形术、缩窄段切除及人工血管移植术、人工血管旁路移植术，介入球囊扩张术	一经确诊，应尽早手术，未破裂较小者可暂不手术，定期随访。手术方法：体外循环直视下修补术

第二节　后天性心脏病的外科治疗

一、慢性缩窄性心包炎、冠状动脉粥样硬化性心脏病、心脏黏液瘤（表29-2）。

表29-2　慢性缩窄性心包炎、冠状动脉粥样硬化性心脏病及心脏黏液瘤

项目	慢性缩窄性心包炎	冠状动脉粥样硬化性心脏病（简称冠心病）	心脏黏液瘤
病因	过去多由结核性心包炎所致，目前多数病因不明	冠状动脉内膜脂质沉着、局部结缔组织增生、纤维化或钙化，形成粥样硬化斑块，造成管壁增厚、管腔狭窄或阻塞	良性肿瘤多见；左心房黏液瘤最多见，其次是右心房，心室黏液瘤较少见

项目	慢性缩窄性心包炎	冠状动脉粥样硬化性心脏病 （简称冠心病）	心脏黏液瘤
病理 生理	脏层心包和壁层心包因慢性炎变增厚,形成坚硬的纤维瘢痕组织,有钙质沉积,心脏被增厚坚硬的心包所束缚,明显地限制了心脏的舒张,静脉血液回流受阻,出现肝大、腹水、胸腔积液、下肢水肿等一系列体征。左侧心脏受束缚,使肺静脉血液回流受阻,呈现肺淤血、肺静脉及肺动脉压力升高。同时,心脏长期受瘢痕组织束缚使心肌萎缩,心排血量减少,引起各脏器动脉供血不足	正常人在静息时冠状动脉血流量占心排血量的 5%。如冠状动脉管腔狭窄则心肌需氧量增大时,冠状动脉供血量不能相应增多,临床上呈现心肌缺血的症状。长时间心肌严重缺血可致心肌细胞坏死	黏液瘤起源于心内膜下具有多向分化潜能的间叶细胞。心房间隔卵圆窝区是好发部位。肿瘤长大后呈息肉样突入心脏,常有瘤蒂附着于房间隔或心房壁,瘤体能随心动周期而活动。肿瘤外观呈半透明、晶莹的胶冻,质脆易碎,碎屑进入血液循环可导致体动脉或肺动脉栓塞。黏液瘤多属良性,但少数病例可能发生恶变,成为黏液肉瘤或出现远处转移。突入心腔内的瘤体妨碍正常血流。左心房黏液瘤常造成二尖瓣瓣口梗阻,影响瓣膜的开放和闭合,产生二尖瓣狭窄或关闭不全
症状 及 体征	①症状:主要是重度右心功能不全的表现,常见症状为易倦、乏力、咳嗽、气促、腹部饱胀、胃纳不佳和消化功能失常等。②体征:颈静脉怒张、肝大、腹水、下肢水肿,心尖搏动减弱或消失,心浊音界一般不增大。心音遥远。脉搏细速,有奇脉。脉压小,可有胸腹腔积液征	管腔狭窄轻者可不出现心肌缺血的症状。病变严重者,体力劳动、情绪激动等情况下,心肌需氧量增加就可引起或加重心肌血氧供给不足,出现心绞痛等症状。冠状动脉发生长时间痉挛或急性阻塞,血管腔内形成血栓,可以造成局部心肌梗死。心肌梗死最常发生在左冠状动脉前降支分布的区域。急性心肌梗死可引起严重心律失常、心源性休克、心力衰竭或心室壁破裂。坏死的心肌被瘢痕组织替代,病变的心室壁薄弱,日后可形成室壁瘤。病变波及乳头肌,或腱索断裂,即产生二尖瓣关闭不全。病变波及心室间隔,可以穿孔,成为室间隔缺损。心肌长期缺血缺氧,引起心肌广泛变性和纤维化,导致心脏扩张。临床表现为一种以心功能不全为主的综合征,称为缺血性心肌病,预后较差	心脏黏液瘤的临床表现复杂多样,可归纳为四大表现:①血流阻塞现象,最常见的临床症状是由于房室瓣血流受阻引起的心悸、气急等;移动度较大的黏液瘤如突然阻塞房室瓣瓣孔,患者可发生昏厥、抽搐,甚或导致猝死。②全身反应,可引起全身免疫反应,常有发热、消瘦、贫血、食欲差、关节痛、荨麻疹、无力、红细胞沉降率增快、血清蛋白的电泳改变等表现。③动脉栓塞,少数病例出现栓塞现象。④其他表现,左心房黏液瘤在胸部 X 线检查常显示左心房、右心室增大、肺部淤血等与二尖瓣病变相类似征象
诊断	①心电图检查:各导联 QRS 波低电压,T 波平坦或倒置。部分患者可有心房颤动。②X 线检查:左右心缘变直,可显示心包钙化和胸膜腔积液表现。③CT 和 MRI 检查:可以清楚地显示心包增厚及钙化的程度和部位,亦有助于鉴别诊断。④超声心动图:可显示心包增厚、粘连或积液,心房扩大、心室缩小和心功能减退	介入行冠状动脉造影是诊断的金标准	左心房黏液瘤的临床诊断易与风湿性二尖瓣病变相混淆。但超声心动图检查可以看到黏液瘤呈现的能移动的云雾状光团回声波,左心房黏液瘤在左室收缩期时光团位于心房腔内,舒张期时移位到二尖瓣瓣口,检查诊断准确率极高
治疗	缩窄性心包炎明确诊断后,应尽早施行手术。胸骨正中切口行心包剥离术,术后给予强心、利尿药物。输液量不宜过多,注意保持水电解质平衡	冠心病的治疗可分为内科药物治疗、介入置入支架治疗和外科冠状动脉旁路移植治疗三类。应根据患者的具体情况选择,以达到缓解症状、提高生活质量及延长寿命的目的	黏液瘤病例明确诊断后应尽早施行手术摘除肿瘤,体外循环下行肿瘤摘除术,注意避免损破肿瘤组织,切除肿瘤后应详细检查各个心腔,并用生理盐水反复清洗心腔,以防遗漏多发性黏液瘤或残留肿瘤碎屑

★二、二尖瓣狭窄

1. 病因 ①风湿热（最常见，占50%）。2/3为女性患者。风湿热后至少2年形成明显二尖瓣狭窄。②反复链球菌性扁桃体炎或咽峡炎，无风湿热史（50%）。③其他病因罕见，如先天性畸形、类风湿关节炎、系统性红斑狼疮心内膜炎等。单纯二尖瓣狭窄占风湿性心脏病的25%，二尖瓣狭窄伴二尖瓣关闭不全占40%，主动脉瓣常同时受累。

2. 病理生理及临床表现 正常情况下，血液由右心房→三尖瓣→右心室→肺动脉→肺→肺静脉→左心房→二尖瓣→左心室→主动脉瓣→主动脉。因此，当二尖瓣狭窄时，血液从左心房流入左心室受阻→出现左心房高压。

二尖瓣狭窄的病理生理及临床表现见图29-1。

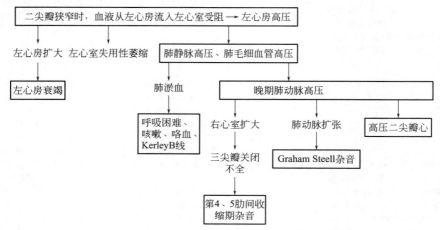

图29-1 二尖瓣狭窄的病理生理及临床表现

体格检查：①心尖区可听到第一音亢进和舒张中期隆隆样杂音，伴震颤；②心尖区第一心音亢进和二尖瓣开瓣音；③肺动脉高压时可有第二心音亢进、分裂；④肺动脉扩张致肺动脉瓣关闭不全可出现该区舒张早期吹风样杂音。肺部慢性淤血的病例，常有面颊与口唇轻度发绀，即所谓二尖瓣面容。右心衰竭患者可呈现肝大、腹水、颈静脉怒张、踝部水肿等。

3. 辅助检查 ①X线检查：表现为左心房大，晚期可见右心室大、肺淤血、间质性肺炎。②心电图：电轴右偏、右心室肥厚、二尖瓣形P波。③超声心动图：诊断二尖瓣狭窄的可靠办法，能测定跨瓣压差、二尖瓣口面积，判断狭窄严重程度。④心导管检查：可测定毛细血管压及左心室压以确定舒张期跨瓣压和计算瓣口面积。

4. 病情分级 正常二尖瓣口面积 $4 \sim 6 cm^2$，舒张期房室间无跨瓣膜压差，当瓣膜面积减小一半，即对跨瓣膜血流产生影响时定义为狭窄。瓣口面积 $> 1.5 cm^2$ 为轻度二尖瓣狭窄； $< 1.5 cm^2$ 开始出现临床症状；瓣口面积 $\leq 1 cm^2$ 为重度二尖瓣狭窄，舒张期房室间跨瓣膜压差 20mmHg以上。

5. 并发症 心房颤动、急性肺水肿、血栓栓塞、右心衰竭、感染性心内膜炎、肺部感染。

6. 治疗 二尖瓣口有效面积 $< 1.5 cm^2$，伴有症状时，应介入或手术治疗。手术方法：介入球囊扩张，体外循环直视下行二尖瓣成形术或二尖瓣置换术。

★三、二尖瓣关闭不全

1. 病因及病理 ①瓣叶：瓣叶的风湿性损害最常见，占二尖瓣关闭不全的1/3，女性多见。此外，二尖瓣脱垂、感染性心内膜炎破坏瓣叶、肥厚型心肌病、先天性心脏病、心内膜垫缺损等可导致二尖瓣关闭不全。②瓣环扩大：左心室扩大、左心衰竭造成二尖瓣瓣环扩大导致相对关闭不全；二尖瓣环退行性变和瓣环钙化也可导致二尖瓣关闭不全。③腱索：先天性或获得性的腱索过长、断裂缩短和融合。④乳头肌：乳头肌缺血导致短暂二尖瓣关闭不全，急性心肌梗死后乳头肌坏死可导致永久性二尖关闭不全；先天性乳头肌畸形、乳头肌脓肿、肉芽肿、淀粉样变、结节病等也可导致二尖瓣关闭不全。

2. 病理生理 二尖瓣关闭不全的病理生理见图 29-2。

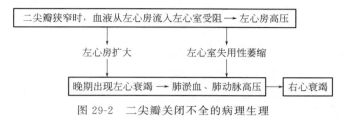

图 29-2 二尖瓣关闭不全的病理生理

3. 临床表现 急性表现为劳力性呼吸困难、左心衰竭、肺水肿；慢性轻症者可终身无症状，严重者疲乏无力、肺淤血出现较晚。

体格检查：主要体征是心尖搏动增强并向左、向下移位。心尖区可听到全收缩期杂音，常向左侧腋中线传导。肺动脉瓣区第二音亢进，第一音减弱或消失。晚期病例可呈现右心衰竭以及肝大、腹水等体征。

4. 辅助检查 ①心电图检查：电轴左偏、二尖瓣型 P 波、左心室肥大和劳损。②X 线检查：左心房及左心室明显扩大。③超声心动图检查：M 型检查显示二尖瓣大瓣曲线呈双峰或单峰型，上升及下降速率均增快。左心室和左心房前后径明显增大。左房后壁出现明显凹陷波。合并狭窄的病例则仍可显示城墙垛样长方波。二维或切面超声心动图可直接显示心脏收缩时二尖瓣瓣口未能完全闭合。超声多普勒检测示舒张期血液湍流，可估计关闭不全的轻重程度。

5. 治疗 症状明显、心功能受影响、心脏扩大时即应及时在体外循环下进行直视手术。手术方法：二尖瓣修复成形术（瓣环重建、人工腱索植入）、二尖瓣替换术（机械瓣膜、生物瓣膜）。

★四、主动脉瓣狭窄和主动脉瓣关闭不全

主动脉瓣狭窄和主动脉瓣关闭不全见表 29-3。

表 29-3 主动脉瓣狭窄和主动脉瓣关闭不全

项目	主动脉瓣狭窄	主动脉瓣关闭不全
病因	风湿性心脏病、先天性畸形、退行性老年钙化性主动脉瓣狭窄	①风湿性心脏病(最常见,2/3)、感染性心内膜炎、先天性畸形、主动脉瓣黏液性变性；②梅毒性主动脉炎、马方综合征、升主动脉瘤、特发性升主动脉扩张
病理生理	左室肥厚扩大，冠状动脉血流量减少导致心绞痛	左室肥厚扩大，冠状动脉血流量减少导致心绞痛，舒张压降低导致脉压差增大→周围血管征
症状	主动脉瓣狭窄三联征——呼吸困难、心绞痛、晕厥	早期症状为心悸、心前区不适、头部强烈搏动感。重度关闭不全者常有心绞痛发作，气促，并可出现阵发性呼吸困难、端坐呼吸或急性肺水肿
体征	①心尖搏动局限，呈抬举性；②主动脉瓣区递增-递减型喷射样收缩期杂音，杂音沿颈动脉传导，伴收缩期震颤；③主动脉瓣区第二心音减弱，甚至消失	①心尖搏动向左下移位，可呈抬举性；②主动脉瓣区递减型叹气样舒张期杂音；③重度关闭不全者呈现水冲脉、动脉枪击音、毛细血管搏动等

续表

项目	主动脉瓣狭窄	主动脉瓣关闭不全
并发症	心律失常(10%可发生房颤)、感染性心内膜炎(不常见)、心脏性猝死(1%~3%)、心力衰竭、体循环栓塞(少见);胃肠道出血	室性心律失常(常见)、感染性心内膜炎(较常见)、心脏猝死(少见)、心力衰竭
辅助检查	①心电图检查:电轴左偏、左心室肥大、劳损、T波倒置,一部分病例尚可呈现左束支传导阻滞、房室传导阻滞或心房颤动。②X线检查:左心室增大,心脏左缘向左、向下延长,升主动脉可显示狭窄后扩大。③超声心动图检查:M型检查显示主动脉瓣叶开放振幅减小,瓣叶曲线增宽,舒张期可呈多线。在二维或切面超声图像上可见到主动脉瓣叶增厚、变形或钙化,活动度减小和瓣口缩小等征象。④心导管检查:怀疑冠心病的患者需要行冠状动脉造影排除冠状动脉病变,可同时行左心导管检查测定左心室与主动脉之间收缩压差	①心电图检查:显示电轴左偏和左心室肥大、劳损。②X线检查:左心室明显增大,向左下方延长。主动脉结隆起,升主动脉和弓部增宽,左心室和主动脉搏动幅度增大。③超声心动图检查:主动脉瓣开放与关闭的速度均增快,舒张期呈多线。左心室内径增大,流出道增宽。二维或切面超声心动图常可显示主动脉瓣叶在舒张期未能对拢闭合。超声多普勒检测可估计反流程度
诊断	超声心动图是确诊主动脉瓣狭窄的可靠方法	超声心动图为可靠诊断,敏感性仅43%
治疗	临床上呈现心绞痛、昏厥或心力衰竭者,病情往往迅速恶化,应争取尽早施行手术治疗,切除病变的瓣膜,进行人工瓣主动脉瓣替换术。经皮穿刺气囊导管术扩张分离仅在少数狭窄较轻又不适合手术的患者才考虑选用	临床上出现症状,如呈现心绞痛、左心室衰竭或心脏逐渐扩大,则可在数年内死亡,故应争取尽早施行人工瓣膜替换术

同步练习

一、单项选择题

1. 第二心音固定分裂,常见于(　　　)

　　A. 二尖瓣关闭不全 　　　　B. 主动脉瓣关闭不全 　　　　C. 肺动脉瓣关闭不全

　　D. 房间隔缺损 　　　　E. 二尖瓣狭窄

2. 奇脉最常见于(　　　)

　　A. 急性左心衰竭 　　　　B. 动脉导管未闭 　　　　C. 大量心包积液

　　D. 高血压病 　　　　E. 二尖瓣关闭不全

3. 6个月小儿体检时发现胸骨左缘第2~3肋间闻及Ⅲ级左右连续机器样杂音,向颈部、锁骨下传导,可触及震颤。胸部X线示:左心房、室增大,肺血管影增多,肺动脉段突出,主动脉弓增大。此患儿最可能的诊断是(　　　)

　　A. 房间隔缺损 　　　　B. 室间隔缺损 　　　　C. 肺动脉狭窄

　　D. 动脉导管未闭 　　　　E. 动静脉瘘

4. 单纯二尖瓣狭窄患者可有(　　　)

　　A. 左心房扩大,右心房缩小 　　　　B. 右心房扩大,左心房缩小

　　C. 右心室缩小,左心房扩大 　　　　D. 左心室缩小或正常,左心房扩大

　　E. 左右心房均扩大

5. 患者,女,20岁,心尖部听到一个舒张中期出现的先递减后递增型的隆隆样杂音,伴有第一心音增强;心律表现为节律不规则,第一心音强弱不一致,心率大于脉率。提示该患者的风湿性心脏瓣膜病是(　　　)

　　A. 二尖瓣狭窄 　　　　B. 二尖瓣关闭不全 　　　　C. 二尖瓣狭窄并关闭不全

D. 二尖瓣狭窄并心房颤动　　　　E. 二尖瓣狭窄合并二尖瓣关闭不全

6. 当风湿性心脏病二尖瓣狭窄程度加重时（　　）
　　A. 心尖部舒张期滚筒样杂音增强，肺动脉第二音减低
　　B. 心尖部舒张期滚筒样杂音减低，肺动脉第二音减低
　　C. 心尖部舒张期滚筒样杂音减低，肺动脉第二音增强
　　D. 心尖部舒张期滚筒样杂音增强，肺动脉第二音增强
　　E. 心尖部收缩期滚筒样杂音增强，肺动脉第二音减低

7. 38岁女性，活动后心悸、气喘一年余。查体轻度贫血，心率快，律整，胸骨右缘第2肋间闻及响亮而粗糙喷射性的收缩期杂音（3/6级）。首先应想到的疾病是（　　）
　　A. 动脉导管未闭　　　　　　B. 主动脉瓣关闭不全
　　C. 二尖瓣关闭不全　　　　　D. 主动脉瓣狭窄
　　E. 二尖瓣狭窄合并二尖瓣关闭不全

8. 患儿3岁，近一年多哭甚时出现青紫。查体：心前区隆起，胸骨左缘第3～4肋间可闻及Ⅳ级收缩期杂音，可触及震颤。X线检查示：左、右心室及左心房增大，肺血管影增多，肺动脉段凸出。此患儿最可能的诊断是（　　）
　　A. 房间隔缺损　　　　　　B. 室间隔缺损　　　　　C. 肺动脉狭窄
　　D. 动脉导管未闭　　　　　E. 动静脉瘘

9. 重度主动脉瓣反流时心尖部可存在（　　）
　　A. Graham-Steell 杂音　　　B. Austin-Flint 杂音　　　C. Durozier 征
　　D. Traube 征　　　　　　　E. 滚筒样杂音

10. 心脏触及震颤多由于（　　）
　　A. 心脏瓣膜轻度关闭不全　　B. 心脏瓣膜狭窄　　　　C. 心房颤动
　　D. 心室颤动　　　　　　　E. 心包炎

二、简答题
1. 简述房间隔缺损的分类及病理生理。
2. 简述动脉导管未闭的治疗原则。

参考答案

一、单项选择题
　　1.D　2.C　3.D　4.D　5.A　6.D　7.D　8.B
　　9.B　10.B

二、简答题
　　1. 答：（1）房间隔缺损的分类　原发孔型及继发孔型；中央型（卵圆孔型）、上腔型（静脉窦型）、下腔型、混合型。
　　（2）病理生理　①正常左房压＞右房压→左向右分流→致容量负荷↑→右心房、右心室增大和肺动脉扩张；早期肺小动脉痉挛→阻力性肺动脉高压。②右心房压力＞左心房时→右向左分流→发绀，即艾森曼格综合征。

　　2. 答：动脉导管未闭的治疗原则：症状明显者及时纠治，症状不明显者，择期纠治，必要时行手术治疗，手术方法包括体外循环直视下结扎可内口缝闭、胸腔镜下结扎/钳闭、切断缝合、介入封堵等。
　　①可先试服消炎止痛治疗，以抑制前列腺素E的扩张作用，促使导管收缩闭合。②手术治疗：非体外循环方法，最适当的手术年龄是学龄前；体外循环下经动脉切口缝闭动脉导管内口。③近年来采用经皮穿刺股动脉和股静脉堵塞动脉导管。但尚不适用于婴幼儿。④经胸腔镜钳闭导管，适用于婴儿。

（李章红　熊健宪）

第三十章 胸主动脉疾病

📖 **学习目标**

1. **重点** 胸主动脉瘤及主动脉夹层的病理、诊断和治疗。
2. **熟悉** 主动夹层的分型。
3. **了解** 胸主动脉瘤及主动脉夹层的病因。

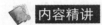 **内容精讲**

第一节 胸主动脉瘤

各种病因所致局部胸主动脉壁扩张或膨出，达到正常管径 1.5 倍以上，即称为胸主动脉瘤（thoracic aortic aneurysm）。胸主动脉各个部位均可发生主动脉瘤，如升主动脉瘤（约占 45%）、弓部动脉瘤（10%）、降主动脉瘤（35%）、胸腹主动脉瘤（10%）。

1. 病因 ①动脉硬化：常位于降主动脉，多见于中老年人；②主动脉囊性中层坏死：常位于升主动脉，多见于青年患者，如马方综合征等；③创伤性动脉瘤：好发于青壮年；④细菌性感染：好发于青壮年；⑤梅毒：好发于青壮年。

★2. 病理生理 胸主动脉瘤常见于中老年人，遗传性、感染性或创伤性病因所致的动脉瘤好发于青壮年。主动脉瘤壁承受的张力与动脉血压和瘤体半径成正比。动脉瘤形成后不可逆转的持续性增大，增加左心室容量负荷并压迫周围组织结构。

★3. 临床表现 ①常见症状为胸痛。主动脉弓部动脉瘤可压迫气管、支气管致呼吸困难；压迫喉返神经产生声音嘶哑；压迫交感神经引起 Horner 综合征；压迫膈神经产生膈肌麻痹；压迫无名静脉可使左上肢静脉压高于右上肢。②升主动脉根部动脉瘤长大后，可引起主动脉关闭不全并产生相关症状和体征，破裂时可出现急性胸痛、休克、血胸、心脏压塞等可快速导致死亡。③急性主动脉夹层动脉瘤主要表现为剧烈的胸骨后疼痛或胸痛，产生复杂多样的症状，如昏迷、偏瘫、急性腹痛、无尿、肢体疼痛等；若动脉瘤破裂，患者大多很快死亡。

★4. 诊断与鉴别诊断 胸部 X 线检查时发现动脉瘤块影，透视或超声扫描检查可能见到扩张性搏动，胸部 CT、MRI、薄层 CT 及三维成像、胸主动脉造影、数字减影血管造影等可以确诊。胸主动脉瘤需与纵隔肿瘤、中央型肺癌和主动脉夹层相鉴别。

★5. 治疗 胸主动脉瘤明确诊断后应积极地施行侵入性治疗，包括外科开胸手术、血管腔内修复术和复合手术三大类。

手术指征为：①胸主动脉瘤已出现压迫症状；②瘤体直径＞5cm；③瘤体直径增长＞1cm/年；④假性动脉瘤与夹层动脉瘤应尽早治疗。

手术禁忌证为：①重要器官（心、脑、肝、肾）功能损害；②全身情况不能耐受治疗。

外科开胸手术：外科置入人工血管替换病变的胸主动脉，手术后 1 年生存率为 80%～90%，5 年生存率 60%～80%。

血管腔内修复术：采用血管腔内介入技术，置入带膜支架人工血管，隔绝胸主动脉腔。目前主要适于降主动脉瘤与假性动脉瘤的治疗。

复合手术：同期使用人工血管和带膜支架人工血管共同矫治胸主动脉瘤病变，需要具备体外循环装置和数字减影血管造影设备的多功能手术室。远期疗效尚需进一步观察。

第二节　主动脉夹层

★1. 病因及病理　主动脉内膜和中层弹力膜发生撕裂，血液进入主动脉壁中层，顺行和（或）逆行剥离形成壁间假腔，并通过一个或数个破口与主动脉真腔相交通，形成主动脉夹层。主动脉夹层常与以下情况有关：高血压、遗传性结缔组织病（如马方综合征、Turner 综合征）、主动脉炎性疾病、动脉粥样硬化及其溃疡、主动脉瘤、先天性主动脉瓣疾病、多囊肾、高龄、妊娠、钝性或医源性创伤等。

2. 分类及分型　根据发病时间可分为急性期（2 周内）、亚急性期（2 周至 2 个月），慢性期（2 个月以上）。根据累及范围分别有 DeBakey 分型和 Stanford 分型。

①DeBakey 分型：Ⅰ型，累及主动脉的升弓降部，占 70％；Ⅱ型，累及升主动脉，占 5％；Ⅲ型，累及降主动脉（Ⅲa 型），或累及胸降主动脉和腹主动脉（Ⅲb 型），占 25％。

②Stanford 分型：A 型，所有累及升主动脉的主动脉夹层，相当于 DeBakey 分型Ⅰ、Ⅱ型；B 型，起于左锁骨下以远的降主动脉，相当于 DeBakey 分型Ⅲa 型和Ⅲb 型。

★3. 临床表现、诊断及鉴别诊断　①症状：主要表现为前胸、后背或腹部突发性剧烈疼痛，疼痛可沿大动脉走行方向传导和转移，血压可骤然升高，心动过速，患者多烦躁不安、大汗淋漓。②体征：主动脉瓣关闭不全、心肌梗死和心力衰竭。压迫周围脏器、血管、神经的体征。主动脉破裂所致心脏压塞、胸腔和腹腔积液和休克体征。③增强 CT 及大血管三维成像可明确诊断，并可了解夹层类型、受累范围、破口位置、假腔内血栓、分支血管和主动脉瓣受累情况。④急性主动脉夹层需与心绞痛、心肌梗死和肺动脉栓塞症相鉴别。

★4. 治疗　①急性期应迅速给予镇静、止痛、持续监护和支持治疗，控制血压、心率，防止夹层继续扩展和主动脉破裂；②急性和亚急性期 Stanford A 型主动脉夹层应积极地施行手术治疗；③急性 Stanford B 型主动脉夹层首先内科治疗，若内科治疗无效，应采用血管腔内修复术或复合手术。血管腔内修复术临床成功的标准为完全封闭破口，无明显内漏和严重并发症，假腔消失或假腔内血栓形成。

同步练习

一、单项选择题

1. 下列关于胸主动脉瘤的特点不正确的是（　　　）

　　A. 可以产生主动脉瓣关闭不全

　　B. 可以引起 Horner 综合征

　　C. 可以分为真性动脉瘤、假性动脉瘤和夹层动脉瘤

　　D. 造成死亡的原因主要是缺血性脑病

　　E. 手术治疗是最有效的方法

（2～3 题共用备选答案）

A. 假性动脉瘤　　　　　　　　B. 真性动脉瘤　　　　　　　　C. Ⅰ型夹层动脉瘤

D. Ⅱ型夹层动脉瘤　　　　　　E. Ⅲ型夹层动脉瘤

2. 主动脉壁中层受损，累及主动脉全层的是（　　　）

3. 主动脉全层扩大发生瘤变的是（　　　）

（4~7题共用题干）

男性，38岁。突发撕裂样胸背部疼痛伴大汗淋漓1h。查体：心率100次/分，右上肢BP 100/60mmHg，左上肢BP 150/70mmHg，听诊可闻及颈部血管杂音，胸骨左缘第3、4肋间叹气样舒张期杂音。心电图检查：窦性心律，Ⅱ、Ⅲ、aVF导联T波倒置。X线胸片：上纵隔稍宽。经服用硝酸甘油，疼痛未缓解。

4. 最可能的诊断是（　　　）
   A. 急性心肌梗死　　　　　　B. 急性夹层动脉瘤　　　　　　C. 自发性气胸
   D. 不稳定心绞痛　　　　　　E. 主动脉窦动脉瘤破裂

5. 目前首要的处理措施是（　　　）
   A. 镇静止痛　　　　　　　　B. 有效控制血压　　　　　　　C. 强心利尿
   D. 继续静脉给予硝酸甘油　　E. 给氧

6. 首先要进行的检查是（　　　）
   A. 床旁超声心动图检查　　　B. 胸部CT检查　　　　　　　　C. 冠状动脉造影
   D. 心肌酶检查　　　　　　　E. 以上都不是

7. 如果诊断得到实，应取的针对性治疗措施是（　　　）
   A. 手术修补主动脉窦瘤　　　B. 药物治疗　　　　　　　　　C. 冠状动脉搭桥术
   D. Bentall手术　　　　　　　E. 胸腔闭式引流

二、简答题

1. 简述胸主动脉瘤的临床表现。
2. 简述主动脉夹层分型。

参考答案

一、单项选择题

1. D　2. C　3. B　4. B　5. B　6. A　7. D

二、简答题

1. 答：①常见症状为胸痛。主动脉弓部动脉瘤可压迫气管、支气管致呼吸困难；压迫喉返神经产生声音嘶哑；压迫交感神经引起Horner综合征；压迫膈神经产生膈肌麻痹；压迫无名静脉可使左上肢静脉压高于右上肢。②升主动脉根部动脉瘤长大后，可引起主动脉关闭不全并产生相关症状和体征，破裂时可出现急性胸痛、休克、血胸、心脏压塞等可快速导致死亡。③急性主动脉夹层动脉瘤主要表现为剧烈的胸骨后疼痛或胸痛，产生复杂多样的症状，如昏迷、偏瘫、急性腹痛、无尿、肢体疼痛等；若动脉瘤破裂，患者大多很快死亡。

2. 答：根据累及范围分别有DeBakey分型和Stanford分型。

   ① DeBakey分型：Ⅰ型，累及主动脉的升弓降部，占70%；Ⅱ型，累及升主动脉，占5%；Ⅲ型，累及降主动脉（Ⅲa型），或累及胸降主动脉和腹主动脉（Ⅲb型），占25%。

   ② Stanford分型：A型，所有累及升主动脉的主动脉夹层，相当于DeBakey分型Ⅰ、Ⅱ型；B型，所有未起于左锁骨下以远的降主动脉，相当于DeBakey分型Ⅲa型和Ⅲb型。

（李章红　熊健宪）

第三十一章 腹外疝

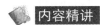 学习目标

1. 重点 腹外疝的概念、病因、类型、临床表现、鉴别诊断；嵌顿性和绞窄性疝的处理原则。

2. 熟悉 腹股沟区域解剖（腹股沟管和股管、直疝三角），腹股沟斜疝与直疝的鉴别，腹股沟疝的鉴别诊断，腹股沟疝手术修补的基本原则。

3. 了解 各种修补法的适应证，股疝及其他腹外疝的临床表现和鉴别诊断。

内容精讲

第一节 概 论

体内脏器或组织离开其正常解剖部位，通过先天或后天形成的薄弱点、缺损或孔隙进入另一部位，称为疝。疝多发生于腹部，以腹外疝为多见。腹外疝是由腹腔内的脏器或组织连同腹膜壁层，经腹壁薄弱点或孔隙，向体表突出而致。

1. 病因 两个主要原因：腹壁强度降低和腹内压力增高。

（1）腹壁强度降低 最常见的因素有：①某些组织穿过腹壁的部位；②腹白线发育不全；③手术切口愈合不良、腹壁外伤及感染、腹壁神经损伤、老年、久病、肥胖所致肌萎缩等。

（2）腹内压力增高 慢性咳嗽、慢性便秘、排尿困难、搬运重物、举重、腹水、妊娠、婴儿经常啼哭等。

2. 腹外疝的组成 典型的腹外疝＝疝环＋疝囊＋疝内容物＋疝外被盖。各种疝通常以疝门部位作为命名依据。

★3. 临床类型

（1）易复性疝 疝内容物很容易回纳入腹腔的疝。腹股沟区肿块常在站立、行走、咳嗽或劳动时出现，多呈带蒂柄的梨形，并可降至阴囊或大阴唇，偶有胀痛。用手按肿块并嘱患者咳嗽，可有膨胀性冲击感。如患者平卧休息或用手将肿块向腹腔推送，肿块可向腹腔回纳而消失。

（2）难复性疝 疝内容物不能回纳或不能完全回纳入腹腔内，疝的内容物无血运障碍，不引起严重症状。其中滑动疝是指盲肠（包括阑尾）、乙状结肠或膀胱随之下移而成为疝囊壁的一部分。

（3）嵌顿性疝 疝环较小而腹内压突然增高时，疝内容物强行通过疝囊颈而进入疝囊，随后因囊颈的弹性收缩，又将内容物卡住，使内容物不能回纳腹腔，称为嵌顿性或嵌闭性疝。若嵌顿的内容物仅为部分肠壁称为肠管壁疝或 Richter 疝。如嵌顿的小肠是小肠憩室（通常是 Meckel 憩室），则称 Littre 疝。嵌顿的内容物如为一段肠管，且包括几个肠袢，或呈 W 形，疝囊内各嵌顿肠袢之间的肠管可隐藏在腹腔内，称为逆行性嵌顿疝。嵌顿性疝通常发生在斜疝，表现为腹压骤增时肿块突然增大，并伴有明显疼痛，疝块不能回纳。多数患者的症状逐步加重。如不及时处理，将会发展成为绞窄性疝。嵌顿内容物如为大网膜，局部疼痛常较轻微；如为肠袢，不但局部疼痛明显，还可伴有机械性肠梗阻的临床表现。如果疝内容物为阑尾，则称为 Amyand 疝，因阑

尾可并发炎症、坏死和化脓而影响修补。

（4）绞窄性疝　肠管嵌顿如不及时解除，肠壁及其系膜受压情况不断加重可使动脉血流减少，最后导致完全阻断，出现肠壁缺血坏死即为绞窄性疝。肠袢坏死穿孔时，疼痛可因疝块压力骤降而暂时有所缓解，但不可认为是病情好转。绞窄时间较长者可发生感染，严重者可发生脓毒症。嵌顿性疝和绞窄性疝实际上是一个病理过程的两个阶段，临床上很难截然区分。

（5）儿童疝　因疝环组织一般比较柔软，嵌顿后很少发生绞窄。

第二节　腹股沟疝

★1. 腹股沟疝　发生于腹股沟区域（前外下腹壁一个三角形区域，其下界为腹股沟韧带，内界为腹直肌外侧缘，上界为髂前上棘至腹直肌外侧缘的一条水平线）的腹外疝。

（1）斜疝　疝囊经过腹壁下动脉外侧的腹股沟管深环（内环）突出，向内、向下、向前斜行经过腹股沟管，再穿出腹股沟管浅环（皮下环），并可进入阴囊。

（2）直疝　疝囊经过腹壁下动脉内侧的直疝三角区直接由后向前突出，不经过内环，也不进入阴囊。

★斜疝及直疝的鉴别要点见表31-1。

表31-1　斜疝及直疝的鉴别要点

鉴别要点	斜　疝	直　疝
发病年龄	多见于儿童及青壮年	多见于老年人
疝突出途径	经腹股沟管突出，可进入阴囊	由直疝三角突出，不进入阴囊
疝块外形	椭圆或梨形	半球形，基地较宽
回纳疝块后压住内环	疝块不再突出	疝块仍然突出
精索与疝囊的关系	精索在疝囊后方	精索在疝囊前外方
疝囊颈与腹壁下动脉的关系	疝囊颈在腹壁下动脉外侧	疝囊颈在腹壁下动脉内侧
嵌顿机会	较多	极少

斜疝约占全部腹外疝的75%～90%；或占腹股沟疝的85%～95%。腹股沟疝发生于男性者占大多数，男女发病率之比约为15∶1；右侧比左侧多见。疝内容物以小肠最为多见，其次是大网膜。

（3）腹外疝发病机制　包括先天性解剖异常及后天性腹壁薄弱或缺损。

2. 腹股沟管及股管解剖　见表31-2。

表31-2　腹股沟管与股管解剖

项目	腹股沟管	股管
长度	4～5cm(成人)	1～1.5cm(成人)
内容物	(男)精索，(女)子宫圆韧带	—
解剖组成	两口：内口(深环)、外口(浅环) 前壁：皮肤皮下组织＋腹外斜肌腱膜＋外1/3尚有腹内斜肌腱膜 后壁：腹膜＋腹横筋膜＋内1/3尚有腹股沟镰(腹内及腹外斜肌联合腱) 上壁：腹内斜肌＋腹横肌的弓状下缘 下壁：腹股沟韧带＋腔隙韧带	两口：上口(股环)、下口(卵圆窝) 前缘：腹股沟韧带 后缘：耻骨梳韧带 内缘：腔隙韧带 外缘：股静脉

3. 直疝三角　又称为海氏三角（Hesselbach 三角），其外侧边是腹壁下动脉，内侧边为腹直

肌外侧缘，底边为腹股沟韧带。

★**4. 鉴别诊断**　腹股沟疝需与如下常见疾病相鉴别。

（1）睾丸鞘膜积液　肿块完全局限在阴囊内，上界清楚，<u>肿块透光试验阳性。</u>

（2）交通性鞘膜积液　肿块的外形与睾丸鞘膜积液相似。于每日起床后或站立活动时肿块缓慢地出现并增大。平卧或睡觉后肿块逐渐缩小，挤压肿块，其体积也可逐渐缩小。透光试验为阳性。

（3）精索鞘膜积液　肿块较小，在腹股沟管内，牵拉同侧睾丸可见肿块移动。

（4）隐睾　阴囊内睾丸缺如，肿块较小，挤压时可出现特有的胀痛感觉。

（5）急性肠梗阻　嵌顿疝内容物如为肠管可伴发急性肠梗阻表现。

（6）还应注意与以下疾病鉴别　肿大的淋巴结、动（静）脉瘤、软组织肿瘤、脓肿、圆韧带囊肿、子宫内膜异位症等。

★**5. 治疗**　腹股沟疝一般均应尽早施行手术治疗。

（1）非手术治疗　<u>1 岁以下婴幼儿可暂不手术，可采用棉线束带或绷带压住腹股沟管深环。</u>年老体弱或伴有其他严重疾病而禁忌手术者，待回纳疝内容物后，佩戴医用疝带。

（2）手术治疗　腹股沟疝最有效的治疗方法是手术修补，<u>术前应积极处理好如慢性咳嗽、排尿困难、严重便秘、腹水等腹内压力增高病症及糖尿病等。</u>

① 传统的疝修补术：基本原则是<u>疝囊高位结扎、加强或修补腹股沟管管壁</u>。依据加强或修补腹股沟管方法的不同分为以下五种方法（表 31-3）。

表 31-3　常用腹股沟疝术式

术　式	加强部位	手术方法	适应证
Ferguson 法	前壁	在精索前方将腹内斜肌下缘和联合腱缝至腹股沟韧带上	腹横筋膜无显著缺损、腹股沟管后壁尚健全的患者
Bassini 法	后壁	在精索后方把腹外斜肌下缘和联合腱缝至腹股沟韧带上，置精索于腹内斜肌与腹外斜肌腱膜之间	腹横筋膜松弛、腹股沟管壁薄弱者。临床应用最广泛
Halsted 法	后壁	与 Bassini 法相似，将腹外斜肌腱膜也在精索后方缝合，把精索移至腹壁下层与腹外斜肌腱膜间	腹横筋膜松弛、腹股沟管壁薄弱者
Shouldice 法	后壁	将腹横筋膜自耻骨结节处向上切开，直至内环，切开的两叶予以重叠缝合，内上叶的边缘缝于髂耻束上，再造合适的内环	较大的腹股沟斜疝和直疝
McVay 法	后壁	在精索后方把腹内斜肌下缘和联合腱缝至耻骨梳韧带上	后壁薄弱严重者，股疝修补

② 无张力疝修补术：在无张力情况下，利用人工高分子材料网片进行修补。常用的无张力疝修补术有平片无张力疝修补术、疝环充填式无张力疝修补术（Rutkow 手术）及巨大补片加强内脏囊手术（Stoppa 手术）三种，应注意人工高分子修补材料潜在的排异和感染的危险。

③ 经腹腔镜疝修补术（LIHR）：分为经腹腔的腹膜前修补（TAPP）、完全经腹膜外路径的修补（TEP）、腹腔内的补片修补（IPOM）及单纯疝环缝合法四种。前三种方法的基本原理是从后方用网片加强腹壁的缺损；最后一种方法是用钉或缝线使内环缩小，只用于较小儿童斜疝。

★**6. 嵌顿性疝和绞窄性疝的处理原则**

（1）<u>手法复位适应证</u>　①嵌顿时间在 3～4h 以内，局部压痛不明显，也无腹部压痛或腹肌紧张等腹膜刺激征者；②年老体弱或伴有其他较严重疾病而估计肠袢尚未绞窄坏死者。手法复位有一定危险性，且因大部分患者之后仍需手术修补，应严格掌握指征。

（2）原则上需要紧急手术治疗，以防止疝内容物坏死并解除伴发的肠梗阻。术前应尽量纠正脱水和电解质紊乱，术中关键在于判断疝内容物的活力。如肠管已坏死予切除该段肠管并进行一期吻合；如患者情况不允许肠切除吻合时，可将坏死或活力可疑的肠管外置7~14日后，待全身情况好转，再施行肠切除吻合术。

手术处理中注意事项：①如嵌顿的肠袢较多，应警惕逆行性嵌顿的可能。②不把活力可疑的肠管送回腹腔。③如术中疝内容物自行回纳腹内，须仔细探查肠管，以免遗漏坏死肠袢于腹腔内。④凡施行肠切除吻合术的患者高位结扎疝囊后，一般不宜作疝修补术。

7. 复发性腹股沟疝的处理原则

（1）真性复发疝　与初次手术的疝相同。

（2）遗留疝　初次疝手术遗漏未处理的伴发疝，再次手术处理。

（3）新发疝　疝的类型与初次手术的疝相同或不相同，依情况再次手术。

第三节　股　疝

1. 概念　疝囊通过股环、经股管向卵圆窝突出的疝，称为股疝。发病率占腹外疝的3%~5%，多见于40岁以上妇女。女性骨盆较宽大，联合肌腱和腔隙韧带较薄弱，以致股管上口宽大松弛而易发病。妊娠是腹内压增高的主要原因。在腹外疝中，股疝嵌顿者最多，高达60%。股疝极易发生嵌顿，一旦嵌顿，可迅速发展为绞窄性疝。

2. 股管解剖概要　见本章第二节。

3. 临床表现　腹股沟韧带下方卵圆窝处半球形的突起，肿块不大，并伴局部胀痛感，平卧回纳内容物后，疝块有时消失不完全。

4. 鉴别诊断　股疝应与腹股沟斜疝、脂肪瘤、肿大的淋巴结、大隐静脉曲张结节样膨大及髂腰部结核性脓肿鉴别。大隐静脉曲张结节在压迫股静脉近心端可使结节样膨大增大；髂腰部结核性脓肿多位于腹股沟的外侧部、偏髂窝处，且有波动感。

5. 治疗　诊断确定后，及时手术治疗。最常用的手术是McVay修补法，也可采用无张力疝修补法或经腹腔镜疝修补术。

第四节　其他腹外疝

1. 切口疝　发生于腹壁手术切口处的疝。在各种常用的腹部切口中，最常发生切口疝的是经腹直肌切口；下腹部因腹直肌后鞘不完整，切口疝更多见。其次为正中切口和旁正中切口。主要症状是腹壁切口处逐渐膨隆，有肿块出现，站立或用力时更为明显，平卧休息则缩小或消失。

2. 脐疝　疝囊通过脐环突出的疝称脐疝。疝囊颈一般不大，但极少发生嵌顿和绞窄。

3. 白线疝　发生于腹壁正中线（白线）处的疝，绝大多数在脐上，故也称上腹疝。早期肿块小而无症状。如出现腹膜受牵拉则可出现明显的上腹疼痛，以及消化不良、恶心、呕吐等症状。疝块较小而无明显症状者，可不必治疗，疝囊大、症状明显者可行手术治疗。

◆➤ **同步练习**

一、单项选择题

1. 腹外疝最重要的发病原因是（　　　　）

  A. 慢性咳嗽   B. 长期便秘   C. 排尿困难

  D. 腹壁有薄弱点或腹壁缺损 E. 经常从事导致腹受苦内压增高的工作

2. 腹股沟斜疝，疝内容物最多见的是（　　　）

  A. 盲肠   B. 阑尾   C. 大网膜

  D. 膀胱   E. 小肠

3. 腹外疝的疝环位置相当于疝囊的（　　　）

  A. 底部   B. 体部   C. 颈体交界部

  D. 颈部   E. 以上都不对

4. 关于左侧腹股沟滑动性疝，下列哪项是正确的（　　　）

  A. 属可复性疝   B. 疝内容物没有小肠   C. 乙状结肠是疝囊的一部分

  D. 最易嵌顿   E. 疝块很小

5. 疝囊内容物只能部分回纳入腹腔，肠壁无血循环障碍的腹外疝是（　　　）

  A. 易复性疝   B. 难复性疝   C. 可复性疝

  D. 嵌顿性疝   E. 绞窄性疝

6. 发生嵌顿最重要的原因是（　　　）

  A. 疝内容物大，疝囊小 B. 疝环小，腹压剧增 C. 疝内容物与疝囊粘连

  D. 疝囊颈部水肿   E. 疝内容物弹性差

7. 腹外疝嵌顿是指（　　　）

  A. 所有不能回纳的腹外疝

  B. 内容物与疝囊粘连的腹外疝

  C. 疝囊颈弹性收缩将内容物卡住的腹外疝

  D. 肠管成为疝囊一部分的腹外疝

  E. 以上都不是

8. 关于腹股沟疝，下列哪项是错误的（　　　）

  A. 斜疝多见于儿童及青壮年 B. 直疝疝囊在精索后内方

  C. 直疝疝囊颈在腹壁下动脉外侧 D. 腹股沟管下壁为腹股沟韧带

  E. 斜疝嵌顿机会较多

9. 最常见的腹外疝是（　　　）

  A. 股疝   B. 腹壁切口疝   C. 腹股沟斜疝

  D. 脐疝   E. 腹股沟直疝

10. 腹股沟斜疝的疝囊位于精索的（　　　）

  A. 内侧   B. 外侧   C. 前方

  D. 后方   E. 下方

二、填空题

1. 引起腹外疝的原因＿＿＿＿＿＿＿、＿＿＿＿＿＿＿。

2. 疝由＿＿＿＿＿、＿＿＿＿＿、＿＿＿＿＿、＿＿＿＿＿等构成。

3. 腹外疝临床类型有＿＿＿＿＿、＿＿＿＿＿、＿＿＿＿＿、＿＿＿＿＿等。

4. 直疝三角由＿＿＿＿＿、＿＿＿＿＿、＿＿＿＿＿构成。

5. 腹股沟疝可分为＿＿＿＿＿、＿＿＿＿＿两种。

6. 腹股沟管女性有＿＿＿＿＿通过，男性则有＿＿＿＿＿通过。

7. 股管前缘为＿＿＿＿＿，后缘为＿＿＿＿＿，外缘为＿＿＿＿＿，内缘为＿＿＿＿＿，下口为＿＿＿＿＿。

8. 当嵌顿性疝发展到疝内容物＿＿＿＿＿阶段，即为绞窄性疝。

9. 腹股沟疝非手术疗法包括_____、_____。

10. 腹股沟斜疝经_____突出形成，腹股沟直疝经_____突出形成。

三、名词解释

1. 嵌顿性疝

2. 腹外疝

四、简答题

简述腹股沟斜疝与腹股沟直疝的区别。

参考答案

一、单项选择题

1. D 2. E 3. D 4. C 5. B 6. B 7. C 8. C

9. C 10. C

二、填空题

1. 腹壁强度降低 腹内压力增高

2. 疝环 疝囊 疝内容物 疝外被盖

3. 易复性疝 难复性疝 滑动性疝 嵌顿性疝 绞窄性疝

4. 腹壁下动脉的内侧 腹直肌鞘的外侧 腹股沟韧带的上方

5. 腹股沟直疝 腹股沟斜疝

6. 子宫圆韧带 精索

7. 腹股沟韧带 耻骨梳韧带 股静脉 腔隙韧带 腹股沟韧带下方的卵圆窝

8. 血运障碍

9. 疝带治疗 嵌顿性疝的手法治疗

10. 腹股沟管 直疝三角

三、名词解释

1. 嵌顿性疝：疝环较小而腹内压突然增高时，疝内容物强行通过疝囊颈而进入疝囊，随后因囊颈的弹性收缩，又将内容物卡住，使内容物不能回纳腹腔，称为嵌顿性或嵌闭性疝。

2. 腹外疝：指腹腔内的脏器或组织经腹壁或盆壁的薄弱区或缺损处向体表突出所形成的包块，为最常见外科疾病之一。

四、简答题

答：腹股沟斜疝与腹股沟直疝的区别如下。

区别点	斜疝	直疝
发病年龄	多见于儿童及青壮年	多见于老年人
疝突出途径	经腹股沟管突出,可进入阴囊	由直疝三角突出,不进入阴囊
疝块外形	椭圆或梨形	半球形,基底较宽
回纳疝块后压住内环	疝块不再突出	疝块仍可突出
精索与疝囊关系	精索在疝囊后方	精索在疝囊前外方
疝囊颈与腹壁下动脉的关系	疝囊颈在腹壁下动脉外侧	疝囊颈在腹壁下动脉内侧
嵌顿机会	较多	极少

（曾祥福 赵书锋）

第三十二章　腹部损伤

🔖 **学习目标**

1. **重点**　腹部外伤的临床表现、诊断和处理原则；脾、肝、胰腺和小肠损伤的治疗原则。
2. **熟悉**　常见内脏损伤的特征和处理。
3. **了解**　损伤控制性外科在腹部损伤中的应用。

📔 **内容精讲**

第一节　概　论

1. 腹部损伤分类　按是否穿透腹壁、腹腔是否与外界相通，分为开放性和闭合性两大类。

（1）开放性损伤　有腹膜破损者为穿透伤（多伴内脏损伤），无腹膜破损者为非穿透伤（偶伴内脏损伤）。损伤常涉及内脏，诊断常较明确。

（2）闭合性损伤　可能仅局限于腹壁，也可同时兼有内脏损伤。要确定有无内脏损伤常很困难。

此外，穿刺、内镜、灌肠、刮宫、腹部手术等各种诊疗措施导致的腹部损伤称为医源性损伤。

★2. 病因

（1）开放性损伤　常由刀刃、枪弹、弹片等利器所引起。常见受损内脏依次是肝脏、小肠、胃、结肠、大血管等。

（2）闭合性损伤　常系坠落、碰撞、冲击、挤压、拳打脚踢、棍棒等钝性暴力所致。常见受损内脏依次是脾脏、肾脏、小肠、肝脏、肠系膜等。

胰腺、十二指肠、膈、直肠等由于解剖位置较深，损伤发生率较低。

★3. 临床表现

（1）差异极大　由于致伤原因及伤情的不同，腹部损伤后的临床表现可差异极大，从无明显症状体征到出现重度休克甚至濒死状态。

（2）实质性脏器损伤　肝脏、脾脏、胰腺、肾脏等或大血管损伤主要临床表现为腹腔内（或腹膜后）出血，包括面色苍白、脉率加快，严重时脉搏微弱，血压不稳，甚至休克。腹痛呈持续性，一般并不很剧烈，腹膜刺激征也并不严重。但肝脏破裂伴有较大肝内胆管断裂时，因有胆汁沾染腹膜或胰腺损伤若伴有胰管断裂，胰液溢入腹腔，可出现明显的腹痛和腹膜刺激征。体征最明显处一般即是损伤所在。移动性浊音虽然是内出血的有力证据，但已是晚期体征，对早期诊断帮助不大。肾脏损伤时可出现血尿。

（3）空腔脏器损伤　胃肠道、胆道、膀胱等破裂的主要临床表现是弥漫性腹膜炎。除胃肠道症状及稍后出现的全身性感染的表现外，最为突出的是腹部腹膜刺激征，其程度因空腔器官内容物不同而异。通常是胃液、胆汁、胰液刺激最强，肠液次之，血液最轻。伤者有时可有气腹征。

★4. 诊断　详细询问外伤史和仔细体格检查是诊断腹部损伤的主要依据，同时常需和一些必要的急救措施（如止血、输液、抗休克、维护呼吸道通畅等）同时进行。

（1）开放性损伤的诊断要点 要慎重考虑是否为穿透伤，诊断还应注意：①穿透伤的入口或出口可能不在腹部而在胸、肩、腰、臀或会阴等处；②有些腹壁切线伤虽未穿透腹膜，但并不排除内脏损伤的可能；③穿透伤的入、出口与伤道不一定呈直线，因受伤时的姿势与检查时可能不同，低速或已减速投射物可能遇到阻力大的组织而转向；④伤口大小与伤情严重程度不一定成正比。

（2）闭合性损伤的诊断思路

① 有无内脏损伤 下列情况之一者，应考虑有腹内脏器损伤：a. 早期出现休克征象者，尤其是出血性休克；b. 有持续性甚至进行性加重的腹部剧痛伴恶心、呕吐等消化道症状者；c. 有明显腹膜刺激征者；d. 有气腹表现者；e. 腹部出现移动性浊音者；f. 有便血、呕血或血尿者；g. 直肠指诊发现前壁有压痛或波动感，或指套染血者。

② 什么脏器受到损伤 a. 有恶心、呕吐、便血、气腹者多为胃肠道损伤，再结合暴力打击部位、腹膜刺激征最明显的部位和程度，可确定损伤在胃、上段小肠、下段小肠或结肠；b. 有排尿困难、血尿、外阴或会阴部牵涉痛者，提示泌尿系脏器损伤；c. 有膈面腹膜刺激表现同侧肩部牵涉痛者，提示上腹脏器损伤，其中以肝脏和脾脏的破裂为多见；d. 有下位肋骨骨折者，注意肝脏或脾脏破裂的可能；e. 有骨盆骨折者，提示有直肠、膀胱、尿道损伤的可能。

③ 是否有多发性损伤 各种多发损伤可能有以下几种情况：a. 腹内某一脏器有多处损伤；b. 腹内有一个以上脏器受到损伤；c. 除腹部损伤外，尚有腹部以外的合并损伤；d. 腹部以外损伤累及腹内脏器。

④ 诊断有困难怎么办 以上检查和分析未能确诊诊断时，可采取辅助诊断措施（详见下文）。追问病史、详细体检、严密观察和诊治中的全局观点是避免误诊漏诊的关键。

5. 主要辅助诊断措施

（1）其他辅助检查

★① 诊断性腹腔穿刺术和腹腔灌洗术：阳性率可达90%以上。穿刺点多选于脐和髂前上棘连线的中、外1/3交界处或经脐水平线与腋前线相交处。检查结果符合以下任何一项，即属阳性：a. 灌洗液含有肉眼可见的血液、胆汁、胃肠内容物或证明是尿液；b. 显微镜下红细胞计数超过100×10^9/L或白细胞计数超过0.5×10^9/L；c. 淀粉酶超过100 Somogyi单位；d. 灌洗液中发现细菌。

对于有严重腹内胀气，中、晚期妊娠，既往有腹部手术或炎症史及躁动不能合作者，不宜做腹腔穿刺。诊断性腹腔灌洗虽很敏感，但仍有少数假阳性及假阴性结果，因此如决定是否剖腹探查，仍应根据全面检查的结果，慎重考虑。

② X线检查：如伤情允许可选择X线检查。最常用的是胸片及平卧位腹部平片，必要时可拍骨盆片。腹腔游离气体提示为胃肠道（主要是胃、十二指肠和结肠，少见于小肠）破裂；腹膜后积气提示腹膜后十二指肠或结直肠穿孔；腹腔内有大量积血时，肠间隙增大，充气的左、右结肠可与腹膜脂肪线分离；腹膜后血肿时，腰大肌影消失；胃右移、横结肠下移，胃大弯有锯齿形压迹（脾胃韧带内血肿）提示脾破裂；右膈升高，肝正常轮廓消失及右下胸肋骨骨折，提示有肝破裂的可能；左侧膈疝时多能见到胃泡或肠管突入胸腔；静脉或逆行肾盂造影可诊断泌尿系损伤。

③ 超声检查：主要用于诊断肝脏、脾脏、胰腺、肾脏等实质脏器的损伤，能根据脏器的形状和大小提示损伤的有无、部位和程度，以及周围积血、积液情况。

④ CT检查：仅适用于病情稳定而又需明确诊断者。对实质脏器损伤及其范围程度有重要的诊断价值。

⑤ 诊断性腹腔镜检查：可应用于一般状况良好而不能明确有无或何种腹内脏器伤的患者。

除可直接窥视而确诊腹腔脏器损伤且可明确受伤部位和程度外，有些损伤可在腹腔镜下进行治疗。

⑥ 其他检查：如选择性血管造影对可疑肝脏、脾脏、胰腺、肾脏、十二指肠等脏器损伤有一定诊断价值。MRI检查对血管损伤和某些特殊部位的血肿如十二指肠壁间血肿有较高的诊断价值，而MRCP适用于胆道损伤的诊断。

（2）进行严密观察　一般应包括：①每15～30min测定一次血压、脉率和呼吸；②每30min检查一次腹部体征，注意腹膜刺激征程度和范围的改变；③每30～60min测定一次红细胞数、血红蛋白和血细胞比容，了解是否有所下降，并复查白细胞数是否上升；④必要时可重复进行诊断性腹腔穿刺或灌洗术、超声等。除了随时掌握伤情变化外，观察期间应做到：①不随便搬动伤者，以免加重伤情；②禁用或慎用镇痛药，以免掩盖伤情；③暂禁食水，以免万一有胃肠道穿孔而加重腹腔污染。为了给可能需要进行的手术治疗创造条件，观察期间还应进行以下处理：①积极补充血容量，并防治休克；②注射广谱抗生素以预防或治疗可能存在的腹内感染；③疑有空腔脏器破裂或有明显腹胀时，应进行胃肠减压。

（3）剖腹探查　以上方法未能排除腹内脏器损伤或在观察期间出现以下情况时，应考虑有内脏损伤，及时手术探查。①全身情况有恶化趋势，出现口渴、烦躁、脉率增快或体温及白细胞计数上升或红细胞计数进行性下降者；②腹痛和腹膜刺激征有进行性加重或范围扩大者；③肠鸣音逐渐减弱、消失或腹部逐渐膨隆；④膈下有游离气体，肝浊音界缩小或消失，或者出现移动性浊音；⑤积极抗休克而情况不见好转或继续恶化者；⑥消化道出血者；⑦腹腔穿刺抽出气体、不凝血液、胆汁、胃肠内容物等；⑧直肠指诊有明显触痛。尽管可能会有探查结果为阴性，但若腹内脏器损伤被漏诊，有导致死亡的可能。所以，只要严格掌握指征，剖腹探查术所付出的代价是值得的。

★**6. 处理原则**

（1）对于已确诊或高度怀疑腹内脏器损伤者做好紧急术前准备，力争早期手术。

（2）如腹部以外另有伴发损伤，应全面权衡轻重缓急　首先处理对生命威胁最大的损伤，心肺复苏是压倒一切的任务，其中解除气道梗阻是首要一环。其次要迅速控制明显的外出血、开放性气胸或张力性气胸，同时尽快恢复循环血容量、控制休克和进展迅速的颅脑外伤。处理实质性脏器损伤比空腔脏器损伤更为紧急，因前者常可发生威胁生命的大出血，在积极的抗休克治疗同时，应迅速剖腹止血。空腔脏器损伤者一般应在纠正休克的前提下进行手术，同时使用足量抗生素。

（3）麻醉选择　以气管内插管麻醉最理想。

（4）切口选择　常用腹部正中切口。

（5）迅速处理腹腔出血　①根据术前的诊断或判断，首先探查受伤的脏器；②凝血块集中处一般即是出血部位。

（6）无腹腔内大出血时的探查次序　原则上一般应先探查肝脏、脾脏等实质性器官，同时探查膈肌、胆囊等有无损伤。接着从胃开始，逐段探查十二指肠第一段、空肠、回肠、大肠以及其系膜。然后探查盆腔脏器，再后则切开胃结肠韧带显露网膜囊，检查胃后壁和胰腺。如有必要，最后还应切开后腹膜探查十二指肠二、三、四段。探查过程中发现出血性损伤或脏器破裂，应随时进行止血或夹闭破口。探查结束，按轻重缓急予以逐一处理，原则上应先处理出血性损伤，后处理空腔器官破裂伤；对于空腔器官破裂伤，应先处理污染重的损伤，后处理污染轻的损伤。

（7）关腹前注意事项　①生理盐水反复冲洗腹腔；②根据需要选用放置烟卷引流、乳胶管引流，或双套管进行负压吸引；③腹壁切口污染不重者，可以分层缝合，污染较重者，皮下可放置乳胶片引流，或暂不缝合皮肤和皮下组织，留作延期处理。

第二节　常见内脏损伤的特征和处理

★一、脾脏损伤

脾是最容易受损的器官之一，发生率在腹部创伤中可高达 40%～50%。

1. 脾破裂分类　按病理解剖脾破裂可分为中央型破裂（破裂在脾实质深部）、被膜下破裂（破裂在脾实质周边部分）和真性破裂（破损累及被膜）三种。临床所见脾破裂，约 85% 是真性破裂，破裂部位较多见于脾上极及膈面。患者可迅速发生休克，未及时抢救可致死亡。

2. 脾损伤Ⅳ级分级法　Ⅰ级：脾被膜下破裂或被膜及实质轻度损伤，手术所见脾裂伤长度≤5.0cm，深度≤1.0cm；Ⅱ级：脾裂伤总长度＞5.0cm，深度＞1.0cm，但脾门未累及，或脾段血管受累；Ⅲ级：脾破裂伤及脾门部或脾部分离断，或脾叶血管受损；Ⅳ级：脾广泛破裂，或脾蒂、脾动静脉主干受损。

3. 处理原则　坚持"抢救生命第一，保留脾脏第二"的原则下，在条件允许的情况下尽量保留脾脏或脾组织。

★二、肝脏损伤

肝脏损伤在腹部损伤中占 20%～30%，右肝破裂较左肝为多。

肝外伤的致伤因素、病理类型和临床表现与脾外伤相似，主要危险是失血性休克、胆汁性腹膜炎和继发感染。

1. 肝外伤分级法　Ⅰ级：肝实质裂伤深度＜1cm，范围小，含小的包膜下血肿；Ⅱ级：裂伤深度 1～3cm，范围局限性，含周围性穿透伤；Ⅲ级：裂伤深度＞3cm，范围广，含中央型穿透伤；Ⅳ级，肝叶离断、损毁，含巨大中央型血肿；Ⅴ级：肝门或肝内大血管或下腔静脉损伤；Ⅵ级：血管破裂，肝撕脱。

2. 处理原则　手术治疗的基本要求是确切止血、彻底清创、消除胆汁溢漏、处理其他脏器损伤和建立通畅的引流。

三、胰腺损伤

胰腺损伤占腹部损伤的 1%～2%，胰腺损伤常系上腹部强力挤压，暴力直接作用于脊柱所致，损伤常在胰腺的颈、体部，常属于严重多发伤的一部分。

1. 临床表现及诊断　胰腺破损或断裂后，胰液可积聚于网膜囊内而表现为上腹明显压痛和肌紧张，还可因膈肌受刺激而出现肩部疼痛。外渗的胰液经网膜孔或破裂的小网膜进入腹腔后，可很快出现弥漫性腹膜炎伴剧烈腹痛。单纯胰腺钝性伤，临床表现不明显，往往容易延误诊断。部分病例渗液局限于网膜囊内，直至形成胰腺假性囊肿才被发现。胰腺损伤时血淀粉酶和腹腔穿刺液的淀粉酶升高，有一定诊断参考价值但特异性差。

2. 处理原则　高度怀疑或诊断为胰腺损伤、凡有明显腹膜刺激征者，应立即手术治疗。手术的目的是止血、合理切除胰腺、控制胰腺外分泌、处理合并伤及充分引流。

四、胃和十二指肠损伤

胃损伤约占腹部创伤的 3.16%，只在饱腹时偶可发生。十二指肠损伤约占整个腹部创伤的 1.16%，损伤较多见于十二指肠二、三部（50% 以上），诊断难，死亡率和并发症发生率相当高。

1. 临床表现

① 胃损伤：全层破裂伤立即出现剧烈腹痛及腹膜刺激征，肝浊音界消失，膈下有游离气体，胃管引流出血性液体。非全层破裂伤（如浆膜或浆肌层裂伤、黏膜裂伤）可无明显症状。

② 十二指肠损伤：如发生在腹腔内部分，破裂后可有胰液和胆汁流入腹腔而早期引起腹膜炎。闭合伤所致的腹膜后十二指肠破裂早期症状体征多不明显，及时识别较困难，如有下述情况

应提高警惕：右上腹或腰部持续性疼痛且进行性加重，可向右肩及右睾丸放散；右上腹及右腰部有明显的固定压痛；腹部体征相对轻微而全身情况不断恶化；有时可有血性呕吐物；血清淀粉酶升高；X线腹部平片可见腰大肌轮廓模糊，有时可见腹膜后呈花斑状改变（积气）并逐渐扩展；胃管内注入水溶性碘剂可见外溢；CT显示腹膜后及右肾前间隙有气泡；直肠指检有时可在骶前扪及捻发音，提示气体已达到盆腔腹膜后间隙。

2. 处理原则　关键是<u>全身抗休克和及时得当的手术处理</u>。

① 胃损伤：手术探查必须包括切开胃结肠韧带探查胃后壁。

② 十二指肠损伤：手术方法主要有下列几种：a. 单纯修补术；b. 带蒂肠片修补术；c. 十二指肠空肠 Roux－en－Y 吻合术；d. 十二指肠憩室化手术；e. 浆膜切开血肿清除术；f. 胰十二指肠切除；g. 95％十二指肠切除术。上述任何手术方式，都应附加减压手术，如置胃管、胃造口、空肠造口等行病灶近、远侧十二指肠减压，以及胆总管置T管引流等，同时常规放置腹腔引流，积极营养支持，以保证十二指肠创伤愈合，减少术后并发症。

★五、小肠损伤

小肠占据着中、下腹的大部分空间，故受伤的机会比较多。

1. 临床表现　早期即产生明显的腹膜炎症状，小肠穿孔仅少数患者有气腹，所以如无气腹表现不能否定小肠穿孔的诊断。<u>一部分患者的小肠裂口不大，或穿破后被食物残渣、纤维蛋白素甚至突出的黏膜所堵塞，可能无弥漫性腹膜炎的表现</u>。

2. 处理原则　小肠损伤一旦诊断均需手术治疗。手术方式以简单修补为主。<u>有以下情况时，则应采用部分小肠切除吻合术</u>：①裂口较大或裂口边缘部肠壁组织挫伤严重者；②小段肠管有多处破裂者；③肠管大部分或完全断裂者；④肠管严重挫伤、血运障碍者；⑤肠壁内或系膜缘有大血肿者；⑥肠系膜损伤影响肠壁血液循环者。

六、结肠损伤

1. 临床表现　发病率仅次于小肠，腹膜炎出现晚，<u>但较严重</u>。一部分结肠位于腹膜后，受伤后容易漏诊，常常导致严重的腹膜后感染。

2. 处理原则　①少数裂口小、腹腔污染轻、全身情况良好的患者可考虑一期修补或一期切除吻合（尤其是右半结肠）；②大部分患者先采用肠造口术或肠外置术处理，待3～4周后患者情况好转时，再行关闭瘘口。

<u>一期修复手术的主要禁忌证为：①腹腔严重污染；②全身严重多发伤或腹腔内其他脏器合并伤，须尽快结束手术；③全身情况差或伴有肝硬化、糖尿病等；④失血性休克需大量输血（＞2000mL)者</u>、高龄患者、高速火器伤者、手术时间已延误者。

七、直肠损伤

1. 临床表现　与结肠破裂是基本相同的。如发生在返折之下，则将引起严重的直肠周围间隙感染，但并不表现为腹膜炎。<u>腹膜外直肠损伤的临床表现为</u>：①血液从肛门排出；②会阴部、骶尾部、臀部、大腿部的开放伤口有粪便溢出；③尿液中有粪便残渣；④尿液从肛门排出。直肠损伤后，直肠指诊可发现直肠内有出血，有时还可摸到直肠破裂口。怀疑直肠损伤而指诊阴性者，必要时行结肠镜检查。

2. 处理原则　直肠会阴部损伤后应按损伤的部位和程度选择不同的术式。直肠损伤的处理原则是早期彻底清创，修补直肠破损，行转流性结肠造瘘和直肠周围间隙彻底引流。

八、腹膜后血肿

腹膜后血肿多系高处坠落、挤压、车祸等所致腹膜后脏器（胰腺、肾脏、十二指肠）损伤、骨盆或下段脊柱骨折和腹膜后血管损伤引起的。

1. 临床表现　不恒定，并常因有合并损伤而被掩盖。部分伤者可有髂腰部瘀斑（Grey－

Turner 征），其他突出表现是内出血征象、腰背痛和肠麻痹；伴尿路损伤者则常有血尿。血肿进入盆腔者可有里急后重感，并可借直肠指诊触及骶前区伴有波动感的隆起。

2. 处理原则 积极防治休克和感染外，<u>多数需行剖腹探查</u>，因腹膜后血肿常伴大血管或内脏损伤。①如血肿有所扩展，则应切开后腹膜，寻找破损血管，予以结扎或修补；②如血肿无扩展，可不予切开后腹膜，因完整的后腹膜对血肿可起压迫作用，使出血得以自控，特别是盆腔内腹膜后血肿；③如血肿位置主要在两侧腰大肌外缘、膈脚和骶岬之间，血肿可来自腹主动脉、腹腔动脉、下腔静脉、肝静脉以及肝的裸区部分、胰腺或腹膜后十二指肠的损伤，此范围的腹膜后血肿，不论是否扩展，原则上均应切开后腹膜，予以探查，以便对受损血管或脏器作必要的处理；④剖腹探查时如见后腹膜已破损，则应探查血肿。

探查时，应尽力找到并控制出血点；无法控制出血时，可用纱条填塞，静脉出血常可因此停止。填塞的纱条应在术后 4～7 天内逐渐取出，以免引起感染。<u>感染是腹膜后血肿最重要的并发症</u>。

第三节　损伤控制外科在腹部损伤中的应用

1. 概念 损伤控制外科（damage control surgery，DCS）理念是基于对严重损伤后机体病理生理改变的认识而发展的，其根据伤者全身状况、手术者的技术、后续治疗条件等，为伤者设计包括手术在内的最佳治疗方案，将伤者的存活率和生活质量放在首位，而不仅仅是追求手术成功率。

2. 病理生理 腹部损伤患者的病理生理特征是低体温、代谢性酸中毒和凝血障碍三联症，将最终导致机体生理耗竭，难以耐受手术创伤的二次打击。此时如施行创伤大的复杂手术，虽然手术可能获得成功，但将加重机体的生理紊乱，增加复苏的难度。

3. 临床治疗 <u>治疗程序通常由首次简短剖腹手术、ICU 科综合治疗及确定性手术三个阶段组成</u>。

大多数腹部损伤患者可按常规外科手术处理，只有对那些生理潜能临近或达到极限的患者，才采用损伤控制外科处理。

同步练习

一、单项选择题

1. 腹部最易损伤的空腔脏器是（　　）
   A. 结肠　　　　　　　　　　B. 胃　　　　　　　　　　C. 小肠
   D. 直肠　　　　　　　　　　E. 十二指肠

2. 诊断腹部闭合性损伤胃破裂，最有意义的是（　　）
   A. 白细胞计数及中性粒细胞数增高　　B. 腹部肌紧张及反跳痛　　C. 有固定压痛点
   D. 膈下游离气体　　　　　　E. 超声波测出腹腔内有积液

3. 诊断腹腔内脏损伤最有价值的方法是（　　）
   A. 超声波检查　　　　　　　B. 腹腔穿刺腹腔灌洗术　　　C. 腹部压痛
   D. X 线检查　　　　　　　　E. 同位素扫描

4. 腹部损伤行腹腔穿刺抽得不凝血液，应考虑诊断为（　　）
   A. 空腔脏器破裂　　　　　　B. 实质脏器破裂　　　　　　C. 后腹膜血肿
   D. 误穿入腹腔血管　　　　　E. 前腹壁血肿

5. 腹部外伤合并失血性休克，主要处理原则为（　　）

A. 快速补充液体　　　　　B. 给予大量止血药物　　　　C. 主要为输血以补足血容量

D. 应用大量抗生素控制感染　　E. 在积极治疗休克的同时手术探查止血

6. 腹部闭合性损伤诊断的关键在于确定有无（　　）

A. 休克　　　　　　　　　B. 内脏损伤　　　　　　　　C. 腹壁损伤

D. 腹膜后血肿　　　　　　E. 颅脑损伤

7. 腹部闭合性损伤患者，最有价值的症状体征（　　）

A. 腹部压痛　　　　　　　B. 腹膜刺激征　　　　　　　C. 肠鸣音亢进

D. 肠鸣音减弱　　　　　　E. 恶心、呕吐

8. 在诊断闭合性腹部外伤合并内出血中以下哪项最重要（　　）

A. 左季肋部挫伤合并肋骨骨折　　B. 血红蛋白 80g/L，红细胞 $2.5×10^{12}$/L

C. 左上腹明显压痛及肌紧张　　　D. 腹腔穿刺抽出不凝固血液

E. 血压 80/60mmHg，脉搏 110 次/分

9. 关于脾破裂以下哪项是不正确的（　　）

A. 行脾切除术　　　　　　B. 行脾缝合修补术　　　　　C. 待失血性休克好转后手术

D. 可收集腹腔内出血行自体输血　E. 白细胞计数多升高

10. 关于肝破裂诊断下列哪项是错误的（　　）

A. 右上腹外伤　　　　　　B. 局部疼痛及压痛　　　　　C. 血红蛋白值逐渐下降

D. 心率加快　　　　　　　E. 必须等待腹腔穿刺抽出血液

二、填空题

腹部损伤时的最常见受损脏器在开放性损伤时为 _____，在闭合性损伤时为 _____。

参考答案

一、单项选择题

1. C　2. D　3. B　4. B　5. E　6. B　7. B　8. D

9. C　10. E

二、填空题

肝　脾

（曾祥福　赵书锋）

第三十三章　急性化脓性腹膜炎

学习目标

1. 重点　急性化脓性腹膜炎的病因、临床表现、诊断、治疗原则。
2. 熟悉　腹腔间隔室综合征的病理生理。
3. 了解　腹腔脓肿分类、临床表现及治疗原则。

内容精讲

急性化脓性腹膜炎是腹膜和腹膜腔的炎症，由细菌感染、化学性刺激或物理性损伤引起。按不同分类方法可分为细菌性和非细菌性；急性、亚急性和慢性；原发性和继发性；弥漫性和局限性等。

腹膜解剖生理概要如下。

★**1. 大体结构**　腹膜腔是壁腹膜和脏腹膜之间的间隙，腹膜腔分为大、小腹腔两部分，经网膜孔相通。男性是封闭的；女性的腹膜腔则经输卵管、子宫、阴道与体外相通。内有大网膜，其血供丰富，可使炎症局限。

★**2. 神经支配**　壁腹膜受体神经支配，痛觉定位准确。发生炎症时，会引起压痛、反跳痛及肌紧张，是腹膜炎的主要体征。脏腹膜受自主神经支配，对疼痛定位不准，多感觉在脐周疼痛。

★**3. 生理特征**　腹膜具有很强的吸收能力，严重的腹膜炎时，因腹膜吸收大量的毒性物质，可引起感染性休克致死。

第一节　急性弥漫性腹膜炎

1. 病因

★（1）继发性腹膜炎（secondary peritonitis）　继发性化脓性腹膜炎是最常见的腹膜炎。腹腔空腔脏器穿孔、外伤引起的腹壁或内脏破裂，是急性继发性化脓性腹膜炎最常见的原因。

继发性腹膜炎主要由以下原因导致。

① 空腔脏器穿孔：是急性继发性化脓性腹膜炎最常见的原因。常见胃十二指肠溃疡急性穿孔、胆囊穿孔、胃肠肿瘤穿孔等。内容物流入腹腔导致化学性腹膜炎，继发感染后成为化脓性腹膜炎。

② 腹部外伤：外伤引起腹腔内脏破裂，导致腹腔污染及经腹壁伤口进入细菌，可很快形成腹膜炎。

③ 腹腔内脏器炎症扩散：如急性阑尾炎、急性胰腺炎、女性生殖器官化脓性感染等，均可导致炎症扩散。

④ 手术后并发症：如胃肠道、胆管、胰腺吻合口渗漏等。

★（2）原发性腹膜炎（primary peritonitis）　又称为自发性腹膜炎，即腹腔内无原发病灶。细菌进入腹腔的途径一般为：①血行播散；②上行性感染；③直接扩散；④透壁性感染。

2. 病理生理

（1）引起继发性腹膜炎的细菌主要是胃肠道内的常驻菌群，最常见是大肠埃希菌，以及厌氧拟杆菌、链球菌、变形杆菌等。大都是混合性感染，毒性强并有粪便的特殊臭味。

（2）腹膜炎发生后，腹膜严重充血、水肿，大量液体渗出，引起脱水和电解质紊乱，细菌毒素入血而引发感染性休克。肠管麻痹，肠腔内大量积液使血容量明显减少，导致低血容量性休克。不及时治疗，导致死亡。抵抗力强、病菌毒力弱时可自行修复而痊愈或形成局限性脓肿。

★3. 临床表现

（1）腹痛　是最典型的临床表现。疼痛一般都非常剧烈，难以忍受。深呼吸、咳嗽、转动身体时疼痛加剧。患者不愿改变体位。疼痛先从原发病变部位开始，随后扩散并延及全腹。

（2）消化道症状　腹膜受到刺激，会导致反射性恶心、呕吐，吐出物多是胃内容物。发生麻痹性肠梗阻呕吐为胆汁或粪水样内容物。

（3）感染中毒症状　出现高热、脉搏加快、呼吸浅快，进一步发展，出现皮肤干燥、四肢发凉、血压下降，最后导致休克。

（4）腹部体征　标志性体征有腹部压痛、反跳痛和腹肌紧张。以原发病灶所在部位最为明显。腹肌紧张，呈"板样"。消化道穿孔时，肝浊音界缩小或消失。腹胀、肠鸣音消失或减弱。

4. 辅助检查

① 白细胞计数及中性粒细胞比例增高。

② 腹部立位片：胃肠穿孔时多可见膈下游离气体，肠管胀气。

③ 超声检查：超声引导下腹腔穿刺抽液有助于帮助诊断。

④ CT检查：优于超声。对实质性脏器病变的诊断帮助大，对评估腹腔内液体量也有帮助。准确率可达95%以上。

★5. 诊断　根据病史及典型体征、白细胞计数及分类、腹部X线检查、超声或CT检查结果等，诊断急性腹膜炎一般较容易。

★6. 治疗　治疗方法分为非手术治疗和手术治疗。

（1）非手术治疗

① 适应证：对病情较轻、腹部体征或症状有减轻趋势、伴有严重心肺等脏器疾病不能耐受手术者。

② 体位：取半卧位，使腹腔内渗出液流向盆腔，减少毒素吸收，有利于局限和引流。患者应经常活动双下肢，以防下肢静脉血栓形成。

③ 禁食、胃肠减压：减少消化道内容物流入腹腔；减轻胃肠道内积气、积液，改善胃肠道血运，尽早恢复胃肠道功能。

④ 纠正水、电解质紊乱及抗休克治疗：腹腔大量渗液，胃肠道功能丧失造成体内水和电解质紊乱。根据患者的出入量及应补充的水量计算需要补充的液体总量，以纠正缺水和酸碱失衡。严重时可输血浆及白蛋白，以纠正低蛋白血症。出现中毒症状重并有休克时，可以用一定剂量的激素，以减轻中毒症状。血压下降时可应用多巴胺等血管收缩药或扩张药。

⑤ 抗生素：继发性腹膜炎多为混合感染，致病菌主要为大肠埃希菌、肠球菌和厌氧菌。在选择抗生素时，应考虑致病菌的种类。一般可选用第三代头孢菌素。有条件根据细菌培养及药敏结果选用抗生素最合理。

⑥ 营养支持：急性腹膜炎的代谢率约为正常人的140%，如热量补充不足，体内大量蛋白将被消耗，导致抵抗力及愈合能力下降。因此输入葡萄糖的同时应补充白蛋白、氨基酸、脂肪乳等营养物质。肠道功能恢复后尽早肠内营养。

（2）手术治疗　绝大多数继发性腹膜炎需要及时手术治疗。

① 手术适应证：a. 非手术治疗6~8h后（一般不超过12h），腹膜炎症状及体征不缓解，或反而加重者；b. 腹腔内原发病严重，如消化道穿孔、胆囊坏疽、绞窄性肠梗阻、腹腔脏器损伤

破裂、术后吻合口瘘所致的腹膜炎；c. 腹腔内炎症较重，有大量积液，出现严重肠麻痹或中毒症状，尤其是有休克表现者；d. 腹膜炎病因不明确，无局限趋势者。

② 积极处理原发病灶：胃十二指肠溃疡穿孔可行穿孔修补或胃大部切除术。切除化脓坏疽的阑尾或胆囊；结肠坏死如不能一期切除吻合，应行近端肠管造口术。

③ 彻底清洗腹腔：开腹后立即用吸引器吸净腹腔内积液，清除食物残渣、粪便等异物。腹腔积液一般积聚在原发病灶附近、膈下、两侧结肠旁沟及盆腔内，可用大量生理盐水冲洗腹腔至清洁。

④ 充分引流：目的是把腹腔内的残留液和继续产生的渗液引流出体外，以防再次发生腹腔感染。常用的引流管有硅胶管、乳胶管及双腔引流管等；引流管因放在病灶附近及最低位，保证引流顺畅，引流管可放多根。

第二节　腹腔脓肿

腹腔脓肿可分为膈下脓肿、盆腔脓肿和肠间脓肿（表 33-1）。

表 33-1　腹腔脓肿分类

分类	发生部位	临床表现	诊断	治疗原则
膈下脓肿	左、右膈下	中毒症状重、上腹痛、呃逆、胸腔积液	超声、CT 提示膈下积液，内有积气	首选超声引导穿刺引流，多发时可手术
盆腔脓肿	盆腔	中毒症状轻、里急后重、尿频、排尿困难	超声、CT 提示膈下积液，后穹隆穿刺可抽出脓液	脓肿较小时，非手术治疗。较大者经直肠引流及后穹隆穿刺引流
肠间脓肿	肠管、肠系膜与网膜之间	腹胀、腹痛、腹部压痛	CT 提示肠间积脓	抗生素、物理透热及全身支持治疗。手术难度大

第三节　腹腔间隔室综合征

正常人腹内压接近大气压，为 $5 \sim 7 mmHg$。腹内压 $\geqslant 12 mmHg$ 为腹腔高压，腹内压 $\geqslant 20 mmHg$ 伴有与腹腔高压有关的器官功能衰竭为腹腔间隔室综合征（abdominal compartment syndrome，ACS）。

1. 病因　可分为两大类：①腹壁因素，腹壁顺应性降低；②腹腔因素，主要是腹腔内容量的增加。

★2. 病理生理

① 腹腔内压力进行性增高→下腔静脉受压→回心血流量减少，血压下降→肾血流量减少，同时肾静脉受压→出现少尿或无尿。

② 腹腔压力向胸腔传递→呼吸道和肺血管阻力增加→出现低氧血症和高碳酸血症。

③ 肠系膜血流减少→门静脉回流减少→导致肠道和肝脏缺血。

★3. 临床表现　患者胸闷气短，呼吸困难，心率加快。腹部膨隆，张力高可伴有腹痛、肠鸣音减弱或消失等。早期即可有高碳酸血症和少尿。后期出现无尿、肾功能衰竭、呼吸功能衰竭及低心排血量综合征。

4. 诊断　膀胱测压是诊断 ACS 最常用的方法，易于操作，可重复进行。测量时经尿道插入 Foley 导尿管，排空尿液后注入 100mL 生理盐水，连接测压器。以仰卧位耻骨联合处为零点，呼气时测压，测压时暂停呼吸机的使用。

影像学检查表现为腹腔大量积液，圆腹征；肠壁增厚，肠系膜广泛肿胀、模糊；腹腔器官间隙闭合；肾脏受压或移位，肾动、静脉及下腔静脉狭窄。

★5. 治疗

（1）非手术治疗 应给予积极的综合治疗，减轻全身炎症反应，改善组织氧供，维护心脏、肺脏、肾脏功能，抑制消化液分泌，促进胃肠蠕动，合理的营养支持等。经皮穿刺引流腹腔积液是创伤小且有效的治疗方法。非手术治疗期应严密监测，不要错失手术时机。

（2）手术治疗 非手术治疗无效，腹内压持续＞25mmHg且威胁生命时，应施行腹腔开放术。在腹腔高压诱因得到消除的基础上，尽早施行决定性手术，减少或避免并发症的发生。

同步练习

一、单项选择题

1. 下列关于急性化脓性腹膜炎的体征中，哪项是错误的（　　）
   A. 腹式呼吸减弱　　　B. 有腹肌紧张　　　C. 腹壁肿胀及静脉曲张
   D. 全腹压痛及反跳痛　　E. 肠鸣音减弱或消失

2. 诊断出急性化脓性腹膜炎后，进一步要明确的中心环节是（　　）
   A. 脱水的严重程度　　B. 是否合并酸碱平衡紊乱　　C. 引起腹膜炎的原因
   D. 感染的程度　　　　E. 有无贫血

3. 下列哪项不是原发性腹膜炎的特点（　　）
   A. 细菌性血行感染　　B. 可发生于任何年龄，多见于青年
   C. 是急性腹膜炎的一种　　D. 致病菌多为溶血性链球菌
   E. 与机体抵抗力低下有关

4. 30岁男性，因阑尾炎穿孔并发弥漫性腹膜炎，术后形成盆腔脓肿，除应用抗生素和支持治疗外，还应（　　）
   A. 会阴部理疗　　　　B. 温盐水保留灌肠
   C. 再次经腹手术脓肿切开引流　　D. 经麦氏切口行腹腔引流
   E. 经直肠前壁穿刺后引流切开

5. 腹膜炎患者，其腹部体征最明显之处是（　　）
   A. 原发病灶所在部位　　B. 继发病变所在部位　　C. 手术切口所在部位
   D. 感染所在部位　　　　E. 最可忽视的部位

二、简答题

简述急性化脓性腹膜炎的手术指征。

参考答案

一、单项选择题

1. C　2. C　3. B　4. E　5. A

二、简答题

答：急性腹膜炎的手术适应证为：①非手术治疗6～8h后（一般不超过12h），腹膜炎症状与体征不缓解，或反而加重者；②腹腔内原发病严重，如消化道穿孔、胆囊坏疽、绞窄性肠梗阻、腹腔脏器损伤破裂、术后吻合口瘘所致的腹膜炎；③腹腔内炎症较重，有大量积液，出现严重肠麻痹或中毒症状，尤其是有休克表现者；④腹膜炎病因不明，且无局限趋势者。

（何晓　谢星）

第三十四章　胃十二指肠疾病

📖 内容精讲

第一节　解剖生理概要

★**1. 胃的解剖**　胃位于上腹部，介于食管和十二指肠之间。胃与食管结合部称为贲门，与十二指肠结合部称为幽门，皆有括约肌控制内容物流向。胃借与周围脏器连接的韧带被固定在上腹部，这些韧带包括：胃膈韧带、肝胃韧带、脾胃韧带、胰胃韧带和胃结肠韧带。

★（1）**胃的血管及淋巴回流**　胃的动脉血供由腹腔动脉及其分支供应。胃周淋巴结分成16组。

★（2）**胃的神经支配**　胃受中枢神经和内在的自主神经支配，胃的交感神经兴奋时抑制胃的运动和分泌，胃的副交感兴奋时增强胃的运动和分泌。

★（3）**胃壁的组织结构**　胃壁的肌层属平滑肌。胃黏膜由黏膜上皮、固有膜和黏膜肌层组成。黏膜层含有大量胃腺，主要分布在胃底和胃体。胃腺有以下主要分泌细胞：①壁细胞，主要分泌盐酸和抗贫血因子，是维持胃 pH 的主要分泌细胞。②主细胞，分泌胃蛋白酶原和凝乳酶原。③黏液细胞，主要分泌含碱性因子的黏液。

★**2. 胃的生理**　胃具有运动和分泌两大功能。①胃的运动：包括容纳、研磨和输送功能。胃的平滑肌收缩由胃电驱动。胃电起搏点位于胃底近大弯侧的肌层。②胃液分泌：正常成人每天分泌 1500～2500mL 胃液。胃液分为基础分泌（消化间期分泌）和餐后分泌（消化期分泌）。餐后分泌分为三相：迷走相（头相）、胃相、肠相。

★**3. 十二指肠的解剖和生理**　十二指肠介于胃和空肠之间，起于胃幽门，止于十二指肠悬韧带，长约 25cm，呈 C 形环绕胰腺头部，是小肠中最为固定的部分。十二指肠由近至远分为四部分：球部、降部、水平部、升部，是十二指肠和空肠分界标志。十二指肠围绕胰头和部分胰体，血供来源于胰十二指肠上动脉和胰十二指肠下动脉，在胰腺前后形成血管弓。

第二节　胃十二指肠溃疡的外科治疗

胃溃疡和十二指肠溃疡因与胃-蛋白酶的消化有关，故统称为"消化性溃疡"。消化性溃疡的药物治疗取得了非常显著的疗效，因此外科干预主要是针对溃疡产生的并发症。胃溃疡多发生在小弯，常见于胃角处；也见于胃窦和胃体，大弯侧溃疡较为少见。十二指肠溃疡多见于球部。球部以远部位发生的溃疡称为"球后溃疡"。

一、急性胃十二指肠溃疡穿孔

急性穿孔是胃十二指肠溃疡的常见并发症。它起病急，变化快，病情重，需要紧急处理。

★**1. 临床表现**　患者突发上腹部剧痛，呈"刀割样"，腹痛迅速波及全腹；患者面色苍白、出冷汗。常伴有恶心、呕吐。严重时可伴有血压下降。体检见患者表情痛苦，取屈曲体位，不敢移动。腹式呼吸减弱或消失，全腹压痛，但以穿孔处最重。腹肌紧张呈"板状腹"，反跳痛明显。肠鸣音减弱或消失。叩诊肝浊音界缩小或消失，可闻移动性浊音。实验室检查白细胞计数升高，立位 X 线检查膈下可见新月状游离气体影。

★**2. 诊断与鉴别诊断**　鉴别诊断需要除外下列疾病：①急性胆囊炎；②急性胰腺炎；③急性阑尾炎。

★**3. 外科治疗**　急性胃十二指肠溃疡穿孔以穿孔缝合术为主要术式，穿孔缝合术后仍需正规的抗溃疡药物治疗。彻底性的手术可以选择胃大部切除术，它可以一次性解决穿孔和溃疡两个问题。迷走神经切断术已很少应用。穿孔时间短，估计腹腔污染轻微者可选择腹腔镜方式；穿孔时间长，估计腹腔污染重者应选择开腹方式。行胃溃疡穿孔缝合术时，如操作无困难可先楔形切除溃疡，然后再行贯穿缝合，以期望对合缘为正常胃组织。但十二指肠溃疡穿孔因肠腔窄小，为避免造成流出道狭窄，则不宜采取此方式。

二、胃十二指肠溃疡大出血

因胃或十二指肠溃疡引起呕血、大量柏油样黑便，导致红细胞计数、血红蛋白和血细胞比容下降，患者心率加快、血压下降，甚至出现休克症状，称为胃十二指肠溃疡大出血。十二指肠溃疡出血多位于球部后壁，胃溃疡出血多位于小弯。

★**1. 临床表现**　临床表现与出血量及速度相关。短期内出血超过 800mL，患者可表现为烦躁不安、脉搏细速、呼吸急促、四肢湿冷。出血时患者通常无明显腹部体征。红细胞计数、血红蛋白值和血细胞比容的连续检测可帮助评估出血量和速度。

★**2. 诊断与鉴别诊断**　溃疡性出血主要需与胃底食管静脉曲张破裂、胃癌和应激性溃疡引起的出血鉴别。胃镜检查可明确出血部位和原因。选择性动脉造影也可用于明确出血部位。

★**3. 治疗**
① 补充血容量。
② 放置胃管。
③ 药物治疗。
④ 胃镜治疗。
⑤ 手术治疗。手术治疗的指征：经积极非手术治疗无效者；出血速度快，短期内出现休克症状者；高龄患者伴有动脉硬化，出血自行停止可能性小；地处偏远，无血库或血源者；经过非手术治疗出血已停止，但短期内可能再次出血者。

三、胃十二指肠溃疡瘢痕性幽门梗阻

胃十二指肠溃疡瘢痕性幽门梗阻见于胃幽门、幽门管或十二指肠球部溃疡反复发作，形成瘢痕狭窄。通常伴有幽门痉挛和水肿。

★**1. 临床表现**　主要表现为腹痛和反复呕吐。

★**2. 诊断和鉴别诊断**　根据患者长期的溃疡病史和典型的症状和临床表现，多可确定诊断。需区分是水肿性还是瘢痕性幽门梗阻；其次要鉴别是否为胃、十二指肠降部或胰头部的肿瘤压迫所致。通过内镜或 CT、磁共振可以明确这类肿块性病变。

★**3. 治疗**　先行非手术治疗。如非手术治疗症状未能缓解，可考虑手术治疗。手术目的是解除梗阻、消除病因，因此首选胃大部切除术。

四、手术方式

针对胃十二指肠溃疡的手术方式主要有以下两种，各有不同适应证。

（1）穿孔缝合术　手术适应证：胃或十二指肠溃疡急性穿孔。

（2）胃大部切除术　胃十二指肠溃疡的主要术式是远端胃大部切除术，也即通常所称的胃大部切除术。手术适应证：胃十二指肠溃疡非手术治疗无效或者并发穿孔、出血、幽门梗阻、癌变者。

★五、术后并发症

胃十二指肠溃疡手术后早期并发症多与术中操作不当或术前准备不足有关；术后远期并发症多因手术导致的解剖、生理改变造成对机体的扰乱所致。

（1）术后早期并发症　①术后出血；②术后胃瘫；③术后胃肠壁缺血坏死、吻合口破裂或漏；④十二指肠残端破裂；⑤术后肠梗阻；

（2）术后远期并发症　①倾倒综合征；②碱性反流性胃炎；③溃疡复发；④营养性并发症；⑤残胃癌。

第三节　胃癌及其他胃肿瘤

一、胃癌

胃癌（gastric carcinoma）是最常见的恶性肿瘤之一，在我国消化道恶性肿瘤中居第二位，好发年龄在 50 岁以上，男女发病率之比约为 2∶1。

★1. 病因　①地域环境；②饮食生活因素；③幽门螺杆菌（HP）感染；④慢性疾病和癌前病变；⑤遗传和基因。

★2. 病理

（1）大体类型

① 早期胃癌：指病变仅限于黏膜或黏膜下层，不论病灶大小或有无淋巴结转移。

② 进展期胃癌：指癌组织浸润深度超过黏膜下层的胃癌。按 Borrmann 分型法分四型，即Ⅰ型（息肉型，也叫肿块型）、Ⅱ型（溃疡局限型）、Ⅲ型（溃疡浸润型）、Ⅳ型（弥漫浸润型）。若全胃受累胃腔缩窄、胃壁僵硬如革囊状，称皮革胃，恶性度极高，发生转移早。

胃癌好发部位以胃窦部为主，约占一半，其次是胃底贲门部约占 1/3，胃体较少。

（2）组织类型　世界卫生组织（WHO）2000 年将胃癌分为：①腺癌（肠型和弥漫型）；②乳头状腺癌；③管状腺癌；④黏液腺癌；⑤印戒细胞癌；⑥腺鳞癌；⑦鳞状细胞癌；⑧小细胞癌；⑨未分化癌；⑩其他。胃癌绝大部分为腺癌。

★（3）胃癌的扩散与转移

① 直接浸润。

② 淋巴转移：引流胃的区域淋巴结有 16 组。

③ 血行转移。

④ 腹膜种植转移：女性患者胃癌可形成卵巢转移性肿瘤，称 Krukenberg 瘤。

★（4）临床病理分期　国际抗癌联盟（UICC）和美国癌症联合会（AJCC）2010 年共同公布的胃癌 TNM 分期法，以 T 代表原发肿瘤浸润胃壁的深度。T_1：肿瘤侵及固有层、黏膜肌层或黏膜下层；T_2：肿瘤浸润至固有肌层；T_3：肿瘤穿透浆膜下结缔组织而未侵犯脏腹膜或邻近结构；T_{4a}：肿瘤侵犯浆膜；T_{4b}：肿瘤侵犯邻近组织或脏器。N 表示局部淋巴结的转移情况。N_0：无淋巴结转移（受检淋巴结个数≥15）；N_1：1～2 个区域淋巴结转移；N_2：3～6 个区域淋巴结转移；N_3：7 个以上区域淋巴结转移。M 则代表肿瘤远处转移的情况。M_0：无远处转移；M_1：

有远处转移。

3. 临床表现 早期胃癌多数患者无明显症状，有时出现上腹部不适、进食后饱胀恶心等非特异性的上消化道症状，根据肿瘤的部位不同，也有其特殊表现。

4. 诊断 早期胃癌的治疗效果要明显好于进展期胃癌，早期胃癌术后 5 年生存率可达 90.9%～100%。目前临床上用于诊断胃癌的检查主要有以下几种：① 纤维胃镜检查；② X 线钡餐检查；③ 其他影像学检查；④ 其他检查，如肿瘤标志物癌胚抗原(CEA)、CA19-9 和 CA125。

★5. 治疗

（1）手术治疗 外科手术是胃癌的主要治疗手段，也是目前能治愈胃癌的唯一方法。分为根治性手术和姑息性手术两类。

（2）胃癌的化疗 可用于根治性手术的术前、术中和术后，以延长生存期。

（3）胃癌的其他治疗 包括放疗、免疫治疗、靶向治疗、中医中药治疗等。

6. 预后 胃癌的预后与胃癌的病理分期、部位、组织类型、生物学行为以及治疗措施有关。

二、胃淋巴瘤

原发性胃淋巴瘤是结外型淋巴瘤中最常见者，占胃恶性肿瘤的 3%～5%。发病年龄以 45～60 岁居多。男性发病率较高。病因尚不清楚。

1. 病理 95% 以上的胃原发性恶性淋巴瘤为非霍奇金淋巴瘤，组织学类型以 B 淋巴细胞为主，恶性淋巴瘤以淋巴转移为主。

2. 临床表现 早期症状无特异性。

3. 诊断 X 线钡餐检查、胃镜检查、内镜超声（EUS）、CT 检查等有助于诊断。

4. 治疗 早期低度恶性胃黏膜相关淋巴瘤可采用抗幽门螺杆菌治疗，抗生素治疗无效的病例，可以选择放、化疗。手术治疗胃淋巴瘤有助于准确判断临床病理分期，病变局限的早期患者可获根治机会。

三、胃肠道间质瘤

胃肠道间质瘤（gastrointestinal stromal tumors，GIST）是消化道最常见的间叶源性肿瘤，占消化道肿瘤的 1%～3%。其分子生物学特点是 c-kit 基因发生突变，c-kit 基因编码 KIT 蛋白（CD117），是重要的诊断标志物。75% 发生在 50 岁以上人群。

1. 病理 呈膨胀性生长，肿瘤可单发或多发，质地坚韧，境界清楚。

2. 临床表现 症状与肿瘤的部位、大小和生长方式有关。

3. 诊断 钡餐造影、胃镜、超声内镜、CT、MRI 扫描有助于鉴别。镜下可见多数梭形细胞，并且免疫组化检测显示 CD117 和 CD34 过度表达，有助于病理学最终确诊。

4. 治疗 首选手术治疗，手术争取彻底完整切除，术中应避免肿瘤破裂。甲磺酸伊马替尼是一种酪氨酸激酶抑制剂，可以针对性地抑制 c-kit 活性，治疗不能切除或术后复发转移的 GIST 有效率在 50% 左右。

四、胃的良性肿瘤

1. 病理 良性肿瘤约占全部胃肿瘤的 2% 左右。按其组织来源可分为黏膜上皮细胞良性肿瘤和间叶组织良性肿瘤。最常见的为平滑肌瘤。

2. 临床表现及其诊断 胃良性肿瘤一般体积小，发展较慢，常见的临床表现有：①上腹部不适、饱胀感或腹痛；②上消化道出血；③腹部肿块，较大的良性肿瘤上腹部可扪及肿块；④位于贲门或幽门的肿瘤可引起不全梗阻等。X 线钡餐检查、胃镜、超声及 CT 检查等有助于诊断。纤维胃镜检查大大提高了胃良性肿瘤的发现率，对于黏膜起源瘤活检有助确诊；黏膜下的间叶组织瘤超声胃镜更具诊断价值。

3. 治疗 手术切除是胃良性肿瘤的主要治疗方法。

第四节　先天性肥厚性幽门狭窄

先天性肥厚性幽门狭窄（congenital hypertrophic pyloric stenosis）是新生儿期幽门肥大增厚而致的幽门机械性梗阻，是新生儿器质性呕吐最常见的原因之一，男女之比为4:1。

1. 病理　肉眼观幽门部形似橄榄状，质地硬如软骨，表面光滑呈粉红或苍白色，有弹性。幽门环形肌肥厚增大，达0.4~0.6cm，与十二指肠界限明显，镜下见黏膜充血、水肿，肌纤维层厚，平滑肌增生，排列紊乱。

2. 临床表现　此病多在出生后1~3周内出现典型的表现。吸乳后几分钟发生呕吐，呕吐物为不含胆汁的胃内容物，最初是回奶，接着发展为喷射状呕吐，呕吐的频率和强度呈进行性加重。上腹部见有胃蠕动波，剑突与脐之间触到橄榄状的肥厚幽门，是本病的典型体征。

3. 诊断与鉴别诊断　根据患儿典型的喷射状呕吐，见有胃蠕动波，以及扪及幽门肿块，即可确诊。超声、X线钡餐检查可以明确诊断。应与可以导致婴儿呕吐的其他疾病相区别。

4. 治疗　幽门环肌切开术是治疗本病的主要方法。

第五节　十二指肠憩室

十二指肠憩室（duodenal diverticulum）是部分肠壁向腔外凸出所形成的袋状突起。多数发生于十二指肠降部，可单发也可多发。

1. 病理　绝大部分十二指肠憩室是由于先天性十二指肠局部肠壁肌层缺陷所致，憩室壁由黏膜、黏膜下层与结缔组织构成，肌纤维成分很少，称为原发性或假性憩室。

2. 临床表现　绝大多数十二指肠憩室无临床症状，仅5%的患者出现症状。表现为上腹疼痛、恶心、嗳气、在饱食后加重等。

3. 诊断　低张性十二指肠造影、纤维十二指肠镜检查诊断率比较高。超声与CT也有助于诊断。

4. 治疗　①无症状的憩室不需治疗；②如确认症状由憩室引起，可采用调节饮食、抗炎、抗酸、解痉等治疗；③手术治疗。

第六节　十二指肠淤滞症

十二指肠淤滞症是十二指肠水平部受肠系膜上动脉压迫导致的肠腔梗阻，也称为良性十二指肠淤滞症，或肠系膜上动脉综合征（superior mesenteric artery syndrome）。

1. 病因与病理　肠系膜上动脉将十二指肠水平部压向椎体或腹主动脉造成肠腔狭窄和梗阻。发生淤滞症的原因主要有：肠系膜上动脉起始点位置过低，十二指肠悬韧带过短牵拉，腹腔内粘连或内脏下垂牵拉肠系膜以及环状胰腺等。

2. 临床表现　表现为十二指肠通过障碍，多呈间歇性反复发作。呕吐是主要症状，常在餐后2~3h或夜间出现，呕吐物为含胆汁的胃内容物，常伴有上腹饱胀不适、腹痛等。体检见上腹饱满，可有胃型和蠕动波。

3. 诊断　有反复发作呕吐胆汁与胃内容物的患者，特别是体位改变症状减轻患者，应考虑本病的可能。X线钡餐为首选诊断方法。超声、螺旋CT三维图形构建有助于鉴别。

4. 治疗　一般先采用非手术治疗。非手术治疗无效可采用手术治疗。

同步练习

一、单项选择题

1. 十二指肠溃疡穿孔最常发生于（　　）

    A. 胃底　　　　　　　　　　B. 十二指肠前壁　　　　　　C. 十二指肠后壁

    D. 胃小弯　　　　　　　　　E. 胃大弯

2. 毕Ⅰ式胃切除术与毕Ⅱ式胃切除术相比，优点是（　　）

    A. 术后不易发生胃肠道功能紊乱 B. 术后溃疡不易复发　　　　C. 吻合口张力小

    D. 多适用于十二指肠溃疡　　E. 手术并发症少

3. 胃溃疡的手术适应证不包括（　　）

    A. 复合溃疡　　　　　　　　B. 经 8～12 周严格内科治疗无效的溃疡

    C. 不能排除恶变的溃疡　　　D. 有穿孔的病史者

    E. 年龄超过 45 岁者

4. 患者有多年的溃疡病史，近来出现清晨大量呕吐酸臭的胃内容物，最可能的诊断是（　　）

    A. 十二指肠淤滞症　　　　　B. 十二指肠肿瘤

    C. 十二指肠球部溃疡　　　　D. 胃窦癌

    E. 幽门梗阻

5. 男性，30 岁，晚餐进食较多，然后突然上腹部刀割样疼痛，迅速波及全腹，不敢直立行走，2h 后入急诊。体检：疾病面容，腹式呼吸消失，腹肌强直，有腹膜刺激征，肝浊音界消失，肠鸣音消失，最可能的诊断是（　　）

    A. 阑尾炎穿孔　　　　　　　B. 溃疡病穿孔　　　　　　　C. 胆囊穿孔

    D. 绞窄性肠梗阻　　　　　　E. 急性胰腺炎

二、简答题

胃十二指肠溃疡急性穿孔的治疗原则和术式选择是什么？

参考答案

一、单项选择题

    1.B　2.A　3.E　4.E　5.B

二、简答题

    答：胃十二指肠溃疡急性穿孔的治疗原则和术式选择是：①非手术治疗适用于一般情况良好，症状和体征较轻的空腹小穿孔患者；或穿孔超过 24h，腹膜炎已局限者；或是经造影检查证实穿孔封闭的患者。手术治疗的适应证是非手术治疗 6～8h 后病情加重者，饱餐后穿孔，顽固性溃疡穿孔和伴有幽门梗阻，大出血，恶变者。②手术方式包括单纯穿孔修补和胃大部切除术，适用于一般情况好，穿孔在 8h 内，腹腔炎症轻者。

（何晓　谢星）

第三十五章　小肠疾病

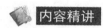
内容精讲

第一节　解剖生理概要

★**1. 小肠的解剖**　小肠分十二指肠、空肠和回肠三部分。十二指肠和空肠交界处位于横结肠系膜根部，被十二指肠悬韧带（Treitz 韧带）所固定。空肠和回肠盘曲于横结肠系膜下区的腹腔内，仅通过小肠系膜附着于腹后壁。小肠上段 2/5 为空肠，下段 3/5 为回肠。回肠末端通过回盲瓣与盲肠连接。空肠和回肠血液供应来自肠系膜上动脉，小肠的静脉分布与动脉大致相同，其与肠系膜上动脉并行，在胰颈的后方与脾静脉汇合形成门静脉。交感神经兴奋使小肠蠕动减弱，血管收缩，迷走神经兴奋使肠蠕动增强，肠腺分泌增加。小肠的痛觉由内脏神经的传入纤维传导。

★**2. 小肠的生理**　小肠是食物消化和吸收的主要部位。小肠内液体量估计每天达 8000mL 左右，因此在小肠疾病如肠梗阻或肠瘘发生时，可引起严重的营养障碍和水、电解质平衡失调。

第二节　肠感染性疾病

一、肠结核

肠结核（intestinal tuberculosis）是结核分枝杆菌侵犯肠管所引起的慢性特异性感染。

1. 病因和病理　临床以继发性肠结核多见。肠结核病变主要发生在回盲部及远端回肠，在病理形态上可表现为溃疡型和增生型两类，也可以两种病变并存。

2. 临床表现　肠结核患者多有低热、盗汗、乏力、消瘦、食欲减退等结核病的全身症状，腹部症状则因病变类型有所不同。主要症状为慢性腹部隐痛、腹泻，也有腹泻和便秘交替出现。当病变发展到肠管环形瘢痕狭窄或为增生型肠结核时，则主要表现为低位不完全性肠梗阻。发生慢性肠穿孔时常形成腹腔局限脓肿，脓肿穿破腹壁便形成肠外瘘。

3. 诊断　除了应做血象、红细胞沉降率、胸部 X 线平片等一般检查外，需做 X 线钡餐或钡剂灌肠检查，纤维结肠镜检查可发现结肠乃至回肠末端的病变，并可做活组织检查。

4. 治疗　肠结核应以内科治疗为主，当伴有外科并发症时才考虑手术治疗。

二、肠伤寒穿孔

肠穿孔是伤寒病的严重并发症之一，死亡率较高。

1. 病因和病理　伤寒病由沙门菌属伤寒杆菌所引起，经口进入肠道，侵入回肠末段的淋巴滤泡和淋巴集结，在发病的第 2 周开始发生坏死，形成溃疡，当肠腔压力增高时可急性穿孔。

2. 临床表现和诊断　已经确诊为伤寒病的患者，突然发生右下腹痛，短时间内扩散至全腹，伴有呕吐、腹胀；检查有明显腹部压痛、肠鸣音消失等腹膜炎征象，X 线检查发现气腹；取血作伤寒菌培养和肥达反应试验（Widal test），可进一步明确诊断。

3. 治疗　肠伤寒穿孔确诊后应及时手术治疗。

第三节　肠炎性疾病

一、急性出血性肠炎

急性出血性肠炎（acute hemorrhagic enteritis）为一种原因尚不明确的肠管急性炎症病变。

1. 病因和病理　近年来认为本病的发生与 C 型魏氏杆菌的 β 毒素有关。病变主要在空肠或回肠，常成节段性，严重时病变可融合成片。肠管扩张，肠壁呈水肿、炎性细胞浸润、广泛出血、坏死和溃疡形成，甚至穿孔。

2. 临床表现　急性腹痛、腹胀、呕吐、腹泻、便血及全身中毒症状为主要临床表现。

诊断上需与肠套叠、克罗恩病、中毒性菌痢或急性肠梗阻等相鉴别。

3. 治疗　一般采用非手术治疗。手术适应证：①有明显腹膜炎表现，或腹腔穿刺有脓性或血性渗液，怀疑有肠坏死或穿孔；②不能控制的肠道大出血；③有肠梗阻表现经非手术治疗不能缓解。

二、克罗恩病

克罗恩病（Crohn's disease）的病因迄今未肯定。发病以年轻者居多，在我国男性发病率略高于女性。

1. 病理　克罗恩病最多见于回肠末段。病变可局限于肠管的一处或多处，呈节段性分布。病变肠祥间及与周围组织、器官常粘连，或因溃疡穿透而形成内瘘、外瘘。

2. 临床表现　与发病急缓、病变部位和范围以及有无并发症有关。腹泻、腹痛、体重下降是其常见症状。可见黏液血便。

3. 诊断与鉴别诊断　除临床表现外，影像学检查包括 X 线钡餐检查、CT 肠道显像和结肠镜检查与活检有助于确诊。克罗恩病应与肠结核和溃疡性结肠炎等鉴别。

4. 治疗　一般采用内科治疗；克罗恩病手术适应证为肠梗阻、狭窄，慢性肠穿孔后形成腹腔脓肿、肠内瘘或肠外瘘等。本病手术治疗后复发率可达 50％以上，复发部位多在肠吻合口附近。

第四节　肠梗阻

任何原因引起的肠内容物通过障碍统称肠梗阻，是常见的外科急腹症之一。

★1. 病因和分类

（1）按梗阻原因分类　可分为机械性肠梗阻、动力性肠梗阻和血运性肠梗阻。

（2）按肠壁血运有无障碍分类　可分为单纯性肠梗阻和绞窄性肠梗阻。

（3）按梗阻部位分类　可分为高位（空肠）梗阻、低位小肠（回肠）和结肠梗阻，后者又称"闭祥性梗阻"。

（4）按梗阻程度分类　可分为完全性和不完全性肠梗阻。根据病程发展快慢，又分为急性和慢性肠梗阻。

★2. 病理生理

（1）局部变化　机械性肠梗阻一旦发生，梗阻以上肠蠕动增加，肠腔内因气体和液体的积聚而膨胀。

（2）全身变化　①水、电解质和酸碱失衡；②血容量下降；③休克；④呼吸和心脏功能障碍。

★3. 临床表现　不同原因引起肠梗阻的临床表现虽不同，但肠内容物不能顺利通过肠腔则是一致的，其共同的临床表现即腹痛、呕吐、腹胀及停止自肛门排气排便。

4. 辅助检查

（1）化验检查　白细胞计数、血红蛋白和血细胞比容都可增高。尿比重也增高。呕吐物和粪便检查，有大量红细胞或隐血阳性，应考虑肠管有血运障碍。

（2）X 线检查　摄片可见气胀肠袢和液平面。

★5. 诊断　肠梗阻的诊断需明确。①是否为肠梗阻，根据腹痛、呕吐、腹胀、肛门停止排便排气等大症状和腹部可见肠型或蠕动波，以及肠鸣音亢进等，一般可诊断。②是机械性肠梗阻还是动力性梗阻，机械性梗阻具有上述典型临床症状，早期腹胀可不明显。麻痹性肠梗阻无阵发性绞痛等肠蠕动亢进的表现，相反为肠蠕动减弱或消失，腹胀明显，而且多继发于腹腔内严重感染、腹膜后出血、腹部大手术后等。③是单纯性梗阻还是绞窄性梗阻，绞窄性梗阻预后严重，必须及早手术治疗。④是高位还是低位梗阻，高位小肠梗阻呕吐出现较早而频繁，腹胀不明显。低位小肠梗阻呕吐出现较晚，次数少，一次呕吐量大，并可吐粪样物，腹胀明显。⑤是不完全性还是完全性梗阻，完全性梗阻呕吐频繁。⑥梗阻的原因是什么，根据年龄、病史、体征、X 线检查等方面综合分析。

★6. 治疗　肠梗阻的治疗原则是纠正因肠梗阻所引起的全身生理紊乱和解除梗阻。治疗方法的选择要根据肠梗阻的原因、性质、部位以及全身情况和病情严重程度而定。

（1）非手术疗法　即不论采用非手术或手术治疗，均需应用的基本处理。

（2）手术治疗　手术是治疗肠梗阻的一个重要措施，手术目的是解除梗阻、去除病因，手术的方式可根据患者的情况与梗阻的部位、病因加以选择。

★一、粘连性肠梗阻

粘连性肠梗阻是肠梗阻最常见的一种类型，其发生率占肠梗阻的 40%～60%。

1. 病因和病理　肠粘连和腹腔内粘连带可分先天性和后天性两种。先天性者较少见，可因发育异常或胎粪性腹膜炎所致；后天性者多见，常由于腹腔内手术、炎症、创伤、出血、异物等引起。

2. 诊断　急性粘连性肠梗阻主要是小肠机械性梗阻的表现，患者多有腹腔手术、创伤或感染的病史。

3. 预防　腹部手术时减少组织损伤，减轻组织炎症反应，预防腹腔内粘连是临床外科医师应重视的问题。

4. 治疗　肠梗阻的治疗原则适用于粘连性肠梗阻。手术方法应按粘连的具体情况而定。

二、肠扭转

肠扭转（volvulus）是一段肠袢及其系膜沿其系膜长轴扭转 360°～720°而造成的闭袢型肠梗阻，既有肠管的梗阻，更有肠系膜血液循环受阻，是肠梗阻中病情凶险，发展迅速的一类。

1. 病因　引起肠扭转的主要原因有如下三种：①解剖因素；②物理因素；③动力因素。

2. 临床表现　发病急骤，发展迅速。肠扭转的好发部位是小肠和乙状结肠。

小肠扭转：突然发作剧烈腹部绞痛，常为持续性疼痛阵发性加剧。呕吐频繁，腹胀以某一部位特别明显。腹部 X 线检查符合绞窄性肠梗阻的表现。

乙状结肠扭转：患者有腹部持续胀痛，左腹部明显膨胀，可见肠型。腹部压痛及肌紧张不明显。腹部 X 线平片显示马蹄状巨大的双腔充气肠袢，圆顶向上；立位可见两个液平面。

3. 治疗　肠扭转是一种较严重的机械性肠梗阻，及时手术治疗，将扭转的肠袢回转复位可降低死亡率，更可减少小肠大量切除后的短肠综合征。

三、肠套叠

肠的一段套入其相连的肠管腔内称为肠套叠（intestinal intussusception），以小儿最多见，其中以 2 岁以下者居多。

1. 病因与类型 主要由于肠蠕动节律紊乱，而肠蠕动节律的失调可能由于食物性质的改变所致。肠套叠分为小肠-小肠型、小肠-结肠型、结肠-结肠型，在小儿多为回结肠套叠。

2. 临床表现 肠套叠的三大典型症状是腹痛、血便和腹部肿块。钡剂胃肠道造影对诊断肠套叠有较高的准确率。

3. 治疗 应用空气、氧气或钡剂灌肠，不仅是诊断方法，也是一种有效的治疗方法，适用于回盲型或结肠型的早期。如果套叠不能复位，或病期已超过 48h，或怀疑有肠坏死，或灌肠复位后出现腹膜刺激征及全身情况恶化，都应行手术治疗。

第五节　肠系膜血管缺血性疾病

因肠系膜血管急性血液循环障碍导致肠管短时间内缺血坏死，临床上表现为血运性肠梗阻。

1. 临床表现和诊断 根据肠系膜血管阻塞的病因、部位、范围和发生的缓急，临床表现各有差别。一般阻塞发生过程越急，范围越广，表现就越严重。动脉阻塞的临床表现又较静脉阻塞急而严重。

肠系膜上动脉栓塞和血栓形成的临床表现大致相仿。其特点是严重的症状与轻微的体征不相称。肠系膜上动脉血栓形成的患者，常先有慢性肠系膜上动脉缺血的征象。

本病的诊断主要依靠病史和临床表现，选择性动脉造影对诊断有重要意义。

2. 治疗 应及早诊断，及早治疗，包括支持疗法和手术治疗。

第六节　短肠综合征

短肠综合征（short bowel syndrome，SBS）是指小肠被广泛切除后，残存的功能性肠管不能维持患者营养需要的吸收不良综合征。

1. 病理生理 切除小肠达 50%～70%后可引起吸收不良；若残存小肠少于 75cm（有完整结肠），或丧失回盲瓣、残存小肠少于 100cm 者可产生严重症状。

2. 临床表现 短肠综合征患者早期最主要临床表现为腹泻、水和电解质失衡，以及营养不良，其中腹泻一般最早出现，其严重程度与残留肠管的长度密切相关。

3. 治疗 治疗目的是补充营养和纠正水、电解质紊乱和酸碱失衡及防止营养支持的并发症，供给肠内营养以获得残留小肠的最佳代偿，肠外营养主要是补充肠内营养的不足。

治疗短肠综合征的外科手术方法可分为两大类：①减缓肠道运行的技术；②增加肠表面积，包括小肠移植等。

第七节　小肠肿瘤

小肠肿瘤（small intestinal tumor）的发病率远较胃肠道其他部位者低，约占胃肠道肿瘤的 5%，其中恶性肿瘤占 3/4。

1. 临床表现 很不典型，常表现下列一种或几种症状：①腹痛；②肠道出血；③肠梗阻；④腹内肿块；⑤肠穿孔；⑥类癌综合征。

2. 诊断 小肠肿瘤的诊断主要依靠临床表现和 X 线钡餐检查，CT 检查也有助于诊断。

3. 治疗 手术治疗。

第八节　先天性肠疾病

一、先天性肠闭锁和肠狭窄

肠闭锁（intestinal atresia）和肠狭窄（intestinal stenosis）是肠道的先天性发育畸形，为新生儿时期肠梗阻的常见原因之一。

1. 病因和病理 一般认为是由于胚胎时期肠道再度管腔化阶段发育障碍。

2. 临床表现 肠闭锁患儿无论肠闭锁的高低，均为完全性肠梗阻，主要表现为：①呕吐；②腹胀；③患儿生后不排胎粪或仅排出少量灰绿色黏液样物。

肠狭窄患儿呕吐出现的早晚和腹胀程度，视狭窄的程度而不同，可表现为慢性不全肠梗阻。狭窄严重者表现与肠闭锁相似。

3. 诊断 除根据上述临床表现外，腹部 X 线、钡灌肠有助于诊断并确定其狭窄部位。

4. 治疗 肠闭锁确诊后，尽早手术治疗。肠狭窄以切除狭窄肠段后行肠端端吻合效果为好。

二、先天性肠旋转不良

1. 病因和病理 是由于胚胎发育中肠旋转及固定发生障碍，形成异常索带或小肠系膜根部缩短，从而引起肠梗阻或肠扭转。剧烈扭转造成肠系膜血运障碍，可引起小肠的广泛坏死。

2. 临床表现 多数发病于新生儿期的典型症状是：出生后有正常胎粪排出，生后 3～5 天出现间歇性呕吐，呕吐物含有胆汁。患儿可出现消瘦、脱水、体重下降。

发生肠扭转时，突出症状为阵发性腹痛和频繁呕吐。

3. 诊断 新生儿有上述高位肠梗阻症状，应怀疑肠旋转不良的可能，特别对症状间歇性出现者更应考虑。腹部 X 线平片及钡剂灌肠可以明确诊断。

4. 治疗 有明显肠梗阻症状时，尽早施行手术治疗。

同步练习

一、单项选择题

1. 肠梗阻非手术治疗中，下列观察项目哪项最主要（　　　）

　　A. 腹膜刺激征　　　　　　　　B. 脉搏增快　　　　　　　　C. 腹胀较前明显

　　D. 肠鸣音较前减弱　　　　　　E. 腹痛加重

2. 最常见的肠梗阻是（　　　）

　　A. 血运性肠梗阻　　　　　　　B. 机械性肠梗阻　　　　　　C. 中毒性肠梗阻

　　D. 动力性肠梗阻　　　　　　　E. 肠系膜缺血性疾病

3. 粘连导致肠梗阻的机制，不正确的是（　　　）

　　A. 肠管因粘连牵扯成锐角　　　B. 粘连带压迫肠管

　　C. 肠袢套入粘连带构成环空　　D. 肠袢以粘连处为支点发生扭转

　　E. 粘连使肠管的位置不易移动

4. 关于急性小肠扭转临床表现的描述，错误的是（　　　）

　　A. 多见于老年人　　　　　　　B. 多发生于饱餐剧烈活动后　C. 起病急骤，腹痛剧烈

　　D. 频繁呕吐　　　　　　　　　E. 可出现休克

5. 结肠癌最早出现的症状是（　　　）

　　A. 腹部包块　　　　　　　　　B. 腹胀　　　　　　　　　　C. 贫血

　　D. 排便习惯和粪便性状的改变　E. 消瘦

二、简答题

简述肠梗阻的诊断过程中应明确的问题。

参考答案

一、单项选择题

1. A 2. B 3. E 4. A 5. D

二、简答题

答：肠梗阻的诊断需明确：①是否为肠梗阻，根据腹痛、呕吐、腹胀、肛门停止排便排气等大症状和腹部可见肠型或蠕动波，以及肠鸣音亢进等，一般可诊断。②是机械性肠梗阻还是动力性梗阻，机械性梗阻具有上述典型临床症状，早期腹胀可不明显。麻痹性肠梗阻无阵发性绞痛等肠蠕动亢进的表现，相反为肠蠕动减弱或消失，腹胀明显，而且多继发于腹腔内严重感染、腹膜后出血、腹部大手术后等。③是单纯性梗阻还是绞窄性梗阻，绞窄性梗阻预后严重，必须及早手术治疗。④是高位还是低位梗阻，高位小肠梗阻呕吐出现较早而频繁，腹胀不明显。低位小肠梗阻呕吐出现较晚，次数少，一次呕吐量大，并可吐粪样物，腹胀明显。⑤是不完全性还是完全性梗阻，完全性梗阻呕吐频繁。⑥梗阻的原因是什么，根据年龄、病史、体征、X线检查等方面综合分析。

（何晓　谢星）

第三十六章　阑尾疾病

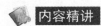 学习目标

1. 重点　急性阑尾炎的病因和临床病理分型、临床表现与鉴别诊断、治疗。
2. 熟悉　阑尾的解剖、急性阑尾炎的并发症、阑尾切除术的并发症。
3. 了解　几种特殊类型阑尾炎的临床表现及处理措施、慢性阑尾炎的临床表现。

内容精讲

第一节　解剖生理概要

1. 阑尾解剖位置　阑尾位于右髂窝，起于盲肠根部，位于三条结肠带的会合点，一般长度6～8cm，直径0.5～0.7cm。其常见尖端指向有6种类型：回肠前位、盆位、盲肠后位、盲肠下位、盲肠外侧位和回肠后位。

2. 麦氏点（McBurney Point）　阑尾的体表投影点，即<u>脐与右髂前上棘连线中外1/3交界处</u>，是阑尾切除术最常用的手术切口的标记点。

3. 阑尾的血管　位于阑尾系膜内，阑尾动脉是回结肠动脉的终末支，故急性阑尾炎时该血管闭塞极易导致阑尾坏疽穿孔。阑尾静脉与动脉伴行，其回流途径为阑尾静脉→回结肠静脉→肠系膜上静脉→门静脉→肝脏，因此阑尾炎可循此途径波及至门静脉引起门静脉炎甚至是肝脓肿。阑尾系膜中还有淋巴管与静脉血管伴行。

4. 阑尾的神经支配　由交感神经纤维的腹腔丛和内脏小神经传入，其传入的脊髓阶段为T_{10}～T_{11}，所以当急性阑尾炎时常表现为脐周牵涉痛，经过一段时间（6～8h）后，阑尾炎症刺激壁层腹膜引起右下腹痛，即为急性阑尾炎典型的转移性右下腹痛发病机制。

5. 阑尾的组织结构　与结肠相似，是一个淋巴器官，参与B淋巴细胞的产生和成熟，具有一定的免疫功能。阑尾的淋巴组织在12～20岁时最多约200个淋巴滤泡，以后逐步减少，60岁后完全消失，故60岁后发生急性阑尾炎的患者不多见。阑尾黏膜深层有嗜银细胞，是发生阑尾类癌的组织学基础。

第二节　急性阑尾炎

★**1. 病因**　急性阑尾炎是最常见的外科急腹症，由其自身的解剖特点所决定，一般认为阑尾炎的发病由以下综合因素造成。

（1）阑尾管腔堵塞　是急性阑尾炎最常见的病因。阻塞的原因为<u>淋巴滤泡细胞明显增生（60%）</u>、<u>肠石（35%）</u>、异物、炎性狭窄、食物残渣、蛔虫、肿瘤等。

（2）细菌入侵　阑尾管腔堵塞后，其内细菌（主要为革兰阴性杆菌和厌氧菌）大量繁殖，分泌内、外毒素损伤黏膜上皮并形成溃疡，细菌逐步向外侵犯肌层，使血运发生障碍致坏疽穿孔。

（3）其他　阑尾的先天畸形如过长、扭曲等也可诱发炎症发生。

★**2. 临床病理分型**　可理解为阑尾炎的4个临床进展病理过程。

（1）急性单纯性阑尾炎　为炎症病变早期，多只限于黏膜和黏膜下层。阑尾外观轻度肿胀，浆膜充血，表面少量纤维素性渗出物。

（2）急性化脓性阑尾炎　亦称为急性蜂窝织炎性阑尾炎，常由单纯性阑尾炎发展而来。阑尾外观肿胀明显，浆膜高度充血，表面覆以纤维素性（脓性）渗出物，周围有稀薄脓液，形成局限性腹膜炎。

（3）坏疽性及穿孔性阑尾炎　阑尾炎症继续进展，阑尾管壁出现血运障碍，管壁坏死呈暗紫色或黑色，腔内积脓并压力增高而穿孔，遂引起急性弥漫性腹膜炎。

（4）阑尾周围脓肿　如阑尾化脓坏疽或穿孔过程缓慢，大网膜可迁移至阑尾处并将其包裹而形成粘连，局部形成炎性肿块或阑尾周围脓肿。

急性阑尾炎的四种转归：炎症消退、炎症局限化和炎症扩散。

★3. 临床表现

（1）典型症状为转移性右下腹痛　见于 70%～80% 的患者（并非所有患者都有该典型症状）。部分病例发病开始即表现为右下腹痛，不同病理类型腹痛表现也有差异。

（2）消化道症状　如早期可能有食欲下降、恶心、呕吐、腹泻、里急后重等症状。

（3）全身症状　早期乏力，炎症重时可出现中毒症状如发热、心率增快等。

（4）右下腹压痛、反跳痛　是急性阑尾炎最常见的重要体征，压痛点常位于麦氏点（因阑尾具体指向位置而定）。当发病早期腹痛尚未转移至右下腹时，右下腹便可出现固定点压痛，同样具有诊断意义。如病情进展出现化脓、坏疽或穿孔时，可出现反跳痛、腹肌紧张及肠鸣音减弱或消失等腹膜刺激征象。儿童和老年人压痛、反跳痛可能并不明显。

（5）右下腹肿块　扪及患部固定压痛性肿块且边界不清时，考虑为阑尾周围脓肿形成。

（6）几种辅助诊断的其他体征

① 结肠充气试验（Rovsing 征）：急性阑尾炎时可阳性，但阴性并不能排除诊断。

② 腰大肌试验（Psoas 征）：提示阑尾位置较深，位于腰大肌前方、盲肠后位或腹膜后位。

③ 闭孔内肌试验（Obturator 征）：提示阑尾位置较低，靠近闭孔内肌。

④ 经肛门直肠指诊：指诊时可引起直肠右前方压痛。

（7）实验室检查　大多数患者的血液分析检查提示白细胞计数和中性粒细胞比例增高，当炎性阑尾与输尿管或膀胱接近时还可在尿中出现少量红细胞。

（8）影像学检查　超声检查有时可发现肿大的阑尾或脓肿，CT 优于超声检查，尤其有助于阑尾周围脓肿、肠石的诊断。

★4. 鉴别诊断　大多急腹症的临床表现与急性阑尾炎很相似，且 20% 阑尾炎表现不典型。需与急性阑尾炎鉴别的常见急腹症如下。

（1）胃十二指肠溃疡穿孔　患者多有消化性溃疡病史，表现为突发性上腹部剧烈疼痛，随即出现腹膜炎刺激征象。需特别指出的是穿孔溢出的消化液可随右结肠旁沟流至右下腹部，易误诊为急性阑尾炎的转移性右下腹痛。

（2）右侧输尿管结石　多呈突发的右下腹阵发性剧烈绞痛，且可向会阴部、外生殖器放射。尿中可查到红细胞，超声或 X 线平片在输尿管走行部位可呈现结石阴影。

（3）妇产科疾病　包括异位妊娠破裂、卵巢滤泡或黄体囊肿破裂、急性输卵管炎、急性盆腔炎和卵巢囊肿蒂扭转等。

（4）急性肠系膜淋巴结炎　多见于儿童，一般先有上呼吸道感染史。

（5）其他　如急性胃肠炎、胆道系统感染、右侧肺炎、胸膜炎及回盲部肿瘤等。

★5. 治疗

（1）手术治疗　绝大多数患者一旦确诊，应早期实施阑尾切除术。术前和术后恰当应用抗生素有助于防止术后感染的发生。阑尾周围脓肿如病情尚平稳宜先采取保守治疗，如无局限趋势则可行切开引流术。

（2）非手术治疗　仅适用于单纯性阑尾炎及急性阑尾炎的早期阶段、患者不接受手术治疗、全身状况差或伴有其他严重器质性疾病有手术禁忌证者，主要措施为选择有效抗生素治疗。

★**6. 并发症及其处理**

（1）急性阑尾炎的并发症

① 腹腔脓肿：常见部位有盆腔、膈下或肠间隙等处，是阑尾炎未经及时治疗的结果。一经诊断应在超声引导下穿刺抽脓冲洗或置管引流，必要时手术切开引流。

② 内、外瘘形成：阑尾周围脓肿未及时引流，少数病例脓肿可向肠管、膀胱、阴道或腹壁穿破形成内、外瘘。先造影了解瘘管走行，选择相应治疗方法。

③ 门静脉炎：阑尾静脉中的感染性血栓进入门静脉诱发门静脉炎，可表现出胆道感染、细菌性肝脓肿等重症的临床表现。阑尾切除并加大剂量抗生素治疗。

（2）阑尾切除术后并发症

① 出血：阑尾系膜血管结扎线松脱所致。立即输血补液，急诊再次手术止血。

② 切口感染：最常见，术中注意加强切口保护、冲洗、彻底止血等可预防。加强切口换药处理。

③ 粘连性肠梗阻：与局部炎症重、手术损伤、切口异物、术后卧床等相关，一般采取保守治疗。

④ 阑尾残株炎：切除时阑尾残端保留大于 1cm，或肠石残留时，残株可炎症复发。症状较重时应再次手术。

⑤ 粪瘘：很少见，原因有阑尾残端结扎线脱落或盲肠组织水肿质脆，术中缝合时撕裂等。一般经非手术治疗粪瘘可闭合自愈。

第三节　特殊类型阑尾炎

特殊类型阑尾炎主要有以下几种（表 36-1）。

表 36-1　常见的特殊类型阑尾炎

项目	新生儿急性阑尾炎	小儿急性阑尾炎	妊娠期急性阑尾炎	老年人急性阑尾炎	AIDS/HIV 感染患者阑尾炎
主诉	不能提供	不能提供	不强烈	不强烈	不强烈
临床症状	不典型	不典型	不明显	不典型	不典型
体征	不典型	不明显	不明显	不明显	不典型
穿孔率	高	高	穿孔后不易包裹局限	高	较高
感染扩散	易扩散	易扩散	易扩散	易扩散	易扩散
并发症	多	多	较多	多	多
死亡率	高	高	危及母婴	高	较高
治疗原则	早期手术	早期手术	妊娠早、晚期手术	早期手术	早期手术

第四节　慢性阑尾炎

1. 病因和病理　大多数由急性阑尾炎转变而来，少数也可开始即呈慢性过程。主要病变为阑尾壁不同程度的纤维化及慢性炎性细胞浸润，管壁增厚，管腔狭窄甚至闭塞，多数阑尾腔中有肠石。

2. 临床表现　①多有急性阑尾炎病史；②阑尾部位的固定点局限性压痛；③钡剂灌肠见阑尾腔不充盈或充盈不完全，72h 后仍有钡剂残留。

3. 治疗　明确诊断后需手术切除阑尾。

第五节　阑尾肿瘤

阑尾肿瘤非常少见，主要包括类癌、腺癌和囊性肿瘤三种（表 36-2）。

表 36-2　阑尾类癌、阑尾腺癌和阑尾囊性肿瘤

类　型	病理特性	临床表现	处理措施
阑尾类癌	起源于阑尾的嗜银细胞，约占胃肠道类癌的 45%，占阑尾肿瘤的 90%。部分肿瘤伴黏液囊肿形成，组织学恶性表现不明显。5 年生存率>50%	与急性阑尾炎相似。瘤体为小而硬、边界清的黄褐色肿物，多发生于阑尾远端(75%)	瘤体小无转移者仅行阑尾切除术，有局部浸润或淋巴转移者行右半结肠切除术，远处转移者可化疗
阑尾腺癌	起源于阑尾黏膜的腺上皮，分为结肠型和黏液型两种亚型。预后与盲肠癌相近	与急性阑尾炎或右结肠癌相似	右半结肠切除术
阑尾囊性肿瘤	包括阑尾黏液囊肿和假性黏液瘤两种。囊状结构或含黏液的囊状扩张改变。5 年生存率可达 50%	局部无痛性肿块，CT 检查偶然发现，囊壁可有钙化	主张彻底切除或需反复多次手术处理

同步练习

一、单项选择题

1. 急性阑尾炎典型临床症状发生的顺序一般是（　　　）

　　A. 先恶心，后低热，再右下腹疼痛

　　B. 先低热，几小时后右下腹痛，呕吐

　　C. 先呕吐，随即发热，腹痛

　　D. 先上腹痛，然后恶心或呕吐，右下腹痛

　　E. 没有明确的顺序

2. 女，10 岁，阑尾炎穿孔并弥漫性腹膜炎，急诊手术后于右下腹放置硅胶引流管 1 根，下列处理措施中哪项正确（　　　）

　　A. 放置 1～2 天后即可拔除

　　B. 每次换药时旋转拔出 1～2cm，术后 1～2 天即可拔除

　　C. 每次换药时旋转并拔出 1～2cm，术后 3～5 天拔除

　　D. 视引流情况，决定拔出时间

　　E. 术后 1 周即可拔除

3. 急性阑尾炎最常见的症状是（　　　）

　　A. 腹痛　　　　　　　　　B. 发热　　　　　　　　　C. 肠功能紊乱

　　D. 腰痛　　　　　　　　　E. 呕吐

4. 处理妊娠期急性阑尾炎的措施，下列哪项不正确（　　　）

　　A. 以非手术治疗为主　　　B. 妊娠后期应及时手术　　C. 围手术期加用黄体酮

　　D. 手术切口需偏高，以减少对子宫的刺激　　　　　　E. 术后使用广谱抗生素

二、简答题

急性阑尾炎应注意和哪些疾病相鉴别?

参考答案

一、单项选择题

1. D 2. D 3. A 4. A

二、简答题

答:急性阑尾炎应当与下列疾病相鉴别。

(1) 胃十二指肠溃疡穿孔 患者多有消化性溃疡病史,表现为突发性上腹部剧烈疼痛,随即出现腹膜炎刺激征象。需特别指出的是穿孔溢出的消化液可随右结肠旁沟流至右下腹部,易误诊为急性阑尾炎的转移性右下腹痛。

(2) 右侧输尿管结石 多呈突发的右下腹阵发性剧烈绞痛,且可向会阴部、外生殖器放射。尿中可查到红细胞,超声或 X 线平片在输尿管走行部位可呈现结石阴影。

(3) 妇产科疾病 包括异位妊娠破裂、卵巢滤泡或黄体囊肿破裂、急性输卵管炎、急性盆腔炎和卵巢囊肿蒂扭转等。

(4) 急性肠系膜淋巴结炎 多见于儿童,一般先有上呼吸道感染史。

(5) 其他 如急性胃肠炎、胆道系统感染、右侧肺炎、胸膜炎及回盲部肿瘤等。

(王建忠 余年发)

第三十七章　结、直肠与肛管疾病

 内容精讲

第一节　解剖生理概要

1. 结肠

（1）结肠组成　成人结肠全长平均约150cm（120～200cm），包括盲肠、升结肠、横结肠、降结肠和乙状结肠，下接直肠。其中盲肠、横结肠及乙状结肠为腹膜内位器官，升结肠和降结肠为腹膜间位器官。

（2）结肠的三个解剖标志　即结肠袋、肠脂垂和结肠带。

2. 直肠

（1）直肠长度12～15cm，直肠平第3骶椎处上接乙状结肠，至尾骨平面穿过盆膈与肛管相连。

（2）上段直肠的前面及两侧有腹膜覆盖，前面的腹膜返折成直肠膀胱陷凹或直肠子宫陷凹。

（3）肛柱　直肠下端黏膜的8～10个隆起的纵形皱襞。

（4）肛瓣　肛柱基底之间有半月形皱襞。

（5）肛窦　肛瓣与肛柱下端共同围成的小隐窝。

（6）肛乳头　肛管与肛柱连接部位的三角形的乳头状隆起。

★（7）齿状线　肛瓣边缘和肛柱下端共同在直肠和肛管交界处形成一锯齿状的环形线。齿状线上下血管、神经支配及淋巴回流均不相同（表37-1）。

表37-1　齿状线上下血管、神经支配及淋巴回流

项目	齿状线上	齿状线下
结构	直肠黏膜	肛管皮肤
神经支配	自主神经(无痛觉)	阴部内神经(痛觉敏感)
动脉供应	直肠上、下动脉＋骶正中动脉	肛管动脉
静脉回流	直肠上静脉丛→肠系膜下静脉→门静脉	直肠下静脉丛→肛管静脉→下腔静脉
淋巴回流	腹主动脉旁淋巴结、髂内淋巴结	腹股沟淋巴结、髂外淋巴结
痔类型	内痔	外痔

3. 肛管

(1) 上自齿状线，下至肛门缘，长 1.5～2cm。

(2) 括约肌间沟（白线）　内括约肌下缘与外括约肌皮下部的交界处，直肠指诊时可触到的浅沟。

4. 直肠肛管肌

(1) 肛管内括约肌　肠壁环肌增厚而成，属不随意肌。

(2) 肛管外括约肌　围绕肛管的环形横纹肌，属随意肌，分为皮下部、浅部和深部。

(3) 肛提肌　位于直肠周围并与尾骨肌共同形成盆膈的一层宽、薄的肌肉，左右各一。

★（4）肛管直肠环　肛管内括约肌＋直肠壁纵肌的下部＋肛管外括约肌的深部＋邻近的部分肛提肌（耻骨直肠肌）纤维共同组成的肌环，是括约肛管的重要结构，如手术时不慎完全切断，可引起大便失禁。

5. 直肠肛管周围间隙

(1) 肛提肌以上的间隙　①骨盆直肠间隙；②直肠后间隙。

(2) 肛提肌以下的间隙　①坐骨肛管间隙（亦称坐骨直肠间隙）；②肛门周围间隙。

6. 结肠的血管、淋巴管和神经

(1) 血管　右半结肠由肠系膜上动脉所供应，分出回结肠动脉、右结肠和中结肠动脉；左半结肠是由肠系膜下动脉所供应，分出左结肠动脉和数支乙状结肠动脉。静脉和动脉同名，经肠系膜上静脉和肠系膜下静脉而汇入门静脉。

(2) 淋巴结　分为结肠上淋巴结、结肠旁淋巴结、中间淋巴结和中央淋巴结四组，中央淋巴结位于结肠动脉根部及肠系膜上、下动脉的周围，再引流至腹主动脉周围淋巴结。

(3) 神经　支配结肠的副交感神经左右侧不同，迷走神经支配右半结肠，盆腔神经支配左半结肠。交感神经纤维则分别来自肠系膜上和肠系膜下神经丛。

7. 结、直肠肛管的生理功能

(1) 结肠　吸收水分，储存和转运粪便，也能吸收葡萄糖、电解质和部分胆汁酸。吸收功能主要发生于右侧结肠。此外，结肠能分泌碱性黏液以润滑黏膜，也分泌数种胃肠激素。

(2) 直肠　排便、吸收和分泌功能。可吸收少量的水、盐、葡萄糖和一部分药物；也能分泌黏液以利排便。

(3) 肛管　排泄粪便。

第二节　结、直肠及肛管检查方法

1. 常见检查体位　①左侧卧位；②膝胸位：最常用的检查体位，也是前列腺按摩的常规体位；③截石位：直肠肛管手术的常用体位；④蹲位：主要用于检查内痔、脱肛和直肠息肉。

2. 肛门视诊　常用体位有左侧卧位、膝胸位和截石位。主要观察肛门处有无红肿、血、脓、粪便、黏液、瘘口、外痔、疣状物、溃疡、肿块及脱垂等，以便分析判断病变性质。

★**3. 直肠指诊**　是简单而重要的临床检查方法，对及早发现肛管、直肠癌意义重大。约70%左右的直肠癌可在直肠指诊时被发现，85%的直肠癌延误诊断病例是由于未作此检查。

经肛直肠指诊可发现的常见病变有：痔、肛瘘、直肠息肉、肛管直肠癌。还可发现直肠肛管外的一些常见疾病，如：前列腺炎、盆腔脓肿、急性附件炎、骶前肿瘤、腹腔内肿瘤的种植转移等。

4. 内镜检查

(1) 肛门镜检查　能了解低位直肠癌、痔、肛瘘等疾病的情况。

(2) 乙状结肠镜检查　诊断直肠、乙状结肠疾病的重要方法，并可进行活组织检查。

（3）纤维结肠镜检查 可显著提高结、直肠疾病的检出率，并可进行息肉摘除等治疗。

5. 影像学检查

（1）X线检查 钡剂灌肠或气钡双重造影检查，是最常用的造影检查方法。

（2）MRI 可清晰地显示肛门括约肌及盆腔脏器的结构。

（3）CT 对结、直肠癌的分期、有无淋巴转移以及肠外侵犯的判断有重要意义。

（4）直肠腔内超声检查 可以清楚地显示肛门括约肌及直肠壁的各个层次。

（5）结直肠超声内镜 对于结直肠癌的分期、肠壁肿瘤及肠外受压状态的检查有重要意义。

第三节　乙状结肠扭转

当乙状结肠以其系膜为中轴发生扭转时，肠管发生部分或完全梗阻。乙状结肠占结肠扭转 90%，其次为盲肠和横结肠。60岁以上老人的发生率是青年人的20倍（详见第三十五章第四节之肠扭转）。

第四节　溃疡性结肠炎的外科治疗

1. 概念 发生在结、直肠黏膜层的一种弥漫性的炎症性病变，多局限在黏膜层和黏膜下层，表现为黏膜的大片水肿、充血、糜烂和溃疡形成。可发生在结、直肠的任何部位，其中以直肠和乙状结肠最为常见，也可累及结肠的其他部位或整个结肠，少数情况下可累及回肠末端。临床上以血性腹泻为最常见的早期症状，多为脓血便，腹痛表现为轻到中度的痉挛性疼痛，少数患者因直肠受累而引起里急后重。

2. 外科治疗的适应证 中毒性巨结肠、穿孔、出血、难以忍受的结肠外症状及癌变。

3. 手术方式 主要包括以下三种手术方式：①全结、直肠切除及回肠造口术；②结肠切除、回直肠吻合术；③结直肠切除、回肠储袋肛管吻合术。

第五节　肠息肉及肠息肉病

1. 概念 肠息肉及肠息肉病是一类从黏膜表面突出到肠腔内的隆起状病变的临床诊断。

2. 病理分类 ①腺瘤性息肉；②炎性息肉；③错构瘤性息肉；④其他：化生性息肉及黏膜肥大赘生物。在肠道广泛出现数目多于100枚的息肉称之为息肉病。

3. 肠息肉及肠息肉病的鉴别 见表37-2。

表 37-2　肠息肉及肠息肉病的鉴别

鉴别要点	肠息肉	肠息肉病		
		色素沉着息肉综合征	家族性肠息肉病	Gardner综合征
年龄	不定	青少年	20~40岁	30~40岁
部位	肠道任何部位	小肠	结直肠多见	肠道任何部位
特点	单个或多个,有蒂或无蒂,大小不一	属错构瘤,分布于全消化道伴口唇、口腔黏膜黑斑	广泛分布于结直肠,无蒂息肉,极少累及小肠	肠息肉伴多发性骨髓瘤和多发性软组织瘤
临床表现	反复发作的腹痛、便血、肠梗阻、肠套叠	便血,肠套叠,口唇、口腔黏膜黑斑	便血,排便时偶有息肉脱出肛门	便血,肠外伴发肿瘤
癌变	绒毛状腺瘤癌变率高	家族史,可癌变	家族史,均癌变	家族史,癌变率高
治疗	内镜下切除,肠切除	无法根治	全结肠切除	全结肠切除

第六节　结肠癌

1. 病因　病因尚未明确。

（1）半数以上来自腺瘤癌变，从形态学上可见到增生、腺瘤及癌变各阶段以及相应的染色体改变，从腺瘤到癌的演变过程经历 10～15 年。

（2）相关的高危因素　过多的动物脂肪及动物蛋白饮食，缺乏新鲜蔬菜及纤维素食品；缺乏适度的体力活动。

（3）癌前期病变　结肠腺瘤、溃疡性结肠炎以及结肠血吸虫病肉芽肿，与结肠癌的发生有较密切的关系。

2. 病理与分型　根据肿瘤的大体形态可区分如下。

（1）隆起型　肿瘤向肠腔内生长，好发于右侧结肠，特别是盲肠。

（2）浸润型　沿肠壁浸润，容易引起肠腔狭窄和肠梗阻，多发生于左侧结肠。

（3）溃疡型　其特点是向肠壁深层生长并向周围浸润，是结肠癌常见类型。

3. 临床病理分期　采用 TNM 分期法。

TNM 分期与结直肠癌预后的关系：结直肠癌的 TNM 分期基本能够客观反映其预后。Ⅰ 期患者的 5 年生存率为 90%，Ⅱ～Ⅲ 期约为 70%，Ⅳ 期可根治性切除约为 30%，姑息治疗为 8%。

★4. 扩散与转移方式　①经淋巴转移为主要方式；②血行转移多见于肝，其次为肺、骨等；③直接浸润到邻近器官；④腹膜种植转移。

★5. 临床表现　结肠癌早期常无特殊症状，发展后主要有下列症状。

（1）排便习惯与粪便性状的改变　常为最早出现的症状。多表现为排便次数增加、腹泻、便秘、粪便中带血、脓液或黏液。

（2）腹痛　定位不确切的持续性隐痛，或仅为腹部不适或腹胀感。

（3）腹部肿块　肿块大多坚硬，呈结节状。如为横结肠和乙状结肠癌可有一定活动度。如癌肿穿透并发感染，肿块固定，且可有明显压痛。

（4）肠梗阻症状　一般属中晚期症状，多为慢性低位不全性肠梗阻，主要表现是腹胀和便秘，腹部胀痛或阵发性绞痛。当发生完全梗阻时，上述症状加剧。

（5）全身症状　如贫血、消瘦、乏力、低热等。晚期可出现肝大、黄疸、水肿、腹水、直肠前凹肿块、锁骨上淋巴结肿大及恶病质等。

★（6）一般右侧结肠癌以全身症状、贫血、腹部肿块为主要表现，左侧结肠癌以肠梗阻、便秘、腹泻、便血等症状为显著。

6. 诊断

（1）早期症状多不明显，易被忽视。

（2）凡 40 岁以上有以下任一表现者应列为高危人群　①Ⅰ级亲属有结直肠癌史者；②有癌症史或肠道腺瘤或息肉史；③大便隐血试验阳性者；④以下五种表现具两项以上者：黏液血便、慢性腹泻、慢性便秘、慢性阑尾炎史及精神创伤史。

（3）辅助检查　①纤维结肠镜检查；②X 线钡剂灌肠或气钡双重对比造影检查；③超声和 CT 检查，可了解腹部肿块和肿大淋巴结，发现肝内有无转移等；④血清癌胚抗原（CEA）值，约 45% 的结肠癌患者 CEA 可升高，用于术后判断预后和复发。

★7. 治疗　以手术切除为主的综合治疗。

（1）根治性手术　切除范围须包括癌肿所在肠袢及其系膜和区域淋巴结。包括：①右半结肠切除术，适用于盲肠、升结肠、结肠肝曲的癌肿。②横结肠切除术，适用于横结肠癌。③左半结肠切除术，适用于结肠脾曲和降结肠癌。④乙状结肠切除术，适用于乙状结肠癌。

（2）结肠癌并发急性肠梗阻的手术 ①术前胃肠减压、纠正水和电解质紊乱以及酸碱失衡等。②手术方式包括：肠切除＋一期吻合；肠造口解除梗阻＋二期根治性手术切除；肠短路手术；姑息性结肠造口等。

（3）术前肠道准备 主要是排空肠道和适量肠道抗生素的应用。①肠道排空：如无梗阻可用口服泻剂行全消化道清洁灌洗术，如疑有肠梗阻，则可采用反复清洁灌肠。②肠道抗生素的应用：常规术前 1 天使用甲硝唑 0.4g，一日三次；新霉素 1.0g，一日两次。不建议 3 天法肠道准备。

（4）化疗 见本章第七节。

（5）化学预防 目前常用的阻断腺瘤-癌演进的物质有非甾体抗炎药（NSAIDs）、阿司匹林、舒林酸等。

第七节　直肠癌

1. 病因与病理

（1）病因 尚不清楚，其可能的相关因素如本章第六节所述。

（2）大体分型 分为溃疡型（多见，占 50% 以上，分化程度较低，转移较早）、肿块型（周围浸润少，预后较好）、浸润型（分化程度低，转移早而预后差）三型。

（3）病理组织学分类

① 腺癌：其中管状腺癌和乳头状腺癌多见，占 75%～85%，其次为黏液腺癌，占 10%～20%。印戒细胞癌恶性程度高，预后差。

② 腺鳞癌：由腺癌细胞和鳞癌细胞构成，主要见于直肠下段和肛管，较少见。

③ 未分化癌：预后差。

★2. 扩散与转移方式

（1）直接浸润 直接向肠壁深层浸润性生长，浸润肠壁一圈需 1.5～2 年。可穿透浆膜层侵入邻近脏器如膀胱、前列腺、精囊腺、子宫、阴道、输尿管等。

（2）淋巴转移 是主要的扩散途径。可表现为肠系膜下动脉及腹主动脉周围淋巴结转移、腹股沟淋巴结转移。

（3）血行转移 癌肿侵入静脉后沿门静脉转移至肝；也可由髂静脉转移至肺、骨和脑等。直肠癌致肠梗阻和手术时挤压，也易造成血行转移。

（4）种植转移 上段直肠癌可发生种植转移，机会较小。

★3. 临床表现 早期无明显症状，癌肿破溃形成溃疡或感染时才出现症状。

（1）直肠刺激症状 便意频繁，肛区下坠感、里急后重、排便不尽感，晚期有下腹痛。

（2）肠腔狭窄症状 初时大便变细，当造成肠管部分梗阻后，有不全性肠梗阻表现。

（3）癌肿破溃感染症状 大便表面带血及黏液，甚至有脓血便。

（4）转移侵犯症状 侵犯前列腺、膀胱，可出现尿频、尿痛、血尿；侵犯骶前神经可出现骶尾部剧烈持续性疼痛。晚期出现肝转移时可有腹水、肝大、黄疸、贫血、消瘦、水肿等。

★4. 诊断 根据病史、查体、影像学和内镜检查临床诊断准确率可达 95% 以上。常用的检查方法有以下几项。

（1）大便潜血试验 此为初筛手段，阳性者再作进一步检查。

（2）直肠指诊 是诊断直肠癌最重要的方法，我国的直肠癌患者约 70% 为低位直肠癌，能在直肠指诊时触及。因此凡遇患者有便血、大便习惯改变、大便变形等症状，均应行直肠指诊。

（3）内镜检查 包括肛门镜、乙状结肠镜和纤维结肠镜检查，不仅可在直视下观察，还可进行病理活检。

（4）影像学检查　包括钡剂灌肠、腔内超声（可检测癌肿浸润肠壁的深度及有无侵犯邻近脏器）、MRI（可评估肿瘤在肠壁内的浸润深度）、CT（可了解直肠癌盆腔内扩散及侵犯的情况、有无肝转移癌及腹主动脉旁淋巴结肿大）、PET－CT、腹部超声等，其中腹部超声或 CT 检查应列为常规。

（5）肿瘤标记物　癌胚抗原（CEA）和 CA19－9 的检测已被公认，主要用于预测直肠癌的预后和监测复发。

（6）其他检查　如腹股沟肿大淋巴结活检、女性患者的阴道检查及双合诊检查、男性患者有泌尿系症状时的膀胱镜检查。

5. 治疗　根治性手术切除是主要治疗方法，切除包括癌肿、足够的两端肠段、已侵犯的邻近器官的全部或部分、区域性淋巴结和伴行血管及完整直肠系膜。不能根治性切除时可行姑息性切除，如伴发能切除的肝转移癌应同时切除肝转移癌。新辅助放化疗（指术前的辅助放化疗）可一定程度上提高手术疗效。

★（1）手术方式的选择　只有不到 2% 的直肠癌向远端浸润超过 2cm，这是选择手术方式的重要依据。主要方式如下。

① 局部切除术：适用于 T_1 以内的直肠癌，并保证至少 3mm 切缘，包括经肛局部切除术和骶后入路局部切除术。

② 根治性手术

a. 腹会阴切除术（Miles 手术）：原则上适用于腹膜返折以下的直肠癌。切除范围包括全部直肠、肠系膜下动脉及其区域淋巴结、全直肠系膜、肛提肌、坐骨肛门窝内脂肪、肛管及肛门周围 3～5cm 的皮肤、皮下组织及全部肛管括约肌，于左下腹行永久性乙状结肠单腔造口。

b. 低位前切除术（Dixon 手术）：目前应用最多的直肠癌根治术，适用于距齿状线 5cm 以上的直肠癌。

c. 经腹直肠癌切除、近端造口、远端封闭手术（Hartmann 手术）：适用于因全身一般情况很差，不能耐受 Miles 手术或急性梗阻不宜行 Dixon 手术的直肠癌患者。

③ 姑息手术：以解除痛苦和处理并发症为主要目的。

腹腔镜手术具有创伤小、恢复快的优点，但对盆壁淋巴结清扫，周围被侵犯脏器时不推荐腹腔镜下手术切除。直肠癌侵犯子宫时可一并切除子宫；侵犯膀胱时行直肠和膀胱（男性）或直肠、子宫和膀胱（女性）切除。

施行直肠癌根治术的同时，要充分考虑患者的生活质量，术中尽量保护排尿功能和性功能。晚期直肠癌，当患者发生排便困难或肠梗阻时，可行乙状结肠双腔造口。

（2）放射治疗　作为手术切除的辅助疗法有提高疗效的作用。

（3）化疗　结直肠癌的辅助化疗均以氟尿嘧啶为基础用药，以静脉化疗为主。一线联合化疗方案：①FOLFOX 方案：奥沙利铂 100mg/m^2，亚叶酸钙（CF）200mg/m^2，化疗第一天静脉滴注，随后氟尿嘧啶（2.4～3.6）g/m^2 持续 48h 滴注，每两周重复，共 10～12 个疗程。②CAPEOX 方案：为奥沙利铂和卡培他滨的联合用药。

（4）新辅助放化疗　术前放化疗能使直肠癌体积缩小，达到降期作用，从而提高手术切除率及降低局部复发率。主要针对 T_3、T_4 直肠癌。直肠癌在术前行直线加速器适型放疗 2Gy/次，5 次/周，总剂量 46Gy，同时辅以氟尿嘧啶为基础的化疗，如 FOLFOX 方案、CAPEOX 方案 2～3 个月，术后再辅以化疗。

强烈推荐在 Ⅲ、Ⅳ 期结、直肠癌患者中应用辅助化疗、新辅助化疗；中低位、中晚期直肠癌建议新辅助放化疗，Ⅱ 期患者也可获益，Ⅰ 期结直肠癌患者则不建议使用辅助化疗。

（5）其他治疗　如基因治疗、靶向治疗、免疫治疗等。低位直肠癌形成肠腔狭窄且不能手术者，可用电灼、液氮冷冻和激光凝固、烧灼等局部治疗或放置金属支架，以改善症状。

肛管癌多为鳞癌，是 Miles 手术的适应证。

第八节　直肠肛管先天性疾病

一、先天性直肠肛管畸形

先天性直肠肛管先天性疾病是胚胎时期后肠发育障碍所致的消化道畸形，是小儿肛肠外科的常见病，占先天性消化道畸形的首位。

1. 临床表现　绝大多数患儿在正常位置肛门缺如，出生后不久即表现为无胎粪排出，腹胀，呕吐。高位直肠闭锁，肛门、肛管正常的患儿表现为无胎粪排出，或从尿道排出混浊液体，直肠指诊可以发现直肠闭锁。女孩往往伴有阴道瘘。泌尿系瘘几乎都见于男孩。从尿道口排气和胎粪是直肠泌尿系瘘的主要症状。

2. 诊断　诊断多无困难。生后无胎粪排出，检查无肛门，诊断即可成立。直肠闭锁肛管正常时，直肠指诊亦可确定。阴道流粪，表明有阴道瘘；尿道口伴随排尿动作而排气、排粪为尿道瘘；全程排尿均有胎粪，尿液呈绿色为膀胱瘘。

主要影像学检查方法有：①X 线倒置位摄片法，可以了解直肠气体阴影位置，以判断直肠盲端的位置。②CT 与 MRI 检查，可显示肛提肌的状况及直肠位置，准确可靠。

3. 治疗　出生后必须立即手术治疗，根据直肠肛管畸形的类型不同，治疗方法亦不同。

二、先天性巨结肠

病变肠壁神经节细胞缺如的一种肠道发育畸形，原发病变不在扩张与肥厚的肠段，而在远端狭窄肠段。发病率仅次于先天性直肠肛管畸形，男：女为 4：1。

1. 临床表现　出生后胎粪不排或排出延迟，顽固性便秘、腹胀。直肠指诊可发现直肠壶腹空虚，粪便停留在扩张的结肠内。最突出的体征为腹胀，部分病例可在左下腹触及肿块。

2. 诊断　多有典型病史及顽固性便秘和逐渐加重的腹胀。主要辅助检查手段有：腹部 X 线检查、钡灌肠、肛管直肠测压、活体组织病理检查、直肠黏膜乙酰胆碱酯酶组织化学检查等。

3. 并发症　主要有肠梗阻、小肠结肠炎、肠穿孔、腹膜炎等，其中小肠结肠炎是最常见和最严重的并发症。

4. 治疗　应早期诊断，早期手术治疗。要求切除缺乏神经节细胞的肠段和明显扩张肥厚、神经节细胞变性的近端结肠，解除功能性肠梗阻。常见的手术方式有三种。

① Swenson 术式：病变肠段切除，拖出型结肠、直肠端端吻合术。

② Duhamel 术式：直肠后结肠拖出，侧侧吻合术。

③ Soave 术式：直肠黏膜剥除，结肠经直肠肌鞘拖出与肛管吻合术。

第九节　肛　裂

1. 概念　齿状线下肛管皮肤层裂伤后形成的小溃疡称为肛裂。

2. 病因及病理　长期便秘、粪便干结引起的排便时机械性创伤是大多数肛裂形成的直接原因。后正中线处最易发生。

★肛裂"三联症"：指肛裂、前哨痔、肛乳头肥大常同时存在。

3. 临床表现　典型的临床表现为排便前后周期性剧烈疼痛、便秘和出血。

4. 治疗

（1）非手术治疗　原则是解除括约肌痉挛，止痛，帮助排便，中断恶性循环，促使局部愈合。具体措施如下：①排便后用 1：5000 高锰酸钾温水坐浴，保持局部清洁。②口服缓泻剂或液体石蜡，使大便松软、润滑；保持大便通畅。③肛裂局部麻醉后扩肛。

（2）手术疗法　①肛裂切除术；②肛管内括约肌切断术。

第十节　直肠肛管周围脓肿

1. 概念　指直肠肛管周围软组织或其周围间隙发生的急性化脓性感染，并形成脓肿。

2. 病因和病理　绝大部分由肛腺感染引起，感染蔓延至直肠肛管周围间隙的疏松脂肪结缔组织，向上达直肠周围形成高位肌间脓肿或骨盆直肠间隙脓肿；向下达肛周皮下，形成肛周脓肿；向外穿过外括约肌，形成坐骨肛管间隙脓肿；向后可形成肛管后间隙脓肿或直肠后间隙脓肿。

★3. 临床表现　直肠肛管周围脓肿的常见类型及临床表现见表 37-3。

表 37-3　直肠肛管周围脓肿的常见类型及临床表现

类型	临床表现
肛周脓肿	最常见，局部红肿明显，肛周持续性跳痛，有硬结和压痛，脓肿形成后可有波动感，全身感染症状不明显
坐骨肛管间隙脓肿	局部红肿痛症状及全身感染症状均明显，位置深、脓腔大，脓液量可达 60～90mL
骨盆直肠间隙脓肿	较少见，局部症状不明显但全身感染症状显著，位置深、脓腔大，脓液量可达 300～500mL，确诊靠诊断性穿刺
其他肛周脓肿	包括肛管括约肌间隙脓肿、直肠后间隙脓肿、高位肌间脓肿、直肠壁内脓肿等，位置较深，局部症状大多不明显，有不同程度的全身感染症状

4. 治疗

（1）非手术治疗　①抗生素治疗：选用对革兰阴性杆菌有效的抗生素；②温水坐浴；③局部理疗；④口服缓泻剂或液体石蜡以减轻排便时疼痛。

（2）手术治疗　一旦诊断明确，及早行脓肿切开引流术。肛周脓肿切开引流后，绝大多数形成肛瘘。脓肿切开引流＋一期挂线术，可避免肛瘘的形成。

第十一节　肛　瘘

1. 概念　肛瘘指肛管周围的肉芽肿性管道，由内口、瘘管、外口三部分组成。多由直肠肛管周围脓肿引起；内口常位于肛窦，多为一个；外口在肛周皮肤上，可为一个或多个；经久不愈或间歇性反复发作，多见于青壮年男性。

★2. 肛瘘的分类

（1）按瘘管位置高低分类　①低位肛瘘（瘘管位于外括约肌深部以下）；②高位肛瘘（瘘管位于外括约肌深部以上）。

（2）按瘘管与括约肌的关系分类　①肛管括约肌间型（约占肛瘘的 70%，多为低位肛瘘）；②经肛管括约肌型（约占 25%，可为低位或高位肛瘘）；③肛管括约肌上型（约占 4%，高位肛瘘）；④肛管括约肌外型（仅占 0.5%）。

★3. 临床表现

（1）瘘外口流出少量脓性、血性、黏液性分泌物为主要症状，反复发作是肛瘘的临床特点。

（2）Goodsall 规律　在肛门中间划一横线，若外口在线后方，瘘管常是弯型，且内口常在肛管后正中处；若外口在线前方，瘘管常是直型，内口常在附近的肛窦上。外口在肛缘附近，一般为括约肌间瘘；距离肛缘较远，则为经括约肌瘘。若瘘管位置较低，自外口向肛门方向可触及条索样瘘管。

4. 诊断

（1）肛门指诊　内口处有轻度压痛，可扪及硬结样内口及条索样瘘管。内口探查可使用肛镜，软质探针自外口置入瘘管后一般可探及内口。应注意避免探查时造成假性窦道。

（2）亚甲蓝溶液染色法　不能肯定内口时，还可自外口注入亚甲蓝溶液 1～2mL，观察填入肛管及直肠下端的白湿纱布条的染色部位，以判断内口位置。

（3）碘油瘘管造影　自外口注入碘油，X 线摄片可见碘油经瘘管进入直肠。

（4）MRI 扫描　能清晰显示瘘管位置及与括约肌之间的关系。

（5）对于复杂、多次手术的、病因不明的肛瘘患者，可作钡灌肠或结肠镜检查，以排除 Crohn 病、溃疡性结肠炎等疾病的存在。

5. 治疗　肛瘘极少自愈，不治疗会反复发作直肠肛管周围脓肿。

（1）堵塞法　适用于单纯性肛瘘，但治愈率较低，约为 25%。用 0.5% 甲硝唑液、生理盐水冲洗瘘管后，用生物蛋白胶自外口注入。

（2）手术治疗　原则是将瘘管切开或切除，形成敞开的创面，促使愈合。手术的关键是尽量减少肛门括约肌的损伤，防止肛门失禁，同时避免瘘的复发。

① 瘘管切开术：是将瘘管全部切开开放，靠肉芽组织生长使伤口愈合的方法。适用于低位肛瘘。一般不会出现术后肛门失禁。

② 挂线疗法：是利用橡皮筋或有腐蚀作用的药线的机械性压迫作用，缓慢切开肛瘘的方法。适用于距肛门 3～5cm 内，有内外口的低位或高位单纯性肛瘘，或作为复杂性肛瘘切开、切除的辅助治疗。不会造成术后肛门失禁。

③ 肛瘘切除术：切开瘘管并将瘘管壁全部切除至健康组织，创面不予缝合；若创面较大，可部分缝合，部分敞开。适用于低位单纯性肛瘘。

④ 复杂性肛瘘的手术治疗：术前需充分、慎重预评估手术后的肛门功能及复发的概率。手术复杂，难度大，复发率高，易损伤肛门功能。

第十二节　痔

1. 病因　尚未完全明确。可能与多种因素有关，目前主要有肛垫下移学说、静脉曲张学说两种。另外，长期饮酒和进食大量刺激性食物、肛周感染、营养不良等因素都可诱发痔的发生。

★**2. 分类和临床表现**

（1）内痔　发生于齿状线以上，好发部位为截石位 3、7、11 钟点位。主要临床表现是出血和脱出。间歇性便后出鲜血是内痔的常见症状。内痔的分度及临床表现见表 37-4。

表 37-4　内痔的分度及临床表现

分　度	临床表现
Ⅰ度	便时带血、滴血或喷射状出血，便后出血可自行停止，无痔脱出
Ⅱ度	常有便血，排便时有痔脱出，便后可自行还纳
Ⅲ度	偶有便血，排便或久站、咳嗽、劳累、负重时痔脱出，需用手还纳
Ⅳ度	偶有便血，痔脱出不能还纳或还纳后又脱出

（2）外痔　主要临床表现是肛门不适、潮湿不洁，有时有瘙痒。结缔组织外痔（皮赘）及炎性外痔常见。如发生血栓形成及皮下血肿有剧痛，称之为血栓性外痔。

（3）混合痔　表现为内痔和外痔的症状可同时存在。

① 环状痔：内痔Ⅲ度以上常发展成混合痔，症状加重可呈环状脱出肛门外，脱出的痔块在

肛周呈梅花状。

② 嵌顿性痔（绞窄性痔）：脱出痔块被痉挛的括约肌嵌顿，以至水肿，淤血甚至坏死，患部疼痛明显。

3. 鉴别诊断 主要靠肛门直肠检查，包括视诊及肛门镜检查。痔的诊断不难，但应与下列疾病鉴别。

（1）直肠癌 直肠指检时可扪到高低不平的硬块。

（2）直肠息肉 低位带蒂息肉脱出肛门外易误诊为痔脱出。但息肉为圆形、实质性、有蒂、可活动，多见于儿童。

（3）直肠脱垂 易误诊为环状痔，但直肠脱垂黏膜呈环形，表面平滑，括约肌松弛；而内痔黏膜呈梅花瓣状，括约肌不松弛。

★4. 治疗 应遵循三个原则：①无症状的痔无需治疗；②有症状的痔重在减轻或消除症状，而非根治；③以非手术治疗为主。

（1）一般治疗 适用于初期和无症状的痔，主要包括增加纤维性食物、改变不良的大便习惯、热水坐浴、外敷消炎止痛药物（痔疮膏或栓）等。

（2）注射疗法 适用于Ⅰ、Ⅱ度出血性内痔。注射硬化剂（主要有5%苯酚植物油、5%鱼肝油酸钠、5%盐酸奎宁尿素水溶液、4%明矾水溶液等）可使痔和痔块周围产生无菌性炎症反应，黏膜下组织纤维化，致使痔块萎缩。

（3）胶圈套扎疗法 适用于Ⅰ、Ⅱ、Ⅲ度内痔。将特制的胶圈套入到内痔的根部，利用胶圈的弹性阻断痔的血运，使痔缺血、坏死、脱落而愈合。

（4）多普勒超声引导下痔动脉结扎术 适用于Ⅱ～Ⅳ度的内痔。采用一种特制的带有多普勒超声探头的直肠镜，于齿状线上方2～3cm探测到痔上方的动脉直接进行结扎，通过阻断痔的血液供应以达到缓解症状的目的。

（5）手术疗法

① 痔单纯切除术：主要用于Ⅱ、Ⅲ度内痔和混合痔的治疗。齿状线以上黏膜用可吸收线予以缝合；齿状线以下的皮肤切口不予缝合，创面用凡士林油纱布填塞。

② 吻合器痔上黏膜环切钉合术（PPH术）：主要适用于Ⅲ、Ⅳ度内痔、非手术疗法治疗失败的Ⅱ度内痔和环状痔。通过管状吻合器环行切除距离齿状线2cm以上的直肠黏膜2～4cm，使下移的肛垫上移固定。

③ 血栓外痔剥离术：用于治疗血栓性外痔。在局麻下将痔表面的皮肤梭形切开，摘除血栓，伤口内填入油纱布，不缝合创面。

第十三节 直肠脱垂

1. 概念 指直肠壁部分或全层向下移位，包括不完全脱垂（黏膜脱垂）及完全脱垂、内脱垂及外脱垂。

2. 病因 尚不完全明了，可能相关因素有解剖因素、腹压增加、内痔、直肠息肉经常脱出等。

3. 临床表现 主要症状为有直肠黏膜自肛门脱出，伴有排便不尽、下坠感、肛周皮肤湿疹、瘙痒等。直肠指诊时感到肛门括约肌收缩无力。若为完全性直肠脱垂，表面黏膜有同心环皱襞。

4. 治疗 幼儿直肠脱垂以非手术治疗为主；成人的黏膜脱垂多采用硬化剂注射治疗；成人的完全性直肠脱垂则以手术治疗为主。同时尽量消除直肠脱垂的诱发因素。

（1）一般治疗 幼儿直肠脱垂有自愈的可能，成人也应积极治疗便秘、咳嗽等引起腹压增高的疾病。便后立即将脱出直肠复位，取俯卧位，复位后用胶布固定双臀等。

（2）注射治疗　将硬化剂注射到脱垂部位的黏膜下层内，使黏膜与肌层产生无菌性炎症，粘连固定。

（3）手术治疗　主要用于成人完全性直肠脱垂，主要手术方式为直肠悬吊固定术、痔环行切除术，年老、体质虚弱者可简单地行肛门环缩术、乙状结肠造口术等。

第十四节　便秘的外科治疗

1. 临床表现　表现为粪便排出困难，便质干燥、坚硬。

2. 病因与分类　病因复杂，可能是结肠的传输能力受到损害（运动失调）或肛管括约肌功能失调等引起。慢性便秘包括慢传输型便秘和出口梗阻型便秘。

3. 诊断

（1）结肠慢传输型便秘　即结肠运输能力减弱引起的便秘。以老年和年轻女性多见，排便次数减少，每2～3天或更长时间排便一次。常伴有腹部膨胀和不适感。

（2）直肠前突　多见于女性，因直肠阴道隔薄弱，长期在排便时粪便的压迫下向阴道凸出引起便秘。

（3）直肠黏膜脱垂　因直肠黏膜松弛、脱垂，排便时形成套叠，堵塞肛管上口所引起的排便困难。

（4）耻骨直肠肌综合征　因耻骨直肠肌痉挛性肥厚致使盆底出口处梗阻，引起便秘。

（5）盆底痉挛综合征　因排便时耻骨直肠肌和肛管外括约肌不能松弛，甚至收缩，则会阻塞肠道出口，引起排便困难。

4. 治疗

（1）非手术治疗　包括多食纤维素性食物、养成定时排便习惯等，必要时可辅用泻剂、栓剂或灌肠。经非手术治疗无效时，可考虑手术治疗。

（2）手术治疗　主要针对粪便在输送和排出过程中的两种缺陷慎重选择手术治疗方案。包括结肠切除术、直肠前突修补术、吻合器直肠黏膜环形或纵形部分切除术、直肠固定术、耻骨直肠肌切断或部分切除术。

同步练习

一、单项选择题

1. 关于结肠癌的描述，不正确的是（　　　）

　A. 排便习惯与粪便性状的改变常为最早的症状

　B. 腹痛是早期症状之一

　C. 肠梗阻一般属于结肠癌的晚期症状

　D. 右半结肠癌可以急性完全性肠梗阻外首发症状

　E. 左半结肠癌的便秘、腹泻、便血症状较显著

2. 直肠癌多见于（　　　）

　A. 直肠乙状结肠交界处　　　B. 直肠壶腹部　　　C. 直肠上1/3部分

　D. 齿状线附近　　　E. 腹膜反折平面以上的直肠内

3. 女性，32岁，反复肛周红肿破溃，有脓性液流出3个月，可自愈但不久复发。最可能的诊断是（　　　）

　A. 肛瘘　　　B. 皮脂囊肿感染　　　C. 外痔

　D. 直肠脱垂　　　E. 肛裂

4. 男性，47岁，无痛性便鲜血4天，确诊病情的辅助检查方法是（　　）
   A. 直肠指诊　　　　　　　B. 纤维结肠镜检查　　　　C. 肛门镜检查
   D. 血管造影检查　　　　　E. 钡灌肠检查

5. 出口梗阻型便秘的原因不包括（　　）
   A. 直肠前突　　　　　　　B. 直肠黏膜脱垂　　　　　C. 结肠转运、传输异常
   D. 盆底痉挛综合征　　　　E. 耻骨直肠肌综合征

6. 女性，24岁，经常出现排便后肛门区疼痛、血便，便后约10min再次出现肛门区剧烈疼痛，伴有长期便秘，最可能诊断是（　　）
   A. 肛裂　　　　　　　　　B. 混合痔　　　　　　　　C. 肛瘘
   D. 直肠脱垂　　　　　　　E. 直肠癌

7. 女性，40岁，解黏液血便5个月。纤维结肠镜检查提示距肛缘7cm处见向肠腔内突出生长的质硬脆菜花状肿块，病理活检为直肠腺癌，宜采用何种手术方式（　　）
   A. Miles 术　　　　　　　B. Dixon 术　　　　　　　C. Hartmann 术
   D. Whipple 术　　　　　　E. Duhamel 术

8. 患儿15岁，因反复便血1年就诊，追问病史，其祖父、父亲均死于结肠癌。内镜检查发现结肠内多发性息肉，病理活检提示为腺癌。该患儿最可能的诊断是（　　）
   A. 幼年型息肉　　　　　　B. 家族性腺瘤性息肉病　　C. Peutz-Jeghers 综合征
   D. 良性淋巴样息肉病　　　E. Gardner 综合征

9. 对有便血、排便习惯改变的患者首先进行的简便又十分重要的检查是（　　）
   A. 直肠指诊　　　　　　　B. 结肠镜检查　　　　　　C. 直肠镜检查
   D. 钡灌肠检查　　　　　　E. 超声内镜检查

二、简答题
结肠癌的主要临床表现有哪些？

参考答案

一、单项选择题
1.B　2.B　3.A　4.B　5.C　6.A　7.B　8.B　9.A

二、简答题
答：结肠癌的主要临床表现主要有：①排便习惯与粪便性状的改变，常为最早出现的症状，多表现为排便次数增加、腹泻、便秘、粪便中带血、脓液或黏液。②腹痛，定位不确切的持续性隐痛，或仅为腹部不适或腹胀感。③腹部肿块，肿块大多坚硬，呈结节状。如为横结肠和乙状结肠癌可有一定活动度。如癌肿穿透并发感染，肿块固定，且可有明显压痛。④肠梗阻症状，一般属中晚期症状，多为慢性低位不全性肠梗阻，主要表现是腹胀和便秘，腹部胀痛或阵发性绞痛。当发生完全梗阻时，上述症状加剧。⑤全身症状，如贫血、消瘦、乏力、低热等。晚期可出现肝大、黄疸、水肿、腹水、直肠前凹肿块、锁骨上淋巴结肿大及恶病质等。⑥一般右侧结肠癌以全身症状、贫血、腹部肿块为主要表现，左侧结肠癌以肠梗阻、便秘、腹泻、便血等症状为显著。

（王建忠　余年发）

第三十八章　肝疾病

 学习目标

1. **重点**　原发性肝癌的诊断、鉴别诊断与治疗。
2. **熟悉**　肝脓肿的致病菌、诊断、鉴别诊断和治疗；肝棘球蚴病的诊断和治疗。
3. **了解**　肝脏的解剖生理概要，肝良性肿瘤、转移性肝癌和肝囊肿的诊断和治疗原则。

 内容精讲

第一节　解剖生理概要

　　1. 肝脏的解剖位置　大部分隐匿在右侧膈下和季肋深面，小部分横过腹中线而达左上腹。肝的右下缘齐右肋缘；左下缘可在剑突下扪到，但一般在腹中线处不超过剑突与脐连线的中点。

　　2. 肝脏周围的韧带　肝的膈面和前面分别有左、右三角韧带，冠状韧带，镰状韧带和肝圆韧带；脏面有肝胃韧带和肝十二指肠韧带。

　　3. 肝门　有第一、第二和第三肝门。门静脉、肝动脉和肝总管在肝脏面横沟各自分出左、右干进入肝实质内，称第一肝门。肝静脉是肝血液的流出管道，三条主要的肝静脉在肝后上方的静脉窝进入下腔静脉，称第二肝门。肝还有小部分血液经数支肝短静脉流入肝后方的下腔静脉，又称第三肝门。

　　4. 肝脏的分叶及分段　根据肝内血管、胆管的分布规律，将肝分为左、右两半。左、右半肝又分成左外叶、左内叶、右前叶、右后叶和尾状叶；左外叶和右后叶又分成上、下两段，尾状叶也分成左、右两段。临床上则常用以肝静脉及门静脉在肝内分布为基础的 Couinaud 分段法，将肝分为 8 段。

　　5. 肝脏的血液供应　肝的血液供应 25%～30% 来自肝动脉，70%～75% 来自门静脉。但由于肝动脉压力大，其血液的含氧量高，所以它供给肝所需氧量的 40%～60%。门静脉汇集来自肠道的血液，供给肝营养。肝的总血流量约占心排出量的 1/4，正常可达到 1500mL/min。

　　6. 肝脏的生理功能　分泌胆汁、代谢功能、凝血功能、解毒作用、吞噬或免疫作用。

第二节　偶然发现的肝肿块

　　肝肿块的诊断按照图 38-1 的诊疗程序进行。

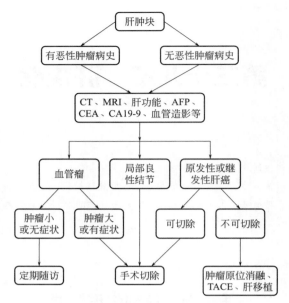

图 38-1　规范的诊疗程序

第三节　肝脓肿

常见的肝脓肿有细菌性肝脓肿和阿米巴性肝脓肿两种。阿米巴性肝脓肿是肠道阿米巴感染的并发症，在临床上较少见，本节主要讲细菌性肝脓肿。

1. 感染途径　胆道逆行感染、肝动脉、门静脉、淋巴系统以及伤口。

2. 致病菌　多为大肠埃希菌、金黄色葡萄球菌、厌氧链球菌、类杆菌属等。

3. 临床表现　起病较急，主要症状是寒战、高热、肝区疼痛和肝大。

4. 辅助检查　血液分析、X线、B超以及CT检查。

5. 诊断　根据病史、临床表现以及超声和X线检查，即可诊断本病。必要时可行诊断性穿刺，抽出脓液即可证实本病。

6. 鉴别诊断　应与阿米巴性肝脓肿、右膈下脓肿、胆道感染以及肝癌特别是肝内胆管细胞癌等鉴别。

7. 治疗　细菌性肝脓肿是一种严重的疾病，必须早期诊断，积极治疗。

（1）全身支持疗法。

（2）抗生素治疗。

（3）经皮肝穿刺脓肿置管引流。

（4）外科手术治疗　手术方式有脓肿切开引流或肝叶切除等。

（5）中医中药治疗。

第四节　肝棘球蚴病

肝棘球蚴病（echinococcosis of the liver）又称肝包虫病，系棘球绦虫的蚴感染所致人畜共患病。

1. 病因　目前公认的致病绦虫有四种：细粒棘球绦虫、泡状棘球绦虫或多房棘球绦虫、伏氏棘球绦虫和少节棘球绦虫。

2. 临床表现和并发症 初期无明显症状，由于寄生部位、囊肿体积及数量、机体反应性及并发症的不同，症状亦各不相同。

3. 诊断 在询问病史时应了解患者是否现居或曾经居住该病流行地区，是否有与狗、羊等接触史。辅助检查可选择超声、CT、MRI、ERCP 或 PTC 检查以及免疫学检查。

4. 治疗

（1）手术治疗为首选 手术原则是摘除内囊，避免囊液外溢，防止复发；尽可能消灭残腔，处理和预防胆瘘等并发症。具体手术方式有外囊完整剥除术、内囊摘除术、肝部分切除或肝叶切除术以及肝移植等。

（2）药物治疗 常用药物是阿苯达唑，用药疗程半年以上，部分患者治疗有效。

（3）超声引导下经皮肝穿刺抽吸术。

（4）观察囊肿实变、直径小于 5 cm 或钙化且无症状者，可随访观察。

第五节 肝肿瘤

肝肿瘤分恶性和良性两种。常见的肝恶性肿瘤是肝癌，包括原发性肝癌和转移性肝癌。肝肉瘤非常少见。

一、原发性肝癌

原发性肝癌是我国常见的恶性肿瘤。在我国，本病年死亡率占肿瘤死亡率的第二位。

1. 病因和病理 肝癌发病与肝硬化、病毒性肝炎、黄曲霉素等某些化学致癌物质和水土因素有关。肝癌大体病理形态分为结节型、巨块型和弥漫型。按肿瘤大小，传统分为小肝癌（直径≤5cm）和大肝癌（直径>5cm）。新的分类为：微小肝癌（直径≤2cm），小肝癌（>2cm，≤5cm），大肝癌（>5cm，≤10cm）和巨大肝癌（>10cm）。病理组织分为三型：肝细胞、胆管细胞和两者同时出现的混合型，其中肝细胞癌约占 91.5%。转移途径有肝内经门静脉转移、血行肝外转移、淋巴转移。

2. 临床表现 早期缺乏典型临床表现，一旦出现症状和体征，疾病多已进入中、晚期。常见临床表现有肝区疼痛、全身及消化道症状和肝大等。发生肺、骨、脑等脏器转移者，可产生相应症状。

★**3. 诊断与鉴别诊断** 诊断需结合病史、症状、体征、甲胎蛋白（AFP）以及影像学检查。

（1）肝癌血清标志物的检测 AFP 和血液酶学以及其他肿瘤标记物如 CEA、CA19-9 等。

（2）影像学检查 超声、CT、MRI、选择性肝动脉造影、超声导引下肝穿刺针吸细胞学检查、腹腔镜检查。

（3）鉴别诊断 应与肝硬化、继发性肝癌、肝良性肿瘤、肝脓肿、肝棘球蚴病，以及与肝毗邻器官，如右肾、结肠肝曲、胃、胰腺等处的肿瘤等相鉴别。

★**4. 治疗** 早期采用以手术切除为主的综合治疗。

（1）手术切除 包括部分肝切除和肝移植。

（2）消融 通常在超声引导下经皮穿刺行微波、射频、冷冻、无水乙醇注射等消融治疗。

（3）放射治疗。

（4）经肝动脉和（或）门静脉区域化疗或经肝动脉化疗栓塞。

（5）全身药物治疗 包括生物和分子靶向药物（如索拉菲尼）以及中医中药治疗。

二、转移性肝癌

转移性肝癌其中一半以上来自消化系统的原发肿瘤，如结、直肠癌，胃癌和胰腺癌等。转移性肝癌常以肝外原发肿瘤所引起的症状为主要表现，肝转移癌结节较小时，一般无症状，常在影像学检查时被发现。诊断需结合患者病史、影像学检查如超声、CT、MRI 和 PET 等以及 AFP、

CEA、CA19-9、CA125 等综合考虑。转移性肝癌须根据原发性肿瘤的治疗情况，统筹计划行综合治疗。手术方式有肝部分切除及肝移植，如原发癌和肝转移癌均可切除，可行同期手术治疗。对不适应手术切除的肝转移癌或术中发现不能手术切除者，可选用区域灌注化疗、TACE、消融等局部治疗。

三、肝良性肿瘤

临床上发现的肝良性肿瘤病例明显增多，其中最常见的是肝海绵状血管瘤。瘤体较小时无任何临床症状，增大后主要表现为肝大及压迫症状。诊断需结合临床表现，超声、CT、MRI 或肝动脉造影等检查。手术切除是治疗肝海绵状血管瘤的最有效的方法。但小的、无症状的肝海绵状血管瘤不需治疗，可定期随访。

第六节　肝囊肿

肝囊肿是较常见的肝良性疾病，分为寄生虫性和非寄生虫性肝囊肿。后者又可分为先天性、创伤性、炎症性和肿瘤性囊肿。临床多见的是先天性肝囊肿。超声检查是诊断肝囊肿的首选方法。CT 检查可明确囊肿的大小、部位、形态和数目。小的肝囊肿而又无症状者，不需特殊处理；大而又出现症状者，应予适当治疗。常用的手术方法有：在超声引导下囊肿穿刺抽液术、囊肿开窗去顶术、囊肿切除术、肝叶或肝部分切除术、肝移植等。

同步练习

一、单项选择题

1. 治疗早期原发性肝癌，最有效的方法是（　　）
　A. 手术切除　　　　　　B. 肝动脉插管治疗　　　　C. 肝动脉栓塞治疗
　D. 放射治疗　　　　　　E. 局部注射无水乙醇疗法
2. 原发性肝癌的首发症状是（　　）
　A. 肝区疼痛　　　　　　B. 肝大　　　　　　　　　C. 贫血
　D. 黄疸　　　　　　　　E. 下肢水肿
3. 下列哪项为阳性最有助于诊断原发性肝癌（　　）
　A. γ-GT　　　　　　　　B. AFP　　　　　　　　　C. MRI
　D. CT　　　　　　　　　E. B超

二、简答题
简述原发性肝癌的治疗。

参考答案

一、单项选择题
　1.A　2.A　3.B
二、简答题
　答：① 手术切除，包括部分肝切除和肝移植。
　② 消融，通常在超声引导下经皮穿刺行微波、射频、冷冻、无水乙醇注射等消融治疗。
　③ 放射治疗。
　④ 经肝动脉和（或）门静脉区域化疗或经肝动脉化疗栓塞。
　⑤ 全身药物治疗，包括生物和分子靶向药物（如索拉菲尼）以及中医中药治疗。

（何晓　谢星）

第三十九章　门静脉高压症

🖥 学习目标

1. **重点**　门静脉高压症的临床表现、诊断和治疗。
2. **熟悉**　门静脉高压症的病理生理。
3. **了解**　门静脉系统的解剖特点。

🖥 内容精讲

门静脉的血流受阻、血液淤滞时，则引起门静脉系统压力的增高。临床上表现有脾大和脾功能亢进、食管胃底静脉曲张和呕血、腹水等。具有这些症状的疾病称为门静脉高压症。

1. 解剖概要　门静脉主干是由肠系膜上、下静脉和脾静脉汇合而成。门静脉的左、右两支分别进入左、右半肝后逐渐分支，其小分支和肝动脉小分支的血流汇合于肝小叶内的肝血窦（肝的毛细血管网），然后汇入肝小叶的中央静脉，再汇入小叶下静脉、肝静脉，最后汇入下腔静脉。门静脉系与腔静脉系之间存在有四个交通支：胃底、食管下段交通支；直肠下端、肛管交通支；前腹壁交通支；腹膜后交通支。在这四个交通支中，最主要的是胃底、食管下段交通支。这些交通支在正常情况下都很细小，血流量都很少。

2. 病理生理　门静脉血流阻力增加，常是门静脉高压症的始动因素。按阻力增加的部位，可将门静脉高压症分为肝前、肝内和肝后三型。肝内型门静脉高压症又可分为窦前、窦后和窦型。门静脉高压症形成后，可以发生下列病理变化：脾大、脾功能亢进；交通支扩张；腹水。门静脉高压症造成大量门静脉血流绕过肝细胞或因肝实质细胞功能严重受损，致使有毒物质不能代谢与解毒而直接进入体循环，从而对脑产生毒性作用并出现精神神经综合征，称为肝性脑病。

★3. 临床表现　主要临床表现是脾大、脾功能亢进、呕血或黑便、腹水或非特异性全身症状（如疲乏、嗜睡、厌食等）。脾大程度不一，且多合并有脾功能亢进症状、贫血、白细胞及血小板减少。曲张的静脉一旦破裂，立刻发生大出血，呕吐鲜红色血液，不易自止。肝硬化患者常因曲张静脉的破裂导致致命性的大出血。腹水是肝功能损害的表现，大量出血引起肝脏严重缺血缺氧，加重肝功能损害，常引起或加速腹水的形成。

辅助检查包括：①血常规；②肝功能检查；③腹部超声；④骨髓检查；⑤X线钡餐和内镜检查；⑥CT、CT血管造影（CAT）或磁共振门静脉血管成像（MRPVG）。

★4. 诊断　主要根据肝炎和血吸虫病等肝病病史和脾大、脾功能亢进、呕血或黑便、腹水等临床表现，结合辅助检查，诊断并不困难。

★5. 治疗　外科治疗门静脉高压症主要是预防和控制食管胃底曲张静脉破裂出血。应根据患者的具体情况，采用药物、内镜、介入放射学和外科手术的综合性治疗措施。其中手术治疗应强调有效性、合理性和安全性，并应正确掌握手术适应证和手术时机。

（1）**非手术治疗**　对于有黄疸、大量腹水、肝功能严重受损的患者（Child-Pugh C 级）发生大出血的患者应尽量采用非手术疗法。治疗方法包括以下几种。

① 建立有效的静脉通道，扩充血容量，采取措施监测患者生命体征。

② 药物止血：三甘氨酰赖氨酸加压素、生长抑素及其八肽衍生物奥曲肽等。

③ 内镜治疗：硬化剂注射疗法和食管曲张静脉套扎术等。

④ 三腔管压迫止血。

⑤ 经颈静脉肝内门体静脉分流术。

（2）手术治疗　对于没有黄疸、没有明显腹水的患者（Child-Pugh A、B 级）发生大出血，应争取即时或经短时间准备后即行手术。手术方式分分流术和断流术两类。其中分流术又分非选择性门体分流术（门静脉与下腔静脉端侧分流术、门静脉与下腔静脉侧侧分流术、肠系膜上静脉与下腔静脉"桥式"分流术和中心性脾-肾静脉分流术）和选择性门体分流术（远端脾-肾静脉分流术、限制性门-腔静脉分流和门-腔静脉"桥式"分流）。断流手术即脾切除，同时手术阻断门奇静脉间的反常血流，以达到止血的目的。断流手术中，以脾切除加贲门周围血管离断术最为有效。其他手术方法还有单纯行脾切除术、肝移植等。

同步练习

一、单项选择题

1. 门腔静脉分流术后发生肝性脑病的原因是（　　　）

　A. 肝灌注量减少　　　B. 肝营养下降　　　C. 氨直接进入血循环

　D. 白蛋白降低　　　　E. 以上都是

2. 门静脉高压症外科手术的主要目的（　　　）

　A. 治疗脾功能亢进　　　B. 减少腹水　　　C. 预防和治疗消化道出血

　D. 预防肝功能衰竭　　　E. 防治癌变

3. 门静脉高压症合并食管胃底曲张静脉破裂出血的主要死亡原因是（　　　）

　A. 失血性休克　　B. 大量腹水　　C. 感染　　D. 肝功能衰竭　　E. 多器官衰竭

4. 门静脉主干是由哪两条主要静脉汇合组成（　　　）

　A. 肠系膜上静脉和肠系膜下静脉

　B. 肠系膜上静脉和脾静脉

　C. 肠系膜上静脉和冠状静脉

　D. 肠系膜下静脉和脾静脉

　E. 肠系膜下静脉和冠状静脉

二、简答题

试述门静脉高压症的主要临床表现。

参考答案

一、单项选择题

　1. C　2. C　3. D　4. B

二、简答题

　答：主要临床表现是肿大、脾功能亢进、呕血或黑便、腹水或非特异性全身症状（如疲乏、嗜睡、厌食等）。脾大程度不一，且多合并有脾功能亢进症状、贫血、白细胞及血小板减少。曲张的静脉一旦破裂，立刻发生大出血，呕吐鲜红色血液，不易自止。肝硬化患者常因曲张静脉的破裂导致致命性的大出血。腹水是肝功能损害的表现，大量出血引起肝脏严重缺血缺氧，加重肝功能损害，常引起或加速腹水的形成。

（何晓　谢星）

第四十章　胆道疾病

 内容精讲

第一节　胆道系统的应用解剖

　　1. 胆囊与肝外胆管的解剖
　　（1）肝外胆管　左、右肝管出肝后，在肝门部汇合形成肝总管。肝总管直径 0.4～0.6cm，长约 3cm，最长约 7cm。肝总管下段与胆囊管汇合形成胆总管。胆总管与主胰管汇合开口于十二指肠降部壁内段。
　　胆总管长 4～8cm，直径 0.6～0.8cm（直径＞1cm 称胆总管增粗）。胆总管分四段：①十二指肠上段：经肝十二指肠韧带右缘下行，肝动脉位于其左侧，门静脉位于两者后方，临床上胆总管探查、引流常在十二指肠上段施行；②十二指肠后段：行经十二指肠第一段后方；③胰腺段：在胰头后方的胆管沟内或实质内下行；④十二指肠壁内段：行至十二指肠降部中段，斜行进入肠管后内侧壁，长约 1cm。
　　（2）胆囊解剖　胆囊位于肝脏胆囊窝内，长 5～8cm，宽 3～5cm，容积约 30～60mL；分胆囊底、胆囊体和胆囊颈三部。胆囊颈上部呈囊性扩大，称 Hartmann 袋，胆囊结石常滞留于此处。胆囊管由胆囊颈延伸而成，长 1～5cm，直径约 0.2～0.4cm，汇入胆总管。胆囊管起始部内壁黏膜形成螺旋状皱襞，称为 Heister 瓣。胆囊三角（Calot 三角）是指由胆囊管、肝总管、肝脏下缘构成三角区域，胆囊动脉常位于胆囊三角内起自肝右动脉。胆囊动脉常有变异，如起至肝固有动脉、胃十二指肠动脉等。胆囊淋巴结位于胆囊管与肝总管相汇处夹角的上方，可作为手术寻找胆囊动脉和胆管的重要标志。
　　2. 胆管、胰管与十二指肠汇合部解剖　在胆总管十二指肠壁内段，80%～90%人的胆总管与主胰管在肠壁内汇合，膨大形成胆胰壶腹（即 Vater 壶腹）。壶腹周围有括约肌（称 Oddi 括约肌），末端通常开口于十二指肠大乳头。另有 15%～20%胆总管与主胰管分别开口于十二指肠。Oddi 括约肌主要包括胆管括约肌、胰管括约肌和壶腹括约肌，它具有调控和调节胆总管、胰管的排放，防止十二指肠内容物反流的重要作用。
　　3. 胆道系统常用的检查方法　①超声检查：诊断胆道疾病的首先检查；②X 线检查；③经皮肝穿刺胆管造影（PTC）和经皮肝穿胆管引流（PTCD）：为有创检查，可有胆汁漏、出血、胆道感染等并发症，适用于肝内胆管扩张，黄疸原因的鉴别；④内镜逆行胰胆管造影术（ERCP）；⑤核素扫描检查；⑥术中及术后胆管造影；⑦胆道镜检查；⑧CT、MRI 和磁共振胆胰管成像；⑨内镜超声。

第二节　胆囊结石

胆囊结石主要为胆固醇结石或以胆固醇为主的混合型结石和黑色素结石。主要见于成年人，发病率在 40 岁以后年龄增长，女性多于男性。

1. 临床表现　大多数患者无症状，称为无症状胆囊结石。胆囊结石的典型症状为胆绞痛，但只在少数人出现。

（1）胆绞痛　为典型临床表现，多发生于饱餐、进食油腻食物后或睡眠中体位改变时。疼痛位于右上腹或上腹部，呈阵发性，或持续性疼痛阵发性加剧，可向右肩部和背部放射，可伴恶心、呕吐。

（2）上腹隐痛　常被误诊为"胃病"。

（3）胆囊积液　胆囊结石长期嵌顿或阻塞胆囊管但未合并感染者，胆囊黏膜吸收胆汁中的胆色素，并分泌黏液性物质，导致胆囊积液。积液呈透明无色，称白胆汁。

（4）其他　单纯胆囊结石极少引起黄疸；细小的胆囊结石进入胆总管成为胆总管结石；也有可能诱发胆源性胰腺炎。

（5）Mirizzi 综合征　是特殊类型的胆囊结石，形成的解剖因素是胆囊管与肝总管伴行过长或者胆囊管与肝总管汇合位置过低，持续性嵌顿于胆囊颈部的和角度的胆囊管结石压迫肝总管，引起肝总管狭窄；反复的炎症发作导致胆囊肝总管瘘管，胆囊管消失、结石部分或全部堵塞肝总管。临床特点是反复发作胆囊炎、胆管炎及梗阻性黄疸。

2. 诊断　典型的绞痛病史是诊断的重要依据，超声为首选的影像学确诊方法。

3. 治疗　有症状和（或）并发症的胆囊结石首选胆囊切除术。

第三节　肝外胆管结石

1. 临床表现　平时一般无症状或仅有上腹部不适。当结石造成胆管梗阻时可出现腹痛或黄疸；如继发胆管炎时，有较典型的 Charcot 三联征，即腹痛、寒战高热、黄疸。

（1）腹痛　为剑突下或右上腹阵发性疼痛，常伴恶心呕吐。多为结石下移嵌顿与胆总管下端，Oddi 括约肌痉挛所致。

（2）寒战高热　胆管梗阻继发感染导致胆管炎，可引起全身性感染，约 2/3 的患者出现寒战高热。

（3）黄疸　胆管梗阻可出现黄疸。黄疸呈间歇和波动性。常伴尿色加深，粪色变浅。

（4）体格检查　平时无发作时可无阳性体征，合并胆管炎时，可有不同程度的腹膜炎征象，主要在右上腹，可有肝区叩击痛。

（5）实验室检查　当合并胆管炎时，可有白细胞计数增高，血清胆红素、结合胆红素、转氨酶等均增高。尿胆红素升高，尿胆原降低，粪胆原减少。

（6）影像学检查　①超声，为首选检查方法。②CT 扫描，能发现胆管扩张和结石的部位。③PTC 和 ERCP，均为有创检查，适合于梗阻性黄疸、胆管扩张者。

2. 诊断和鉴别诊断　根据临床表现及影像学检查，一般不难诊断。腹痛应与下列疾病鉴别：①右肾绞痛；②肠绞痛；③壶腹部或胰头癌。

3. 治疗　肝外胆管结石的治疗以手术为主，术中尽量取尽结石、解除胆道梗阻、术后保持胆汁引流通畅。

（1）非手术治疗　应用抗生素、解痉、利胆、纠正水电失衡、营养支持、护肝等。

（2）手术治疗　方法主要有：①胆总管切开取石、T 管引流术；②胆肠吻合术。

第四节　急性胆囊炎

急性胆囊炎是胆囊管梗阻和细菌感染引起的炎症。约95%以上的患者有胆囊结石，称为结石性胆囊炎，约5%的患者无胆囊结石，称为非结石性胆囊炎。

1. 急性结石性胆囊炎

（1）临床表现　女性多见，50岁以前为男性的3倍，50岁以后为1.5倍。

① 上腹部疼痛：为急性发作时主要症状。

② 消化道症状：常伴有恶心呕吐、厌食、便秘等。

③ 中毒症状：患者常有发热，通常无寒战。

④ 黄疸：10%～20%的患者可出现轻度黄疸。

⑤ 体格检查：右上腹胆囊区压痛，Murphy征阳性。

（2）诊断和鉴别诊断　典型的临床表现结合实验室和影像学检查，诊断一般无困难。需要作出鉴别的疾病包括消化性溃疡穿孔、急性胰腺炎、高位阑尾炎、肝脓肿、胆囊癌等。

（3）治疗　急性结石性胆囊炎最终需要手术治疗，原则上应争取择期手术。

2. 急性非结石性胆囊炎

（1）临床表现　多见于男性老人，临床表现与急性结石性胆囊炎相似。

（2）诊断　发病早期超声检查不易诊断，CT检查有帮助，肝胆系统核素扫描约97%的患者可或诊断。

（3）治疗　因本病易坏疽穿孔，一经诊断，应及早手术治疗。

第五节　急性梗阻性化脓性胆管炎

急性梗阻性化脓性胆管炎（AOSC）是急性胆管炎的严重阶段，其发病基础是胆道梗阻和细菌感染。急性胆管炎时，如胆道梗阻未解除，胆管内细菌引起的感染没有得到控制，可发展为AOSC危机患者生命。最常见病因是肝内外胆管结石，其次为胆道寄生虫、胆管狭窄等。

1. 临床表现　男女发病比例接近，青壮年多见。多数患者有反复胆道感染和（或）胆道手术史。

① Charcot三联征：腹痛＋寒战高热＋黄疸。

② Reynolds五联征：Charcot三联征＋休克＋神经中枢系统受抑制表现。神经系统症状主要表现为神情淡漠、嗜睡、神志不清、甚至昏迷。合并休克时，可表现为烦躁不安、谵妄等。

③ 临床分型：本病起病急骤，病情发展迅速。可分为肝外梗阻和肝内梗阻两种。肝外梗阻腹痛、寒战高热、黄疸均较明显。肝内梗阻主要表现为寒战高热，而腹痛、黄疸较轻。

④ 体格检查：高热、脉搏快而弱，血压低，唇发绀，全身皮肤可有出血点和皮下瘀斑等。

2. 诊断　根据病史、典型临床表现、辅助检查进行诊断。

① 实验室检查：白细胞计数显著增高，肝功能有不同程度损害。

② 超声检查：床边超声可及时了解梗阻的部位、肝内胆管扩张情况及病变性质。

③ CT或MRCP检查：病情稳定者可选。

④ PCT或ERCP检查：适用于经皮经肝胆管引流（PTCD）或经内镜鼻胆管引流术（ENBD）减压者。

3. 治疗　原则是立即解除胆道梗阻并引流。包括胆总管切开减压T管引流、经内镜鼻胆管引流术（ENBD）和经皮经肝胆管引流（PTCD）。

第六节　胆管癌

胆管癌是指发生在肝外胆管，即左、右肝管至胆总管下端的恶性肿瘤。

1. 临床表现　① 黄疸：90％～98％患者出现，逐渐加深。

② 胆囊肿大：胆总管中、下段部位胆管癌可触及肿大的胆囊。

③ 肝大：黄疸时间较长者可出现腹水、双下肢浮肿和肝损害。

④ 胆道感染：出现典型的 Charcot 三联征。致病菌最常见为大肠埃希菌、粪链球菌、厌氧菌等。

2. 诊断　① 血清肿瘤标记物：CA19-9 可能升高，CEA、AFP 可能正常。

② 超声：首选检查，可见肝内胆管扩张或见胆管肿物。

③ CT、MRI：能显示胆道梗阻的部位、病变性质等。

3. 治疗　胆管癌对放化疗不敏感，主要采取手术治疗，胆管癌分布部位不同，手术方法不尽相同。

同步练习

一、单项选择题

1. 胆囊动脉通常起自（　　　）

　　A. 肝总动脉　　　　B. 肝固有动脉　　　　C. 胃十二指肠动脉　　　　D. 腹腔干　　　　E. 肝右动脉

2. 胆道疾病手术检查是（　　　）

　　A. 增强 CT　　　　　　　　　B. 超声　　　　　　　　　C. 经皮肝穿刺胆道造影

　　D. MRI　　　　　　　　　　　E. 经内镜逆行胰胆管造影

3. 急性胆囊炎的临床表现不包括（　　　）

　　A. 右上腹压痛　　　　　　　　B. 大多数伴有黄疸　　　　　C. 右上腹局限性腹肌紧张

　　D. 可伴有右肩部不适症状　　　E. 右上腹持续性痛并阵发性加重

二、病例分析题

患者女，68 岁。突发上腹阵发性绞痛 2h，短时间内寒战、高热、小便呈浓茶色样，随后嗜睡。查体：T 39.6℃，P 128 次/分，R 30 次/分，BP 80/50mmHg。神志不清，躁动，巩膜黄染，右上腹肌紧张，有压痛和反跳痛。

1. 导致该患者所患疾病最可能的病因是（　　　）

　　A. 胆管肿瘤　　　　B. 胆管结石　　　　　C. 胆管蛔虫

　　D. 胆管狭窄　　　　E. 胆管畸形

2. 以下非手术治疗措施中，错误的是（　　　）

　　A. 持续吸氧　　　　B. 联合使用足量抗生素　　　C. 纠正水、电解质紊乱

　　D. 输注 2U 红细胞　　E. 禁食、胃肠减压

3. 急症手术最有效的手术方式是（　　　）

　　A. 胆总管切开减压术　　　　B. 腹腔镜胆囊切除术　　　　C. 胆囊造瘘术

　　D. 胆总管空肠吻合术　　　　E. 胆总管十二指肠吻合术

三、简答题

急性梗阻性化脓性胆管炎的临床表现有哪些？

参考答案

一、单项选择题

1. E　2. B　3. B

二、病例分析题

1. B　2. D　3. A

三、简答题

答：①Charcot 三联征：腹痛＋寒战高热＋黄疸；②Reynolds 五联征：Charcot 三联征＋休克＋神经中枢系统受抑制表现。神经系统症状主要表现为神情淡漠、嗜睡、神志不清、甚至昏迷。合并休克时，可表现为烦躁不安、谵妄等。③临床分型：本病起病急骤，病情发展迅速。可分为肝外梗阻和肝内梗阻两种。肝外梗阻腹痛、寒战高热、黄疸均较明显。肝内梗阻主要表现为寒战高热，而腹痛、黄疸较轻。④体格检查：高热、脉搏快而弱，血压低，唇发绀，全身皮肤可有出血点和皮下瘀斑等。

（何晓　谢星）

第四十一章　胰腺疾病

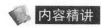
内容精讲

第一节　解剖生理概要

1. 胰腺解剖结构　胰腺是腹膜后器官，从右向左横跨第 1～2 腰椎的前方，分为胰头、颈、体、尾 4 部分。胰头经肠系膜上静脉后方向左突出至肠系膜上动脉右侧部分，称钩突。主胰管（Wirsung 管）直径为 2～3mm，横贯胰腺全长，下端膨大部分称 Vater 壶腹，开口于十二指肠乳头，其内有 Oddi 括约肌。

胰头血供来源于胃十二指肠动脉和肠系膜上动脉构成的胰十二指肠前、后动脉弓。胰的静脉多与同名动脉伴行，最后汇入门静脉。胰腺的淋巴注入胰上、下淋巴结与脾淋巴结，然后注入腹腔淋巴结。

2. 胰腺的生理功能　胰腺具有外分泌和内分泌两种功能。胰腺的外分泌为胰液，每日分泌 750～1500mL，主要成分为由腺泡细胞分泌的各种消化酶。胰腺的内分泌来源于胰岛，胰岛有多种细胞，以 B 细胞为主，分泌胰岛素。

第二节　胰腺炎

一、急性胰腺炎

急性胰腺炎（acute pancreatitis）按病理分类可分为水肿性和出血坏死性急性胰腺炎，按临床病情分为轻型急性胰腺炎和重症急性胰腺炎，前者病情轻，有自限性，而后者病情重，死亡率高达 10%～30%。

★**1. 病因**　急性胰腺炎有多种致病危险因素，国内以胆道疾病为主。

（1）胆道疾病　胆道结石可阻塞胆总管末端，引起腺泡细胞坏死，诱发急性胰腺炎，称胆源性胰腺炎。

（2）过量饮酒是常见病因之一。

（3）十二指肠液反流。

（4）创伤　上腹部钝器伤、贯通伤、手术、检查操作创伤等。

（5）胰腺血液循环障碍。

（6）其他　如某些药物、饮食、感染、代谢性疾病等。

2. 发病机制与病理生理 腺泡内胰酶异常激活诱导胰腺实质的自身消化。

3. 病理 基本病理改变是胰腺呈不同程度的水肿、充血、出血和坏死。

（1）急性水肿性胰腺炎 病变轻，镜下见间质充血、水肿并有炎性细胞浸润。

（2）急性出血坏死性胰腺炎 病变以胰腺实质出血、坏死为特征。镜下可见脂肪坏死和腺泡破坏，间质小血管壁也有坏死，呈现片状出血，炎细胞浸润。

★4. 临床表现

（1）腹痛 是本病的主要症状。常于饱餐和饮酒后突然发作，腹痛剧烈，多位于左上腹，向左肩及左腰背部放射。

（2）腹胀 与腹痛同时存在。早期为反射性，继发感染后腹膜后炎症越严重，腹胀越明显。

（3）恶心、呕吐 该症状早期即可出现，呕吐往往剧烈而频繁，呕吐物为胃十二指肠内容物。

（4）腹膜炎体征 急性水肿性胰腺炎时压痛多只限于上腹部，常无明显肌紧张。急性出血坏死性胰腺炎压痛明显，并有肌紧张和反跳痛，范围较广或延及全腹。移动性浊音多为阳性。肠鸣音减弱或消失。

（5）其他 胆源性胰腺炎可出现黄疸、寒战、高热。胰腺坏死伴感染时，持续性高热为主要症状之一，可伴有脉搏细速、血压下降，乃至休克。伴急性肺功能衰竭时可有呼吸困难和发绀。少数严重患者胰腺的出血可经腹膜后途径渗入皮下，在腰部、季肋部和下腹部皮肤出现大片青紫色瘀斑，称 Grey-Turner 征；如出现在脐周，称 Cullen 征。胃肠出血时可有呕血和便血。血钙降低时，可出现手足抽搐。严重者可有 DIC 表现及中枢神经系统症状，如感觉迟钝、意识模糊乃至昏迷。

★5. 诊断

（1）实验室检查

① 胰酶测定：血清淀粉酶在发病数小时开始升高，24h 达高峰，4～5 天后逐渐降至正常；尿淀粉酶在 24h 才开始升高，48h 到高峰下降缓慢，1～2 周后恢复正常。

② 其他项目：包括白细胞增高、高血糖、肝功能异常、低钙血症、血气分析异常等。

（2）影像学诊断

① 腹部超声：可发现胰腺肿大和胰周液体积聚。

② 增强 CT 扫描：是最具诊断价值的影像学检查。

③ MRI：可提供与 CT 类似的诊断信息。

（3）病情严重程度分级 轻症急性胰腺炎：主要表现为上腹痛、恶心、呕吐；腹膜炎局限于上腹，体征轻；血、尿淀粉酶增高；经及时的液体治疗短期内可好转，死亡率很低。中症急性胰腺炎：伴有一过性器官功能衰竭（48h 内可自行恢复），早期病死率低，后期如坏死组织合并感染，病死率增高。重症急性腺炎：除上述症状外，腹膜炎范围广，肠鸣音减弱消失；偶见腰胁部或脐周皮下瘀斑征。腹水呈血性。严重者发生休克，并发多脏器功能障碍。实验室检查：白细胞增多（≥16×10^9/L），血糖升高（>11.1mmol/L），血钙降低（<1.87mmol/L），血尿素氮或肌酐增高，酸中毒；PaO_2 下降<60mmHg，应考虑 ARDS；甚至出现 DIC，死亡率高。

（4）临床分期

① 早期：发病至 1 周内，可延长至第 2 周，主要病理生理变化为胰酶的异常激活导致的全身细胞因子瀑布样级联翻译，临床表现为全身炎症反应综合征（SIRS），甚至可以发生多脏器功能障碍，早期阶段，胰腺局部形态学改变不能反映病情严重程度。

② 后期：为发病 1 周后，病程可长达数周甚至数月。仅见于中度重度胰腺炎或重症急性胰腺炎。临床表现为持续的 SIRS，器官功能障碍或衰竭，胰腺或者胰腺周围组织的坏死。

★6. 急性胰腺炎的局部并发症

（1）胰腺及胰周组织坏死　指胰腺实质的弥漫性或局灶性坏死，伴胰周脂肪坏死。

（2）胰腺及胰周脓肿　指胰腺组织和（或）胰周组织坏死液化继发感染所致，脓液培养有细菌或真菌生长。

（3）胰腺假性囊肿　有胰液经由坏死破损的胰管溢出，在胰腺周围液体积聚，被纤维组织包裹形成假性囊肿。

（4）消化道瘘　胰液的消化作用和感染腐蚀均可使胃肠道壁坏死、穿孔而发生瘘。常见的部位是结肠、十二指肠，有时也发生在胃和空肠。

（5）出血　由于胰液的消化作用及感染腐蚀，特别是合并真菌感染，有时也会造成腹腔或腹膜后的大出血。

★7. 急性胰腺炎的全身并发症　包括 SIRS、脓毒症、多器官功能障碍综合征（MODS）及腹腔间隔室综合征等。

★8. 治疗　分非手术治疗和手术治疗。

（1）非手术治疗　适应于急性水肿性胰腺炎及尚无感染的出血坏死性胰腺炎。

① 禁食、胃肠减压。

② 补液、防治休克：对重症患者应进行重症监护，吸氧，维持 $SO_2 \geqslant 95\%$。

③ 镇痛解痉：常用药有山莨菪碱、哌替啶等。

④ 抗生素的应用：有感染证据时可经验性或针对性使用抗生素。

⑤ 抑制胰腺分泌：质子泵抑制剂或 H_2 受体阻滞剂以及生长抑素等。

⑥ 营养支持：禁食期主要靠完全肠外营养（TPN）。肠功能恢复后可早期给予肠内营养。

⑦ 中药治疗：常用复方清胰汤、生大黄等胃管注入。

（2）手术治疗

① 手术适应证：急性腹膜炎不能排除其他急腹症时；胰腺和胰周坏死组织继发感染；伴胆总管下端梗阻或胆道感染者；合并肠穿孔、大出血或胰腺假性囊肿。

② 手术方式：最常用的是坏死组织清除加引流术。

③ 胆源性胰腺炎的手术治疗：手术目的是取出胆管结石，解除梗阻，畅通引流。单纯胆总管下段小结石可经纤维十二指肠镜行 Oddi 括约肌切开、取石及鼻胆管引流术。

二、慢性胰腺炎

慢性胰腺炎（chronic pancreatitis）是各种原因所致的胰实质和胰管的不可逆慢性炎症，特征是反复发作的上腹部疼痛伴不同程度的胰腺内、外分泌功能减退或丧失。

1. 病因　我国以胆道疾病为主，其次是长期酗酒、先天性胰腺分离畸形以及急性胰腺炎造成的胰管狭窄等。

2. 病理　典型的病变是胰腺萎缩和纤维化，胰管狭窄伴节段性扩张，可有胰石或囊肿形成。

3. 临床表现　腹痛最常见。疼痛位于上腹部剑突下或偏左，常放射到腰背部，呈束腰带状。约 1/3 患者有胰岛素依赖性糖尿病，1/4 有脂肪泻。通常将腹痛、体重下降、糖尿病和脂肪泻称之为慢性胰腺炎的四联症。少数患者可因胰头纤维增生压迫胆总管而出现黄疸。

4. 诊断　依据典型临床表现，应考虑本病的可能。

①粪便检查可发现脂肪滴。②超声可见胰管扩张，囊肿形成，胰肿大或纤维化；合并胰管结石者可有强回声及伴随的声影。③CT 可见胰实质钙化、胰管扩张或囊肿形成等。④ERCP 或 MRCP 可见胰管扩张或不规则呈串珠状。

5. 治疗

（1）非手术治疗　①病因治疗：治疗胆道疾病，戒烟、酒；②镇痛；③饮食疗法：高蛋白、低脂饮食，控制糖的摄入；④补充胰酶；⑤控制糖尿病；⑥营养支持。

（2）手术治疗　①慢性胰腺炎合并胆道梗阻、十二指肠梗阻和怀疑癌变者，应尽早手术；②胰管引流术：Oddi 括约肌切开术、胰管空肠吻合术；③胰腺切除术。

第三节　胰腺囊肿

★**1. 胰腺假性囊肿**（pancreatic pseudocyst，PPC）　是最常见的胰腺囊性病变，多继发于急慢性胰腺炎和胰腺损伤，<u>囊内壁无上皮细胞，故称为假性囊肿</u>。

（1）临床表现和诊断　多继发于胰腺炎或上腹部外伤后，上腹逐渐膨隆，腹胀，有时在上腹部可触及半球形、光滑、不移动、囊性感的肿物，合并感染时有发热和触痛。超声检查、CT 检查可显示囊肿与胰腺的关系。

（2）治疗　无症状者，可暂予非手术治疗。当囊肿性质不清或有并发症时则需适当的外科干预。手术适应证：①出现出血、感染、破裂、压迫等并发症；②出现腹痛、黄疸等；③合并胰管梗阻或主胰管相通；④多发性囊肿；⑤与胰腺囊性肿瘤鉴别困难；⑥连续随访观察，影像学提示囊肿不断增大。

常用手术方法有：①内引流术。②外引流术。③胰腺假性囊肿切除术。

2. 先天性胰腺囊肿　罕见，是胰管系统先天性畸形所致的胰腺真性囊肿，首选手术治疗。

3. 潴留性囊肿　临床上较常见，为后天获得的胰腺真性囊肿，多由于胰管阻塞所致，治疗方法首选手术切除。

第四节　胰腺癌和壶腹周围癌

一、胰腺癌

胰腺癌（pancreatic carcinoma）是一种恶性程度高，预后极差的消化道恶性肿瘤，5 年生存率小于 8%。

★**1. 病理**　胰腺癌包括胰头癌、胰体尾部癌。90% 的胰腺癌为导管细胞腺癌，少见黏液性囊腺癌和腺泡细胞癌。胰头癌约占胰腺癌的 70%～80%。常见淋巴转移和癌浸润。该病早期诊断困难，手术切除率低，预后很差。

★**2. 诊断**　主要依据临床表现和影像学检查。

（1）临床表现

① 上腹疼痛、不适：是常见的首发症状。早期因胰管梗阻导致腹痛。中晚期肿瘤侵及腹腔神经丛，出现持续性剧烈腹痛，向腰背部放射。

② 黄疸：<u>是胰头癌最主要的临床表现</u>，多数是由于胰头癌压迫或浸润胆总管所致，<u>小便深黄，大便陶土色</u>。

③ 消化道症状：如食欲缺乏、腹胀、消化不良、腹泻或便秘，可伴有恶心、呕吐。晚期癌肿侵及十二指肠可出现上消化道梗阻或消化道出血。

④ 消瘦和乏力：患者因饮食减少、消化不良、癌肿消耗等造成消瘦、乏力、体重下降，晚期可出现恶病质。

⑤ 其他：少数患者有轻度糖尿病表现。晚期偶可扪及上腹肿块，腹水征阳性等。

（2）实验室检查　①血清生化学检查：早期可有血、尿淀粉酶的一过性升高，空腹或餐后血糖升高。胆道梗阻时，血清总胆红素和结合胆红素升高，尿胆红素阳性。②免疫学检查：大多数胰腺癌血清学标记物可升高，包括 CA19-9、CA24-2、CA12-5、CEA、胰胚抗原（POA）、胰腺癌特异抗原（PaA）及胰腺癌相关抗原（PCAA）。

（3）影像学检查　①腹部超声；②内镜超声（EUS）：可发现小于 1cm 的肿瘤，可评估大血管受侵犯程度；③胃肠钡餐造影；④内镜逆行胰胆管造影（ERCP）；⑤经皮肝穿刺胆道造影（PTC）；⑥MRI 或磁共振胰胆管造影（MRCP）：MRCP 能显示胰、胆管梗阻的部位、扩张程度，具有重要的诊断价值；⑦选择性动脉造影；⑧经皮针穿刺细胞学检查；⑨PET。

3. 治疗 手术切除是胰头癌有效的治疗方法。常用的手术方式：①胰头十二指肠切除术（Whipple 手术）；②保留幽门的胰头十二指肠切除术（PPPD）；③姑息性手术。化疗效果不好，也有主张以放射治疗为基本疗法的综合性治疗。

二、壶腹周围癌

壶腹周围癌（periampullary carcinoma）主要包括壶腹癌、胆总管下端癌和十二指肠癌。壶腹周围癌的恶性程度明显低于胰头癌，手术切除率和 5 年生存率都明显高于胰头癌。

1. 病理 壶腹周围癌的组织类型主要是腺癌，其次为乳头状癌、黏液癌等。淋巴结转移比胰头癌出现晚。远处转移多转移至肝脏。

★2. 诊断 常见临床症状为黄疸、消瘦和腹痛，与胰头癌的临床表现易于混淆。术前诊断，包括化验及影像学检查方法与胰头癌基本相同。壶腹周围癌三种类型之间也不易鉴别，ERCP 在诊断和鉴别诊断方面具有重要价值。

3. 治疗 行 Whipple 手术或 PPPD，远期效果较好，5 年生存率可达 40%～60%。对于高龄、已有肝转移、肿瘤已不能切除或合并明显心肺功能障碍不能耐受较大手术的患者，可行姑息性手术。

第五节　胰腺内分泌肿瘤

胰岛内有多种细胞具有分泌不同激素的功能，由这些细胞发展而形成的肿瘤称为胰腺内分泌肿瘤（pancreatic neuro endocrine neoplasms，pNENs）。血清激素水平正常又无临床症状的肿瘤称为无功能性胰腺内分泌肿瘤。

★一、胰岛素瘤

胰岛素瘤在功能性胰腺内分泌肿瘤中最为常见，女性略多于男性，高发年龄为 40～50 岁，大多为良性单发，体积小，直径一般为 1～2cm。

1. 临床表现 胰岛素瘤的首发症状是低血糖症，出现头痛、视物模糊、思维不连贯、健忘，最为严重的表现是昏迷。胰岛素瘤的其他临床症状取决于自主神经系统的状态。交感肾上腺反应引起大汗、虚脱、心悸、震颤、恐惧和焦虑。

2. 诊断

（1）Whipple 三联症　空腹或运动后出现低血糖症状；症状发生时血糖低于 2.8mmol/L（50mg/dL）；进食或静脉推注葡萄糖可迅速缓解症状。胰岛素瘤患者的 C 肽和胰岛素原水平也会增高。

（2）定位诊断　明确肿瘤部位、数目以及转移与否。

①影像学诊断：胰腺薄层扫描增强 CT 可以对绝大多数的胰岛素瘤进行准确定位。

②经皮经肝门静脉置管分段采血测定胰岛素（PTPS）和选择性动脉内葡萄糖酸钙激惹试验（IACS）：分段从静脉及动脉采血然后测定胰岛素的含量，根据其峰值进行定位诊断。

③生长抑素受体显像：利用核素标记的生长抑素显示胰岛素瘤，有助于多发病变和转移灶的检出。

④术中探查：准确的定位诊断有赖于开腹后的术中探查，特别是术中超声检查。

3. 治疗 胰岛素瘤的治疗包括饮食调节，根治性手术切除肿瘤，无法彻底切除转移灶的恶性胰岛素瘤以及无法手术的患者可采用化疗。

二、胃泌素瘤

胃泌素瘤（gastrinoma），又称佐林格-埃利森综合征（Zollinger-Ellison syndrome，ZES），来源于 G 细胞。

1. 诊断

（1）临床表现　主要表现为顽固性消化性溃疡和腹泻，60％的患者伴出血、穿孔或幽门梗阻等并发症。

（2）实验室检查　①胃液分析：无胃手术史者基础胃酸分泌量（BAO）＞15mmol/h，胃大部切除术后患者 BAO＞5 mmol/h，或 BAO/最大胃酸分泌量（MAO）＞0.6 时支持本病诊断。②促胃液素水平测定：当患者有高胃酸分泌或溃疡病，其空腹血清促胃液素＞200pg/mL（正常值100～200pg/mL）可确定诊断。③促胰液素刺激试验：当促胃液素水平较试验前增高 200pg/mL或以上时可确诊本病。

（3）定位诊断　超声、CT、MRI、SRS、超声内镜（EUS）等方法均有助于肿瘤的定位诊断。

2. 治疗　包括两方面，一要控制胃酸的高分泌，二要切除胃泌素瘤。

同步练习

一、单项选择题

1. 在中国，急性胰腺炎最常见的诱发因素是（　　）
   A. 暴饮暴食　　　　B. 酗酒　　　　　　C. 胆道结石病
   D. 胃肠炎　　　　　E. 甲状旁腺功能亢进症

2. 下列各项诊断胰岛素瘤的方法中，效果不佳的是（　　）
   A. Whipple 三联征　　B. 血胰岛素测定　　C. 术前 B 超检查
   D. 选择性动脉造影　　E. CT 磁共振成像

二、病例分析题

男，45 岁，酗酒后 8h 出现中上腹疼痛，放射至两侧腰部，伴恶心、呕吐，体检腹部有压痛、肌紧张及两侧腰腹部出现蓝棕色斑，血压 75/55mmHg，脉搏 110 次/分。

1. 该患者最可能的诊断是什么？
2. 首先应进行何种辅助检查？

参考答案

一、单项选择题

1.C　2.C

二、病例分析题

1. 答：急性胰腺炎：饮酒后出现中上腹痛，放射至两侧腰部，伴恶心、呕吐，腰腹部出现蓝棕色斑可诊断为急性胰腺炎。

2. 答：血清淀粉酶测定：急性胰腺炎最广泛应用的诊断方法为血清淀粉酶测定。

（何晓　谢星）

第四十二章　脾疾病

 学习目标

1. 重点　脾切除术的适应证和术后并发症。

 内容精讲

脾是体内最大的淋巴器官，约占全身淋巴组织总量 25%，内含大量的淋巴细胞和巨噬细胞，其功能与结构上又与淋巴结有许多相似之处，故脾又是一个重要的免疫器官。

★一、脾切除的适应证及其疗效

脾切除（splenectomy）的主要适应证为外伤性脾破裂，其他适应证为脾占位性病变，以及造血系统疾病等。

（一）脾先天性异常、感染性疾病及占位性病变

1. 游走脾（wandering spleen）　又称异位脾。多为脾蒂和脾韧带先天性过长或缺失，约 20% 的游走脾并发脾蒂扭转，临床表现为急性剧烈腹痛，可伴休克。

2. 脾囊肿（splenic cyst）　可分为真性和假性两种。真性囊肿有皮样囊肿、淋巴管囊肿或寄生虫性囊肿等，其中以棘球蚴病囊肿较为常见。假性囊肿可为损伤后陈旧性血肿或脾梗死后局限性液化而成等。

3. 脾肿瘤（splenic tumor）　较少见。良性肿瘤多为血管瘤、内皮瘤。恶性肿瘤多为肉瘤，首选脾切除加放射治疗或化学疗法。脾也可发生转移性肿瘤，但少见。

4. 脾脓肿（splenic abscess）　多来自血行感染，为全身感染疾病的并发症。临床表现为寒战、发热、左上腹或左胸疼痛。超声波、CT 检查可确定诊断。可在超声或 CT 监视引导下行穿刺抽脓或置管引流术，也可行脾切除治疗。

5. 其他　副脾、脾结核、脾梗死等疾病，必要时可选取脾切除治疗。

（二）造血系统疾病

1. 遗传性球形红细胞增多症（hereditary spherocytosis）　临床表现贫血、黄疸和脾大，急性发作时，可出现溶血危象。脾切除术后黄疸和贫血多在短期内消失，贫血可获完全、持久纠正，但血液中球形红细胞仍然存在。

2. 遗传性椭圆形红细胞增多症（hereditary elliptocytosis）　有溶血性贫血和黄疸者，脾切除对消除贫血和黄疸有效，但血液中椭圆形红细胞依然增多。

3. 丙酮酸激酶缺乏症（pyruvate kinase deficiency）　此病在新生儿期即出现症状，黄疸和贫血都较重。脾切除虽不能纠正贫血，但有助于减少输血量。

4. 珠蛋白生成障碍性贫血　又称"地中海贫血"（thalassemia），病情重者出现黄疸，肝脾大。脾切除主要是减少红细胞在脾中的破坏，对减轻溶血或减少输血量有帮助。

5. 自体免疫性溶血性贫血（autoimmune hemolytic anemia）　如激素治疗无效，或须长期应用较大剂量激素才能控制溶血时，可施行脾切除。

6. 免疫性血小板减少性紫癜（immune thrombocytopenic purpura） 脾切除适用于：①严重出血不能控制，危及生命，特别是有发生颅内出血可能者。②经肾上腺皮质激素治疗 6 个月以上无效；或治疗后缓解期较短，仍多次反复发作者。③大剂量激素治疗能暂时缓解症状，但出现了激素引起的副作用，而剂量又不能减少者。④激素应用禁忌者。脾切除后约 80% 患者获得满意效果，出血迅速停止，血小板计数在几天内即迅速上升。

7. 慢性粒细胞白血病（chronic granulocytic leukemia） 脾切除对有明显脾功能亢进，尤其是伴有血小板减少者，或巨脾引起明显症状或因脾梗死引起脾区剧痛者，能缓解病情，但不能延缓其急变发生和延长生存。

8. 慢性淋巴细胞白血病（chronic lymphocytic leukemia） 采用肾上腺皮质激素治疗效果不明显者，可行脾切除术。

9. 多毛细胞白血病（hairy cell leukemia） 若全血细胞减少，反复出血或感染，伴有巨脾，应施行脾切除，可使血象迅速改善，生存期延长。

10. 霍奇金淋巴瘤（Hodgkin's lymphoma）病 诊断性剖腹探查及脾切除，可确切地决定霍奇金淋巴瘤分期和治疗方案。

★二、脾切除术后常见并发症

1. 腹腔内大出血 一般发生在术后 24～48h 内。常见原因脾蒂结扎线脱落，或术中遗漏结扎的血管出血。短时间内大量出血并出现低血压甚至休克者，应迅速再次剖腹止血。

2. 膈下感染 避免损伤胰尾发生胰瘘，术后膈下置管有效引流，是重要的预防措施。

3. 血栓-栓塞性并发症 可发生在视网膜动脉、肠系膜静脉、门静脉主干等，会造成严重后果。其发生与脾切除术后血小板骤升有关，主张术后血小板计数 $>1000\times10^9$/L 时应用肝素等抗凝剂预防治疗。

4. 脾切除术后凶险性感染（overwhelming postsplenectomy infection，OPSI） 是脾切除术后远期并发症，源于脾切除后机体免疫功能削弱和抗感染能力下降，主要是婴幼儿。

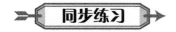

简答题

简述脾切除术后的常见并发症。

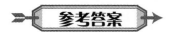

简答题

　　答：①腹腔内大出血；②膈下感染；③血栓-栓 ｜ 塞性并发症；④脾切除术后凶险性感染。

（何晓　谢星）

第四十三章 消化道大出血的鉴别诊断和外科处理原则

📖 **学习目标**

1. 重点 消化道大出血的常见病因、临床分析、处理原则。

2. 熟悉 消化道大出血的辅助检查方法。

💻 **内容精讲**

一、上消化道大出血的诊断与处理

1. 临床表现

（1）上消化道大出血 一次失血超过全身总血量的20%（800～1200mL以上），并引起休克症状和体征。

（2）主要临床表现 呕血和便血，或仅有便血。

★**2. 常见病因** 上消化道出血的常见病因见表43-1。

表 43-1 上消化道出血的常见病因

病因	特点
胃、十二指肠溃疡	占40%～50%，其中3/4是十二指肠溃疡
门静脉高压症	占20%～25%，肝硬化引起门静脉高压症多伴有食管下段和胃底黏膜下层的静脉曲张
应激性溃疡或急性糜烂性胃炎	约占20%，多与休克、复合性创伤、严重感染、严重烧伤（Curling溃疡）、严重脑外伤（Cushing溃疡）或大手术有关
胃癌	多发生于进展期胃癌或晚期胃癌，由于癌组织的缺血性坏死，表面发生坏死组织脱落或溃疡，可侵蚀血管而引起大出血
肝内局限性慢性感染、肝肿瘤、肝外伤	肝外伤、肝内局限性慢性感染等可引起肝内毛细胆管或胆小管扩张合并多发性脓肿，脓肿直接破入门静脉或肝动脉分支，致大量血液涌入胆道，再进入十二指肠而出现呕血和便血，此称胆道出血。肝癌、肝血管瘤以及外伤引起的肝实质中央破裂也能导致肝内胆道大出血
其他少见病因	如贲门黏膜撕裂综合征、食管裂孔疝、胃壁动脉瘤、胃息肉等

★3. 临床分析

（1）对于上消化道大出血的患者，除非已处于休克状态需立即抢救者外，应在较短时间内，有目的、有重点地完成询问病史、体检和化验等步骤，经过分析，初步确定出血的病因和部位，从而采取及时、有效的治疗措施。

（2）一般说来，幽门以上的出血易导致呕血，幽门以下的出血易导致便血。

（3）临床上表现为呕血还是便血以及血的颜色主要取决于出血的速度和出血量的多少，而出血的部位高低是相对次要的。

（4）常见出血原因判断 见表43-2。

表 43-2　常见出血原因判断

判断要点	食管胃底曲张静脉破裂出血	胃及十二指肠球部出血	胆道出血
病史	多有肝硬化病史	多有消化性溃疡、服用非甾体抗炎药等病史	多有肝内感染、肝外伤病史
临床表现	呕血为主,单纯便血少	呕血为主,或便血为主	便血为主
出血量	出血量大,常达 500～1000mL 以上,可引起休克	一次出血量一般不超过 500mL,发生休克的较少	一般一次 200～300mL,很少休克
保守治疗后	仍可再次发生呕血	多可止血,但日后仍可再次出血	出血可暂时停止,呈周期性的复发,间隔期一般为 1～2 周
胃镜/X 线检查	可见食管胃底静脉曲张	胃或十二指肠球部溃疡	无特殊
体征	多有慢性肝功能不全表现,如肝掌、黄疸、腹水	无特殊体征	右上腹压痛、肝区叩痛、可扪及胆囊肿大

（5）实验室检验　血红蛋白测定、红细胞计数和血细胞比容等在出血的早期并无变化,一般需经 3～4h 以上才能提示失血的程度。

（6）上述常见疾病中的某一种虽已明确诊断,但不一定它就是出血的直接原因。

4. 辅助检查

（1）应用三腔二囊管的检查　三腔二囊管放入胃内,将胃内积血冲洗干净。如果没有再出血,则可证明为食管或胃底曲张静脉的破裂出血;如果吸出的胃液仍含血液,则门静脉高压性胃病或胃、十二指肠溃疡出血的可能较大。

（2）X 线钡餐检查　上消化道急性出血期不宜施行,休克改善后,为明确诊断,可作钡餐检查。食管静脉曲张或十二指肠溃疡较易发现,但胃溃疡一般较难发现。

（3）纤维内镜检查　早期（出血后 24h 内）进行,阳性率高达 95% 左右。有助于明确出血的部位和性质,并可同时进行止血治疗。

（4）选择性腹腔动脉或肠系膜上动脉造影以及超选择性肝动脉造影　对确定出血部位尤有帮助。但每分钟至少要有 0.5mL 含有显影剂的血量自血管裂口溢出,才能显示出血部位。在明确了出血部位后,还可将导管插至出血部位,进行栓塞等介入止血治疗。

（5）^{99m}Tc 标记红细胞的腹部 γ-闪烁扫描　可发现出血（5mL 出血量）部位的放射性浓集区,对间歇性出血的定位,阳性率可达 90% 以上。

（6）超声、CT、MRI 检查　有助于发现肝、胆和胰腺结石、脓肿或肿瘤等病变或鉴别诊断;MRI 门静脉、胆道重建成像,可帮助了解门静脉直径、有无血栓或癌栓以及胆道病变等。

★5. 处理原则

（1）初步处理　①建立 1～2 条足够大的静脉通道,迅速补充血容量;②留置导尿管,记录每小时尿量;③中心静脉压的测定;④使用止血药物。

（2）病因处理　①胃、十二指肠溃疡大出血:如果患者年龄在 30 岁以下,经过初步处理后,出血多可自止。但如果年龄在 50 岁以上,或病史较长,应即早期手术;②吻合口溃疡:出血多难自止,应早期施行手术;③门静脉高压症:肝功能差的患者（有黄疸、腹水或处于肝性脑病前期者）,应首先采用三腔二囊管压迫止血,或在纤维内镜下注射硬化剂或套扎止血,必要时可急诊作经颈静脉肝内门体分流术（TIPS）。对肝功能好的患者,应积极采取手术止血;④应激性溃疡或急性糜烂性胃炎:静脉注射组胺 H_2 受体拮抗剂、质子泵阻滞剂或生长抑素;⑤经过上述措施仍不能止血,则可采用胃大部切除术,或选择性胃迷走神经切断术加行幽门成形术。

（3）胃癌引起的<u>大出血一旦明确应尽早手术</u>。

（4）胆道出血的量一般不大，多可经非手术疗法，包括抗感染和止血药的应用而自止。但反复大量出血时，可进行超选择性肝动脉造影，以明确性质；同时进行栓塞（常用吸收性明胶海绵）止血。如仍不能止血，则应积极采用手术治疗。

（5）对诊断不明的上消化道大出血，经过积极的初步处理后，血压、脉率仍不稳定，应考虑早期行剖腹探查，以期找到病因，进行止血。

二、下消化道大出血的诊断与处理

下消化道大出血是指近段空肠以下的小肠、盲肠、结肠、阑尾与直肠内的病变所引发的出血，通常不包括痔疮、肛裂等出血。

1. 临床表现　便血。

2. 常见病因　见表43-3。

表43-3　下消化道大出血的常见病因

肠道肿瘤	小肠腺癌、结肠癌、直肠癌、肠道间质瘤、肠道淋巴瘤等
息肉	小肠息肉、结肠或直肠息肉等、各种息肉病
炎性肠病	慢性溃疡性结肠炎、克罗恩病、非特异性结肠炎、急性坏死性小肠炎、肠白塞病等
憩室	梅克尔憩室、肠道憩室病等
肠壁血管性疾病	肠系膜动脉栓塞、肠系膜血管血栓形成、肠壁血管发育畸形、肠壁遗传性出血性毛细血管扩张症等
其他	肠扭转、肠套叠、肠外伤等

3. 诊断

（1）病史　是否有家族遗传性肠道疾病。

（2）体征　是否有胀气、肿块，有无压痛、反跳痛等；常规直肠指检。

（3）实验室检查　血常规、肿瘤标记物等。

（4）辅助检查　纤维结肠镜、小肠内镜、结肠钡剂灌肠造影、选择性动脉造影、放射性核素显像。

4. 治疗

（1）非手术治疗　选择性动脉介入治疗、经纤维结肠镜止血。

（2）手术治疗　急诊剖腹探查手术；对良性病变非手术治疗效果不佳时可择期手术。

同步练习

一、单项选择题

1. 引起上消化道大出血的原因不包括（　　　）

　　A. 胃十二指肠溃疡　　　B. 慢性胃炎　　　C. 门静脉高压症　　　D. 出血性胃炎　　　E. 胃癌

2. 男，30岁，患者因上消化道大出血入院，经治疗病情稳定。出血停止，为明确出血原因首选的检查是（　　　）

　　A. 选择性腹腔动脉造影　　　　B. 超声检查　　　　C. 纤维胃镜检查

　　D. 肝功能化验　　　　E. 钡餐检查

3. 近年来，对于上消化道出血的患者行选择性腹腔动脉造影，从造影剂溢出的部位来明确出血的部位，但这种检查仅限于（　　　）

　　A. 正在出血的病例　　　　B. 出血已停止的病例　　　　C. 任何病例

D. 胃癌并出血病例　　　　　　　E. 出血性胃炎病例

4. 在成人，出现休克体征时的出血量占总循环血量的（　　）

A. 10%　　　　　B. 15%　　　　　C. 20%　　　　　D. 25%　　　　　E. 30%

5. 女，38岁，呕血2h入院，共出血约800mL，行钡餐诊为胃溃疡，经输血600mL，仍有大量呕血，血压降压75/54mmHg，精神烦躁，此时应选择的首要治疗是（　　）

A. 应用止血药物　　B. 胃肠减压　　C. 钡餐检查　　D. 手术探查　　E. 输液

6. 胃十二指肠溃疡大出血的溃疡一般位于（　　）

A. 胃大弯　　　　　　　　　B. 胃底后壁　　　　　　　　　C. 胃体后壁

D. 胃小弯或十二指肠后壁　　　　　E. 十二指肠球部前壁

7. 食管胃底静脉曲张大出血时，应用三腔二囊管如出血停止应（　　）

A. 先排空胃底气囊，后排空食管气囊，再观察24～48h

B. 先排空食管气囊，后排空胃底气囊，再观察12～24h

C. 先排空胃底气囊，后排空食管气囊，再观察36～48h

D. 先排空胃底气囊，后排空食管气囊，再观察12～24h

E. 先排空食管气囊，后排空胃底气囊，拔除三腔二囊管

8. 女性，50岁，近三天来剑突偏右上腹剧烈疼痛，呈阵发性。伴畏寒、高热，今日因黑便三次而来诊，无呕血。体检：皮肤巩膜可疑黄染，剑突下及右上腹有压痛肝区有叩痛，其黑便原因最可能为（　　）

A. 出血性胃炎　　　　　　　B. 胃癌出血　　　　C. 胆道感染出血

D. 十二指肠溃疡出血　　　　　E. 出血性肠炎

9. 上消化道出血时寻找病因最先考虑的检查是（　　）

A. 纤维胃镜检查　　　　　　B. 胃肠钡剂检查　　　　C. 选择性动脉造影

D. 胃液分析　　　　　　　　E. 大便潜血试验

10. 男性，40岁，因上消化道出血而急诊入院。体检：面色苍白，烦躁，血压75/60mmHg，心率110次/分，在准备手术前最主要的治疗措施是（　　）

A. 头低位和吸氧　　　　　　B. 积极开放静脉，补充血容量

C. 去甲肾上腺素胃管点滴　　　D. 应用升压药物静脉点滴

E. 冰盐水洗胃

二、填空题

上消化道大量出血的常见病因有_____，_____，_____，_____，_____等。

参考答案

一、单项选择题

1.B　2.C　3.B　4.C　5.B　6.D　7.B　8.C

9.A　10.B

二、填空题

胃、十二指肠溃疡　门静脉高压症　应激性溃疡或急性糜烂性胃炎　肝内局限性慢性感染、肝肿瘤、肝外伤　胃癌

（王建忠　余年发）

第四十四章　急腹症的诊断与鉴别诊断

 学习目标

1. **重点**　急腹症的临床诊断与分析。
2. **熟悉**　急腹症处理原则。

内容精讲

急腹症是一组常见疾病，起病急、变化多、进展快、病情危重，如处理不当，常危及生命。

1. 病因

（1）空腔脏器病变　①穿孔：如胃十二指肠溃疡穿孔，阑尾穿孔，胃、肠道肿瘤穿孔，小肠憩室穿孔等。②梗阻：如幽门梗阻、小肠梗阻、胃肠道肿瘤引起的梗阻、炎性肠病所致梗阻。③炎症感染：如急性阑尾炎、急性胆囊炎等。④出血：胃癌或结直肠癌伴出血、胃肠道血管畸形引起的出血等。

（2）实质性脏器病变　①外伤破裂出血：肝、脾、胰腺破裂出血。②炎症感染：如急性胰腺炎、肝脓肿。③肿瘤破裂出血。

（3）血管病变　①腹主动脉瘤破裂；②肠系膜血管血栓形成或栓塞；③器官血供障碍，如绞窄性肠梗阻、肠扭转、嵌顿疝等。

2. 临床表现

（1）现病史　①腹痛是急腹症最常见的症状。腹痛起始和最严重的部位一般是病变部位。如胃、十二指肠溃疡穿孔，起始于溃疡穿孔部位，很快腹痛可播散到全腹，但是穿孔处仍是腹痛最显著部位。空腔脏器穿孔性腹痛起病急，炎症性疾病起病较缓，腹痛也随着炎症逐渐加重，持续性钝痛或隐痛多为炎症或出血引起。空腔脏器梗阻引起的疼痛初起呈阵发性绞痛，以后发展为持续性疼痛伴阵发性加剧，若疼痛突然减轻则提示穿孔可能。肠系膜血管栓塞患者通常腹痛与体征不匹配。②常伴有恶心和呕吐等消化道症状。病变位置高一般发生呕吐早且频繁，病变位置低则呕吐出现时间较迟且呕吐物如粪水样。呕吐宿食且不含胆汁为幽门梗阻。③炎症性病变通常伴有不同程度的发热。胆道疾病还可伴黄疸。

（2）辅助检查　①白细胞升高及中性粒细胞升高考虑腹腔炎症。红细胞、血红蛋白和血细胞比容连续测定有助于判断出血。尿胆红素阳性表明黄疸为梗阻性。血、尿和腹腔穿刺液淀粉酶明显升高考虑胰腺炎。腹腔穿刺液的涂片镜检见到革兰阴性杆菌常提示继发性腹膜炎，溶血性链球菌提示原发性腹膜炎。②超声对实质性器官损伤、破裂和肿瘤的诊断以及结石类强回声病变诊断敏感。还可用于腹腔积液定位和定量，并可协助进行腹腔穿刺检查。③腹部立位片可诊断消化道穿孔和肠梗阻。④CT和MRI已成为急腹症常用的诊断方法，可了解病变的部位、性质、范围。

3. 常见急腹症的诊断与鉴别诊断要点　①胃十二指肠溃疡急性穿孔：突发上腹部刀割样疼痛，迅速蔓延至全腹。腹肌紧张呈"板状腹"，肝浊音界消失。X线检查膈下见游离气体。②急性胆囊炎：进食油腻食物后发作右上腹绞痛，向右肩和右腰背部放射。Murphy征阳性。超声检查可见胆囊壁炎症、水肿、增厚、胆囊内见结石。③急性胆管炎：上腹疼痛伴高热、寒战、黄疸是急性胆管炎的典型表现。CT 和 MRI 可协助诊断。④急性胰腺炎：饮酒或暴食后出现上腹剧烈疼痛。血清和尿淀粉酶明显升高。CT 可见胰腺肿胀或坏死，胰周积液。⑤急性阑尾炎：转移性右下腹痛、右下腹压痛、反跳痛是急性阑尾炎的典型表现。⑥小肠急性梗阻：通常有腹痛、腹胀、呕吐和便秘四大典型症状。⑦腹部钝性损伤：腹部钝性损伤需鉴别有无合并腹腔实质性脏器破裂出血、空腔脏器破裂穿孔，血管损伤。⑧妇产科疾病所致急性腹痛：急性盆腔炎、卵巢肿瘤蒂扭转、异位妊娠。

4. 急腹症的处理原则

（1）尽快明确诊断，针对病因采取相应措施。

（2）诊断尚未明确时，禁用强烈镇痛药，以免掩盖病情发展，延误诊断。

（3）需要进行手术治疗或探查者，必须依据病情进行相应的术前准备。

（4）如诊断不能明确，但有下列情况需要手术探查　①脏器有血运障碍，如肠坏死；②腹膜炎不能局限有扩散倾向；③腹腔有活动性出血。④非手术治疗病情无改善或病情恶化。

同步练习

一、单项选择题

1. 急腹症诊断不明时，应慎用（　　）

　A. 阿托品　　　B. 安眠药　　　C. 吗啡　　　D. 镇静药　　　E. 去痛片

2. 上腹部汽车撞伤 4h，患者面色苍白，四肢厥冷，血压 60/40mmHg，心率 140 次/分，全腹轻压痛、反跳痛与肌紧张，肠鸣音减弱，考虑为（　　）

　A. 胆囊破裂，单质性腹膜炎　　　　　B. 小肠破裂，弥漫性腹膜炎

　C. 严重腹壁软组织损伤　　　　　　　D. 肝、脾破裂

　E. 胰、十二指肠破裂，腹膜炎

3. 鉴别急腹症，采集现病史应将下列哪种症状作为重点（　　）

　A. 发热　　　B. 腹胀　　　C. 呕吐　　　D. 腹泻　　　E. 腹痛

二、简答题

急性腹痛可由哪些疾病引起？

参考答案

一、单项选择题

　1. C　2. D　3. E

二、简答题

　答：（1）空腔脏器的病变　①穿孔：如胃十二肠溃疡穿孔，阑尾穿孔，胃、肠道肿瘤穿孔，小肠憩室穿孔等。②梗阻：如幽门梗阻、小肠梗阻、胃肠道肿瘤引起的梗阻、炎性肠病所致梗阻。③炎症感染：如急性阑尾炎、急性胆囊炎等。④出血：胃癌或结直肠癌伴出血、胃肠道血管畸形引起的出血等。

　（2）实质性脏器的病变　①外伤破裂出血：肝、脾、胰腺破裂出血。②炎症感染：如急性胰腺炎、肝脓肿。③肿瘤破裂出血。

　（3）血管病因　①腹主动脉瘤破裂；②肠系膜血管血栓形成或栓塞；③器官血供障碍，如绞窄性肠梗阻、肠扭转、嵌顿疝等。

（何晓　谢星）

第四十五章　周围血管与淋巴管疾病

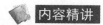 学习目标

1. 重点　周围血管损伤、血栓闭塞性脉管炎、原发性下肢静脉曲张和下肢深静脉血栓形成的病因、临床表现、诊断、治疗。

2. 熟悉　下肢静脉曲张的病因、病理。

3. 了解　下肢静脉系统的解剖及功能，下肢深静脉瓣膜功能不全的诊断与处理，深静脉血栓形成的病因、病理及鉴别诊断。

内容精讲

第一节　概　　论

血管疾病的主要临床表现可归纳为感觉异常、形态和色泽改变、结构变化、组织丧失。

1. 感觉异常　主要可分为：①肢体疼痛，主要见于供血不足（急慢性动脉闭塞、狭窄）、回流障碍（急性静脉阻塞、慢性静脉功能不全）或循环异常（动静脉瘘），通常可分为间歇性和持续性两类；②寒冷或潮热；③倦怠、沉重感；④麻木、麻痹、针刺或蚁行感；⑤感觉丧失。

2. 形态和色泽改变

（1）形态改变　主要有肿胀、萎缩、增生和局限性隆起。

（2）色泽改变　体位性色泽改变，又称 Buerger 试验：先抬高下肢 70°～80°，或高举上肢过头，持续 60s，正常肢体远端皮肤保持淡红或稍发白，如呈苍白或蜡白色，提示动脉供血不足；再将下肢下垂于床沿或上肢下垂于身旁，正常人皮肤色泽可在 10s 内恢复，如恢复时间超过 45s，且色泽不均匀者，进一步提示动脉供血障碍。

3. 结构变化　动脉有下列三方面征象：①搏动减弱或消失：见于管腔狭窄或闭塞性改变。②杂音：动脉狭窄或局限性扩张，或在动静脉间存在异常交通，血液流速骤然改变，在体表位置听到杂音，扪到震颤。③形态和质地：正常动脉富有弹性，当动脉有粥样硬化或炎症病变后，动脉可以呈屈曲状、硬变或结节等变化。静脉主要表现为静脉曲张。

4. 组织丧失（溃疡或坏死）

（1）溃疡　可分为缺血性溃疡、静脉性溃疡和神经性溃疡。

（2）坏疽　分为干性坏疽和湿性坏疽。

第二节　周围血管损伤

1. 定义　周围血管损伤（peripheral vascular trauma）多见于战争时期，但在和平时期也屡有发生。主干血管损伤，可能导致永久性功能障碍或肢体丢失，甚至死亡等严重后果。

★2. 病因　①直接损伤，大多为闭合性损伤。②间接损伤，包括创伤造成的动脉强烈持续痉挛；过度伸展动作引起的血管撕裂伤；快速活动中突然减速造成的血管震荡伤。

3. 病理　①血管连续性破坏；②血管壁损伤；③由热力造成的血管损伤；④继发性病理

改变。

★**4. 临床表现和诊断**　发生在主干动、静脉行程中任何部位的严重创伤，均应疑及血管损伤的可能性。创伤部位大量出血、搏动性血肿、肢体明显肿胀、远端动脉搏动消失等，是动脉或静脉损伤的临床征象。

下列检查有助于血管损伤的诊断：①超声多普勒；②CTA；③血管造影；④术中检查。

★**5. 治疗**　血管损伤的处理包括急救止血及手术治疗两个方面。

（1）急救止血　创口垫以纱布后加压包扎止血；创伤近端用止血带或空气止血带压迫止血，必须记录时间；损伤血管暴露于创口时可用血管钳或无损伤血管钳钳夹止血。

（2）手术处理　基本原则为：止血清创，处理损伤血管。

① 止血清创。

② 处理损伤血管：主干动、静脉损伤在病情和技术条件允许时，应积极争取修复。对于非主干动、静脉损伤，可结扎损伤的血管。肢体的浅表静脉，膝或肘远侧动、静脉中某一支，颈外动、静脉和颈内静脉，一侧髂内动、静脉等，结扎后不致造成不良后果。损伤血管修复包括手术重建和血管腔内治疗，手术修复方法有：a. 侧壁缝合术；b. 补片成形术；c. 端端吻合术；d. 血管移植术。合并骨折时，如肢体处于严重缺血，宜先修复损伤血管；如果骨折极不稳定且无明显缺血症状时，则可先作骨骼的整复固定。大、中动脉非断裂性损伤、损伤性动静脉瘘，可采用腔内技术置入覆膜支架修复血管破裂口。

★**6. 术后观察及处理**　术后应严密观察血供情况，如出现肢体剧痛、明显肿胀，以及感觉和运动障碍，且有无法解释的发热和心率加快，提示肌间隔高压，应及时作深筋膜切开减压。术中、术后常规应用抗生素预防感染，每隔24~48h观察创面，一旦发现感染，应早期引流，清除坏死组织。

第三节　动脉疾病

一、动脉硬化性闭塞症

1. 定义　动脉硬化性闭塞症（arteriosclerosis obliterans，ASO）是全身性疾病，发生在大、中动脉，涉及腹主动脉及其远侧主干动脉时，引起下肢慢性缺血。男性多见，发病年龄多在45岁以上，发生率有增高趋势。往往同时伴有其他部位的动脉硬化性病变。

★**2. 病因和病理**　发病机制主要有以下几种学说：①内膜损伤及平滑肌细胞增殖，细胞生长因子释放，导致内膜增厚及细胞外基质和脂质积聚。②动脉壁脂代谢紊乱，脂质浸润并在动脉壁积聚。③血流冲击在动脉分叉部位造成的剪切力，或某些特殊的解剖部位（如股动脉的内收肌管裂口处），可对动脉壁造成慢性机械性损伤。

主要病理表现为内膜出现粥样硬化斑块，中膜变性或钙化，腔内有继发血栓形成，最终使管腔狭窄，甚至完全闭塞。

★**3. 临床表现**　症状的轻重与病程进展、动脉狭窄及侧支代偿的程度相关。早期症状为患肢冷感、苍白，进而出现间歇性跛行。病变局限在主-髂动脉者，疼痛在臀、髋和股部，可伴有阳痿；累及股-腘动脉时，疼痛在小腿肌群。后期，患肢皮温明显降低、色泽苍白或发绀，出现静息痛，肢体远端缺血性坏疽或溃疡。早期慢性缺血引起皮肤及其附件的营养性改变、感觉异常及肌萎缩。患肢的股、腘、胫后及足背动脉搏动减弱或不能扪及。

4. 检查

（1）一般检查　四肢和颈部动脉触诊及听诊，记录间歇性跛行时间与距离，对比测定双侧肢体对应部位皮温差异，肢体抬高试验（Burger试验）。

（2）特殊检查

① 超声多普勒：正常呈三相波，波峰低平或呈直线状，表示动脉血流减少或已闭塞。对比同一肢体不同节段或双侧肢体同一平面的动脉压，如差异超过 20～30mmHg，提示压力降低侧存在动脉阻塞性改变。计算踝/肱指数（ABI，踝部动脉压与同侧肱动脉压比值），正常值 0.9～1.3，<0.9 提示动脉缺血，<0.4 提示严重缺血。

② X 线平片与动脉造影：平片可见病变段动脉有不规则钙化影，而动脉造影、DSA、MRA 与 CTA 等，能显示动脉狭窄或闭塞的部位、范围、侧支及阻塞远侧动脉主干的情况，以确定诊断，指导治疗。

★**5. 分期** Fontaine 法分为四期。

Ⅰ期：患肢无明显临床症状，或仅有麻木、发凉自觉症状，检查发现患肢皮肤温度较低，色泽较苍白，足背和（或）胫后动脉搏动减弱；踝/肱指数<0.9。但是，患肢已有局限性动脉狭窄病变。

Ⅱ期：以间歇性跛行为主要症状。根据最大间跛距离分为：Ⅱa，>200m；Ⅱb，<200m。患肢皮温降低、苍白更明显，可伴有皮肤干燥、脱屑、趾（指）甲变形、小腿肌萎缩。足背和（或）胫后动脉搏动消失。下肢动脉狭窄的程度与范围较Ⅰ期严重，肢体依靠侧支代偿而保持存活。

Ⅲ期：以静息痛为主要症状。疼痛剧烈且持续，夜间更甚，迫使患者辗转或屈膝护足而坐，或借助肢体下垂以求减轻疼痛。除Ⅱ期所有症状加重外，趾（指）腹色泽暗红，可伴有肢体远侧水肿。动脉狭窄广泛、严重，侧支循环已不能代偿静息时的血供，组织濒临坏死。

Ⅳ期：症状继续加重，患肢除静息痛外，出现趾（指）端发黑、干瘪、坏疽或缺血性溃疡。

6. 鉴别诊断 ①血栓闭塞性脉管炎：多见于青壮年，主要为肢体中、小动脉的节段性闭塞，往往有游走性浅静脉炎病史，不常伴有冠心病、高血压、高脂血症与糖尿病。②多发性大动脉炎：多见于青年女性，主要累及主动脉及其分支起始部位，活动期常见红细胞沉降率增高及免疫检测异常。③糖尿病足：与糖尿病及其多脏器血管并发症同时存在为特点，除了因糖尿病动脉硬化引起肢体缺血的临床表现外，由感觉神经病变引起肢体疼痛、冷热及振动感觉异常或丧失，运动神经病变引起足部肌无力、萎缩及足畸形，交感神经病变引起足部皮肤潮红、皮温升高与灼热痛。

7. 治疗

（1）非手术治疗 主要目的为降低血脂，稳定动脉斑块，改善高凝状态，扩张血管与促进侧支循环。

（2）手术治疗 目的在于通过手术或血管腔内治疗方法，重建动脉通路。

① 经皮腔内血管成形术（PTA）：可经皮穿刺插入球囊导管至动脉狭窄段，以适当压力使球囊膨胀，扩大病变管腔，恢复血流。结合支架的应用，可以提高远期通畅率。应用血管腔内治疗处理髂动脉的狭窄、闭塞性病变，疗效肯定。目前也用于治疗股动脉及其远侧动脉单个甚至多处狭窄或闭塞，大部分病例可取得挽救肢体的近期效果，远期疗效尚待观察、验证。

② 内膜剥脱术：剥除病变段动脉增厚的内膜、粥样斑块及继发血栓，主要适用于短段的髂-股动脉闭塞病变者。

③ 旁路转流术：采用自体静脉或人工血管，于闭塞段近、远端之间作搭桥转流。

④ 腰交感神经节切除术。

⑤ 大网膜移植术。

（3）创面处理 干性坏疽创面，应予消毒包扎，预防继发感染。感染创面可作湿敷处理。组织坏死界限明确者，或严重感染引起毒血症的，需作截肢（趾、指）术。合理选用抗生素。

二、血栓闭塞性脉管炎

1. 定义 血栓闭塞性脉管炎（thromboangitis obliterans，TAO）又称 Buerger 病，是血管的

炎性、节段性和反复发作的慢性闭塞性疾病。多侵袭四肢中、小动静脉，以下肢多见，好发于男性青壮年。

★**2. 病因和病理**　相关因素可归纳为两方面：①外来因素，主要有吸烟，寒冷与潮湿的生活环境，慢性损伤和感染；②内在因素，自身免疫功能紊乱，性激素和前列腺素失调以及遗传因素。

本病的病理过程有如下特征：①通常始于动脉，然后累及静脉，由远端向近端进展，呈节段性分布，两段之间血管比较正常。②活动期为受累动静脉管壁全层非化脓性炎症，有内皮细胞和成纤维细胞增生；淋巴细胞浸润，中性粒细胞浸润较少，偶见巨细胞；管腔被血栓堵塞。③后期，炎症消退，血栓机化，新生毛细血管形成。动脉周围广泛纤维组织形成，常包埋静脉和神经。④虽有侧支循环逐渐建立，但不足以代偿，因而神经、肌肉和骨骼等均可出现缺血性改变。

★**3. 临床表现**　主要临床表现：①患肢怕冷，皮肤温度降低，苍白或发绀。②患肢感觉异常及疼痛，早期起因于血管壁炎症刺激末梢神经，后因动脉阻塞造成缺血性疼痛，即间歇性跛行或静息痛。③长期慢性缺血导致组织营养障碍改变。严重缺血者，患肢末端出现缺血性溃疡或坏疽。④患肢的远侧动脉搏动减弱或消失。⑤发病前或发病过程中出现复发性游走性浅静脉炎。

4. 检查和诊断　临床诊断要点：①大多数患者为青壮年男性，多数有吸烟嗜好；②患肢有不同程度的缺血性症状；③有游走性浅静脉炎病史；④患肢足背动脉或胫后动脉搏动减弱或消失；⑤一般无高血压、高脂血症、糖尿病等易致动脉硬化的因素。

动脉硬化性闭塞症的一般检查和特殊检查均适用于本病。动脉造影可以明确患肢动脉阻塞的部位、程度、范围及侧支循环建立情况。

★**5. 预防和治疗**　处理原则应该着重于防止病变进展，改善和增进下肢血液循环。

（1）一般疗法　严格戒烟、防止受冷、受潮和外伤，但不应使用热疗，以免组织需氧量增加而加重症状。疼痛严重者，可用止痛药及镇静药，慎用易成瘾的药物。患肢应进行适度锻炼，以促使侧支循环建立。

（2）非手术治疗　除了选用抗血小板聚集与扩张血管药物、高压氧舱治疗外，可根据中医辨证论治原则予以治疗。

（3）手术治疗　目的是重建动脉血流通道，增加肢体血供，改善缺血引起的后果。在闭塞动脉的近侧和远侧仍有通畅的动脉时，可施行旁路转流术。同时还可选用腰交感神经节切除术或大网膜移植术、动静脉转流术，或腔内血管成形术（PTA），对部分患者有一定疗效。

已有肢体远端缺血性溃疡或坏疽时，应积极处理创面，选用有效抗生素治疗。组织已发生不可逆坏死时，应考虑不同平面的截肢术。

三、动脉栓塞

1. 定义　动脉栓塞（arterial embolism）是指动脉腔被进入血管内的栓子（血栓、空气、脂肪、癌栓及其他异物）堵塞，造成血流阻塞，引起急性缺血的临床表现。特点是起病急骤，症状明显，进展迅速，后果严重，需积极处理。

2. 病因和病理　栓子的主要来源如下：①心源性；②血管源性；③医源性。主要病理变化：早期动脉痉挛，以后发生内皮细胞变性，动脉壁退行性变；动脉腔内继发血栓形成；严重缺血6~12h后，组织可以发生坏死，肌肉及神经功能丧失。

★**3. 临床表现**　急性动脉栓塞的临床表现，可以概括为5P，即疼痛（pain）、感觉异常（paresthesia）、麻痹（paralysis）、无脉（pulselessness）和苍白（pallor）。

4. 检查和诊断　凡有心脏病病史伴有心房纤维颤动或前述发病原因者，突然出现5P征象，即可作出临床诊断。下列检查可为确定诊断提供客观依据：①皮肤测温试验：能明确变温带的平面。②超声多普勒：探测肢体主干动脉搏动突然消失的部位，可对栓塞平面作出诊断。③动脉造影和CTA：能了解栓塞部位，远侧动脉是否通畅，侧支循环状况，有否继发性血栓形成等情况。

在确定诊断的同时，还应针对引起动脉栓塞的病因作相应的检查，如心电图、心脏 X 线、生化和酶学检查等，以利于制订全身治疗的方案。

★5. 治疗 由于病程进展快，后果严重，诊断明确后，必须采取积极的有效治疗措施。

（1）非手术治疗 针对动脉栓塞的非手术疗法适用于：①小动脉栓塞，如胫腓干远端或肱动脉远端的动脉栓塞。②全身情况不能耐受手术者。③肢体已出现明显的坏死征象，手术已不能挽救肢体。④栓塞时间较长，或有良好的侧支建立可以维持肢体存活者。常用药物有：纤溶、抗凝及扩血管药物。

（2）手术治疗 凡诊断明确，尤其是大、中动脉栓塞，如果患者全身情况允许，应尽早施行切开动脉直接取栓；或利用 Fogarty 球囊导管取栓。术后，应严密观察肢体的血供情况，继续治疗相关的内科疾病。尤其应重视肌病肾病性代谢综合征的防治：高钾血症、酸中毒、肌红蛋白尿以及少尿、无尿，是急性肾功能损害表现，若不及时处理，将致不可逆性肾功能损害。术后如患肢出现肿胀，肌组织僵硬、疼痛，并致已恢复血供的远端肢体再缺血时，应及时作肌筋膜间隔切开术；肌组织已有广泛坏死者，需作截肢术。

四、多发性大动脉炎

1. 定义 多发性大动脉炎（Takayasu's arteritis）又称 Takayasu 病、无脉症，是主动脉及其分支的慢性、多发性、非特异性炎症，造成罹患动脉狭窄或闭塞。本病好发于青年，尤以女性多见。

2. 病因和病理 确切病因尚未明确，可能与下列因素有关：①自身免疫反应；②雌激素的水平过高。③遗传因素。

3. 临床表现 根据动脉病变的部位不同，可分为下列 4 种类型。

（1）头臂型 主要临床表现为：①脑部缺血，一过性黑矇、头昏，严重时可出现失语、抽搐，甚至偏瘫。②眼部缺血，视物模糊、偏盲。③基底动脉缺血，眩晕、耳鸣、吞咽困难、共济失调，或昏睡、意识障碍等。④上肢缺血，患肢无力、麻木，肱动脉和桡动脉搏动微弱或不能扪及，患侧上肢血压下降以至不能测出，故有"无脉症"之称。

（2）胸、腹主动脉型。

（3）混合型。

（4）肺动脉型。

4. 检查和诊断 年轻患者尤其是女性，曾有低热、乏力、关节酸痛病史，出现下列临床表现之一者即可作出临床诊断：①一侧或双侧上肢无力，肱动脉和桡动脉搏动减弱或消失，上肢血压明显降低或不能测出，而下肢血压和动脉搏动正常。②一侧或双侧颈动脉搏动减弱或消失，伴有一过性脑缺血症状，颈动脉部位闻及血管杂音。③股动脉及其远侧的动脉搏动减弱，上腹部闻及血管杂音。④持续性高血压，在上腹部或背部闻及血管杂音。

辅助检查：①在多发性大动脉炎的活动期，往往有红细胞计数减少，白细胞计数增高，红细胞沉降率增速以及多项免疫功能检测异常。②超声多普勒，可以检查动脉狭窄的部位和程度，以及流量和流速。③动脉造影，能确定动脉病变的部位、范围、程度和类型，显示侧支建立情况，是术前必不可少的检查。④动脉病变涉及相关脏器时，应作有关的特殊检查，例如心电图及心脏超声检查、脑血流图或颅脑 CT、核素肾图及肾素活性测定、眼底血管检查、放射性核素肺扫描等。

5. 治疗 ①疾病的早期或活动期，服用肾上腺皮质激素类药物及免疫抑制剂，可控制炎症，缓解症状；②伴有动脉缺血症状者，可服用妥拉苏林等扩张血管药物；或服用双嘧达莫、肠溶阿司匹林，以降低血小板黏聚，防止继发血栓形成和蔓延；③手术治疗的主要方法为旁路转流术。

五、雷诺综合征

1. 定义 雷诺综合征（Raynaud's syndrome）是指小动脉阵发性痉挛，受累部位程序性出现苍白及发冷、青紫及疼痛、潮红后复原的典型症状。常于寒冷刺激或情绪波动时发病。

2. 病因和病理　通常将单纯由血管痉挛引起，无潜在疾病的称为雷诺病，病程往往稳定；血管痉挛伴随其他系统疾病的称为雷诺现象，病程较为严重，可以发生指（趾）端坏疽，两者统称为雷诺综合征。

3. 临床表现　多见于青壮年女性。好发于手指，常为双侧性，偶可累及趾、面颊及外耳。典型症状是依次出现苍白、青紫和潮红。

4. 检查和诊断　根据发作时的典型症状即可作出诊断。必要时可作冷激发试验：手浸泡于冰水 20s 后测定手指皮温，显示复温时间延长（正常约 15min 左右）。此外，尚应根据病史提供的相关疾病，进行相应的临床和实验室检查，以利作出病因诊断，指导临床正确治疗。

5. 治疗　保暖措施可预防或减少发作；吸烟者应戒烟。药物治疗方面，首选能够削弱交感神经肌肉接触传导类药物。尚可应用前列腺素 E_1（PGE_1），具有扩张血管并抑制血小板聚集的作用。

六、周围动脉瘤

1. 定义　周围动脉瘤（peripheral arterial aneurysm）通常指主动脉以外的动脉区域发生的局限性异常扩张，可发生于四肢动脉、颈动脉及锁骨下动脉等处，以股动脉瘤和腘动脉瘤最为常见，约占周围动脉瘤的 90%。有三类：①真性动脉瘤；②假性动脉瘤；③夹层动脉瘤。

2. 病因　周围动脉瘤病因复杂，动脉粥样硬化是真性动脉瘤的最常见原因，损伤、感染、炎症引起的动脉瘤以假性动脉瘤居多。主要有以下原因：①动脉粥样硬化；②损伤；③感染、结核；④动脉炎性疾病。⑤先天性动脉中层缺陷，如马方综合征及 Ehlers-Danlos 综合征，常见于青年人。

3. 临床表现　有以下四个方面：①搏动性肿块和杂音；②压迫症状；③远端肢体、器官缺血；④瘤体破裂。

4. 诊断与鉴别诊断　根据临床表现及体格检查，一般可做出临床诊断。瘤体小且肥胖者，不易检出而漏诊。当动脉瘤伴周围组织炎症或腔内血栓形成时，搏动不明显，切勿误诊为脓肿或良性肿瘤而行穿刺检查或切开引流术。腘动脉瘤如并发血栓形成，需与腘窝囊肿鉴别。

影像学检查有助于明确诊断，可根据情况选用超声多普勒、DSA、CT、3DCTA 和 MRA。

5. 治疗　周围动脉瘤一经确诊，应尽早治疗。方法有三类：①手术治疗，原则是切除动脉瘤和动脉重建；②动脉瘤腔内修复术；③开放手术和腔内修复相结合的复合手术。

七、内脏动脉瘤

1. 定义　内脏动脉瘤是指发生在腹主动脉内脏支的动脉瘤，以脾动脉瘤最常见（占 60%），其次为肝动脉瘤（占 20%）、肠系膜上动脉瘤（占 40%），也可见于腹腔干动脉瘤等。

2. 脾动脉瘤　在腹腔动脉瘤中，脾动脉瘤仅次于肾下腹主动脉瘤和髂动脉瘤，居内脏动脉瘤之首。脾动脉瘤多见于脾动脉远侧 1/3 及近脾门处，单发较多。呈囊状或球状扩张。脾动脉瘤的临床表现各异。未破裂时症状不典型，部分患者仅表现为上腹部不适、腹痛等，瘤体较大时可有左肩部或左背部疼痛，压迫神经丛或刺激胃后壁造成间歇性恶心、呕吐等消化道症状。动脉瘤破裂时出现突发性急性腹痛，背部或肩部放射痛以及急性失血性休克等征象。通过 CT 检查可准确地区分脾动脉以及膨大的瘤体。手术治疗适用于瘤体直径≥2cm，有增大趋势者，以及准备妊娠或妊娠期间发现的脾动脉瘤。手术方法有脾动脉瘤切除、脾动脉重建和脾动脉瘤连同脾切除等。血管腔内治疗可适用动脉栓塞术，或置入覆膜支架隔绝动脉瘤。

3. 肝动脉瘤　可分为肝内和肝外两型，以后者居多，肝外肝动脉瘤可作动脉瘤切除，亦可行动脉瘤近、远端动脉结扎术。肝内型动脉瘤可行部分肝切除或肝动脉结扎术；也可通过介入法肝动脉栓塞治疗。

4. 肾动脉瘤　肾动脉瘤可发生在肾动脉主干或其分支，有夹层动脉瘤和非夹层动脉瘤两类，后者又可分为：①囊状动脉瘤，最常见，多位于肾动脉分叉处，囊壁部分钙化，易破裂；②梭形动脉瘤，常伴有肾动脉狭窄，其远端形成梭形扩张；③肾内动脉瘤，见于肾内部多发小动脉瘤。临床表现为高血压和肾功能异常，偶有肾绞痛的发生，肾动脉瘤破裂时可出现失血性休克。结合超声、CT、MRI 检查不难诊断，选择性肾动脉造影显示更明晰。

治疗肾动脉瘤的主要方法是动脉瘤切除、自体血管移植或人工血管移植重建肾动脉。

肾动脉夹层动脉瘤的治疗原则是保留肾和保护肾功能。对原发于胸腹主动脉夹层动脉瘤者，应同时治疗原发病。一般行夹层动脉瘤切除、肾动脉重建或自体肾移植。目前已较多采用腔内修复术治疗本病。

5. 腹腔干和肠系膜动脉瘤　腹腔干和肠系膜动脉瘤较少见，其中肠系膜上动脉瘤约占内脏动脉瘤的 8%。本病大多无临床症状，也可出现肠缺血、动脉瘤压迫引起的腹部不适和腹痛，消化道出血、腹腔或后腹膜出血等。如发生消化道缺血坏死，后果严重。临床诊断较困难，常需经CTA 或血管造影来确定诊断。治疗上可行开腹动脉瘤切除重建术。近年来，多采用腔内方法治疗。

八、腹主动脉瘤

1. 定义　腹主动脉瘤（abdominal aortic aneurysm，AAA），当腹主动脉的直径扩张至正常直径的 1.5 倍时称之为腹主动脉瘤，是最常见的动脉扩张性疾病，一旦破裂出血可危及生命。临床上，将发生于肾动脉以上的主动脉瘤称为胸腹主动脉瘤，位于肾动脉以下者称为腹主动脉瘤，本节重点介绍腹主动脉瘤。

2. 病因　动脉粥样硬化引起的动脉壁缺血将导致中层坏死，进而损伤弹力纤维。肾下腹主动脉壁的弹力纤维相对匮乏、自身修复能力薄弱、腹主动脉分叉段因血流返折致动脉内压扩大，都是导致腹主动脉瘤形成的重要因素。吸烟、创伤、高血压、高龄和慢性阻塞性肺疾病等，也是腹主动脉瘤的易患因素。

3. 临床表现　主要临床表现有：①搏动性肿物；②疼痛；③压迫；④栓塞；⑤破裂：腹主动脉瘤破裂是本病最严重的临床问题和致死原因。主要临床表现为突发性剧烈腹痛、失血性休克及腹部存在搏动性肿物。

几种特殊类型的腹主动脉瘤：①炎性腹主动脉瘤；②感染性腹主动脉瘤；③腹主动脉瘤-下腔静脉瘘；④腹主动脉瘤-消化道瘘。

4. 诊断　根据病史和体格检查，发现脐周及左上腹膨胀性搏动性肿物，常可作出临床诊断。

辅助检查：①超声多普勒。②CT，螺旋 CT 三维重建技术（3DCTA）能更准确地显示瘤体的三维形态特征、大小及腹主动脉主要分支受累的情况，并能精确测量瘤体各部位参数，为手术或腔内修复术提供必要参数。③磁共振血管成像，无需造影剂，即可清楚显示病变的部位、形状、大小等，并能提供形象逼真的影像。对于瘤体破裂形成的亚急性、慢性血肿有较高的诊断价值。④DSA，术前怀疑有腹腔内血管异常或马蹄肾者，应行 DSA 检查。

5. 治疗　腹主动脉瘤如不治疗不可能自愈，一旦破裂死亡率高达 70%～90%，而择期手术死亡率已下降至 5%以下，因此应早期诊断、早期治疗。外科手术仍是主要的治疗方法，对于高危患者，可采用腔内修复术。

（1）手术治疗　手术适应证：①瘤体直径≥5cm 者，或瘤体直径＜5cm，但不对称，易于破裂者；②伴有疼痛，特别是突发持续性剧烈腹痛者；③压迫胃肠道、泌尿系引起梗阻或其他症状者；④引起远端动脉栓塞者；⑤并发感染。瘤体破裂，或与下腔静脉、肠管形成内瘘者，应急诊手术。

（2）腔内修复术　DSA 监测下，经双侧股总动脉切口，经特制的导入系统将覆膜支架送入腹主动脉，按术前设定的精确定位放至瘤腔内，利用金属支架的自膨性和植入物头端的钩状附件，使支架固定于动脉瘤近远端的动脉壁。利用具有人工血管覆膜的支架在瘤腔内重建新的血流通道，隔绝了腹主动脉高压血流对瘤壁的冲击。同时瘤壁与覆膜支架之间血液继发血栓及机化，从而达到防止动脉瘤增大与破裂的目的。

第四节　静脉疾病

一、静脉解剖与结构

★**1. 下肢静脉解剖**　下肢静脉由浅静脉、深静脉、交通静脉和小腿肌静脉组成。①浅静脉，有大、小隐静脉两条主干。大隐静脉在膝平面下，注入股总静脉前，主要有五个分支：阴部外静脉、腹壁浅静脉、旋髂浅静脉、股外侧静脉和股内侧静脉。②深静脉，小腿深静脉由胫前、胫后和腓静脉组成。③交通静脉，穿过深筋膜连接深、浅静脉。④小腿肌静脉，有腓肠肌静脉和比目鱼肌静脉，直接汇入深静脉。

2. 静脉壁结构　包括内膜、中膜和外膜。静脉瓣膜由两层内皮细胞折叠而成，内有弹力纤维。正常瓣膜为双叶瓣，每一瓣膜包括瓣叶、游离缘、附着缘和交会点，与静脉壁构成的间隙称瓣窦。

3. 血流动力学　下肢静脉血流能对抗重力向心回流，主要依赖于：①静脉瓣膜向心单向开放功能，起向心导引血流并阻止逆向血流的作用。②肌关节泵的动力功能，驱使下肢静脉血流向心回流并降低静脉压，因此又称"周围心脏"。③其他因素，胸腔吸气期与心脏舒张期产生的负压作用，对周围静脉有向心吸引作用。

4. 病理生理　下肢静脉疾病的血流动力学变化主要是主干静脉及毛细血管压力增高。前者引起浅静脉扩张，后者造成皮肤微循环障碍，引起毛细血管扩大和毛细血管周围炎及通透性增加。

二、下肢慢性静脉功能不全

★下肢慢性静脉功能不全（chronic venous insufficiency，CVI）是一组由静脉逆流引起的病征，常见症状为下肢沉重、疲劳、胀痛等，根据病因可分为三类：先天性瓣膜结构及关闭功能异常；原发性浅静脉或深静脉瓣膜功能不全；继发性静脉瓣膜功能不全（深静脉血栓形成后，静脉外来压迫等）。根据病变涉及的范围分为三类：单纯累及浅静脉；同时涉及交通静脉；浅静脉、交通静脉及深静脉均已累及。根据血流动力学改变可以分为：静脉逆流；静脉阻塞引起回流障碍；两者兼有。

1. 原发性下肢静脉曲张　指仅涉及隐静脉，浅静脉伸长、迂曲而呈曲张状态，持久站立工作、体力活动强度高、久坐者多见。

★（1）病因和病理生理　静脉壁软弱、静脉瓣膜缺陷及浅静脉内压升高，是引起浅静脉曲张的主要原因。长期站立、重体力劳动、妊娠、慢性咳嗽、习惯性便秘等后天性因素，使瓣膜承受过度的压力，逐渐松弛，不能紧密关闭。

★（2）临床表现和诊断　主要临床表现为下肢浅静脉扩张、迂曲，下肢沉重、乏力感。可出现踝部轻度肿胀和足靴区皮肤营养性变化：皮肤色素沉着、皮炎、湿疹、皮下脂质硬化和溃疡形成。

根据下肢静脉曲张的临床表现，诊断并不困难。必要时选用超声、容积描记、下肢静脉压测定和静脉造影等辅助检查，以更准确地判断病变性质。

原发性下肢静脉曲张的鉴别诊断：①原发性下肢深静脉瓣膜功能不全，症状相对严重，超声或下肢静脉造影，观察到深静脉瓣膜关闭不全的特殊征象。②下肢深静脉血栓形成后综合征，有深静脉血栓形成病史，浅静脉扩张伴有肢体明显肿胀。③动静脉瘘，患肢皮肤温度升高，局部有时可扪及震颤或有血管杂音，浅静脉压力明显上升，静脉血的含氧量增高。

★（3）治疗　原发性下肢静脉曲张的治疗可有下列三种方法。

① 非手术疗法：患肢穿医用弹力袜或用弹力绷带使曲张静脉处于萎瘪状态。避免久站、久坐，间歇抬高患肢。

② 硬化剂注射和压迫疗法。

③ 手术疗法：大隐或小隐静脉高位结扎及主干与曲张静脉剥脱术。

★（4）并发症及其处理 病程进展中可能出现下列并发症。

① 血栓性浅静脉炎：曲张静脉易引起血栓形成及静脉周围炎，用抗凝及局部热敷治疗，伴有感染时应用抗生素。炎症消退后，应施行手术治疗。

② 溃疡形成：处理方法为创面湿敷，抬高患肢以利回流，较浅的溃疡一般都能愈合，接着应采取手术治疗。较大或较深的溃疡，经上述处理后溃疡缩小，周围炎症消退，创面清洁后也应作手术治疗，同时作清创植皮，可以缩短创面愈合期。

③ 曲张静脉破裂出血：抬高患肢和局部加压包扎，一般均能止血，必要时可以缝扎止血，以后再作手术治疗。

2. 原发性下肢深静脉瓣膜功能不全

★（1）病因和病理生理 发病因素有：①瓣膜结构薄弱；②持久的超负荷回心血量导致静脉管腔扩大、瓣膜相对短小而关闭不全，故又称"相对性下肢深静脉瓣膜关闭不全"；③深静脉瓣膜发育异常或缺如，失去正常关闭功能；④小腿肌关节泵软弱，泵血无力，引起静脉血液积聚，导致静脉高压和瓣膜关闭不全。

★（2）临床表现和诊断 除了浅静脉曲张外，根据临床表现的轻重程度可分为：①轻度，久站后下肢沉重不适，踝部轻度水肿。②中度，轻度皮肤色素沉着及皮下组织纤维化，有单个小溃疡。下肢沉重感明显，踝部中度肿胀。③重度，短时间活动后即出现小腿胀痛或沉重感，水肿明显并累及小腿，伴有广泛色素沉着、湿疹，或多个、复发性溃疡（已愈合或活动期）。

★（3）辅助检查

① 静脉造影：在下肢静脉逆行造影中，根据造影剂向远侧逆流的范围，分为五级。0级，无造影剂向远侧泄漏；Ⅰ级，造影剂逆流不超过大腿近端；Ⅱ级，造影剂逆流不超过膝关节平面；Ⅲ级，造影剂逆流超过膝关节平面；Ⅳ级，造影剂向远侧逆流至小腿深静脉，甚至达踝部。0级，示瓣膜关闭功能正常；Ⅰ～Ⅱ级逆流，应结合临床表现加以判断；Ⅲ～Ⅳ级，表示瓣膜关闭功能明显损害。

② 下肢活动静脉压测定：可间接地了解瓣膜功能，常作为筛选检查。

③ 超声检查：可以观察瓣膜关闭活动及有无逆向血流。

（4）治疗 凡诊断明确，瓣膜功能不全Ⅱ级以上者，结合临床表现的严重程度，应考虑施行深静脉瓣膜重建术。主要方法有：①股浅静脉腔内瓣膜成形术；②股浅静脉腔外瓣膜成形术；③股静脉壁环形缩窄术；④带瓣膜静脉段移植术；⑤半腱肌-股二头肌袢腘静脉瓣膜代替术。

三、深静脉血栓形成

深静脉血栓形成（deep venous thrombosis，DVT）是指血液在深静脉腔内不正常凝结，阻塞静脉腔，导致静脉回流障碍，如未予及时治疗，急性期可并发肺栓塞（致死性或非致死性），后期则因血栓形成后综合征，影响生活和工作能力。全身主干静脉均可发病，尤其多见于下肢。

★**1. 病因和病理** 静脉损伤、血流缓慢和血液高凝状态是造成深静脉血栓形成的三大因素。

★**2. 临床表现和分型** 按照血栓形成的发病部位，主要临床表现分述如下。

（1）上肢深静脉血栓形成。

（2）上、下腔静脉血栓形成。

（3）下肢深静脉血栓形成最为常见，根据发病部位及病程，可作如下分型。

根据急性期血栓形成的解剖部位分型：a. 中央型，即髂-股静脉血栓形成；b. 周围型，包括股静脉或小腿深静脉血栓形成，局限于股静脉的血栓形成；c. 混合型，即全下肢深静脉血栓形成，主要临床表现为全下肢明显肿胀、剧痛，股三角区、腘窝、小腿肌层都可有压痛，常伴有体温升高和脉率加速（股白肿）。

根据临床病程演变分型：a. 闭塞型；b. 部分再通型；c. 再通型；d. 再发型。

3. 检查和诊断

（1）超声多普勒检查。

（2）下肢静脉顺行造影　主要征象：①闭塞或中断；②充盈缺损，主干静脉腔内持久的、长短不一的圆柱状或类圆柱状造影剂密度降低区域，边缘可有线状造影剂显示形成"轨道症"，是静脉血栓的直接征象，为急性深静脉血栓形成的诊断依据。③再通，静脉管腔呈不规则狭窄或细小多枝状，部分可显示扩张，甚至扩张扭曲状。上述征象见于血栓形成的中后期。④侧支循环形成，邻近阻塞静脉的周围，有排列不规则的侧支静脉显影。大、小隐静脉是重要的侧支，呈明显扩张。

★4. 预防和治疗

（1）非手术治疗　①一般处理：卧床休息、抬高患肢，适当使用利尿药，以减轻肢体肿胀；②祛聚药物；③抗凝治疗；④溶栓治疗。出血是抗凝、溶栓治疗的严重并发症，且剂量的个体差异很大，应严密观察凝血功能的变化。

（2）手术疗法　①取栓术：最常用于下肢深静脉血栓形成，尤其是髂-股静脉血栓形成的早期病例；②经导管直接溶栓术：近年来开展的血管腔内治疗技术，适用于急性期中央型和混合型血栓形成。

5. 并发症和后遗症　深静脉血栓如脱落进入肺动脉，可引起肺栓塞。肺动脉 CTA 检查可以明确诊断。对已有肺栓塞发生史、血栓头端延伸至下腔静脉或置管操作可能造成血栓脱落者，应考虑放置永久性或临时性下腔静脉滤器，防止肺栓塞的发生。

第五节　动静脉瘘

1. 定义　动脉与静脉间出现不经过毛细血管网的异常短路通道，即形成动静脉瘘，可分为两类：先天性动静脉瘘，起因于血管发育异常；后天性，大多数由创伤引起，故又称损伤性动静脉瘘。本节主要讲述损伤性动静脉瘘。

2. 病因和分类　大多数由贯通伤引起，毗邻的动静脉同时损伤并形成交通，称直接瘘。如动静脉的创口间存在血肿，在血肿机化后形成囊形或管状的动脉和静脉间的交通，称间接瘘。

3. 临床表现　根据病程分为：①急性期，损伤局部出现搏动性肿块，大多有震颤和杂音。多数患者在瘘的远端动脉仍可扪及搏动。②慢性期：由于高压的动脉血经瘘直接灌注静脉，使静脉压力升高，局部症状往往十分典型，沿瘘口的两侧可以听到粗糙连续的血管杂音，邻近瘘的静脉明显扩张，并有血管杂音及震颤，皮肤温度升高。

4. 检查和诊断　据创伤后局部出现搏动性肿块、震颤、粗糙而连续的血管杂音，伴有浅静脉扩张，远端组织缺血或静脉淤血性改变，即可作出临床诊断。下列检查有助于作出诊断：①指压瘘口检查（Branham 征）；②静脉压测定；③静脉血含氧量测定；④彩色超声可观察到动脉血经瘘口向静脉分流；⑤动脉造影，较大口径的动静脉瘘，通常可以直接显示瘘口；与瘘口邻近的静脉明显扩大，几乎与动脉同时显影；瘘口远侧动脉不能全程显示。

5. 治疗　最理想的手术方法是切除瘘口，分别修补动、静脉瘘口，或以补片修复血管裂口。当动静脉瘘不能切除时，可在瘘口两端切断动脉，通过端端吻合重建动脉；缺损长度较大时，可用自体静脉或人工血管重建动脉，然后修补静脉裂口。对于长期的慢性动静脉瘘，周围已有广泛的侧支及曲张血管，上述方法难以处理，可施行四头结扎术，即在尽可能靠近瘘口处，分别结扎动脉和静脉的输入端和输出端。

第六节　淋巴水肿

1. 定义　淋巴水肿（lymphedema）是慢性进展性疾病，由淋巴循环障碍及富含蛋白质的组织间液持续积聚引起。

2. 病因和分类　目前较为常用的是将淋巴水肿分为两类。

（1）原发性淋巴水肿　又分为：①先天性；②早发性；③迟发性。

（2）继发性淋巴水肿。

3. 临床表现　主要临床表现：①水肿；②皮肤改变；③继发感染；④溃疡；⑤恶变。

病程进展分期：潜伏期，组织间液积聚，淋巴管周围纤维化，尚无明显肢体水肿。Ⅰ期，呈凹陷性水肿，抬高肢体可大部分或完全缓解，无明显皮肤改变。Ⅱ期，非凹陷性水肿，抬高肢体不能缓解，皮肤明显纤维化。Ⅲ期，肢体不可逆性水肿，反复感染，皮肤及皮下组织纤维化和硬化，呈典型"象皮腿"外观。

4. 检查和诊断　主要方法：①淋巴核素扫描显像：核素标记的胶体如 ^{99m}Tc、^{198}Au、^{131}I 标记的人血清白蛋白，皮下注入后，应被淋巴系统吸收，循淋巴管向近侧回流，利用 γ 相机追踪摄取淋巴显像。如果出现积聚在注射部位、淋巴管与淋巴结显影缓慢或不显影、淋巴管扩大、由淋巴管向皮肤逆流等征象，可以作为病因及定位诊断的依据。②CT 与 MRI。③淋巴造影，有直接法和间接法。直接法是从趾蹼皮下注入亚甲蓝使淋巴管显示，经皮肤浅表切口暴露后直接穿刺注入含碘造影剂；间接法是在水肿区皮内注入可吸收造影剂，然后摄片。

5. 预防和治疗

（1）非手术治疗　①抬高患肢，护理局部皮肤及避免外伤，适当选用利尿药，穿着具有压力梯度的弹性长裤；②利用套筒式气体加压装置包裹患肢，自水肿肢体远侧向近侧程序加压，促进淋巴回流；③手法按摩疗法：自水肿的近心端开始，经轻柔手法按摩水肿消退后，顺序向远侧扩展按摩范围；④烘绑压迫疗法：利用电辐射热治疗机（60～80℃）的热效应，促进淋巴回流与淋巴管再生和复通。

（2）手术治疗　①切除纤维化皮下组织后植皮术；②重建淋巴循环，应用显微手术技术作淋巴管-静脉吻合术、淋巴结-静脉吻合术，或取用正常淋巴管、静脉，直接植入或旁路移植，重建淋巴回流通路；③带蒂组织移植术，如大网膜、去表皮组织，移植至患肢深筋膜浅面，建立侧支回流通路。

同步练习

一、单项选择题

1. 下肢静脉曲张的临床表现（　　）

    A. 大腿内侧及小腿外侧静脉曲张
    B. 大腿内外侧静脉曲张

    C. 全下肢内后侧静脉曲张
    D. 下肢内侧和小腿后侧静脉曲张

    E. 大腿内、外侧静脉曲张并向腹壁延伸

2. 假性动脉瘤为（　　）

    A. 血管壁全层局部扩张
    B. 血管壁部分由纤维组织构成的局部扩张

    C. 动脉粥样硬化性动脉瘤
    D. 检查时有震颤并可听到连续性杂音

    E. 压迫动脉瘤出口部出现血压升高、脉压缩小及脉率缓的现象

3. 血栓闭塞性脉管炎的特征是（　　）

    A. 没有间歇性跛行
    B. 游走性血栓性浅静脉炎

    C. 累及内脏   D. 肢体皮肤正常

    E. 与酒精中毒有关

4. 下肢静脉曲张的主要并发症是（　　）

    A. 深静脉血栓形成   B. 深静脉瓣功能不全

    C. 小腿溃疡   D. 小腿丹毒

    E. 足部溃疡

5. 男性，35岁，稍长距离步行后感右小腿疼痛，肌肉抽搐而跛行，稍休息后症状消失，平时感右足发凉，怕冷，有麻木感。右足背动脉搏动减弱。应考虑（　　）

    A. 血栓性静脉炎   B. 深静脉血栓形成

    C. 血栓闭塞性脉管炎（营养障碍期）   D. 血栓闭塞性脉管炎（局部缺血期）

    E. 动脉粥样硬化症

6. 男性，30岁，右下肢近腘窝处被刀刺伤后出现搏动性肿块，逐渐增大伴右下肢麻木，查右下肢苍白，腘窝部搏动性肿块大小的5cm×4cm，附近有收缩期杂音，诊断为（　　）

    A. 动脉开放性损伤   B. 动脉闭合性损伤

    C. 动静脉瘘   D. 动脉假性动脉瘤

    E. 以上都不是

二、简答题

1. 下肢动脉硬化性闭塞症要和哪些疾病鉴别？

2. 简述急性动脉栓塞的临床表现。

参考答案

一、单项选择题

    1.D   2.B   3.B   4.C   5.D   6.D

二、简答题

    1. 答：①血栓闭塞性脉管炎：多见于青壮年，主要为肢体中、小动脉的节段性闭塞，往往有游走性浅静脉炎病史，不常伴有冠心病、高血压、高脂血症与糖尿病。②多发性大动脉炎：多见于青年女性，主要累及主动脉及其分支起始部位，活动期常见红细胞沉降率增高及免疫检测异常。③糖尿病足：与糖尿病及其多脏器血管并发症同时存在为特点，除了因糖尿病动脉硬化引起肢体缺血的临床表现外，由感觉神经病变引起肢体疼痛、冷热及振动感觉异常或丧失，运动神经病变引起足部肌无力、萎缩及足畸形，交感神经病变引起足部皮肤潮红、皮温升高与灼热痛。

    2. 答：急性动脉栓塞的临床表现，可以概括为5P，即疼痛（pain）、感觉异常（paresthesia）、麻痹（paralysis）、无脉（pulselessness）和苍白（pallor）。

（刘凤恩　肖骏琦）

第四十六章　泌尿、男性生殖系统外科检查和诊断

 学习目标

1. **重点**　泌尿、男性生殖系统外科疾病的主要症状；泌尿、男性生殖系统外科检查方法。
2. **熟悉**　泌尿外科器械检查及影像学检查的特点、适应证。
3. **了解**　各种不同症状与泌尿生殖系各种疾病的关系；学会分析尿频、血尿的原因和血尿的定义。

 内容精讲

第一节　泌尿、男性生殖系统外科疾病的主要症状

★主要症状分为四类：①与泌尿系统或男性生殖系统有关；②与其他系统有关；③全身症状；④无明显症状。

专科症状主要包括疼痛、下尿路症状、尿液改变、性功能障碍。

1. 疼痛　结石梗阻→疼痛；感染牵张被膜→疼痛；肿瘤梗阻或侵及神经→疼痛；放射痛。常见疼痛部位及其特点见表 46-1。

表 46-1　常见疼痛部位及其特点

疼痛部位	特点
肾和输尿管痛	多由上尿路阻塞引起。由急性梗阻、扩张引起的绞痛，呈阵发性，剧烈难忍
膀胱痛	膀胱感染所致疼痛常呈锐痛、烧灼痛，可向远端尿道放射，并伴膀胱刺激状
前列腺痛	由前列腺组织水肿和被膜牵张引起会阴部疼痛伴尿频、尿痛
阴囊痛	多由睾丸或附睾病变引起，包括外伤、感染等
阴茎痛	可由膀胱或尿道炎症等引起

2. 下尿路症状（lower urinary tract symptoms，LUTS）　包括储尿期症状和排尿期症状，前者以刺激症状为主，后者以梗阻症状为主。

（1）刺激症状

① 尿频（frequency）：有尿意的次数明显增加，每次尿量仅几毫升。生理性如饮水量多；病理性如糖尿病、尿崩症等。夜间尿频常因膀胱出口梗阻和（或）膀胱顺应性下降引起。

② 尿急（urgency）：突发、强烈的排尿欲望，很难被主观抑制而延迟。由膀胱炎症或膀胱容量过小、顺应性降低引发，常与尿频同时存在。以尿急为特征，伴有尿频和夜尿，可伴有或不伴有急迫性尿失禁，此症候群称为膀胱过度活动症（overactive bladder，OAB）。

③ 尿痛（dysuria）：排尿时感到尿道烧灼样痛，与泌尿生殖系感染有关。常与尿频、尿急相伴随，统称为膀胱刺激症状。

（2）梗阻症状

① 排尿困难（difficulty of urination）：包含排尿踌躇、费力、不尽感等。由膀胱以下尿路梗阻所致，常见于良性前列腺增生。

② 尿流中断（interruption of urinary stream）：指排尿时不自主地出现尿流中断，活动后又可排尿，如此反复出现。常伴疼痛，多见于良性前列腺增生或膀胱结石。

③ 尿潴留（urinary retention）：分急性和慢性。急性见于膀胱出口以下尿路严重梗阻，突然不能排尿。慢性见于膀胱颈部以下尿路不完全性梗阻或神经源性膀胱，重者出现充溢性尿失禁。

（3）尿失禁（incontinence of urine） 尿液不自主流出。分为四种类型（表46-2）

表46-2 尿失禁的分类

类型	特点
持续性尿失禁(真性尿失禁)	尿液持续从膀胱或泌尿道瘘中流出，无正常排尿，膀胱空虚。常见于膀胱颈和尿道括约肌损伤
充溢性尿失禁(假性尿失禁)	指膀胱功能完全失代偿，慢性扩张，膀胱过度充盈后，尿液不断溢出
急迫性尿失禁	多因严重感染使膀胱不随意收缩引起
压力性尿失禁	腹内压增加，传导使膀胱压力高于尿道阻力产生漏尿。也与盆底肌松弛有关

（4）遗尿（enuresis） 指睡眠中出现无意识的排尿。常见于婴幼儿或某些病理性因素（如神经源性膀胱、感染等）。

3. 尿液改变

（1）正常人尿量<100mL/24h 为无尿，可致氮质血症或尿毒症。尿量<400mL/24h 为少尿。达 3000～5000mL/24h 为多尿。尿闭是指完全性无尿，需与尿潴留鉴别。

（2）尿的观察 尿液观察的常见异常见表46-3。

表46-3 尿液观察的常见异常

异常	特点
血尿	肉眼血尿为 1000mL 尿液中血液超过 1mL 镜下血尿为新鲜尿离心后尿沉渣每高倍镜视野红细胞>3 个
混浊尿	常见有晶体尿、磷酸盐尿、脓尿、乳糜尿等 脓尿即尿渣镜检每高倍镜视野白细胞>5 个，提示尿路感染或炎症 乳糜尿常见病因是丝虫病感染，乳糜试验可鉴别
气尿	排尿同时有气体与尿液一起排出。提示有泌尿道-胃肠道瘘存在，或有泌尿道的产气细菌感染
尿道分泌物	淋菌性尿道炎：大量黏稠、黄色的脓性分泌物 非淋菌性尿道炎：少量无色或白色稀薄分泌物 慢性前列腺炎：排尿后尿道口可出现少量乳白色、黏稠分泌物 尿道肿瘤：血性分泌物

4. 性功能障碍 男性性功能障碍表现为性欲低下、勃起功能障碍（erectile dysfunction，ED）、射精障碍等。最常见为勃起功能障碍和早泄。勃起功能障碍是指多因素导致持续或反复不能达到或维持足够阴茎勃起以完成满意性生活。早泄是指性交时阴茎能勃起，但不能控制射精，阴茎插入阴道前或刚插入即射精。

血精为精液中含有血液，多因前列腺和（或）精囊的非特异性炎症引起，长时间存在应排除生殖道结核、前列腺肿瘤等病变。

第二节 泌尿、男性生殖系统外科检查

1. 体格检查 泌尿生殖器官多具有对称性，体检时需要左右对比，排除干扰。

（1）肾脏检查

① 视诊：患者脊柱明显侧凸，往往与因炎症引起的腰肌痉挛有关。肋脊角、腰部或上腹部隆起常提示有肿块存在。胁腹部水肿往往提示有潜在的炎症存在。

② 触诊：正常肾一般不能触及，有时在深呼吸时刚能触及右肾下极。这种方法在小儿和偏瘦的成人中常成功。大的肾肿物也有可能扪及，多数为良性囊肿或恶性肿瘤。疑有肾下垂时，应取立位或坐位检查。

③ 叩诊：叩诊为鼓音。肋脊角的叩击痛阳性提示潜在的炎性肿胀或肿块。

④ 听诊：疑为肾动脉狭窄、动脉瘤形成或动静脉畸形的患者，在吸气时行上腹部两侧和肋脊角听诊，有无血管杂音，听到血管收缩杂音有诊断意义。

（2）输尿管检查　当有结石或其他炎性病变时，沿输尿管径路可能有深压痛，但无反跳痛。

（3）膀胱检查

① 视诊：当膀胱内尿量达到 500mL 左右时，在下腹部正中可见明显隆起。

② 触诊：当尿量≥150mL 时，膀胱可在耻骨联合水平上被触及。尿量≥500mL 时，耻骨联合上区可触及球状包块。

③ 叩诊：检查膀胱是否充盈，充盈膀胱呈浊音区。

（4）阴茎和尿道口　检查有无包茎、包皮过长和包皮嵌顿。注意阴茎有无皮损和畸形、尿道口是否红肿、有无分泌物等。同时，注意尿道口位置。尿道口位于阴茎腹侧或阴囊、会阴部为尿道下裂，极少数位于背侧为尿道上裂。阴茎体部有无硬结对判断阴茎海绵体硬结症很重要。检查尿道有无硬块、结石或压痛。

（5）阴囊及其内容物　患者站立位。

① 视诊：观察阴囊颜色及两侧的对称性。注意阴囊皮肤有无红肿、增厚。阴囊肿块或精索静脉曲张也能在视诊中被发现。

② 触诊：首先检查睾丸，然后是附睾，以及索状结构，最后是腹股沟外环。注意大小、质地、形状及有无异常肿块。注意输精管粗细、有无结节。阴囊内睾丸缺如时，应仔细检查同侧腹股沟。阴囊肿块应例行透光试验。通常睾丸鞘膜积液时阳性，而睾丸肿瘤或炎症时阴性。

（6）直肠和前列腺　采用膝位或站立弯腰体位。通过直肠指检（DRE）可发现良性前列腺增生、前列腺癌等。如 DRE 发现前列腺结节或肿块，应建议行前列腺穿刺活检。

（7）女性尿道、阴道检查　取截石位。

① 视诊：识别尿道口，注意其大小、位置以及有无肉阜或肿瘤、有无阴道膨出等。通过增加腹内压如咳嗽，可以诱发压力性尿失禁患者的尿漏。

② 触诊：双合诊检查可用来检查膀胱、子宫和附件。

2. 实验室检查

（1）尿液检查

① 尿液收集：尿常规检查应收集新鲜尿液。尿检通常收集中段尿为宜。保持尿道外口清洁，避开月经期。尿培养以清洁中段尿为佳。

② 尿沉渣：新鲜尿离心后，用显微镜技术分析尿沉渣，每高倍镜视野红细胞＞3 个为镜下血尿，白细胞＞5 个为白细胞尿，亦称脓尿。

③ 尿三杯试验：以排尿最初的 5～10mL 尿为第一杯，以排尿最后 2～3mL 为第三杯，中间部分为第二杯。尿三杯试验异常的参考意义见表 46-4。

表 46-4　尿三杯试验异常的参考意义

尿三杯试验	参考意义
第一杯尿液异常	提示病变在尿道

续表

尿三杯试验	参考意义
第三杯尿液异常	提示病变在膀胱颈部或后尿道
三杯尿液均异常	提示病变在膀胱或上尿路

④ 尿细菌学：清洁中段尿培养结果，若菌落数＞100000/mL，提示为尿路感染。尿沉渣抗酸染色涂片检查或结核菌培养有助于确立肾结核诊断。

⑤ 尿脱落细胞学检查：用于肿瘤的筛选和术后随访。

⑥ 肿瘤标志物测定：膀胱癌的肿瘤标记物包括膀胱肿瘤抗原（BTA）、核基质蛋白（NMP22）、尿纤维蛋白降解产物（FDP）及荧光原位杂交（FISH）等，在临床上应根据不同目的选择不同肿瘤标记物。

（2）肾功能检查

① 尿比重：反映肾浓缩功能和排泄废物功能。尿比重固定或接近于1.010，提示肾浓缩功能严重受损。尿渗透压较尿比重测定更好地反映肾功能。

② 血尿素氮和血肌酐：血肌酐测定较血尿素氮精确。

③ 内生肌酐清除率：肌酐由肾小球滤过，内生肌酐清除率接近于用菊糖测定的肾小球滤过率。正常值为（90～110mL/min）。

（3）血清前列腺特异性抗原（PSA） 具有前列腺组织特异性，正常值为0～4ng/mL。如血清PSA＞10ng/mL应高度怀疑前列腺癌。血清PSA是目前前列腺癌的生物学指标，其升高提示前列腺癌的可能性，可用于前列腺癌的筛选、早期诊断、分期、疗效评价和随访观察。

（4）前列腺液检查 正常前列腺液呈淡乳白色，较稀薄；涂片镜检可见多量卵磷脂小体，白细胞＜10个/高倍视野。如果有大量成簇的白细胞出现则提示前列腺炎。怀疑细菌性前列腺炎时应同时进行前列腺液细菌培养和药敏试验。

（5）精液分析 精液标本收集采用手淫、性交体外排精或取精器获得精液的方法，检查前5天应无性交或手淫。常规的精液分析包括颜色、量、pH、稠度、精子状况及精浆生化测定。

3. 常用器械和内镜检查

（1）导尿管 目前最常用的是气囊或Foley导尿管。

（2）尿道探条 用于扩张狭窄尿道，治疗尿道狭窄和膀胱颈挛缩。

（3）泌尿系统腔镜检查 包括膀胱尿道镜、输尿管镜、肾镜等。用于泌尿系统腔道的检查，直视下行碎石、切除和电灼肿瘤、活检等。

（4）前列腺细针穿刺活检 诊断前列腺癌最可靠的检查。适用于DRE发现前列腺结节或PSA异常的患者。多采用经直肠超声引导。

（5）尿流动力学测定 可测定尿路输送、储存、排出尿液功能。

4. 影像学检查

超声检查临床上可用于确定肾肿块性质、结石和肾积水；测定残余尿、测量前列腺体积等。亦用于检查阴囊肿块以判断囊肿或实质性肿块，了解睾丸和附睾的位置关系。在超声引导下，可行穿刺、引流及活检等。其他影像学检查包括X线检查、CT、MRI、放射性核素显影等。各种影像学检查的适应证和注意事项见表46-5。

表46-5 各种影像学检查的适应证和注意事项

检查项目	适应证	注意事项
超声检查	适应范围广	容易受气体等干扰
尿路平片	可显示结石位置和大小，肾轮廓、位置、大小、腰大肌阴影等	摄片前应作充分的肠道准备

续表

检查项目	适应证	注意事项
排泄性尿路造影	能显示尿路形态是否规则,有无扩张、推移、压迫和充盈缺损等;同时可了解分侧肾功能	妊娠、肾功能严重损害、造影剂过敏等
逆行肾盂造影	适用于静脉尿路造影显示尿路不清晰或禁忌者	尿道狭窄、膀胱炎症和挛缩
顺行肾盂造影	适用上述造影方法失败或有禁忌而怀疑梗阻性病变者	肾恶性肿瘤
膀胱造影	可显示膀胱输尿管回流及尿道病变	—
CT	适用于鉴别肾囊肿和肾实质性病变,确定肾损伤范围和程度,肾、膀胱、前列腺癌及肾上腺肿瘤的诊断和分期	—
MRI	对分辨肾肿瘤的良、恶性,判定膀胱肿瘤浸润膀胱壁的深度、前列腺癌分期	—
放射性核素显像	包括肾图、肾显像、肾上腺皮质和髓质核素显像、骨显像等	—
MRA	适用于肾动脉瘤、肾动静脉瘘、肾动脉狭窄、肾静脉血栓形成、肾癌分期	—

同步练习

一、单项选择题

1. 中年妇女产后常出现的尿失禁属于哪一类尿失禁 (   )
   A. 真性尿失禁   B. 假性尿失禁   C. 压力性尿失禁
   D. 急迫性尿失禁   E. 充溢性尿失禁
2. 前列腺增生患者最早出现的症状是 (   )
   A. 排尿困难   B. 血尿   C. 尿频   D. 尿痛   E. 尿急
3. 乳糜尿之所以呈现乳白色是因为尿中含大量的 (   )
   A. 蛋白质   B. 淋巴液   C. 葡萄糖   D. 白细胞   E. 上皮细胞

二、简答题

1. 简述气尿产生的原因。
2. 简述前列腺直肠指诊需注意的问题。
3. 简述尿三杯实验及其诊断意义。

参考答案

一、单项选择题

1.C   2.C   3.B

二、简答题

1. 答：气尿是指排尿同时有气体与尿液一起排出。提示有泌尿道-胃肠道瘘存在,或有泌尿道的产气细菌感染。常见的原因有憩室炎、乙状结肠癌、肠炎和Crohn病等。亦见于泌尿系器械检查或留置导尿管所致肠道损伤。

2. 答：检查者在手指套上涂上足够的润滑剂,并注意缓解患者的紧张情绪,轻柔、缓慢地将示指放入患者肛门、直肠进行直肠指检。注意前列腺的大、小、质地、有无结节、压痛,中间沟是否变浅或消失。不仅要对前列腺进行详细的检查,而且应该仔细触诊整个直肠以发现是否有其他异常。最后还应检查肛门括约肌张力。急性前列腺炎时禁忌按摩。如DRE发现前列腺结节或肿块,应建议行前列腺穿刺活检。

3. 答：以排尿最初的5~10mL尿为第一杯,以排尿最后2~3mL为第三杯,中间部分为第二杯。收集时尿流应连续不断。其检验结果可初步判断镜下血尿或脓尿的来源及病变部位。若第一杯尿液异常,提示病变在尿道;第三杯尿液异常,提示病变在膀胱颈部或后尿道;若三杯尿液均异常,提示病变在膀胱或上尿路。

(王晓宁)

第四十七章 泌尿、男性生殖系统先天性畸形

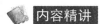 学习目标

1. 重点 多囊肾、肾盂输尿管连接处梗阻、尿道下裂、隐睾、包茎和包皮过长的临床表现、诊断和治疗。

2. 熟悉 蹄铁形肾重复肾盂输尿管、膀胱外翻的治疗。

3. 了解 胚胎期泌尿、男性生殖器官的正常发育机制；泌尿、男性生殖系统先天性畸形的病因；其他几种畸形的治疗。

内容精讲

第一节 概 述

泌尿、男性生殖系统先天性畸形是人体最常见的先天性畸形，且泌尿系统先天性畸形常伴有生殖系统畸形。先天性畸形是由遗传或环境因素造成的发育缺陷性疾病，胎儿出生时畸形已存在。

1. 肾及输尿管起源 肾及输尿管起源于后肾，后肾由生肾组织和输尿管芽两部分组成。由输尿管芽逐渐演变成输尿管、肾盂、肾盏和集合小管。生肾组织演变成肾被膜、肾小囊和各段肾小管。

2. 膀胱尿道起源 膀胱、尿道自泄殖腔发生。

3. 生殖系统的起源 睾丸自中肾内侧与之平行纵列的生殖嵴发生。与之相邻的中肾管发育为附睾的输出小管、输精管和精囊。

第二节 肾和输尿管的先天性畸形

一、多囊肾

★**1. 病因** 先天性遗传性疾病，分婴儿型和成人型。

（1）婴儿型 属常染色体隐性遗传，为6号常染色体上的 *PKHD1* 基因突变，常伴有肝、脾或胰腺囊肿。发病率为1/10000，儿童期可有肾或肝功能不全的表现，多早期夭折。

（2）成人型 属常染色体显性遗传，是常见的多囊肾病，发病率约1/1250，占晚期肾病的10%，多为双侧型。

★**2. 临床表现及诊断**

（1）婴儿型多囊肾 常伴有肝、脾或胰腺囊肿。儿童期可有肾或肝功能不全的表现，多早期夭折。

（2）成人型多囊肾 ①疼痛、腹部肿块与肾功能损害。②伴发结石或尿路感染者，可出现血尿、脓尿、发热、肾区疼痛等相应症状。③1/3的患者有肝囊肿，但无肝功能变化。④大都40岁左右才出现症状。⑤体检可在两侧肾区扪及巨大囊性患肾，结合超声和CT可确诊。

★3. 鉴别诊断 多囊肾应与多发单纯性肾囊肿相鉴别。多发单纯性肾囊肿较常见，绝大多数为非遗传性疾病，极少数为常染色体显性遗传。儿童少见，成人中发病率随着年龄增加而增加，早期一般无明显症状，常偶然被发现。可表现为侧腹或背部疼痛及镜下血尿。单纯性肾囊肿多为单个，也可多个，甚至为双侧。超声、CT均有助于鉴别。

★4. 治疗

（1）一般治疗 包括休息、低蛋白饮食、避免劳累、药物治疗重点在于控制血压、预防尿路感染及肾功能进一步损害。

（2）手术治疗 伴结石梗阻施行手术解除梗阻；囊肿去顶减压术疗效仍存争议；晚期出现尿毒症依赖透析治疗，条件允许可行同种异体肾移植术，但合并高血压或出血、感染者，在移植前宜切除患肾。

二、蹄铁形肾

蹄铁形肾是指两肾下极在腹主动脉和下腔静脉前相互融合，形成马蹄形畸形。影像学检查有助于确定诊断。如无症状及并发症，则无须治疗。如有严重腹痛、腰痛和消化道症状，是由于肾峡部压迫腹腔神经丛所致，或存在并发症，如梗阻、结石、感染等，可采取分离峡部，需行肾盂切开取石以及解除梗阻的相应手术等。

三、重复肾盂、输尿管

重复肾盂、输尿管是指一个肾有两个肾盂和两条输尿管。这种畸形是由于胚胎早期中肾管下端发出两个输尿管芽进入一个后肾胚基所造成的。上半肾较小而下半肾较大，两条输尿管分别引流上、下半肾，多数融合一起后，以一个输尿管口通入膀胱。若两条输尿管分别开口于膀胱，则上面输尿管口来自下肾盂，而下面管口来自上肾盂。有时上肾盂延伸的输尿管可向膀胱外器官内开口，称为异位输尿管开口。在女性可开口于尿道、阴道、外阴前庭等处，这些患者表现为有正常排尿，又有持续漏尿的尿失禁症状。

无症状的重复肾在检查时偶尔发现者，不需治疗。若上半肾感染、肾盂积水、结石形成以及异位输尿管开口引起尿失禁者，可作上半病肾及输尿管切除术。若重复肾功能尚好，且无严重肾盂、输尿管积水和（或）感染、结石等并发症，可采用异位开口的重复输尿管膀胱移植术。

四、肾盂输尿管连接处梗阻

肾盂输尿管连接处梗阻（ureteropelvic junction obstruction，UPJO）可能是先天性缺陷或由于外在因素如迷走血管、纤维束带对肾盂输尿管连接处的压迫造成梗阻，使肾盂蠕动波无法通过，逐渐引起肾盂积水。一般无症状，偶有腰部钝痛或输尿管走形区压痛，继发感染、结石或肿瘤时，可出现相应症状。在婴儿主要表现为腹部肿块。超声可诊断肾积水。静脉尿路造影可显示梗阻部位、范围，也能了解肾积水程度。放射性核素肾图可了解肾的血运情况及其分泌、排泄功能。

对进行性加重的肾积水，肾功能持续下降，特别合并感染、结石、肿瘤者应考虑手术治疗。施行肾盂输尿管连接狭窄切除，多余肾盂部分切除，输尿管与肾盂整复吻合术。

五、其他肾和输尿管异常

1. 单侧肾发育不全 是指肾体积小于50%以上和先天性孤立肾。肾损伤作肾切除时，必须首先确定对侧肾是否有发育不全或缺如。

2. 异位肾 根据肾停留部位不同分为盆腔肾、腹部肾及交叉异位肾等。临床需与腹部肿块鉴别，以避免误将异位肾切除。

3. 输尿管狭窄 狭窄部位大多在肾盂输尿管连接处或在输尿管膀胱连接处，严重的需作整形手术。

4. 先天性巨输尿管 可为双侧性，病变常在输尿管盆腔段，病因不明。如有症状及感染、结石，并影响肾功能者，可作输尿管裁剪和抗逆流输尿管膀胱再植术。

5. 输尿管膨出　是指输尿管末端的囊性扩张，其内层为输尿管黏膜，外层为膀胱黏膜，中层则为少量平滑肌和纤维组织，膨出的输尿管上有小的输尿管开口，治疗可经膀胱尿道镜手术切除膨出。

6. 下腔静脉后输尿管　是指右侧上端输尿管经过下腔静脉之后，再绕过下腔静脉前方下行，由于输尿管受压迫而引起上尿路梗阻，严重的需手术治疗。

第三节　膀胱和尿道先天性畸形

一、膀胱外翻

1. 特征　①下腹壁和膀胱前壁的完全缺损；②膀胱黏膜外露，易擦伤出血；③膀胱后壁膨出部分可见输尿管开口及间隙喷尿。膀胱外翻凭外观即可诊断。

2. 并发症　易发生溃烂、变性，甚至恶变。常伴上尿路感染和肾积水。

3. 治疗　目的是保护肾功能，控制排尿，修复膀胱、腹壁及外生殖器，手术效果不甚理想。

二、尿道上裂

1. 特征　①阴茎体短小；②向背侧弯曲；③包皮悬垂于阴茎腹侧；④阴茎头扁平；⑤尿道口位于阴茎背侧，严重尿道上裂可伴有膀胱外翻和腹部缺陷。

2. 分型　①阴茎头型；②阴茎体型；③完全性尿道上裂。

3. 治疗　治疗采用整形重建术。

三、尿道下裂

1. 特征　①尿道开口异常；②阴茎向腹侧屈曲畸形；③阴茎背侧包皮正常而阴茎腹侧包皮缺乏；④尿道海绵体发育不全，从阴茎系带部延伸到异常尿道开口，形成一条粗的纤维带。

2. 分型　①阴茎头型；②阴茎型；③阴囊型；④会阴型。

3. 治疗　以手术治疗为主，以恢复正常站立排尿和成年后能进行性生活，睾丸有生精功能者还可获得生育能力。手术宜在学龄前施行，可一期或分期完成。

第四节　男性生殖器官先天性畸形

一、先天性睾丸发育不全综合征

1. 特征　青春期前可无任何症状。青春期后表现：①两侧睾丸小；②雄激素缺乏，身材正常或偏高，下肢较长，骨质疏松和肌肉力量降低，阴茎正常或短小，性功能低下，不育症。③女性化性征，乳房女性化、皮肤较细白、无喉结和胡须、阴毛呈女性分布、腋毛稀少或缺如。④胆怯、生活不主动、感情不稳定、情绪多变、智力低下或精神异常。⑤可伴肥胖、糖耐量减低及糖尿病。

2. 诊断与治疗　大多数在青春期后得到诊断，细胞核型分析可确诊，最常见的核型异常为47，XXY。可采用雄性激素补充治疗，以促进男性第二性征发育，维持性欲和性功能。

二、隐睾症

★1. 特征　①睾丸下降异常，停留在腹膜后、腹股沟管或阴囊入口处。阴囊内不能触及睾丸。②不育症：隐睾因受温度影响而导致生殖细胞受损，致生精功能障碍。③恶性变：出生时睾丸未降的儿童有发生睾丸恶性肿瘤的风险。有过隐睾症的男性中生殖细胞肿瘤的发病率是正常人的40倍。

★2. 治疗

（1）保守治疗　1岁内的睾丸有自行下降可能，若1岁以后睾丸仍未下降，可短期应用绒毛膜促性腺激素每周肌注 2 次，每次 500 U，总剂量为 5000～10000 U。

（2）手术治疗 若 2 岁以前睾丸仍未下降，应采用睾丸固定术将其拉下；若睾丸萎缩，又不能被拉下并置入阴囊，而对侧睾丸正常，则可将未降睾丸切除。双侧腹腔内高位隐睾无法下降复位者，可采用显微外科技术，行自体睾丸移植。

三、输精管附睾精囊发育异常

1. 特征 阴囊检查睾丸体积正常，而输精管摸不清。精液检查为无精子，精浆果糖很低或"0"，因为精囊缺如而不能分泌果糖。

2. 治疗 对部分输精管附睾发育不全，可采用输精管附睾吻合术；对输精管附睾缺损严重者，可采用附睾或睾丸抽取精子作卵细胞浆内单精子注射，由体外受精，胚胎移植而获生育。

四、包茎和包皮过长

★1. 特点 ①包茎是指包皮外口过小，紧箍阴茎头部，不能向上外翻者。包皮过长指包皮不能使阴茎头外露，但可以翻转者；②包茎多数为先天性。等到七八岁时包皮开始渐翻上去，一部分翻不上去者便形成包茎。

★2. 包皮包茎的危害 ①影响阴茎正常发育；②包皮垢积聚导致包皮及阴茎头炎症，并可引起尿道外口炎症、狭窄，严重者可引起尿路感染，以致肾功能损害；③可引起性交疼痛；④包茎内积聚的包皮垢，慢性刺激可诱发阴茎癌的发生，包皮垢的长期刺激也可诱发配偶宫颈癌。

★3. 治疗 手术治疗，作包皮环切术。

同步练习

一、单项选择题

1. 关于隐睾的危害，下列哪项是罕见的 （   ）
    A. 造成不育　　　　　B. 隐睾恶变　　　　C. 睾丸扭转
    D. 造成心理上不良影响　　　　　　E. 造成两性畸形

2. 有关隐睾的治疗，下列哪项是错误的 （   ）
    A. 内分泌治疗
    B. 隐睾手术一般 2 岁内进行
    C. 合并斜疝者同时疝修补术
    D. 如睾丸萎缩或疑有恶变，应予以切除
    E. 隐睾松解牵引固定，可以防止睾丸恶性变

3. 男，28 岁。10 岁时因右侧隐睾行右睾牵引固定术，现右侧阴囊肿大，痛半月，查：右侧阴囊下垂触之睾丸肿大如鹅卵，沉重感透光试验阴性，应诊为 （   ）
    A. 右睾丸炎　　　B. 右附睾炎　　　C. 右睾鞘膜积液　　　D. 右睾丸结核　　　E. 隐睾癌变

4. 男，2 岁。左侧阴囊生后空虚至今。查：患儿发育正常，左侧阴囊发育不佳，左阴囊内未触及睾丸，左腹股沟管内可触到睾丸发育不佳，如小指尖大小，应采取什么方法手术 （   ）
    A. 左睾丸牵引固定术
    B. 右睾丸切除术
    C. 左睾丸牵引固定术，如有斜疝，行左斜疝修补术
    D. 等待 6～7 岁仍不下，降至阴囊内再行手术
    E. 药物绒毛膜促性腺激素治疗

5. 患儿，9 个月。右睾丸未下降阴囊内，查右阴囊空虚没触及睾丸，左侧发育正常。该患儿采取正确治疗是 （   ）
    A. 右隐睾牵引

B. 右睾丸切除

C. 药物绒毛膜促性腺激素治疗

D. 等待到 1 岁仍不下降用绒毛膜促性腺激素治疗

E. 睾酮治疗

二、简答题

简述隐睾症的治疗原则。

参考答案

一、单项选择题

1. E　2. E　3. E　4. C　5. D

二、简答题

答：①保守治疗：1 岁内的睾丸有自行下降可能，若 1 岁以后睾丸仍未下降，可短期应用绒毛膜促性腺激素每周肌注 2 次，每次 500U，总剂量为 5000～10000U。②手术治疗：若 2 岁以前睾丸仍未下降，应采用睾丸固定术将其拉下；若睾丸萎缩，又不能被拉下并置入阴囊，而对侧睾丸正常，则可将未降睾丸切除。方法有开放手术睾丸下降固定术、腹腔镜手术及自体睾丸移植。

（王晓宁）

第四十八章　泌尿系统外伤

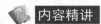
内容精讲

　　泌尿系统外伤以男性尿道外伤最多见，肾、膀胱次之，输尿管外伤最少见。泌尿系统外伤多为联合伤的一部分。泌尿系统外伤主要表现为出血和尿外渗。

第一节　肾外伤

　　1. 病因　①开放性外伤；②闭合性外伤；③自发性破裂；④医源性外伤。

　　★**2. 病理**

　　（1）闭合性外伤最多见，可分为以下病理类型。

　　① 肾挫伤：外伤仅局限于部分肾实质，临床症状轻微，可有少量血尿，可以自愈。

　　② 肾部分裂伤：肾实质部分裂伤伴有肾包膜破裂，可致肾周血肿。如有肾盏肾盂黏膜破裂，则可有明显血尿。一般可保守治疗，无需手术。

　　③ 肾全层裂伤：肾实质深度裂伤，外及肾包膜，内达肾盂肾盏黏膜。常引起广泛的肾周血肿、血尿和尿外渗。均需手术治疗。

　　④ 肾蒂血管外伤：肾蒂或肾段血管的部分或全部撕裂，可引起大出血、休克。常来不及诊治即死亡。

　　（2）临床肾外伤分级　临床肾外伤分级见表 48-1。

表 48-1　临床肾外伤分级

轻度肾外伤	Ⅰ肾挫伤:包膜下血肿,无肾实质的裂伤
	Ⅱ 浅表裂伤:皮质裂伤<1cm,无尿外渗,肾周血肿局限
重度肾外伤	Ⅲ深度裂伤:皮质裂伤>1cm,未累及集合系统,无尿外渗
	Ⅳ 全层裂伤:累及皮质、髓质、集合系统 肾血管外伤:肾动静脉外伤,局限性出血
	Ⅴ 肾碎裂伤:肾脏完全碎裂 肾蒂撕裂:肾蒂撕裂或离断,肾脏完全失去血供

　　（3）晚期病理　尿囊肿、肾积水、动静脉瘘、假性肾动脉瘤、肾血管性高血压。

　　★**3. 临床表现**

　　（1）休克　多为失血性休克。

（2）血尿　<u>血尿与外伤程度并不一致</u>。

（3）疼痛　患侧腰痛，腹膜刺激征，肾绞痛。

（4）腰腹部肿块　伴触痛和肌强直。

（5）发热　肾周血肿、尿外渗继发感染。

4. 诊断

（1）病史和体检。

（2）化验　①尿常规：血尿为诊断肾外伤的重要依据之一，主要用于肾外伤的筛查。②血常规：血红蛋白和血细胞比容持续降低提示有活动性出血。

（3）B超　可作为伤后的最初筛选检查，彩超检查对肾血管外伤的诊断有一定帮助。

（4）CT　能精确地估计肾实质伤情，显示肾实质裂伤程度、尿外渗和血肿范围、肾组织是否失活、与周围脏器关系、对侧肾情况，<u>为首选检查</u>。

（5）MRI　作用与CT类似，对血肿更具特征性。

（6）排泄性尿路造影（IVU）　可发现造影剂排泄减少、造影剂外渗、患肾不显影。

（7）肾动脉造影　可以排除肾蒂断离、肾动脉栓塞、肾血管痉挛等情况，尤其在IVU患肾不显影时有优势，同时可以行肾动脉分支栓塞以控制出血，因系有创检查，较少应用。

（8）逆行尿路造影　主要用于IVU检查不显影者，易导致感染，较少用。

★5. 治疗

（1）急诊处理　①抗休克、复苏、止血；②明确有无合并伤；③做好手术探查的准备。

（2）保守治疗　①绝对卧床2～4周；②输血补液；③抗感染、对症治疗；④严密观察：生命体征＋局部肿块＋血尿颜色＋血红蛋白和血细胞比容。

<u>保守治疗期间手术探查指征</u>：①抗休克无效；②血尿逐渐加重，血红蛋白和血细胞比容持续降低；③腰、腹部肿块进行性增大；④合并有腹腔内脏器外伤。

（3）手术治疗　方式包括：肾修补、肾部分切除术、肾切除。①开放性肾外伤：原则上均需手术探查，经腹腔入路；②重度闭合性肾外伤：尽早经腹手术；③医源性肾外伤：及时终止或改变手术方式。

（4）并发症处理　①腹膜后尿囊肿、肾周脓肿：穿刺引流或切开引流。②输尿管狭窄、肾积水：施行成形术或肾切除术。③恶性高血压：作血管狭窄处扩张或肾切除术。④动静脉瘘和假性肾动脉瘤：施行选择性肾动脉栓塞术。

第二节　输尿管外伤

1. 病因

（1）医源性外伤　①腔内器械外伤；②腔外手术外伤。

（2）开放性外伤。

（3）放射性外伤。

2. 病理　可有挫伤、穿孔、结扎、钳夹、切断或切开、撕裂、扭曲、外膜剥离后缺血、坏死等。

3. 临床表现　①血尿；②尿外渗；③尿瘘；④梗阻症状。

4. 诊断和鉴别诊断　输尿管外伤的早期诊断十分重要。术中怀疑输尿管外伤时，由静脉注射靛胭脂，如有裂口则可见蓝色尿液从外伤处流出。排泄性尿路造影、CT可显示外伤处的尿外渗、尿瘘或梗阻。

鉴别诊断：①输尿管阴道瘘和膀胱阴道瘘：亚甲蓝还原试验。②双侧输尿管结扎和急性肾小管坏死：膀胱镜逆行输尿管置管。

5. 治疗 原则是尽早恢复输尿管连续性，防止缺血坏死和其他各种晚期并发症。

（1）挫伤 可自愈。

（2）钳夹伤、小穿孔 输尿管支架引流 7～10 天经膀胱镜拔除。

（3）结扎 切除结扎缺血段、端端吻合、放置输尿管支架管 3～4 周。

（4）离断、部分缺损 端端吻合、输尿管膀胱吻合；缺损过长，选做肾造瘘、输尿管皮肤造口术、自体肾移植术、回肠代输尿管术。

（5）输尿管狭窄 插管、扩张、支架引流。

第三节 膀胱外伤

膀胱充盈（300mL 以上）高出耻骨联合以上，下腹部受到外力作用可能导致膀胱破裂。

1. 病因 ①开放性外伤；②闭合性外伤；③医源性外伤；④自发性破裂。

2. 病理 （1）挫伤 膀胱壁完整，无尿外渗，可发生血尿。

（2）膀胱破裂 分为腹膜外型与腹膜内型。

★腹膜外型与腹膜内型膀胱破裂鉴别要点见表 48-2。

表 48-2 腹膜外型与腹膜内型膀胱破裂鉴别要点

鉴别要点	腹膜外型膀胱破裂	腹膜内型膀胱破裂
外伤部位	多见于膀胱前壁外伤	多见于膀胱后壁和顶部外伤
伴发伤	多伴骨盆骨折	可有自发性膀胱破裂(膀胱结核、放射性膀胱炎)
腹膜外伤	腹膜完整	腹膜破裂和腹腔相同
尿外渗范围	膀胱周围组织、耻骨后间隙	腹腔内
临床症状	下腹痛、压痛、肌紧张，直肠指诊可触及肿物、可有压痛	全腹压痛、反跳痛、肌紧张，移动性浊音
治疗	腹膜外切开膀胱,清除尿外渗,修补穿孔;耻骨上膀胱穿刺造瘘	剖腹探查,修补腹膜和膀胱壁;腹膜外耻骨上膀胱穿刺造瘘

3. 临床表现

①休克；②腹痛；③排尿困难和血尿；④尿瘘；⑤局部症状。

★**4. 诊断**

（1）病史和体检。

（2）导尿试验 膀胱外伤时导尿管多可顺利插入膀胱，测漏试验阳性（经导尿管向膀胱内注入生理盐水 200～300mL，片刻后再吸出，液体出入量差异大）。

（3）X 线检查 自导尿管向膀胱内注入造影剂，发现造影剂漏至膀胱外。

5. 治疗 治疗原则：①闭合膀胱壁伤口；②保持通畅的尿液引流，或完全的尿流改道；③充分引流膀胱周围及其他部位的尿外渗。

（1）紧急处理 抗休克、输血、补液、对症治疗。

（2）膀胱挫伤或轻度尿外渗 导尿管持续引流尿液 10 天。

（3）手术治疗 术后留置导尿管或耻骨上膀胱造瘘，持续引流尿液 2 周。

（4）并发症处理 盆腔血肿避免切开，必要时填塞止血或行选择性盆腔血管栓塞术。

第四节 尿道外伤

尿道外伤多见于男性，是泌尿系统最常见的外伤。男性尿道以尿生殖膈为界，分为前尿道

（球部和阴茎部）、后尿道（前列腺部和膜部）。

1. 病因　①开放性外伤；②闭合性外伤；③医源性外伤。

2. 病理　尿道外伤的病理分期见表 48-3。

表 48-3　尿道外伤的病理分期

病理分期	特点
外伤期	局部病变为出血、组织破坏及缺损,此期手术效果好
炎症期	闭合性外伤＞72h;开放性外伤＜72h,但已有感染此期持续 3 周,宜保守治疗
狭窄期	伤后 3 周至 3 个月,纤维组织增生,瘢痕形成

尿道外伤的程度见表 48-4。

表 48-4　尿道外伤的程度

损伤程度	特点
挫伤	尿道黏膜或海绵体部分损伤,阴茎筋膜完整
裂伤	尿道壁部分全层断裂,部分完整,保持连续性
断裂	伤处完全断离,丧失连续性

3. 临床表现　★前、后尿道外伤的临床表现及鉴别见表 48-5。

表 48-5　前、后尿道外伤的临床表现及鉴别

鉴别要点	前尿道外伤	后尿道外伤
受伤方式	骑跨伤	骨盆骨折
外伤部位	球部多见	膜部多见
临床表现	疼痛 尿道出血 排尿困难 尿外渗(至会阴、阴茎、阴囊) 局部血肿	疼痛 尿道出血 排尿困难 尿外渗(至耻骨后、膀胱周围) 休克、血肿
直肠指诊	正常	直肠前方有血肿并压痛,前列腺尖端可浮动
治疗	导尿管引流 导尿失败立即行尿道修补(经会阴) 病情严重者行耻骨上膀胱造瘘 术后定期尿道扩张	尿道会师术 耻骨上膀胱造瘘 3 个月后行尿道修补(经腹-会阴) 术后定期尿道扩张

4. 诊断　①根据病史及血肿、尿外渗分布的区域,可确定尿道损伤类型；②诊断性导尿 可了解尿道的完整性和连续性,但不应勉强反复试插,以免加重外伤；③逆行尿道造影时根据造影剂外溢情况可显示尿道外伤部位及程度。

5. 治疗　治疗原则：①恢复尿道的延续性；②引流膀胱尿液；③彻底引流尿外渗。

同步练习

一、单项选择题

1. 下腹外伤患者,小便不能解出,下腹痛,腹肌稍紧张,需立即确定膀胱有无破裂应用哪种方法（　　）

　　A. 尿道造影　　　　　　　　B. 膀胱造影　　　　　　　　C. 排泄性尿路造影

D. 插入导尿管注水试验　　　E. 膀胱 B 超

2. 下列哪种检查，不适合于肾外伤（　　）

　　A. 大剂量静脉肾盂造影　　　B. 逆行尿路造影　　　　　C. B 超检查

　　D. CT 检查　　　　　　　　E. 肾动脉造影

3. 肾外伤密切观察过程中哪项不应手术治疗（　　）

　　A. 抗休克治疗不好转　　　　B. 观察过程中发现有合并脏器外伤

　　C. 血尿愈来愈严重　　　　　D. 血尿仍存在，但血压在上升

　　E. 腹部包块愈来愈大

4. 男，38 岁。从车上摔下骨盆骨折，不能排尿 8h。查：抬入病室，BP 110/70mmHg，P：90 次/分，直肠指检可触之浮动的前列腺，直肠前壁触之痛，下腹触及胀大的膀胱，该患者最佳治疗选择（　　）

　　A. 尿道会师术　　　　　　　B. 膀胱造瘘术　　　　　　C. 输血补液下探查尿道缝合或会师术

　　D. 急行尿道修补术　　　　　E. 留置导尿

5. 判断肾外伤的程度，主要依靠（　　）

　　A. 血尿程度　　　　　　　　B. 尿路 X 线平　　　　　　C. 排泄性尿路造影、肾 B 超、CT 检查

　　D. 腹部可扪及包块　　　　　E. 取决于外伤方式

二、简答题

简述闭合性肾外伤在保守治疗期间，行手术治疗的指征。

参考答案

一、单项选择题

　　1. D　2. B　3. D　4. C　5. C

二、简答题

　　答：积极抗休克治疗效果不理想，生命体征持续恶化或无明显好转；血尿逐渐加重，血红蛋白和血细胞比容继续下降；腰腹部肿块进行性增大，局部症状明显；疑有腹腔内其他脏器外伤。

（王晓宁）

第四十九章　泌尿、男性生殖系统感染

 学习目标

　　1. 重点　泌尿、男性生殖系统感染分类、感染途径与治疗原则；急性肾盂肾炎临床表现和治疗；下尿路感染中急性细菌性膀胱炎发病机制，前列腺炎分型，急性附睾炎鉴别诊断。

　　2. 熟悉　急性肾盂肾炎发病机制；急性细菌膀胱炎和急性细菌性前列腺炎、急性附睾炎临床表现与治疗上的区别。

　　3. 了解　慢性前列腺炎临床表现及处理原则。

内容精讲

第一节　概　　论

　　★**1. 泌尿、男性生殖系统感染定义和分类**

　　（1）**定义**　病原微生物侵入泌尿、男性生殖系统内繁殖而引起的炎症。

　　（2）**分类**　①上尿路感染：肾盂肾炎、输尿管炎。②下尿路感染：膀胱炎、尿道炎。

　　（3）**特点**　①上尿路感染常并发下尿路感染，症状常较下尿路感染重；②尿路感染发病率很高，仅次于呼吸道感染；③发病人群广（不同性别和年龄），临床表现和结局差异大。

　　★**2. 致病菌**　最常见致病菌为大肠埃希菌。

　　3. 发病机制

　　（1）**防御机制破坏**　①正常菌群失衡；②尿液内环境改变；③尿量排泄减少。

　　（2）**细菌毒力**　K抗原、菌毛。

　　（3）**易感性**　血型抗原、基因型特征、内分泌因素等。

　　4. 诱发感染的因素　①机体抗病能力减弱；②梗阻因素；③医源性因素；④解剖生理学因素。

　　★**5. 感染途径**　包括上行感染（最常见）、血行感染、淋巴感染、直接感染。上行感染与血行感染的鉴别见表49-1。

表 49-1　上行感染与血行感染的鉴别

鉴别要点	上行感染	血行感染
发病率	最常见	较少见
感染途径	尿道→膀胱→输尿管→肾盂肾盏→肾实质	血液→肾皮质→肾盂肾盏
常见部位	肾实质感染	肾皮质感染
致病菌	多为大肠埃希菌	多为金黄色葡萄球菌
好发人群	妇女新婚期、妊娠期、婴幼儿、尿路梗阻者	免疫功能低下者
临床表现	无明显全身症状,主要为膀胱刺激症状	发病急战,有寒战、高热等全身症状
治疗	选用尿液浓度高的抗菌药物+解痉药物	选用血液浓度高的抗菌药物

★6. 诊断　包括定性、定位，病原诊断，病灶及病理基础的寻找，病变程度的判断。

（1）症状和体检　男性患者行外生殖器和直肠指诊检查。

（2）实验室检查

① 尿标本的采集有三种方式：a. 分段收集尿液，一般采用中段尿；b. 导尿，常用于女性；c. 耻骨上膀胱穿刺（最为可靠），适用于新生儿和截瘫患者。

② 尿液镜检：白细胞＞5 个/HP 为阳性。

③ 细菌培养和菌落计数：是诊断尿路感染的主要依据，尿培养阴性不能排除尿路感染。查每毫升尿的菌落数，少于 10^4/mL 可能为污染，$10^4 \sim 10^5$/mL 为可疑，多于 10^5/mL 为感染。

（3）定位检查　泌尿系感染有上、下尿路感染之分，上尿路感染以肾盂肾炎为代表，下尿路感染以膀胱炎为主，两者的治疗与预防均不同，临床上必须加以区别。

（4）影像学检查　包括超声、尿路平片、静脉尿路造影、膀胱或尿道造影、CT、放射性核素和磁共振水成像（MRU）等。

目的：①明确有无泌尿系畸形；②有无梗阻性病变；③是否合并结石、肿瘤、前列腺增生；④尿流动力学功能有无减退；⑤两肾功能有无损害并作左右比较；⑥有无膀胱输尿管反流存在；⑦监测残余尿和肾盂、膀胱的排空时间。

★7. 治疗原则

（1）明确感染性质　依据尿细菌培养和药敏试验结果针对性用药；无尿细菌培养结果，根据尿沉淀涂片革兰染色经验性用药。

（2）鉴别感染类型　上尿路感染症状重、预后差、易复发；下尿路感染症状轻、预后佳、少复发。

（3）明确感染途径　血行感染→静脉给药；上行感染→尿液浓度高的抗菌药物和解痉药物。

（4）解除梗阻因素。

（5）纠正诱发因素。

（6）测定尿液 pH 值　尿液酸性→宜用碱性药物；尿液碱性→宜用酸性药物。

（7）抗菌药物的正确使用　足量、足疗程，持续到症状消失，尿细菌培养转阴后 2 周。

第二节　上尿路感染

一、急性肾盂肾炎

★急性肾盂肾炎和急性细菌性膀胱炎的鉴别见表 49-2。

表 49-2　急性肾盂肾炎和急性细菌性膀胱炎的鉴别

鉴别要点	急性肾盂肾炎	急性细菌性膀胱炎
性别	女性多见（发病率高于男性数倍）	女性多见
发病年龄	儿童期、新婚期、妊娠期、老年女性	20~40 岁
感染途径	上行（常见）、血行感染	上行（常见）、血行、淋巴道、邻近感染
致病菌	大肠埃希菌多见	大肠埃希菌多见
全身症状	寒战、高热常见	不明显,体温正常或仅有低热
腰痛	单侧或双侧腰痛,肾区压痛、肋脊角叩痛	无腰痛及肾区叩痛,膀胱区压痛
膀胱刺激症状	上行感染所致:膀胱刺激症状→全身症状 血行感染所致:全身症状→膀胱刺激症状	突发膀胱刺激症状
治疗	抗菌药物 7~14 日	3 日疗法

二、肾积脓

1. 病因

（1）病理 肾实质感染；肾积水并感染。

（2）致病菌 革兰阳性球菌和革兰阴性杆菌或结核分枝杆菌。

（3）病理基础 上尿路结石、肾结核、肾盂肾炎、肾积水、手术史等疾病。

2. 临床表现和诊断

（1）全身症状 高热、消瘦、贫血、膀胱刺激症状。

（2）局部症状 腰痛、腰部肿块。

（3）膀胱镜 镜下输尿管口喷脓尿。

（4）影像学检查 B超、CT、IVP、肾图。

3. 治疗

（1）加强营养、抗感染、纠正水、电解质紊乱。

（2）施行脓肾造瘘术。

（3）病因治疗。

（4）患肾功能丧失、对侧肾功能正常，行患肾切除术。

三、肾皮质多发性脓肿

1. 病因

（1）病理 肾疖、肾痈。

（2）致病菌 金黄色葡萄球菌经血行播散。

2. 临床表现 ①起病急、高热、畏寒；②患侧腰痛、肌紧张；③无膀胱刺激症状。

3. 诊断

（1）化验 血常规示白细胞升高，中性粒细胞增加；血培养可为阳性。

（2）影像学检查 B超、CT、IVU。

4. 治疗

（1）早期肾皮质脓肿→应用抗生素（48h无效）→经皮穿刺引流、切开引流术。

（2）肾痈、肾周围脓肿→切开引流术。

四、肾周围炎

1. 病因

（1）病理 炎症位于肾包膜与肾周筋膜之间；感染未控制则成为肾周围脓肿。

（2）感染途径 肾痈、肾表面脓肿直接感染所致。

（3）致病菌 金黄色葡萄球菌、大肠埃希菌。

2. 临床表现 ①畏寒、发热；②患侧腰痛、肌紧张、局部压痛明显。

3. 诊断

（1）化验 血常规示白细胞升高，中性粒细胞增加；尿常规有时可见脓细胞。

（2）影像学检查 B超、CT、X线。

4. 治疗 （1）选用敏感抗生素、加强全身支持治疗。

（2）脓肿形成→穿刺或切开引流。

第三节 下尿路感染

一、急性细菌性膀胱炎

★见本章第二节急性肾盂肾炎和急性细菌性膀胱炎的鉴别（表49-2）。

二、慢性细菌性膀胱炎

急性细菌性膀胱炎和慢性细菌性膀胱炎的鉴别见表 49-3。

表 49-3　急性细菌性膀胱炎和慢性细菌性膀胱炎的鉴别

鉴别要点	急性细菌性膀胱炎	慢性细菌性膀胱炎
病理	浅表膀胱炎→可自愈	长期炎性增生→逼尿肌纤维化→膀胱容量缩小
临床表现	发病突然,膀胱刺激症状重,严重者数分钟排尿一次,可伴急迫性尿失禁;常见终末血尿	膀胱刺激症状长期存在、反复发作
体检	耻骨上膀胱区可有压痛	耻骨上膀胱区不适,膀胱充盈时疼痛较明显
治疗	3 日疗法	用药时间长,纠正病因

三、尿道炎

尿道炎（urethritis）主要指通过性接触传播途径，由淋球菌或非淋球菌的病原体所致的急、慢性尿道炎，属性传播疾病。

淋菌性尿道炎和非淋菌性尿道炎的鉴别见表 49-4。

表 49-4　淋菌性尿道炎和非淋菌性尿道炎的鉴别

鉴别要点	淋菌性尿道炎	非淋菌性尿道炎
发病率	较低	高(在性传播疾病中占首位)
病原体	淋球菌	衣原体或支原体为主;滴虫、单纯疱疹病毒、肝炎病毒、白念珠菌、包皮杆菌
传播途径	性接触直接传播、间接传播、垂直传播	性接触直接传播、同性恋传播
病史	不洁性交史	不洁性行为史
潜伏期	2～5 日	1～5 周
临床症状	尿道口黏膜红肿、发痒、刺痛;尿道刺激症状;尿道大量脓性分泌物	尿道刺痒;尿道刺激症状;少量白色稀薄分泌物
分泌物涂片	找到革兰阴性双球菌	找到衣原体或支原体的包涵体
治疗	青霉素、头孢曲松,大观霉素	米诺环素、红霉素

第四节　男性生殖系统感染

前列腺炎是指前列腺受到致病菌感染和（或）某些非感染因素刺激而出现的骨盆区域疼痛或不适、排尿异常、性功能障碍等临床表现。前列腺炎是成年男性的常见疾病，高发年龄为 31～40 岁。前列腺炎不是一个单独的疾病，而是前列腺炎综合征（prostatitis syndrome，PS）。

★前列腺炎分型如下。

Ⅰ型，急性细菌性前列腺炎（ABP）。

Ⅱ型，慢性细菌性前列腺炎（CBP）。

Ⅲ型，慢性前列腺炎/慢性骨盆疼痛综合征（CP/CPPS），包括ⅢA（炎症性 CPPS）和ⅢB（非炎症性 CPPS）两种亚型。

Ⅳ型，无症状性前列腺炎（AIP）。

一、急性细菌性前列腺炎

1. 感染途径　主要途径为尿道上行感染所致，次要为血行感染、尿液经前列腺管逆流。

2. 致病菌　大肠埃希菌（最常见）、假单胞菌、葡萄球菌、链球菌、淋球菌及衣原体、支原体。

3. 病理　前列腺腺泡白细胞浸润→组织水肿→慢性前列腺炎→前列腺脓肿。

4. 临床表现　①发病突然；②全身症状明显，寒战、高热等；③局部症状：会阴部及耻骨上疼痛伴随外生殖器不适或疼痛；④排尿刺激症状和梗阻症状。

5. 诊断

（1）直肠指检　前列腺肿胀、压痛、局部温度升高，表面光滑；前列腺脓肿饱满或有波动感。严禁行前列腺按摩或穿刺。

（2）实验室检查　①尿沉渣检查白细胞增多；②血液和（或）尿细菌培养阳性。

6. 治疗　①应用抗菌药物；②卧床休息、输液、止痛、解痉、退热；③急性尿潴留应避免经尿道导尿引流，可行耻骨上穿刺造瘘；④一疗程7日，可延长至14日；⑤前列腺脓肿→经会阴切开引流。

二、慢性前列腺炎

临床上常见的前列腺疾病为慢性前列腺炎，分为细菌性和非细菌性慢性前列腺炎。前列腺腺上皮的类脂质膜是多种抗生素进入腺泡的屏障，是慢性前列腺炎治疗不理想、难以根治的原因。

（一）慢性细菌性前列腺炎

1. 临床表现　"轻重不一，纷多繁杂"。

（1）排尿改变及尿道分泌物　①尿频、尿急、尿痛；②尿道口"滴白"；③合并精囊炎时，可有血精。

（2）疼痛　会阴部、下腹隐痛不适，有时腰骶部、耻骨上、腹股沟区等有酸胀感。

（3）性功能减退　可有勃起功能障碍、早泄、遗精或射精痛。

（4）精神神经症状　头昏、头胀、乏力、疲惫、失眠、情绪低落、疑虑焦急等。

（5）并发症　可表现变态反应，如虹膜炎、关节炎、神经炎、肌炎、不育等。

★2. 诊断　诊断依据：①反复的尿路感染发作；②前列腺按摩液中持续有致病菌存在。

（1）直肠指检　前列腺呈饱满、增大、质软、轻度压痛；病程长者，前列腺缩小、变硬、不均匀，有小硬结。

（2）前列腺液检查　①前列腺液白细胞＞10个/HP，卵磷脂小体减少，可诊断为前列腺炎。白细胞的多少与前列腺炎样症状程度无相关性。②分段尿及前列腺液培养检查，即"四杯法"：诊断标准为菌落计数前列腺液或 VB_3＞VB_1 和 VB_2 10倍；确诊标准为 VB_1 及 VB_2 细菌培养阴性，VB_3 和前列腺液细菌培养阳性。

（3）B超　显示前列腺组织结构界限不清、混乱，可提示前列腺炎。

（4）膀胱镜　后尿道、精阜充血、肿胀。

3. 治疗　治疗效果不理想。

（1）抗菌药物治疗　首选具有较强穿透力的药物。可以联合用药或交替用药。

（2）综合治疗　①热水坐浴及理疗；②前列腺按摩；③良好的饮食、生活习惯；④中医治疗。

（二）慢性非细菌性前列腺炎

慢性细菌性和非细菌性前列腺炎的鉴别见表49-5。

表 49-5　慢性细菌性和非细菌性前列腺炎的鉴别

鉴别要点	慢性细菌性前列腺炎	慢性非细菌性前列腺炎
发病率	少见	常见

续表

鉴别要点	慢性细菌性前列腺炎	慢性非细菌性前列腺炎
慢性前列腺炎症状	有	有
反复尿路感染发作	常有	无
前列腺液检查	前列腺饱满、质软、轻压痛	前列腺饱满、质软、轻压痛
致病菌	大肠埃希菌(最常见)、变形杆菌、克雷伯杆菌、葡萄球菌或链球菌、淋球菌	沙眼衣原体、支原体、滴虫、真菌、病毒
治疗	治疗效果不理想;综合治疗(抗生素、坐浴、前列腺按摩、活血化瘀)	抗病原菌治疗;综合治疗(坐浴、前列腺按摩、α受体阻滞剂)

三、急性附睾炎

1. 病因

(1) 感染途径 局部感染扩散，血行感染少见。

(2) 致病原 大肠埃希菌（最常见）、淋球菌、衣原体、病毒。

2. 临床表现

(1) 发病突然，全身症状明显，畏寒、高热。

(2) 患侧阴囊红、肿、热、痛，并沿精索、下腹部以及会阴部放射。附睾睾丸及精索均有增大或增粗，肿大以附睾头、尾部为甚。

(3) 可伴有膀胱刺激症状。

★3. 鉴别诊断 睾丸扭转：多发于青少年，常在安静状态下发病，起病突然、急，阴囊部疼痛明显。彩超检查睾丸的血流减少。

4. 治疗 ①卧床休息，托高阴囊；②止痛、热敷；③选用广谱抗生素；④脓肿形成→切开引流。

四、慢性附睾炎

1. 病因 急性附睾炎未治愈；部分患者无急性炎症过程，可伴有慢性前列腺炎。

2. 临床表现 ①阴囊轻度不适或坠胀痛。②附睾局限性增厚及肿大，精索、输精管可增粗，前列腺质地偏硬。

3. 鉴别诊断 结核性附睾炎：附睾质地稍硬，常发生于附睾尾部，输精管增粗并触及串珠状结节，前列腺小而有结节。

4. 治疗 ①托高阴囊、热敷、坐浴、理疗；②重视前列腺炎的综合治疗；③必要时行附睾切除。

同步练习

一、填空题

1. 感染途径有_____、_____、_____、_____。

2. 明确泌尿系感染首先取决于尿内找到_____或_____。

3. 细菌培养菌落计数大于_____应有感染，少于_____可能为污染，_____之间为可疑。

二、单项选择题

1. 女性尿路感染的途径是（　　）

　A. 直接感染　　　B. 淋巴感染　　　C. 血行感染　　　D. 上行感染　　　E. 下行感染

2. 下尿路感染的主要症状是（　　）

A. 脓血尿　　　B. 尿频、尿急、尿痛

C. 大便里急后重　D. 会阴部疼痛　　E. 耻骨上疼痛

3. 泌尿、男性生殖系感染的致病菌是（　　）

A. 革兰阴性杆菌　B. 革兰阳性杆菌　C. 革兰阴性球菌　D. 革兰阳性球菌　E. 炭疽杆菌

三、简答题

请介绍急性肾盂肾炎的致病菌种类及感染传播途径。

参考答案

一、填空题

1. 上行感染　血行感染　淋巴感染　直接感染
2. 细菌　白细胞
3. $10^5/mL$　$10^4/mL$　$10^4\sim10^5/mL$

二、单项选择题

1. D　2. B　3. A

三、简答题

答：主要为大肠埃希菌和其他肠杆菌及革兰阳性菌，如副大肠埃希菌、变形杆菌、粪链球菌、葡萄球菌等。系由尿道进入膀胱，上行感染经输尿管至肾，或由血行感染扩散到肾。

（王晓宁）

第五十章 泌尿、男性生殖系统结核

📚 学习目标

1. **重点** 肾结核临床表现、诊断、鉴别诊断、治疗。
2. **熟悉** 肾结核的临床病理特点。
3. **了解** 生殖系统结核临床表现和治疗。

📖 内容精讲

第一节 概　述

1. 定义 泌尿、男性生殖系统结核是全身结核病的一部分，其中最主要是肾结核。

2. 起源及播散途径 绝大多数起源于肺结核。肾结核分枝杆菌随尿液下行可播散到输尿管、膀胱、尿道，通过前列腺导管、射精管进入男性生殖系统引起前列腺、精囊、输精管、附睾和睾丸结核。

3. 潜伏期 往往在肺结核发生或愈合后 3～10 年或更长时间才出现症状。

4. 高危、易感人群 常在一些消耗性疾病、创伤、皮质激素使用、免疫抑制性疾病、糖尿病、艾滋病患者中出现。

第二节 泌尿系统结核

1. 病理

（1）**病理肾结核** 结核分枝杆菌经血行感染进入肾皮质，形成多发性微小结核病灶。患者免疫状况良好，感染细菌的数量少或毒力较小，临床上常不出现症状，称为病理肾结核。但可以从尿中查到结核杆菌。

（2）**临床肾结核** 结核分枝杆菌经肾小管达到髓质的肾小管袢处，出现临床症状及影像学改变，称为临床肾结核。绝大多数为单侧病变。

（3）**肾结核的病理变化** 肾结核的早期病变主要是肾皮质内多发性结核结节，由淋巴细胞、浆细胞、巨噬细胞和上皮样细胞形成结核性肉芽组织，中央为干酪样坏死组织，边缘为纤维组织增生。如病灶逐渐浸润扩大，几个小病灶相互融合，中心坏死，形成干酪样脓肿或空洞。结核钙化也为常见的病理改变，可为散在的钙化斑块，也可为弥漫的全肾钙化。肾内充满干酪样、钙化物质，甚至形成肾积脓，全肾破坏。肾盂输尿管交界处结核结节和溃疡、纤维化导致狭窄、肾积水加快肾功能破坏。

（4）**肾自截** 输尿管结核结节、溃疡及纤维化，管腔狭窄或闭塞，含结核菌的尿液不能进入膀胱，膀胱内结核病变反见好转或愈合，临床症状消失，尿液检查趋于正常，但患肾功能丧失，甚至全肾钙化，称为肾自截。但患肾病灶内仍存有结核杆菌。

（5）**挛缩膀胱** 膀胱结核结节、溃疡深达肌层，病变愈合使膀胱壁广泛纤维化和瘢痕收缩，膀胱失去伸张能力，膀胱容量显著缩小（50mL），称为挛缩膀胱。可致健侧输尿管口狭窄或闭合不全，引起对侧肾积水。

★**2. 临床表现**　肾结核常发生于 20~40 岁的青壮年，男性较女性多见。儿童和老人发病较少，儿童发病多在 10 岁以上，婴幼儿罕见。约 90％为单侧性。

（1）尿频、尿急、尿痛　尿频往往最早出现，并伴有尿急、尿痛。晚期膀胱发生挛缩，容量显著缩小，尿频更加严重。

（2）血尿　常为终末血尿。少数可以出现全程肉眼血尿；血尿常在尿频、尿急、尿痛症状发生以后出现。

（3）脓尿　尿如淘米水样，内含有干酪样碎屑或絮状物，显微镜下可见大量脓细胞。

（4）腰痛和肿块　一般无明显腰痛，仅少数发生结核性脓肾或继发肾周感染，或输尿管被血块、干酪样物质堵塞时，可引起腰部钝痛或绞痛。较大肾积脓或对侧巨大肾积水时，腰部可触及肿块。

（5）合并生殖系统结核　最明显是附睾结核，附睾可触及不规则硬块。输精管结核病变时，变得粗硬并呈"串珠"样改变。

（6）全身症状　晚期肾结核或合并其他器官活动结核时，有发热、盗汗、消瘦、贫血、虚弱、食欲差和红细胞沉降率快等典型结核症状。严重双肾结核或肾结核对侧肾积水时，可出现贫血、水肿、恶心、呕吐、少尿等慢性肾功能不全的症状，甚至突然发生无尿。

★**3. 诊断**　凡是无明显原因的慢性膀胱炎，症状持续存在并逐渐加重，伴有终末血尿；尤其青壮年男性有慢性膀胱炎症状，尿培养无细菌生长，经抗菌药物治疗无明显疗效；附睾有硬结或伴阴囊慢性窦道者，应考虑有肾结核的可能。

（1）尿液检查　尿呈酸性，尿沉淀涂片抗酸染色，尿结核分枝杆菌培养时间较长（4~8 周）但可靠，阳性率可达 90％，这对肾结核的诊断有决定性意义。

（2）影像学诊断　包括超声、X 线、CT 及 MRI 等检查。

① 超声：可初步确定病变部位，常显示患肾结构紊乱，容易发现对侧肾积水及膀胱有无挛缩。

② X 线检查：静脉尿路造影（IVU）可以了解分侧肾功能、病变程度与范围，表现为肾盏边缘不光滑如虫蚀状。肾结核广泛破坏时，患肾表现为"无功能"。逆行肾盂造影可以显示患肾空洞性破坏，输尿管僵硬，管腔节段性狭窄且边缘不整。

③ CT 和 MRI：静脉尿路造影显影不良时，CT、MRI 有助于确定诊断。

（3）膀胱镜检查　可见膀胱黏膜充血、水肿、浅黄色结核结节、结核性溃疡、肉芽肿及瘢痕等病变，以膀胱三角区和患侧输尿管口周围较为明显。患侧输尿管口可呈"洞穴"状，有时可见混浊尿液喷出。膀胱挛缩容量小于 50mL 或有急性膀胱炎时，不宜作膀胱镜检查。

★**4. 鉴别诊断**

（1）非特异性膀胱炎　系大肠埃希菌感染，多见于女性，发病突然，开始即有显著的尿频、尿急、尿痛，经抗感染治疗后症状很快缓解或消失，病程短促，但易反复发作。

（2）泌尿系统其他疾病引起的血尿　肿瘤引起的血尿常为全程无痛性肉眼血尿；结石引起的血尿常伴有肾绞痛。

★**5. 治疗**

（1）药物治疗　适用于早期肾结核，原则为早期、适量、联合、规律、全程。

首选药物有吡嗪酰胺、异烟肼、利福平和链霉素等杀菌药物。常用抗结核药物治疗方法：吡嗪酰胺 1.0~1.5g/d，异烟肼 300mg/d，利福平 600mg/d，维生素 C 1.0g/d，维生素 B_6 60mg/d 顿服。用药 6~9 个月，5 年不复发即可认为治愈。

（2）手术治疗　凡药物治疗 6~9 个月无效，肾结核破坏严重者，应在药物治疗的配合下行手术治疗。肾切除术前抗结核治疗不应少于 2 周。

① 肾切除术：肾结核破坏严重，而对侧肾正常，应切除患肾。

② 保留肾组织的肾结核手术：如肾部分切除术，适用病灶局限于肾的一极。

③ 解除输尿管狭窄的手术：输尿管结核病变致使管腔狭窄，可以切除狭窄段，行输尿管端端吻合术。

④ 挛缩膀胱的手术治疗：可行肠膀胱扩大术。并发对侧输尿管扩张肾积水明显者，应施行输尿管皮肤造口或回肠膀胱或肾造瘘等尿流改道术。

第三节　男性生殖系统结核

1. 病理　男性生殖系统结核的病理改变和一般结核病相同，主要也为结核结节、干酪坏死、空洞形成和纤维化等。输精管结核常致管腔堵塞，变粗变硬，呈"串珠"状改变。附睾结核病变常从附睾尾开始，呈干酪样变、脓肿及纤维化，常侵及鞘膜和阴囊壁，脓肿破溃后可形成经久不愈的窦道。睾丸结核常是附睾结核直接扩展蔓延所致。

2. 临床表现　男性生殖系统结核与肾结核患者的发病年龄相同，绝大多数为 20～40 岁。偶感直肠内和会阴部不适，严重者可出现血精、精液量减少、肛周窦道形成、性功能障碍和不育等。

3. 诊断　疑有男性生殖系统结核时，需全面检查泌尿系统有无结核病变，应作尿常规，尿找抗酸杆菌、尿结核分枝杆菌培养和静脉尿路造影等检查以除外肾结核。

4. 鉴别诊断　前列腺结核需与非特异性前列腺炎及前列腺癌鉴别。附睾结核需与非特异性慢性附睾炎鉴别，附睾结核硬块常不规则，病程缓慢，常可触及"串珠"样、粗硬的输精管。附睾结核有时需与睾丸肿瘤鉴别，B 超有助于鉴别。

5. 治疗　前列腺、精囊结核一般用抗结核药物治疗，不需要用手术。早期附睾结核应用抗结核药物治疗，多数可以治愈。如果病变较重，已有脓肿或有阴囊皮肤窦道形成，应行附睾及睾丸切除术。

同步练习

一、单项选择题

1. 肾结核最初的典型症状是（　　　）

　　A. 血尿　　　　　B. 脓尿　　　　　C. 尿频　　　　　D. 肾区疼痛　　　　　E. 排尿困难

2. 患者男，28 岁，反复出现膀胱刺激症状，应用多种抗生素疗效不佳，此时应考虑（　　　）

　　A. 慢性膀胱炎　　B. 肾盂肾炎　　　C. 合并结石　　　D. 淋病　　　　　　E. 肾结核

3. 患者女，38 岁，左肾结核，无功能，右肾轻度积水，功能尚可，膀胱容量正常，双上肺浸润性肺结核。目前的治疗措施是（　　　）

　　A. 左肾切除　　　B. 左肾部分切除　　C. 左肾造瘘　　D. 右肾造瘘　　　　　E. 抗结核治疗

4. 患者男，右肾结核行右肾切除后 1 年，近日出现尿量逐渐减少，血肌酐及尿素氮逐渐升高。最可能的原因是（　　　）

　　A. 左肾结核　　　B. 左输尿管堵塞　　C. 左输尿管狭窄　　D. 左肾感染　　　E. 左输尿管结石

5. 双侧肾结核患者最佳的治疗方法是（　　　）

　　A. 选择较严重的一侧行肾切除　　　B. 先给予抗结核药物治疗，再切除严重的一侧肾

　　C. 结肠膀胱术　　　　　　　　　　D. 肾造瘘术

　　E. 肾空洞引流术

二、简答题

何谓"肾自截"？

参考答案

一、单项选择题

1.C 2.E 3.A 4.A 5.B

二、简答题

答：肾结核进行性发展，结核结节彼此融合，形成干酪样脓肿，逐渐扩大蔓延累及全肾，形成结核钙化，少数患者全肾广泛钙化时，其内混有干酪样物质，肾功能完全丧失，输尿管常完全闭塞，含有结核分枝杆菌的尿液不能流入膀胱，膀胱继发性结核病变逐渐好转和愈合，膀胱刺激症状也逐渐缓解甚至消失，尿液检查趋于正常，这种情况称之为"肾自截"。但病灶内仍存有大量活的结核分枝杆菌，仍可作为病源复发，不能因症状不明显而予以忽视。

（王晓宁）

第五十一章　泌尿系统梗阻

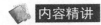 **学习目标**

1. **重点**　泌尿系统梗阻病因、治疗原则；良性前列腺增生病因、临床表现、诊断和手术治疗适应证。
2. **熟悉**　泌尿系统梗阻的病理生理；尿潴留的病因与治疗。
3. **了解**　良性前列腺增生病理改变；肾积水的临床表现、诊断、治疗方法。

内容精讲

第一节　概　论

★**1. 病因**　小儿以先天性疾病常见；成人以结石、损伤、炎性狭窄常见；妇女常与盆腔内疾病有关；老年男性以良性前列腺增生最常见，其次为肿瘤。常见梗阻部位及病因见表 51-1。

表 51-1　常见梗阻部位及病因

梗阻部位	梗阻病因
肾部位梗阻	先天性——肾盂输尿管连接部病变(狭窄、异位血管和纤维束)、多囊肾、海绵肾
	后天性——结石、结核、肿瘤等
	肾下垂移动位置过大
输尿管梗阻	先天性——输尿管异位开口、输尿管口囊肿、腔静脉后输尿管
	后天性——结石(最常见)、输尿管炎症、结核、肿瘤和邻近器官压迫和侵犯
	医源性——盆腔手术或输尿管镜检查意外损伤输尿管、放疗性损伤
	其他——妊娠、盆腔脓肿压迫
下尿路梗阻	膀胱颈梗阻——良性前列腺增生、前列腺肿瘤、膀胱颈纤维化
	膀胱出口梗阻——结石、异物、肿瘤
	神经性损害——膀胱排尿功能障碍
尿道梗阻	先天性——先天性尿道外口狭窄、包茎、后尿道瓣膜
	后天性——损伤、感染、结石、异物、结核、肿瘤、憩室、尿道周围或阴道疾病压迫

2. 分类　按性质分机械性梗阻和动力性梗阻；按部位分上尿路梗阻和下尿路梗阻；按程度分部分性梗阻和完全性梗阻；按来源分腔内性梗阻和腔外性梗阻。

3. 病理生理　梗阻部位以上压力增高，尿路扩张积水，长时间梗阻将导致肾积水和肾功能损害。

4. 并发症　泌尿系梗阻后常见的并发症有感染、结石形成和肾功能损害。

5. 治疗原则　泌尿系梗阻总的治疗原则是解除梗阻。

（1）肾功能在正常范围内，应尽快明确梗阻的原因，解除梗阻与治疗病因争取同时进行。病因与解除梗阻不能同时处理，先行解除梗阻，待患者病情允许后，再进一步行病因治疗。

（2）肾功能已有严重损害，应立即解除梗阻，治疗合并症，恢复肾脏功能，以后再对病因作进一步治疗。

（3）急性梗阻时应早作诊治，保护肾功能。

第二节　肾积水

1. 定义　尿液从肾盂排出受阻，蓄积后肾内压力增高，肾盂肾盏扩张，肾实质萎缩，功能减退，称为肾积水（hydronephrosis）。肾积水容量超过 1000mL 或小儿超过 24h 尿液总量时，称为巨大肾积水。

2. 临床表现　由于原发病因、梗阻部位、程度和时间长短不同，肾积水的临床表现也不相同。

（1）原发性肾积水　如先天性肾盂输尿管连接处狭窄引起的肾积水，症状不明显或仅有腰部隐痛不适，甚至可全无症状。

（2）继发性肾积水　泌尿系结石、肿瘤、炎症或结核引起的继发性肾积水，表现为原发病变的症状和体征。上尿路急性梗阻致肾积水时，表现为肾绞痛、恶心、呕吐、血尿及肾区压痛等。下尿路梗阻时，主要表现为排尿困难和尿潴留，肾积水症状临床多表现为不同程度的肾功能损害。

（3）并发症症状　肾积水并发感染，则表现为急性肾盂肾炎症状。长期肾积水并发肾功能不全，严重者可出现尿毒症症状。

3. 诊断　不仅要确定肾积水存在及程度，还要查明引起积水的病因、梗阻部位、有无感染及肾功能损害情况。

（1）病史及体格检查。

（2）实验室检查。

（3）影像学检查　主要包括超声、尿路平片、尿路造影、MRI 及 CT 检查等。

（4）内镜检查　输尿管镜及膀胱镜检查对腔内病变引起的梗阻如结石、肿瘤、狭窄等可明确诊断，并可以同时进行治疗。

4. 治疗　肾积水治疗原则应根据梗阻病因、发病缓急、梗阻严重程度、有无并发症以及肾功能损害情况等综合考虑。

（1）病因治疗　去除肾积水病因，尽可能保留患肾。

（2）肾造瘘术　利于感染的控制和肾功能的改善。

（3）肾切除术　重度肾积水，引起肾性高血压或合并严重感染，肾功能严重丧失，而对侧肾功能正常时可切除患肾。

第三节　尿潴留

1. 病因　主要有机械性和动力性梗阻两类。

（1）机械性梗阻　如良性前列腺增生、前列腺肿瘤、膀胱颈挛缩、先天性后尿道瓣膜及各种原因引起的尿道狭窄、异物和尿道结石等。

（2）动力性梗阻　主要为中枢和周围神经系统病变造成神经源性膀胱功能障碍引起。

2. 临床表现与诊断　急性尿潴留发病突然，膀胱内尿液充盈，胀痛难忍，辗转不安。慢性尿潴留多表现为排尿不畅、尿频、尿不尽，常有充溢性尿失禁。少数患者继发上尿路扩张、肾积水，甚至出现尿毒症症状，如全身衰弱、食欲缺乏、恶心、呕吐、贫血，查血清肌酐和尿素氮显著升高等。

3. 治疗

（1）急性尿潴留　治疗原则是解除病因，恢复排尿。常见治疗方法有留置导尿和耻骨上膀胱穿刺造瘘术。

（2）慢性尿潴留　需根据病因治疗。

第四节　良性前列腺增生

★**1. 病因**　两个必备条件：老龄和有功能的睾丸。

2. 病理　前列腺分为外周带、中央带、移行带和尿道周围腺体区。前列腺腺体增生均发生于前列腺尿道周围移行带。前列腺和膀胱颈部有丰富的 α 肾上腺素能受体，激活这些受体，可明显增加前列腺尿道的阻力。

★**3. 临床表现**　症状与前列腺体积大小不相关，取决于引起梗阻的程度、病变发展速度以及是否合并感染等。

（1）刺激性症状　包括尿频、尿急、夜尿和急迫性尿失禁。逼尿肌不稳定是引起刺激性症状的主要原因。

（2）梗阻性症状　包括排尿迟缓、断续、尿流细而无力、射程短、终末滴沥、排尿时间延长以及尿潴留、充溢性尿失禁。逼尿肌收缩功能受损是引起梗阻性症状的主要原因。

（3）并发症症状　主要有血尿、急性尿潴留和膀胱结石等。

★**4. 诊断**

（1）病史　国际前列腺症状评分（IPSS）。

（2）体格检查　直肠指诊、局部神经系统检查。

（3）影像学检查　超声检查（泌尿系统＋残余尿量）。

（4）实验室检查　尿液分析、血清前列腺特异性抗原（PSA）测定。

（5）尿流率测定。

★**5. 鉴别诊断**　应与膀胱颈挛缩、前列腺癌、尿道狭窄、神经源性膀胱功能障碍等相鉴别。

6. 治疗

（1）观察等待　适于轻度下尿路症状（IPSS 评分≤7）的患者，以及中度以上症状（IPSS 评分≥8）同时生活质量尚未受到明显影响的患者。

（2）药物治疗　主要包括三大类药物：α 受体阻滞剂、5α 还原酶抑制剂和植物制剂。

① α 受体阻滞剂：适用于有下尿路症状的前列腺增生患者，治疗后 48h 即可出现症状改善。代表药物有坦索罗辛、萘哌地尔、多沙唑嗪等。

② 5α 还原酶抑制剂：适用于有前列腺体积增大伴下尿路症状的患者。代表药物有非那雄胺、度他雄胺等。

③ 植物制剂：如普适泰、锯叶棕果实提取物等药物。

（3）手术治疗

★① 手术治疗适应证：当排尿梗阻症状严重、残余尿量＞50mL，或出现前列腺增生导致的并发症如反复尿潴留、反复泌尿系统感染、膀胱结石、继发上尿路积水，药物治疗疗效不佳而全身状况能够耐受手术者，具有外科治疗适应证，应采用外科治疗。

② 手术治疗方式：开放性前列腺摘除术、经尿道前列腺电切术（TURP）、经尿道激光治疗、经尿道球囊高压扩张术、前列腺尿道网状支架以及经直肠高强度聚焦超声（HIFU）等。

同步练习

一、单项选择题

1. 患者 B 超发现右肾中度积水，下列哪项检查最不合适（　　）
   A. IVP　　　　B. KUB　　　　C. 血常规　　　　D. 核素肾扫描　　　　E. 膀胱镜＋右肾逆行造影

2. 关于双侧肾积水，一侧积水严重，一侧较轻的治疗，下列哪项正确（　　）
   A. 可先治疗严重的一侧　　　　　　　　B. 先治疗较轻的一侧
   C. 双侧积水同时手术治疗　　　　　　　D. 不需手术治疗，定期观察
   E. 口服中药治疗

3. 前列腺增生症的主要症状是（　　）
   A. 尿频　　　B. 排尿痛　　　C. 进行性排尿困难　　　D. 尿急　　　E. 尿流中断

4. 男，75 岁，排尿困难 5 年，尿线细，射程短，排尿时间延长。一天前突发不能自行排尿，下腹区胀痛难忍，应先行（　　）
   A. 输液抗感染　　　　　　　　B. 导尿　　　　　　　　C. 前列腺切除术
   D. 针刺　　　　　　　　　　　E. 理疗

5. 成功地进行前列腺切除术后半年，患者仍有排尿迟缓，无力，最可能的问题是（　　）
   A. 逼尿肌反射亢进　　　　　　　　　B. 逼尿肌无力
   C. 前列腺增生组织未切尽　　　　　　D. 前列腺增生复发
   E. 外括约肌损伤

二、简答题

简述前列腺增生的外科手术治疗适应证。

参考答案

一、单项选择题

1. D　2. A　3. C　4. B　5. B

二、简答题

答：前列腺增生的外科手术治疗适应证：当排尿梗阻症状严重、残余尿量＞50mL，或出现前列腺增生导致的并发症如反复尿潴留、反复泌尿系统感染、血尿、膀胱结石、继发上尿路积水，药物治疗疗效不佳而全身状况能够耐受手术者。

（王晓宁）

第五十二章　尿路结石

 学习目标

1. **重点**　尿路结石的病理生理、临床表现、诊断与鉴别诊断、治疗。
2. **熟悉**　尿路结石的流行病学及病因学。
3. **了解**　尿路结石成分及特性。

 内容精讲

第一节　概　述

尿路结石（urolithiasis）又称为尿石症，为最常见的泌尿外科疾病之一。尿路结石可分为上尿路结石（肾结石、输尿管结石）和下尿路结石（膀胱结石、尿道结石）。

1. 流行病学及病因学

（1）流行病学因素

① 性别和年龄：男：女＝3：1，女性易患感染性结石，好发年龄为25～40岁。

② 种族：美国尿路结石发病率为1.64‰，其中有色人种比白人患尿路结石的少。

③ 职业：高温作业人员、飞行员、海员等发病率高。

④ 地理环境和气候：山区、沙漠、热带和亚热带地域尿路结石发病率高。

⑤ 饮食及营养：饮食成分和结构对尿路结石的形成有重要影响。

⑥ 水分摄入：水的摄入量和损失量失调，会使尿液中钙和盐过度饱和，有利于尿结石的形成。

⑦ 疾病：长期卧床、甲状旁腺功能亢进症、痛风、家族性胱氨酸尿症。

（2）尿液改变

① 形成尿结石的物质排出增加：尿液中钙、草酸、尿酸或胱氨酸排出量增加。

② 尿pH改变：在碱性尿中易形成磷酸镁铵及磷酸盐沉淀；在酸性尿中易形成尿酸和胱氨酸结晶。

③ 尿中抑制晶体形成和聚集的物质减少：如枸橼酸、焦磷酸盐、酸性黏多糖、镁等。

④ 尿量减少：使盐类和有机物质的浓度增高。

⑤ 尿路感染：尿基质增加，使晶体黏附。

2. 尿路结石成分及特性　尿路结石成分及特性见表52-1。

表 52-1　尿路结石成分及特性

特性	草酸钙结石	磷酸盐结石	尿酸盐结石	胱氨酸结石
发病	最常见	少见	少见	罕见
病因	不明	尿路感染和梗阻	尿酸代谢异常	家族性遗传性疾病

续表

特性	草酸钙结石	磷酸盐结石	尿酸盐结石	胱氨酸结石
特点	易碎,粗糙,不规则,呈桑葚样,棕褐色	易碎,表面粗糙,不规则,常呈鹿角形,黄色或棕色	质硬,光滑,多呈颗粒状,黄色或红棕色	质韧,光滑,呈蜡样,淡黄至黄棕色
平片	易显影	可见多层现象	不显影	不显影

★ 3. 病理生理

（1）尿路结石的好发部位　尿路结石在肾和膀胱内形成,绝大多数输尿管结石和尿道结石是结石排出过程中停留该处所致。输尿管结石常位于三个生理狭窄处（肾盂输尿管连接处、输尿管跨过髂血管处、输尿管膀胱壁段）,其中以输尿管下1/3最多见。

（2）尿路结石可引起泌尿道直接损伤、梗阻、感染或恶性变。

第二节　上尿路结石

★1. 临床表现　主要症状是疼痛和血尿。其程度与结石部位、大小、活动与否及有无损伤、感染、梗阻等有关。

（1）疼痛　肾结石可引起肾区疼痛伴肋脊角叩击痛。输尿管结石可引起肾绞痛（renal colic）或输尿管绞痛,典型的表现为阵发性腰部或上腹部疼痛,剧烈难忍,并沿输尿管行径放射至同侧腹股沟,还可涉及同侧睾丸或阴唇。结石处于输尿管膀胱壁段或输尿管口,可伴有膀胱刺激症状及尿道和阴茎头部放射痛。

（2）血尿　通常为镜下血尿,少数患者可见肉眼血尿。有时活动后出现镜下血尿是上尿路结石的唯一临床表现。

（3）恶心呕吐　输尿管结石引起尿路梗阻时,使输尿管管腔内压力增高,管壁局部扩张、痉挛和缺血。

（4）膀胱刺激征　结石伴感染或输尿管膀胱壁段结石时,可有尿频、尿急、尿痛。

★2. 诊断

（1）影像学检查

① B超：可发现泌尿系平片不能显示的小结石和X线阴性结石。

② 泌尿系平片：能发现95%以上的结石。正侧位片可以除外腹腔内其他钙化阴影,如胆囊结石、肠系膜淋巴结钙化、静脉石等。侧位片示上尿路结石位于椎体前缘之后,腹腔内钙化阴影位于椎体之前。

③ 排泄性尿路造影：可以评价肾结石所致的肾结构和功能改变。

（2）实验室检查　尿液分析常能见到肉眼或镜下血尿；伴感染时有脓尿,感染性尿路结石患者应行尿液细菌培养；尿液分析还可测定尿液pH、钙、磷、尿酸、草酸等；发现晶体尿及行尿胱氨酸检查等。

★3. 鉴别诊断　需与急性阑尾炎、异位妊娠、卵巢囊肿扭转、急性胆囊炎、胆石症、肾盂肾炎等鉴别。

4. 治疗

（1）保守治疗　直径<0.6cm、表面光滑、结石以下尿路无梗阻时可采用药物排石治疗。直径<0.4cm的光滑结石,90%能自行排出。

（2）体外冲击波碎石（ESWL）　一种安全而有效的非侵入性治疗,且大多数的上尿路结石可采用此方法治疗。

适应证：适用于直径≤2cm的肾结石及输尿管上段结石。输尿管中下段结石治疗的成功率比输尿管镜取石低。

禁忌证：结石远端尿路梗阻、妊娠、出血性疾病、严重心脑血管病、主动脉或肾动脉瘤、尚未控制的泌尿系感染等。过于肥胖、肾位置过高、骨关节严重畸形、结石定位不清等，由于技术性原因而不适宜采用此法。

碎石效果：与结石部位、大小、性质、是否嵌顿等因素有关。

并发症：碎石后多数患者出现一过性肉眼血尿，一般不需要特殊处理。肾周围血肿形成较少见，可非手术治疗。感染性结石或结石合并感染者，可发生尿源性脓毒症，甚至感染性休克。碎石排出过程中，由于结石碎片或颗粒排出可引起肾绞痛。若碎石过多地积聚于输尿管内，可引起"石街"，患者腰痛或不适；有时可合并继发感染等。

（3）经皮肾镜碎石取石术（PCNL）　适用于>2cm 的肾结石、部分肾盏或憩室内结石、鹿角形结石、ESWL 治疗无效及失败的结石、L_4 以上较大输尿管上段结石。

（4）输尿管镜碎石取石术（URL）　主要适用于中、下段输尿管结石，泌尿系平片不显影结石，因肥胖、结石硬、停留时间长而用 ESWL 困难者，亦用于 ESWL 治疗所致的"石街"。输尿管软镜主要用于肾结石<2cm 的治疗。

（5）腹腔镜输尿管切开取石（LUL）　适用于输尿管结石>2cm，或经 ESWL、输尿管镜手术治疗失败者。一般不作为首选。

（6）开放手术治疗　现已少用。

① 肾盂切开取石术：适用于结石>1cm，或合并梗阻、感染的结石。

② 肾实质切开取石术：适用于肾盏结石，尤其是肾盂切开不易取出或多发性肾盏结石。

③ 肾部分切除术：适用于结石在肾一极或结石所在肾盏有明显扩张、实质萎缩和有明显复发因素者。

④ 肾切除术：因结石导致肾结构严重破坏，功能丧失，或合并肾积脓，而对侧肾功能良好，可将患肾切除。

⑤ 输尿管切开取石术　适用于嵌顿较久或其他的方法治疗无效的结石。

★双侧上尿路结石手术原则：①双侧输尿管结石，应尽可能同时解除梗阻，可采用双侧输尿管镜碎石取石术，如不能成功，可行输尿管逆行插管或行经皮肾穿刺造瘘术，条件许可也可行经皮肾镜碎石取石术。②一侧肾结石，另一侧输尿管结石时，先处理输尿管结石。③双侧肾结石时，在尽可能保留肾的前提下，先处理容易取出且安全的一侧。若肾功能极差，梗阻严重，全身情况不良宜先行经皮肾造瘘。待患者情况改善后再处理结石。④孤立肾上尿路结石或双侧上尿路结石引起急性完全性梗阻无尿时，一旦诊断明确，只要患者全身情况许可，应及时施行手术。若病情严重不能耐受手术，应先试行输尿管插管引流或行经皮肾造瘘，改善肾功能，病情好转后再处理结石。

第三节　下尿路结石

1. 临床表现

（1）好发人群　原发性膀胱结石好发于男孩，与营养不良和低蛋白饮食有关。

（2）排尿中断　典型症状为排尿突然中断，改变体位后可继续排尿。

（3）伴随症状　排尿困难和膀胱刺激征。并发感染时，可有脓尿。

2. 诊断

（1）超声检查　能发现膀胱及后尿道强光团及声影，还可同时发现膀胱憩室、良性前列腺增生等。

（2）X 线检查　能显示绝大多数结石。

（3）膀胱尿道镜检查 能直接见到结石，并可发现膀胱及尿道病变。

3. 治疗 膀胱结石采用手术治疗，并应同时治疗病因。

（1）经尿道膀胱镜取石或碎石 适用于结石＜2～3cm者。

（2）耻骨上膀胱切开取石术 适用于结石＞3cm者。尿路感染严重者，应待感染控制后再行取石手术。

常见尿路结石的鉴别见表52-2。

表 52-2 常见尿路结石的鉴别

鉴别要点	肾结石	输尿管结石	膀胱结石	尿道结石
疼痛	肾区疼痛，大肾盂结石及肾盏结石可无症状	肾绞痛,腹部或上腹部阵发性疼痛,沿输尿管、腹股沟放射	排尿时突然疼痛,放射至远端尿道,改变排尿姿势后缓解	尿痛,会阴部剧痛
血尿	肉眼、镜下血尿	肉眼、镜下血尿	终末血尿	少见
膀胱刺激征	合并感染时有	合并膀胱壁段结石时有	有	无
典型症状	肾区疼痛,肋脊角叩痛,血尿	典型肾绞痛,放射痛	排尿突然中断,改变姿势后继续排尿;放射痛,排尿困难	排尿困难,伴尿痛
恶心、呕吐	无	尿路完全性梗阻时有	无	无
治疗	药物治疗;体外冲击波碎石、经皮肾镜碎石、碎石开放手术	药物治疗;体外冲击波碎石输尿管镜碎石取石术、腹腔镜输尿管切开取石、输尿管切开取石术	膀胱镜碎石取石术、耻骨上膀胱切开取石术	前尿道结石推挤取出,后尿道结石推入膀胱后按膀胱结石处理

同步练习

一、单项选择题

1. 右肾盂内1.3cm单发结石，静脉尿路造影显示右肾轻度积水，肾功能正常，首选的治疗方案是（ ）

A. 体外冲击波碎石 B. 经皮肾镜碎石 C. 经输尿管镜碎石 D. 药物治疗 E. 手术治疗

2. 肾盂结石1.2cm，IVP右肾功能正常，轻度积水，输尿管通畅，首选的治疗方法是（ ）

A. 中药排石 B. 体外冲击波碎石 C. 手术取石 D. 大量饮水 E. 等待观察

3. 肾结石行体外冲击波碎石的主要禁忌是（ ）

A. 高血压 B. 结石急性发作 C. 前列腺增生 D. 输尿管狭窄 E. 草酸钙结石

4. 为预防结石复发，下列哪种结石需酸化尿液（ ）

A. 草酸盐结石 B. 尿酸铵结石和磷酸盐结石

C. 尿酸结石 D. 黄嘌呤结石 E. 混合结石

二、简答题

简述双侧尿路结石的治疗原则。

参考答案

一、选择题

1.A 2.B 3.D 4.B

二、简答题

答：①双侧输尿管结石，先处理梗阻严重侧。条件许可时，可同时行双侧输尿管取石；②一侧肾结石，另一侧输尿管结石时，先处理输尿管结石；

③双侧肾结石时，在尽可能保留肾的前提下，先处理容易取出且安全的一侧。若肾功能极差，梗阻严重，全身情况不良宜先行经皮肾造瘘；④孤立肾上尿路结石或双侧上尿路结石引起急性完全性梗阻无尿时，一旦诊断明确，只要患者全身情况许可，应及时施行手术。

（袁源湖）

第五十三章 泌尿、男性生殖系统肿瘤

📖 内容精讲

膀胱癌、肾癌、前列腺癌是泌尿、男性生殖系统最常见的三大肿瘤。

第一节 肾肿瘤

一、肾细胞癌

肾肿瘤多为恶性，且发病率逐年上升，又称肾细胞癌、肾腺癌，简称肾癌，病因尚未明确。

★**1. 病理** 肾癌常累及一侧肾，多单发。多为类圆形的实性肿瘤，外有假包膜。

分类：透明细胞癌（70%～80%）、乳头状肾细胞癌、嫌色细胞癌、肾集合管癌、未分类肾细胞癌和基因相关性肾癌。

肿瘤向外可侵及肾周筋膜和邻近器官组织，向内侵及肾盂、肾盏可引起血尿，扩展至肾静脉、下腔静脉形成癌栓，经血和淋巴转移至肺、肝、骨、脑等。淋巴转移最先到肾蒂淋巴结。

★**2. 临床表现**

（1）血尿、疼痛和肿块 肉眼血尿、腰痛和腹部肿块称为肾癌的"三联症"，其中任何一项都是病变发展到较晚期的临床表现。

（2）副瘤综合征 常见有发热、高血压、红细胞沉降率增快等。同侧阴囊内可发现精索静脉曲张，提示肾静脉或下腔静脉内癌栓形成。

（3）转移症状 如病理骨折、咳嗽、咯血、神经麻痹及转移部位出现疼痛等。

3. 诊断 肾癌诊断依赖于医学影像学检查结果。

（1）超声 敏感性高，超声常表现为不均质的中低回声实性肿块，能准确地区别肾肿块是囊性或实质性、是肾癌或是肾血管平滑肌脂肪瘤（良性）。

（2）X线 静脉尿路造影可见肾盏、肾盂因肿瘤挤压或侵犯，出现不规则变形、狭窄、拉长、移位或充盈缺损，甚至患肾不显影。

（3）CT 确诊率高，能显示肿瘤部位、大小、有无累及邻近器官，是目前诊断肾癌最可靠的影像学方法。表现为肾实质内不均质肿块，平扫CT值略低于或与肾实质相似，增强扫描后，肿瘤出现明显强化。

（4）MRI 准确性与CT相仿，能清楚显示邻近器官有无受侵犯、肾静脉或下腔静脉内有无癌栓。

★4. 治疗

（1）根治性肾切除术是最主要的治疗方法。切除范围包括患肾、肾周脂肪及肾周筋膜、区域肿大淋巴结及髂血管分叉以上的输尿管。

（2）肾上极肿瘤和肿瘤已累及肾上腺时，需切除同侧肾上腺。

（3）对孤立肾肾癌或双侧肾癌，作保留肾单位的肾部分切除术。

（4）应用免疫治疗，对预防和治疗转移癌有一定疗效。

（5）肾癌对放射治疗、化学治疗不敏感。

二、肾母细胞瘤

肾母细胞瘤又称肾胚胎瘤或 Wilms 瘤，是小儿最常见的恶性肿瘤。

1. 病理　从胚胎性肾组织发生，为由间质、上皮和胚芽三种成分组成的恶性混合瘤。

2. 临床表现　多在 5 岁以前发病，偶见于成人与新生儿。腹部肿块是最常见的症状。肿块表面光滑，中等硬度，无压痛，有一定活动度。少数肿瘤巨大，超越腹中线则较为固定。偶有血尿，晚期出现消瘦、贫血等症状。

3. 诊断　超声、IVU、CT 及 MRI 有助于诊断。CT 和 MRI 可显示肿瘤范围及邻近淋巴结、器官、肾静脉和下腔静脉有无受累及。肾母细胞瘤须与巨大肾积水、肾上腺神经母细胞瘤鉴别。

4. 治疗　应用手术、化疗和放疗综合治疗可显著提高术后生存率。多采用术前化疗，经腹行患肾切除术，术后放射治疗的综合疗法。成人肾母细胞瘤患者预后极差。

第二节　尿路上皮肿瘤

一、膀胱肿瘤

膀胱肿瘤是泌尿系统最常见的肿瘤，90%以上为移行上皮肿瘤。

1. 病因

（1）长期接触某些致癌物质的职业人员。

（2）吸烟，约 1/3 膀胱癌与吸烟有关。

（3）膀胱慢性感染与异物长期刺激，以鳞癌多见。

（4）长期大量服用含非那西丁的镇痛药、食物中含有或由肠道菌作用产生的亚硝酸盐。

（5）盆腔放射治疗。

★2. 病理

（1）组织类型　尿路上皮移行细胞乳头状癌超过 90%，鳞癌和腺癌各占 2%～3%。非上皮性肿瘤多数为肉瘤如横纹肌肉瘤。

（2）分化程度　尿路上皮癌 I 级，分化良好；尿路上皮癌 II 级，中度分化；尿路上皮癌 III 级，分化不良。

（3）生长方式　分为原位癌、乳头状癌及浸润性癌。

（4）浸润深度　采用 2009TNM 分期标准。

T_{is}：原位癌。

T_a：非浸润性乳头状癌。

T_1：侵犯上皮下结缔组织。

T_2：侵犯肌层。

T_{2a}：侵犯浅肌层（肌层内 1/2）。

T_{2b}：侵犯深肌层（肌层外 1/2）。

T_3：侵犯膀胱周围脂肪组织。

T_{3a}：显微镜下发现肿瘤侵犯膀胱周围组织。

T_{3b}：肉眼可见肿瘤侵犯膀胱周围组织。

T_4：侵犯前列腺、子宫、阴道及盆壁等邻近器官。

Tis、T_a 和 T_1 期肿瘤称为表浅性膀胱癌，即非肌层浸润性膀胱癌；T_2 以上称为肌层浸润性膀胱癌（图 53-1）。

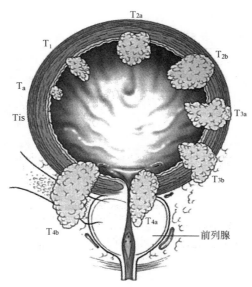

图 53-1　膀胱癌 TNM 分期示意图

★3. 临床表现

（1）发病年龄大多数为 50～70 岁。男女发病比例约为 4：1。

（2）血尿是最常见和最早出现的症状。多表现为间歇性肉眼血尿，可自行减轻或停止，出血量多少与肿瘤大小、数目及恶性程度并不一致。

（3）晚期并发感染导致尿频、尿急、尿痛症状。有时尿内混有"腐肉"样坏死组织排出；三角区及膀胱颈部肿瘤可梗阻膀胱出口，造成排尿困难。肿瘤增大阻塞输尿管可致肾积水、肾功能不全等症状。

4. 诊断

（1）尿液检查　尿细胞学检查可作为血尿的初步筛选。

（2）影像学检查　超声简便易行，能发现直径 0.5cm 以上的肿瘤。IVU 可显示为充盈缺损，并可了解肾盂、输尿管有无肿瘤以及膀胱肿瘤。CT 和 MRI 多用于浸润性癌，可以发现肿瘤浸润膀胱壁深度、局部转移肿大的淋巴结以及内脏转移的情况。

（3）膀胱镜检查　膀胱镜可以直接观察到肿瘤所在部位、大小、数目、形态、有蒂或广基，初步估计基底部浸润程度等。镜检的同时应作活检取得病理诊断。

（4）膀胱双合诊　可了解肿瘤大小、浸润的范围、深度以及与盆壁的关系。

★5. 治疗

（1）以手术治疗为主。根据肿瘤的分期、病理并结合患者全身状况，选择合适的手术方式。

（2）T_a、T_1 及局限的分化较好的 T_2 期肿瘤，可采用保留膀胱的手术。经尿道膀胱肿瘤电切术（TURBT）为主要治疗方法。

（3）较大、多发、反复发作及分化不良的 T_2 期和 T_3 期肿瘤以及浸润性鳞癌和腺癌选择根治性膀胱全切除术，再选用可控性尿流改道术、非可控性回肠膀胱术或结肠膀胱术、输尿管皮肤造口术。

（4）原位癌应及早行膀胱全切除术。

（5）TURBT 术后 24h 内应行膀胱灌注化疗和维持膀胱灌注化疗。应密切随诊，定期查膀胱镜。

（6）T_3 期低级别、单个局限肿瘤、不能耐受膀胱全切者可采用膀胱部分切除术。

6. 泌尿系统肿瘤的鉴别　见表 53-1。

表 53-1　泌尿系统肿瘤的鉴别

鉴别要点	肾癌	肾母细胞瘤	肾盂癌	膀胱癌
好发年龄	50～70 岁	＜7 岁儿童	40～70 岁	50～70 岁
性别	男：女=2：1	—	男：女=2：1	男：女=4：1
典型症状	血尿、疼痛、肿块	腹部肿块	间歇性无痛性血尿	间歇性肉眼血尿
血尿	间歇性无痛性肉眼血尿为常见症状	1/3 镜下血尿，肉眼血尿少见	间歇性无痛性肉眼血尿为早期症状	血尿为最早、最常见症状
疼痛	腰部钝痛、隐痛	可有腹痛	常无痛，血块阻塞输尿管可有肾绞痛	腰骶部疼痛（晚期表现之一）
腹部肿块	晚期症状之一	典型症状	晚期症状之一	晚期症状之一
全身症状	发热、高血压、红细胞沉降率增快	发热、高血压、红细胞沉降率增快	晚期恶病质	晚期恶病质
诊断	B 超、X 线、CT、MRI	B 超、CT、MRI	尿细胞学检查	膀胱镜检查
治疗	根治性肾切除	手术、放化疗	肾＋输尿管全长切除	手术

二、肾盂、输尿管癌

肾盂、输尿管癌统称为上尿路恶性肿瘤，易发生周围组织浸润。

1. 病理　多数为尿路上皮癌，可单发或多发。肿瘤细胞分化和基底的浸润程度有很大差别。

2. 临床表现　高发年龄为 70～90 岁。男女发病比例约 3：1。早期即可出现间歇无痛性肉眼血尿，偶可出现条形样血块。当血块堵塞输尿管时，可引起肾绞痛。晚期可出现腰部或腹部肿物、消瘦、体重下降、贫血、下肢水肿及骨痛等转移症状。

3. 诊断

（1）仔细询问和分析病史。

（2）进行必要的各种检查。尿细胞学检查可以发现癌细胞。静脉尿路造影上尿路某一部位的充盈缺损、梗阻或充盈不全，以及集合系统未显影。超声、CT、MRI 检查对上尿路肿瘤的诊断及与其他疾病的鉴别诊断有很好的应用价值。CT 增强＋三维重建（CTU 是首要手段）。

4. 治疗　标准的手术方法是切除患肾及全长输尿管，包括输尿管开口部位的膀胱壁。

第三节　前列腺癌

前列腺癌是老年男性的常见疾病，近年我国发病率有明显升高。前列腺癌可能与种族、遗传、环境、食物、吸烟、肥胖和性激素等有关。

1. 病理

（1）多为腺癌，起源于腺上皮细胞。前列腺癌的分化程度差异极大，表现为癌腺泡结构紊乱、核间变及浸润现象。

（2）Gleason 评分进行前列腺癌的组织学分级。Gleason 2～4 分属于分化良好癌；5～7 分属于中等分化癌；8～10 分为分化差或未分化癌。

2. 临床表现 前列腺癌多数无明显临床症状，可以表现为下尿路梗阻症状，血尿少见。前列腺癌出现远处转移时可以引起骨痛、脊髓压迫神经症状及病理性骨折。

3. 诊断

（1）直肠指检可以发现前列腺结节，质地坚硬。

（2）前列腺癌常伴血清 PSA 升高，有淋巴结转移或骨转移的，往往血清 PSA 水平增高显著。

（3）MRI 对前列腺癌的诊断优于其他影像学方法。

（4）全身核素骨显像可早期发现骨转移病灶。经直肠超声可以显示前列腺内低回声病灶及其大小与侵及范围。

（5）经直肠超声引导下前列腺穿刺活检。

4. 治疗

（1）前列腺偶然癌一般不作处理，严密观察随诊。

（2）局限在前列腺包膜以内的癌行根治性前列腺切除术，适于年龄较轻，能耐受手术的患者。

（3）T_3、T_4 期前列腺癌以内分泌治疗为主，行睾丸切除术或应用促黄体释放激素类似物（LHRH-a）缓释剂。

（4）T_2 期以内的前列腺癌植入放射性核素粒子进行放射治疗。

第四节 睾丸肿瘤

睾丸肿瘤几乎都属于恶性。原发性睾丸肿瘤又分为生殖细胞肿瘤和非生殖细胞肿瘤。

1. 临床表现 典型的表现是睾丸肿胀或变硬，表面光滑，质硬而沉重。

2. 诊断

（1）体检 患侧睾丸增大或扪及肿块，质地较硬，与睾丸界限不清，用手托起较正常侧沉重感，透光试验阴性。

（2）血甲胎蛋白（AFP）和人绒毛膜促性腺激素（β-HCG）等肿瘤标志物。

（3）需与睾丸扭转、附睾炎以及鞘膜积液、腹股沟斜疝、阴囊血肿、精索囊肿等鉴别。

3. 治疗 根治性睾丸切除术是主要方法。精原细胞瘤对放射治疗比较敏感，术后行放射治疗。

第五节 阴茎癌

阴茎癌的发病率日趋下降。

1. 病因 与包茎和包皮过长关系密切，包皮垢以及慢性炎症刺激是阴茎癌的重要原因。婴幼儿期行包皮环切术可以预防阴茎癌的发生。

2. 病理 最常见的病理类型是鳞状细胞癌，约占阴茎癌的 95%。阴茎癌主要通过淋巴转移。

3. 临床表现 肿瘤始于阴茎头、冠状沟或包皮内板的黏膜。阴茎癌很少发生在阴茎体部。由于伴有感染，阴茎癌患者常伴有单侧或双侧腹股沟淋巴结肿大，约有 50% 淋巴结肿大的患者经病理证实为淋巴结转移。

4. 诊断 取病变处组织做病理学检查确诊。

5. 治疗 根据病变的部位、大小和分期决定选择包皮环切术、阴茎部分切除术和阴茎全切除加尿道会阴部造口术。阴茎部分切除术切除范围应距肿瘤边缘至少 2cm 以上正常组织。对于腹股沟无淋巴结肿大的患者，目前不主张常规行腹股沟淋巴结清扫术。有淋巴结转移者应在原发病灶切除术后 2～6 周，感染控制后行两侧腹股沟淋巴结清除术。术后可考虑联合放疗。

同步练习

一、单项选择题

1. 肾癌血尿特点是 （　　　）
   A. 镜下血尿　　　　B. 肉眼血尿　　　　C. 持续性全程血尿
   D. 腰痛伴血尿　　　E. 间歇性无痛性肉眼血尿

2. 膀胱肿瘤早期症状哪个是正确的 （　　　）
   A. 镜下血尿　　　　B. 终末血尿　　　　C. 间歇性无痛性肉眼血尿终末加重
   D. 腰痛伴血尿　　　E. 血尿伴膀胱刺激症状

3. CT 检查示膀胱肿瘤已侵犯深肌层，这属于临床分期哪一期 （　　　）
   A. Tis　　　B. T_1　　　C. T_2　　　D. T_3　　　E. T_4

4. 诊断膀胱癌最主要检查方法是 （　　　）
   A. 尿脱落细胞检查　　　　　　　B. 膀胱镜检查必要时活检
   C. 膀胱双合诊　　　　　　　　　D. B 超　　　　　E. 静脉尿路造影

5. 哪一种肾肿瘤应作肾、全输尿管和膀胱部分切除 （　　　）
   A. 肾癌　　　B. 肾盂癌　　　C. 肾错构瘤　　　D. 肾胚胎瘤　　　E. 肾肉瘤

二、简答题

试述膀胱癌的临床 TNM 分期。

参考答案

一、单项选择题

　　1. E　2. C　3. C　4. B　5. B

二、简答题

　　答：膀胱癌临床 TNM 分期如下。

　　Tis：原位癌；T_a：非浸润性乳头状癌；T_1：侵犯上皮下结缔组织；T_2：侵犯肌层；T_{2a}：侵犯浅肌层（肌层内 1/2）；T_{2b}：侵犯深肌层（肌层外 1/2）；T_3 侵犯膀胱周围脂肪组织；T_{3a}：显微镜下发现肿瘤侵犯膀胱周围组织；T_{3b}：肉眼可见肿瘤侵犯膀胱周围组织；T_4：侵犯前列腺、子宫、阴道及盆壁等邻近器官。

　　Tis、T_a 和 T_1 期肿瘤称为表浅性膀胱癌，即非肌层浸润性膀胱癌；T_2 期以上称为肌层浸润性膀胱癌。

（袁源湖）

第五十四章　泌尿、男性生殖系统的其他疾病

 学习目标

1. **重点**　肾下垂诊断标准；精索静脉曲张的病因、临床表现和治疗；鞘膜积液的分类及诊断。
2. **熟悉**　精索静脉曲张、鞘膜积液的手术治疗。
3. **了解**　肾下垂的发病机理、临床表现及治疗方法；肾血管性高血压的病因、诊断和治疗。

 内容精讲

第一节　肾下垂

1. 定义　正常肾位置是肾门对着第 1 或第 2 腰椎横突，右侧略低于左侧。立位时，肾可下降 2～5cm，约相当于一个椎体，超过此范围者，称为肾下垂（nephroptosis）。

2. 发病机制　肾依靠脂肪囊、肾筋膜、肾蒂和腹内压力维持正常的位置。因肾窝浅，肾周围脂肪减少，分娩后腹壁松弛使腹内压降低，引起周围组织对肾的支持力不够，使肾的移动幅度加大，从而造成肾下垂。

3. 临床表现　多发生于 20～40 岁瘦高体型的女性，右侧多于左侧。患者症状的轻重与肾移动的幅度不完全一致。

（1）腰痛　呈钝痛或牵扯痛（久坐、久站或行走时加剧，平卧后消失）。Dietl 危象（肾蒂血管或输尿管扭转时）：表现为肾绞痛、恶心、呕吐、脉搏增快等症状。

（2）高血压　立位时可因肾蒂血管被牵拉，肾血流量减少，血压升高。

（3）血尿　肾移动幅度大时，因肾受挤压而发生血尿。

（4）肾积水或上尿路感染，消化道症状，失眠、眩晕、心悸、乏力等精神症状。

★4. 诊断标准　根据病史和临床表现，诊断并不困难。平卧位、立位（触诊、超声、静脉尿路造影），静脉尿路造影先后在平卧位和立位摄片，了解肾盂的位置，如肾盂较正常下降超过一个椎体可诊断为肾下垂。肾下垂分度：如下降到第 3 腰椎水平为Ⅰ度，降至第 4 腰椎为Ⅱ度，降至第 5 腰椎或以下者为Ⅲ度。

5. 治疗方法

（1）非手术治疗　偶然被发现肾下垂，症状不明显者，一般不需要进行治疗。有腰痛、血尿者，应加强腹肌锻炼，增加营养，强壮身体，使用紧束弹性宽腰带或肾托。

（2）手术治疗　如症状较重，平卧或托肾后症状无明显好转，并有肾积水感染者，应施行肾悬吊固定术（nephropexy）。

第二节　肾血管性高血压

1. 定义　肾血管性高血压（renovascular hypertension，RVH）是肾动脉有严重的狭窄性病变，使受累肾血流量减少和肾缺血，引起肾的尿生成和内分泌功能异常，而最终导致高血压。

2. 病因　引起肾动脉狭窄的原因主要有三种情况：动脉粥样硬化、纤维肌性发育异常和多

发性大动脉炎。肾动脉狭窄使肾供血不足，肾缺血可以刺激肾小球旁体结构的近球细胞和致密斑，又促进了肾素的合成和释放，通过肾素-血管紧张素-醛固酮系统的活动导致血压增高。

3. 临床表现　常见症状有头痛、头晕、心悸、胸闷、视力减退、恶心、呕吐等。

<u>发病特点</u>：①青年发病常＜30岁，以女性为多；老年发病常＞50岁，以男性为多；②长期高血压骤然加剧或高血压突然发作，病程短或发展快；③使用2～3种降压药物后高血压仍然难以控制；④腰背部及胁腹部可有疼痛，约半数以上病例听到上腹部血管杂音；⑤多发性大动脉炎患者一般无高血压家族史；⑥吸烟是动脉粥样硬化的危险因素。

4. 诊断　病史＋体检＋进一步检查。

腹主-肾动脉造影是目前确诊肾血管性高血压的常规方法，手术治疗的必要依据。

5. 治疗　肾血管性高血压以介入治疗和手术治疗为主，但有全身血管病变者疗效不佳。

(1) 介入治疗　经皮腔内血管成形术；经皮血管内支架置放术。

(2) 手术治疗（<u>原则为尽量保存肾，使血流恢复通畅</u>）　血管重建手术；自体肾移植；肾切除术（患肾萎缩小于健肾1/2以上，或功能严重丧失，而对侧肾大小正常，功能良好，可切除患肾）。

第三节　精索静脉曲张

1. 定义　精索内蔓状静脉丛的异常伸长、扩张和迂曲。多见于青壮年，<u>以左侧发病为多</u>。通常认为精索静脉曲张会影响精子产生和精液质量，是引起男性不育症的病因之一。

★2. 病因　解剖因素决定。临床上以原发性精索静脉曲张多见。

(1) 原发性精索静脉曲张　左精索内静脉注入左肾静脉和右侧汇入下腔静脉的入口处有瓣膜防止逆流，如静脉瓣发育不全，静脉丛壁的平滑肌或弹力纤维薄弱，则导致精索内静脉曲张。<u>左侧发病明显高于右侧</u>（左精索内静脉呈直角注入左肾静脉，左肾静脉通过主动脉和肠系膜上动脉之间，以及左精索内静脉下段位于乙状结肠后面，这些<u>解剖结构</u>使左精索内静脉容易受压，并增加静脉回流阻力）。

(2) 继发性精索静脉曲张　若腹膜后肿瘤、肾肿瘤压迫精索内静脉，癌栓栓塞肾静脉，使静脉回流受阻。

★3. 临床表现

(1) 原发性精索静脉曲张如病变轻，一般多无症状，易被忽视，仅在体检时发现。症状严重时，主要表现为患侧阴囊胀大，有坠胀感、隐痛，步行或站立过久则症状加重，平卧休息后症状可缓解或消失。

(2) 如卧位时静脉曲张不消失，则可能为继发性。

(3) 可影响精子产生和精液质量。

4. 诊断　视诊和触诊，Valsalva试验，多普勒超声检查，怀疑静脉曲张属继发性病变，须仔细检查同侧腰腹部，并作超声、静脉尿路造影或CT、MRI检查。

临床分级：Ⅰ级，触诊不明显，但Valsalva试验可显现曲张静脉；Ⅱ级，外观无明显异常，触诊可及曲张的静脉；Ⅲ级，曲张静脉如蚯蚓团状，视诊和触诊均明显。

★5. 治疗

(1) 手术治疗　症状较重，伴有精子异常者，应行手术治疗。目前认为，为避免因精索静脉曲张导致睾丸组织长期受损，对儿童期Ⅲ级精索静脉曲张患儿，应及早手术治疗。手术方式：开放手术与<u>腹腔镜微创手术</u>。

(2) 非手术治疗　无症状或症状轻者，可仅用阴囊托带或穿紧身内裤。

第四节　鞘膜积液

★**1. 分类**　鞘膜积液常见类型见表 54-1。

表 54-1　鞘膜积液常见类型

类　型	鞘状突闭合情况	形　状	特　点
睾丸鞘膜积液	鞘状突闭合正常,但睾丸鞘膜囊内有较多积液	球形或卵圆形	睾丸不能触及
精索鞘膜积液	鞘状突的两端闭合,而中间的精索鞘膜囊未闭合且有积液	一个或多个,呈椭圆形、梭形或哑铃形	其下方可扪及正常睾丸、附睾
睾丸、精索鞘膜积液(婴儿型)	出生前鞘状突在内环处闭合,而精索处未闭合	梨形	与睾丸鞘膜囊连通
交通性鞘膜积液(先天性)	鞘状突完全未闭合,鞘膜囊的积液可经一小管与腹腔相通	立位时阴囊肿大,卧位时积液流入腹腔,鞘膜囊缩小或消失,睾丸可触及	有时可有肠管或大网膜进入鞘膜囊

★**2. 诊断**　结合典型的临床表现和病史、外观形状（视诊、触诊）、透光试验、超声等。

透光试验：透光试验阳性，即在暗室内用黑色纸筒罩于阴囊，手电筒由阴囊肿物下方向上照时，积液有透光性。若积液为脓性、血性或乳糜性，则透光试验为阴性。

3. 治疗

（1）**保守观察**　成人的睾丸鞘膜积液，如积液量少，无任何症状者，不需要手术治疗；婴儿的鞘膜积液常可自行吸收消退，可不急于手术。

（2）**手术治疗**　积液量多，体积大伴明显的症状者，行睾丸鞘膜翻转术；精索囊肿，将鞘膜囊全部切除；交通性鞘膜积液，在内环处高位结扎鞘状突；小儿鞘膜积液，沿腹股沟方向作斜切口或下腹部作横切口，游离鞘状突至内环，结扎鞘状突；继发性睾丸鞘膜积液，可手术治疗。

同步练习

一、名词解释

1. 肾下垂
2. 肾血管性高血压

二、简答题

1. 简述精索静脉曲张的治疗方法。
2. 简述鞘膜积液的分类。

参考答案

一、名词解释

1. 肾下垂：正常肾位置是肾门对着第 1 或第 2 腰椎横突，右侧略低于左侧。立位时，肾可下降 2～5cm，约相当于一个椎体，超过此范围者，称为肾下垂。

2. 肾血管性高血压：肾血管性高血压是肾动脉有严重的狭窄性病变，使受累肾血流量减少和肾缺血，引起肾的尿生成和内分泌功能异常，而最终导致高血压。

二、简答题

1. 答：精索静脉曲张的治疗方法：无症状或症状轻者，可仅用阴囊托带或穿紧身内裤。症状较重，伴有精子异常者，应行手术治疗，目前认为，为避免因精索静脉曲张导致睾丸组织长期受损，对儿童期Ⅲ级精索静脉曲张患儿，应及早手术治疗。主要采用开放手术（腹股沟切口）及腹腔镜手术。

2. 答：鞘膜积液的分类：睾丸鞘膜积液，精索鞘膜积液，睾丸、精索鞘膜积液（婴儿型），交通性鞘膜积液（先天性）。

（袁源湖）

第五十五章　肾上腺疾病的外科治疗

 学习目标

1. **重点**　嗜铬细胞瘤的临床表现及治疗。
2. **熟悉**　原发性醛固酮增多症的临床表现；皮质醇增多症的诊断要点。
3. **了解**　原发性醛固酮增多症的病因及治疗；皮质醇增多症的临床表现与治疗。

 内容精讲

第一节　原发性醛固酮增多症

原发性醛固酮增多症（PHA）是因肾上腺皮质球状带病变导致醛固酮异常分泌所致，典型的表现包括高血压、低血钾、高血钠、低血肾素、碱中毒，甚至导致肌无力或周期性瘫痪。又称Conn综合征。

1. 病因与病理　原发性醛固酮增多症的病因与病理见表55-1。

表 55-1　原发性醛固酮增多症的病因与病理

病理类型	特　点
分泌醛固酮的肾上腺皮质腺瘤（APA）	最常见，约占 PHA80%，多数直径＜3cm
单侧肾上腺皮质球状带增生（UNAH）	少见，肾上腺球状带增生，有 PHA 表现
双侧肾上腺皮质球状带增生（IHA）	即特发性醛固酮增多症，为双侧球状带增生，临床症状多不典型
分泌醛固酮的肾上腺皮质腺癌	瘤体直径常＞3cm，包膜常被浸润，部分具有分泌功能
分泌醛固酮的异位肿瘤	仅见于少数肾癌和卵巢癌的报告。其癌细胞具有分泌醛固酮的功能
家族性醛固酮增多症（FH）	病因未明，一般有家族史，可出现高血醛固酮及类似 PHA 表现

2. 临床表现

（1）高血压　以舒张压升高为主，降血压药物效果不佳。

（2）肌无力　70%患者呈持续性低血钾，30%为间歇性，患者表现为肌无力，甚至周期性瘫痪。可出现低血钾心电图改变。

（3）烦渴、多饮、多尿　以夜尿增多为主，主要是由肾浓缩功能下降引起。

3. 诊断要点

（1）根据患者的高血压、肌无力、烦渴、多饮等典型临床表现。

（2）实验室检查　①低血钾、高血钠；②碱中毒，血 CO_2 结合力正常高值或高于正常，尿 pH 偏高；③尿钾排出增多，24h 超过 $25\sim30$mmol/L；④血和尿醛固酮含量升高；⑤血浆肾素活性降低。

（3）特殊检查　①螺内酯（安体舒通）试验；②诊断性试验：体位试验、钠钾平衡试验。

（4）定位检查　①超声筛查；②CT：腺瘤多为低密度或等密度，强化不明显，对直径＞1cm 的 APA 检出率在 90% 以上；③MRI：空间分辨率低于 CT，不作为常规应用；④[131]I 标记的胆固醇肾上腺核素显像。

4. 治疗 病因不同,治疗方案迥然,针对病因的手术是一线治疗。其治疗的基本内容和目标是:①原发肿瘤的切除;②高皮质醇血症及其并发症的及早有效控制;③减少永久性内分泌缺陷或长期的药物替代。

(1)手术治疗 APA 及 UNAH 首选腹腔镜手术将瘤体或与同侧肾上腺切除,可治愈;分泌醛固酮的肾上腺皮质腺癌及异位肿瘤,应作肿瘤根治术;IHA 可选用药物治疗。

(2)药物治疗 适合于进行术前准备及 IHA、不能切除的分泌醛固酮的肾上腺皮质腺癌、拒绝手术或有手术禁忌证和糖皮质激素可控制的 PHA 等。

第二节 皮质醇增多症

皮质醇增多症也称为库欣综合征(CS),指机体长期在过量糖皮质激素的作用下诱发的各类临床综合征。分为 ACTH 依赖性和非依赖性两大类。

1. 临床表现 此病多见于女性,发病年龄在 15~30 岁,常见的临床表现有:①典型的向心性肥胖,满月脸,水牛背,悬垂腹,颈短,四肢肌萎缩,相对消瘦;②皮肤菲薄;③高血压;④糖尿病;⑤性腺功能紊乱。

2. 诊断要点

(1)结合典型的向心性肥胖、皮肤菲薄、高血压、糖尿病、性腺功能紊乱等临床表现。

(2)实验室检查 ①血浆游离皮质醇测定;②血浆 ACTH 测定;③尿游离皮质醇及其代谢产物测定;④血糖及尿糖测定。

(3)试验检查 ①小剂量地塞米松试验;②大剂量地塞米松试验。

(4)定位检查 超声筛查、CT、MRI 等。

3. 治疗

(1)手术治疗 ①Cushing 病:经鼻经蝶窦切除垂体瘤。②肾上腺皮质腺瘤或腺癌:肾上腺腺瘤切除术。③肾上腺皮质结节状增生:尽可能保留肉眼观察无异常的肾上腺组织。④异位 ACTH 综合征:应手术切除原发肿瘤,无法切除行双侧肾上腺全切除或仅留部分肾上腺。

(2)药物治疗 可作为 CS 术后复发及无法切除的肾上腺皮质癌等的辅助治疗措施,常用药物包括密妥坦、氨鲁米特。

第三节 儿茶酚胺症

儿茶酚胺症包括嗜铬细胞瘤和肾上腺髓质增生两种疾病,均由嗜铬细胞分泌儿茶酚胺过多引起,临床特征相似,但治疗方法不同。

一、嗜铬细胞瘤

病因和病理:嗜铬细胞瘤(pheochromocytoma,PHEO)包括起源于肾上腺髓质的肾上腺嗜铬细胞瘤和发生在肾上腺以外的交感神经和副交感神经的副神经节瘤,其中以肾上腺嗜铬细胞瘤多发,约占 PHEO 的 90%。PHEO 有完整的包膜,呈圆形或椭圆形,表面光滑,切面呈红棕色,富有血管,质实,可见出血灶以及坏死和囊性变。铬盐染色后,胞质内可见棕色或黄色颗粒。恶性嗜铬细胞瘤的发病率较低,瘤体常很大。

(一)肾上腺嗜铬细胞瘤

★**1. 临床表现** 高发年龄为 30~50 岁,主要症状为高血压以及代谢紊乱(基础代谢增高致高血糖、高血脂及低钾血症等),部分患者可出现儿茶酚胺心肌病较为严重而特殊的并发症。

2. 辅助检查

(1)实验室检查 ①24h 尿儿茶酚胺测定;②血儿茶酚胺测定,包括肾上腺素、去甲肾上腺素和多巴胺；③24h 尿香草扁桃酸（VMA）测定。检查前必须停用某些食物和药物（如咖啡、香蕉、柑橘类水果、阿司匹林等）。

（2）定位检查 ①超声：扫描范围广，可反复检查，多用于普查筛检；②CT：对肾上腺内嗜铬细胞瘤检出率近 100%，同时可了解肿瘤与周围血管、脏器的关系；③MRI：对肿瘤的鉴别有帮助。

★3. 诊断要点

（1）患者血压增高明显，尤其是恶性高血压或伴有阵发性发作者，应高度怀疑本病。

（2）CT 及 MRI 检查发现肾上腺肿瘤。

（3）血、尿儿茶酚胺测定阳性。

★4. 治疗

（1）手术治疗 腹腔镜下或开放手术切除肿瘤可获得良好的疗效。术前应加强围术期处理，包括充分的术前准备、细致的术中操作和严密的术后监护。

（2）药物治疗 对不能耐受手术，或未能切除的恶性肾上腺嗜铬细胞瘤，或手术后肿瘤复发等患者，可使用 α-肾上腺素能受体阻滞剂等药物以改善症状，也可采用[131]I-间碘苄胍（[131]I-MIBG）进行内放射治疗。

（二）副神经节瘤

好发部位依次为腹主动脉周围、膀胱、胸腔以及头颅、颈部与盆腔。

1. 临床表现特点 临床表现与肾上腺嗜铬细胞瘤相似，症状与肿瘤内分泌功能、部位、体积大小、有无局部压迫症状及血浆儿茶酚胺水平有关。

2. 辅助检查 间碘苄胍（MIBG）是一种肾上腺素能神经阻滞剂，可被嗜铬细胞摄入，由标记的放射性核素示踪，故能显示嗜铬细胞瘤和副神经节瘤的部位，其诊断敏感性和特异性较高，特别对多发的或转移性的 PHEO 及肾上腺髓质增生的诊断效果优于超声和 CT 检查。

3. 治疗 ^{131}I-MIBG 还可用于治疗恶性嗜铬细胞瘤和肾上腺髓质增生。

二、肾上腺髓质增生

1. 病因和病理 此病较少见，病因不明，常表现为双侧肾上腺体积增大，可不对称，有时可见结节样改变。

2. 临床表现 临床表现类似于 PHEO。

3. 辅助检查 （1）CT 检查 可显示肾上腺体积增大但无肿瘤影像。

（2）[131]I-MIBG 可使肾上腺髓质显像，表现为肾上腺髓质体积变大。

（3）其他检查同 PHEO。

4. 治疗 可行增生明显一侧肾上腺全切术，若效果不佳，可再行对侧增生肾上腺部分切除术。

第四节 无症状肾上腺肿物

1. 病因和病理 无症状肾上腺肿物常见有肾上腺皮质良性肿瘤。另外有肾上腺转移癌、肾上腺皮质癌、肾上腺囊肿、髓质脂肪瘤、畸胎瘤等及少数的肾上腺嗜铬细胞瘤和肾上腺嗜酸性细胞瘤等。

2. 治疗 所有的肾上腺无功能腺瘤或肾上腺偶发瘤（adrenal incidentaloma，AI）患者均应行肾上腺功能的实验室检查。对于直径＞6cm 的肾上腺实性肿物，在通过探查或肾上腺切除后证实为其他性质之前应作恶性考虑。有些肾上腺皮质癌虽然是无功能性的，但也可由无功能变为有功能。有的只是因分泌激素量小而不足以引起明显的生理变化。因此，对于 AI 还是以手术治疗为佳。

同步练习

一、填空题

1. 皮质醇增多症的主要临床表现包括_____、_____、_____、_____、_____。

2. 原发性醛固酮增多症是指肾上腺或异位组织自主或部分自主分泌过多的醛固酮，抑制了肾素分泌，产生了以_____、_____为特征的综合征。

3. 儿茶酚胺症是嗜铬细胞瘤和肾上腺髓质增生的总称，其共同特点是肿瘤或嗜铬细胞分泌大量的儿茶酚胺，引起以_____、_____为主要表现的疾病。

二、单项选择题

1. 皮质醇增多症患者血浆 ACTH 明显升高，大剂量地塞米松抑制试验阳性，应考虑为哪种疾病（　　）
   A. 肾上腺皮质腺瘤　　　　B. 异位 ACTH　　　　C. 结节性肾上腺增生
   D. 库欣病　　　　　　　　E. 肾上腺皮质腺癌

2. 女性，28 岁，近半年体重增加 20kg，肥胖明显，皮肤出现紫纹，多毛，月经失调。测血压 165/90mmHg，血皮质醇浓度升高，CT 检查示双侧肾上腺增大，血浆 ACTH 40mmol/L。为明确病因，应选择哪种检查为佳（　　）
   A. 蝶鞍 X 线平片　　　　B. 双侧肾上腺 B 超　　　　C. 蝶鞍部 CT
   D. 腹部平片　　　　　　　E. 肾血管造影

3. 肾上腺皮质腺瘤的定位诊断首选（　　）
   A. 肾上腺 B 超　　　　　B. 肾上腺 CT　　　　C. 蝶鞍部 CT
   D. 肾上腺放射性核素显像　E. 肾血管造影

三、名词解释

库欣综合征

参考答案

一、填空题

1. 向心性肥胖　皮肤菲薄　高血压　糖尿病　性腺功能紊乱
2. 高血压　低血钾
3. 高血压　高代谢

二、单项选择题

1. B　2. C　3. B

三、名词解释

库欣综合征：是一类由糖皮质激素分泌过多所致的综合病征。根据导致皮质醇增多症的原因的不同，分为 ACTH 依赖性和 ACTH 非依赖性两大类。

（袁源湖）

第五十六章　男性性功能障碍、不育和节育

 内容精讲

第一节　概　论

男性生殖器官的构成见图 56-1。

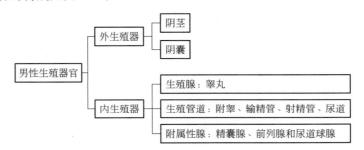

图 56-1　男性生殖器官的构成

男性生殖生理活动包括精子发生、精子成熟及精子排出。男性生殖活动是一个有规律、有顺序而且协调的生理过程，阻碍或干扰其中的任何一个环节均可能影响正常的生育能力。

男科学（andrology）是一门专门研究男性的学科，其主要研究范畴包括男性生殖系统结构与功能、男性生殖生理与病理、男性不育与节育、男性性功能障碍、男性生殖系统疾病以及性传播疾病等。

第二节　男性性功能障碍

正常男性性功能包括性欲、性兴奋、阴茎勃起、性交、射精和性欲高潮等过程。这一过程是正常的心理、神经、内分泌系统、血管系统及正常生殖系统等参与下完成的一个极为复杂的过程，其中主要受到大脑控制和支配。根据临床表现可分为：①性欲改变；②勃起功能障碍；③射精障碍，包括早泄、不射精和逆行射精等。

一、勃起功能障碍

勃起功能障碍（erectile dysfunction，ED）是指持续或反复不能达到或维持足够阴茎勃起以完成满意性生活。按病因可分为心理性、器质性和混合性 ED 三类，其中混合性 ED 多见。

1. 流行病学 40～70 岁男性半数以上患有不同程度的 ED，完全不能勃起者达 10%；与 ED 相关的危险因子与下列因素有关：①年龄增长；②躯体疾病，包括心血管病、高血压、糖尿病、肝肾功能不全、高脂血症、肥胖、内分泌疾病、神经疾病、泌尿生殖系统疾病等；③精神心理因素；④用药，主要包括利尿药、降压药、心脏病用药、安定药、抗抑郁药、激素类药、细胞毒类药、抗胆碱药等；⑤不良生活方式，包括吸烟、酗酒及过度劳累等；⑥外伤、手术及其他医源因素。

★2. 诊断 见勃起功能障碍诊断程序图（图 56-2）。

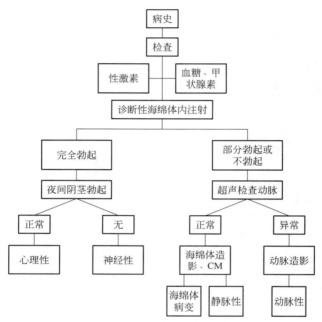

图 56-2　勃起功能障碍诊断程序图

注：CM 为海绵体测压

★3. 治疗 勃起功能障碍的治疗见图 56-3。

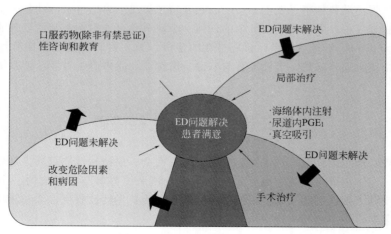

图 56-3　勃起功能障碍的治疗

二、早泄

早泄（premature ejaculation）定义尚有争议，一般认为早泄指性交时阴茎能勃起，但对射精失去控制能力，阴茎插入阴道前或刚插入即射精。原发性和继发性早泄的患病率分别为 2%～5% 和 20%～30%。

传统观点认为早泄大多是心理性原因。近年来研究发现，这类患者还存在阴茎感觉高度敏感，或由于包皮阴茎头炎、前列腺炎等疾病诱发。近来有研究显示 5-羟色胺（5-HT）受体在射精的中枢控制中起关键作用，5-HT 受体亚型与射精的阈值有关。

治疗早泄需根据其发病原因，首先治疗诱发病因，并由妻子密切合作，采用性感集中训练法，克服对性行为的错误认识和自罪感，建立和恢复性的自然反应。性交时应用避孕套，或阴茎头局部应用利多卡因喷雾剂或软膏剂，通过局部麻醉作用来延长射精潜伏期。近年来应用选择性 5-HT 重吸收抑制剂（SSRIs）如达帕西汀等，取得较好疗效。

第三节　男性不育症

夫妇同居 1 年以上，未采用任何避孕措施，由于男方因素造成女方不孕者，称为男性不育。男性不育症不是一种独立的疾病，而是由某一种或多种疾病与因素造成的结果。

★**1. 病因**　任何影响精子发生、成熟、排出、获能或受精的因素都可导致男性不育。男性不育的病因分类见表 56-1。

表 56-1　男性不育的病因分类

① 先天性原因	睾丸发育异常、隐睾、先天性输精管缺如
② 后天性泌尿生殖系统异常	睾丸扭转、睾丸外伤、睾丸肿瘤、睾丸炎
③ 泌尿生殖道感染	附睾炎、前列腺炎、精囊炎
④ 阴囊温度升高	精索静脉曲张
⑤ 内分泌异常	Kallmann 综合征、垂体前叶功能不全、高催乳素血症、甲状腺功能亢进症或减退症
⑥ 遗传性异常	Klinefelter 综合征、Y 染色体缺陷、纤毛不动综合征
⑦ 免疫性不育	输精管结扎、输精管吻合、睾丸活检术后
⑧ 全身性因素	系统性疾病、酗酒、吸毒、环境因素、营养不良
⑨ 医源性因素	大剂量糖皮质激素、免疫抑制剂、睾丸活检和隐睾手术、化疗、放疗
⑩ 生活因素	肥胖、吸烟、药物滥用
⑪ 特发性原因	占 40%～50%
⑫ 性功能障碍	勃起功能障碍、不射精、逆行射精

2. 诊断

（1）**病史**　全面了解家族史、生育史、性生活史和其他对生育可能造成影响的因素。

（2）**体检**　①全身检查：重点应注意体型及第二性征。②生殖器官的检查：重点注意有无生殖器官畸形，睾丸的位置、质地、大小，附睾、输精管有无结节或缺如，阴囊内有无精索静脉曲张、鞘膜积液等。③直肠指检：注意前列腺大小、质地、有无结节、结石，怀疑前列腺炎者应作前列腺按摩液检查。

（3）**实验室检查**

① 精液分析：是评价男性生育力的重要依据。根据精液分析可诊断：无精液症、无精子症、少精子症、弱精子症、畸形精子症。其中少精子症、弱精子症、畸形精子症三者可单独、两者或

三者同时出现，称少弱精子症或少弱畸精子症。

②选择性检查：a. 抗精子抗体检查，可通过免疫珠试验或混合抗球蛋白反应等试验诊断免疫性不育；b. 精液的生化检查，用以判断附属性腺分泌功能，测定精浆果糖、中性葡萄糖苷酶等指标，可辅助鉴别梗阻性无精子症和非梗阻性无精子症；c. 男性生殖系统细菌学和脱落细胞学检查，用以判断生殖系统感染和睾丸生精小管功能；d. 内分泌检查；e. 免疫学检查，人精子的自身免疫和同种免疫都可以引起不育；f. 遗传学检查，对于无精子症、严重少精子症、具有不育家族史的患者，可进行染色体核型分析、Y染色体微缺失筛查等；g. 影像学检查，输精管精囊造影和尿道造影用以检查输精管道通畅性。

（4）特殊检查 ①睾丸活检术：能直接判断精子发生的功能或精子发生障碍的程度；②精子功能试验：排出体外精子进入女性生殖器官与卵子结合受精有关的精子功能；③性交后试验：了解精子与宫颈黏液间的相互作用；④性功能检查（略）。

★**3. 治疗**

（1）不育夫妇双方共同参与诊断与治疗。

（2）预防性治疗 ①预防性传播性疾病；②睾丸下降不完全者，应在幼儿期作出相应处理；③安全的环境、避免对睾丸有害因子及化学物品的接触；④对采用有损睾丸功能的治疗者，包括某些药物如肿瘤化疗等，在用药前将患者的精液贮存于人类精子库。

（3）非手术治疗 ①特异性治疗：病因诊断相当明确，治疗方法针对性强，则可采用特异性治疗，如用促性腺激素治疗促性腺激素低下的性腺功能低下症；②半特异性治疗：对病因、病理、发病机制尚未阐明，治疗措施只解决部分发病环节，如感染不育和免疫不育治疗等；③非特异性治疗：由于病因不明，如特发性少精症采用的经验性治疗和传统医学治疗等。

（4）手术治疗 ①提高睾丸精子发生的手术，如精索内静脉高位结扎术和睾丸固定术。②解除输精管道的梗阻，如显微镜附睾输精管吻合术。③解除其他致使精液不能正常进入女性生殖道的手术，如尿道下裂手术等。④其他全身疾病引起男性不育的手术，如垂体瘤手术和甲状腺疾病手术等。

（5）人类辅助生殖技术 ①丈夫精液人工授精（AIH）：精子体外处理后，收集质量好的精子作宫腔内人工授精（IUI）；②体外受精胚胎移植技术（IVF-ET）：主要用于女性输卵管损坏、梗阻的不育治疗；③卵胞浆内精子注射（ICSI）：主要用于严重少精、死精以及梗阻性无精子症患者。④供者精液人工授精（AID）：男性不育经各种方法治疗无效而其配偶生育力正常者，为了生育目的可采用供者精液人工授精。

第四节 男性节育

男性节育是指由男性采取避孕或绝育措施而达到节制生育的目的，是人类控制生育的重要措施之一。

★**1. 男性避孕** 目前常用的方法是使用避孕套、体外排精和会阴尿道压迫法避孕。外用杀精子药物避孕方法也可采用。

（1）避孕套避孕 是屏障避孕法中最有效的一种避孕法。

优点：方法简便，特别适用于轻度早泄者、女性对配偶精液过敏者以及妊娠晚期性交和预防宫颈间变从而减少宫颈癌变发生。

缺点：有些使用者会发生性感迟钝，少数使用者对乳胶过敏或因使用不当造成避孕失败。

（2）自然避孕法 根据女性月经周期，判断排卵前后的易受孕期，进行周期性禁欲。对易受孕期判断有困难者，宜采用其他避孕措施。

（3）杀精子药物避孕法 在性生活前将外用杀精子药物放入阴道内，使排入阴道的精子被杀伤，达到避孕目的。现常用的有孟苯醇醚和壬苯醇醚，配伍各种惰性基质制成泡沫剂、霜剂、胶冻栓剂、片剂以及避孕药膜等。

★**2. 男性绝育**　是通过手术切断、结扎输精管，或植入堵塞物于输精管腔内，或用电凝、化学等方法闭塞输精管，或在管外加压闭合输精管，使输精管通道被阻断的一种持久性节育措施。

（1）**输精管结扎术**　适用于已婚男子，为实行计划生育，经夫妇双方同意，均可施行。有出血倾向、严重神经症、精神病、急性病和其他严重慢性疾病者以及睾丸、附睾、前列腺、阴囊皮肤有炎症者，应暂缓施行手术。

（2）**输精管黏堵术**　是用注射针头经阴囊皮肤直接穿刺输精管，然后注入快速凝固碳酸504混合剂，使输精管管腔发生堵塞的绝育方法。

同步练习

简答题

1. 简述男性勃起功能障碍的治疗。
2. 简述输精管结扎术的适应证和禁忌证。

参考答案

简答题

1. 答：男性勃起功能障碍的治疗：①矫正引起ED的有关因素：改变不良生活方式、性技巧和性知识咨询、不服用引起ED的药物、治疗引起ED的器质性疾病。②性心理治疗，如性心理疗法或夫妇间行为治疗等。③口服药物，西地那非、他达拉非、伐地那非等，但禁忌与硝酸酯类药物合用，否则会发生严重低血压。③局部治疗：前列腺素 E_1（PGE_1）、比法尔、真空缩窄装置等。④手术治疗：包括血管手术和阴茎假体植入术。

2. 答：输精管结扎术的适应证：适用于已婚男子，为实行计划生育，经夫妇双方同意，均可施行。输精管结扎术的禁忌证：有出血倾向、严重神经症、精神病、急性病和其他严重慢性疾病者以及睾丸、附睾、前列腺、阴囊皮肤有炎症者，应暂缓施行手术。

（袁源湖）

第五十七章　运动系统畸形

 学习目标

1. **重点**　运动系统畸形的临床表现、诊断及治疗。
2. **熟悉**　运动系统畸形应该相鉴别的疾病。
3. **了解**　运动系统畸形形成病因。

 内容精讲

第一节　先天性畸形

1. 先天性肌性斜颈　先天性肌性斜颈是指一侧胸锁乳突肌纤维性挛缩，导致颈部和头面部向患侧偏斜。

（1）病因　至今仍不完全清楚。

★（2）临床表现　头偏向患侧，下颌转向健侧，下颌向患侧旋转活动有不同程度受限。可出现患侧颜面短而扁，健侧长而圆，双眼、双耳不在同一平面，严重者颈椎侧凸畸形。

（3）诊断和鉴别诊断　患侧胸锁乳突肌呈条索状挛缩、头面部偏斜即可明确诊断。应与其他原因所致的斜颈相鉴别：①骨性斜颈；②颈部感染引发的斜颈；③视力性斜颈。

★（4）治疗　早发现、早治疗是预防继发头面、颈椎畸形的关键。

① 非手术治疗：适用于1岁以内的婴儿。

② 手术疗法：适合1岁以上患儿。最佳手术年龄为1～4岁。胸锁乳突肌切断术是最常用的手术方式。

2. 先天性并指、多指畸形　先天性并指畸形，是指两个或两个以上手指及其相关组织先天性病理相连。病因不清，往往与遗传有关，双侧多见。治疗的目的首先是改善功能，其次是改善外观。多指畸形是最常见的手部先天畸形，常与短指、并指等畸形同时存在，多见于拇指及小指。治疗在1岁以后最佳，以切除副指、保留正指的原则。

3. 发育性髋关节脱位　发育性髋关节脱位过去称为先天性髋关节脱位，主要是髋臼、股骨近端和关节囊等均存在结构性畸形而致关节的不稳定，直至发展为髋关节的脱位。

（1）病因　迄今仍不十分清楚。

（2）病理　主要病理变化随年龄增长而不同。可以分为站立前期及脱位期。

★（3）临床表现和诊断

① 站立前期：若出现下述表现提示有髋关节脱位的可能：a. 两侧大腿内侧皮肤皱褶不对称，患侧加深增多；b. 患儿会阴部增宽；c. 患侧髋关节活动少且受限；d. 患侧肢体短缩；e. 牵拉患侧下肢时有弹响声或弹响感。

下列检查有助于诊断：髋关节屈曲外展试验，Allis征，Ortolani及Barlow试验，患侧股内收肌紧张、挛缩，超声检查，X线检查。

② 脱位期：单侧脱位时患儿跛行，侧脱位时行走呈鸭行步态，Trendelenburg 征（单足站立试验）阳性。

★（4）治疗　本病预后的关键在于早期诊断和早期治疗。

① 新生儿期（0～6 个月）：首选 Pavlik 吊带。

② 婴儿期（6 个月～1.5 岁）：闭合复位后，以"人类位置"石膏裤固定。

③ 幼儿期（1.5～3 岁）：多数学者主张 1.5 岁后行切开复位为最佳选择。

④ 儿童期及以上（3 岁以上）：一般采取手术切开复位、骨盆截骨、股骨近端截骨术等方法，降低头臼间压力，纠正过大的股骨颈前倾角和颈干角，增加髋臼对股骨头的包容。常用术式有：Salter 骨盆截骨术；Pemberton 环髋臼截骨术；Steel 三联截骨术；Chiari 骨盆内移截骨术；人工关节置换术。

4. 先天性马蹄内翻足　先天性马蹄内翻足主要畸形包括前足内收、踝关节跖屈、跟骨内翻及继发性胫骨远端内旋。

（1）病因　目前还不清楚。

（2）病理　先天性足内翻下垂，初期足内侧肌挛缩，张力增加，踝关节内后侧关节囊、韧带及腱膜肥厚、变短，以跗骨间关节为中心，导致足前部畸形。

★（3）临床表现　出生后一侧或双侧足出现程度不等的内翻下垂畸形。

（4）诊断　本病畸形明显，诊断不难。

（5）鉴别诊断

① 先天性多发性关节挛缩症。

② 脑性瘫痪。

③ 脊髓灰质炎后遗症。

★（6）治疗　治疗的目的主要是矫正畸形、平衡肌力、恢复功能。

① 非手术治疗：包括 Ponseti 矫正法（9 个月以前）和手法扳正（1 岁以内）。

② 手术治疗：常用方法有：跟腱延长术；足内侧挛缩组织松解术；跖腱膜切断术；踝关节后方关节囊切开术；三关节融合术。

第二节　姿态性畸形

1. 平足症　平足症是指先天性或姿态性导致足弓低平或消失，患足外翻，站立、行走时足弓塌陷，出现疲乏或疼痛症状的一种足畸形。分姿态性平足症和僵硬性平足症两种。

（1）应用解剖　由 7 块跗骨、5 块跖骨和 14 块趾骨组成。

（2）病因　平足症病因有先天性及后天性。

（3）病理　柔韧性平足症常见，负重时足扁平，除去承受重力恢复正常。僵硬性平足症多数由于骨联合所致，手法不易矫正。

★（4）临床表现　站立位足跟外翻，足内缘饱满，足纵弓低平或消失，舟骨结节向内侧突出，足印明显肥大。

★（5）预防及治疗　对于柔韧性平足症，可采用非手术治疗方法。僵硬性平足症可做跟骨内移截骨、距下关节融合或三关节融合等手术。

2. 踇外翻　踇外翻是一种常见的踇趾向足外侧倾斜、第一跖骨内收的前足畸形。

（1）病因　多与遗传及穿鞋不适有关，80％以上有家族史。

★（2）临床表现　踇外翻常呈对称性，踇趾的跖趾关节轻度半脱位。

★（3）预防及治疗

① 非手术治疗。

② 手术治疗：当非手术治疗无效、疼痛及畸形严重者可行手术治疗。

3. 脊柱侧凸　脊柱侧凸是指脊柱的一个或数个节段向侧方弯曲，并伴有椎体旋转的三维脊柱畸形。

（1）分类　脊柱侧凸分为非结构性和结构性脊柱侧凸。

① 非结构性脊柱侧凸。可由下列原因引起：a. 姿势性脊柱侧凸；b. 癔症性脊柱侧凸；c. 神经根受刺激；d. 炎症；e. 下肢不等长；f. 髋关节挛缩。

② 结构性脊柱侧凸。根据病因可分为：a. 特发性；b. 先天性；c. 神经肌肉型；d. 神经纤维瘤病合并脊柱侧凸；e. 间充质病变合并脊柱侧凸；f. 骨软骨营养不良合并脊柱侧凸；g. 代谢性障碍合并脊柱侧凸；h. 脊柱外组织挛缩；i. 其他原因导致侧凸。

（2）病理　各种类型的脊柱侧凸病理变化相似。

① 脊柱结构的改变：侧凸椎体凹侧楔形变，并出现旋转，主侧弯的椎体向凸侧旋转，棘突向凹侧旋转。

② 椎间盘、肌肉及韧带的改变：凹侧椎间隙变窄，凸侧增宽。

③ 肋骨的改变：椎体旋转导致凸侧肋骨移向背侧，使后背部突出。

④ 内脏的改变：严重胸廓畸形使肺脏受压变形。

★（3）临床表现　早期畸形不明显，生长发育期，侧凸畸形发展迅速。严重者影响心肺发育，出现神经系统牵拉或压迫的相应症状。

① 体格检查：应充分显露，检查者从前方、后方及两侧仔细观察。

② 辅助检查：X线检查；特殊影像学检查；肺功能检查；电生理检查；发育成熟度的鉴定。

★（4）治疗　脊柱侧凸的治疗目的：矫正畸形；获得稳定；维持平衡；减缓或阻止进展。

① 观察随访：适用于侧凸小于20°的病人。主要目的是观察脊柱畸形是否发展。每4~6个月复诊1次，常规行站立位脊柱全长正侧位片检查。

② 支具治疗：是进展型特发性脊柱侧凸唯一有效的非手术疗法。适应证为生长期儿童20°~40°的柔软性侧凸。一般根据病人身材量体定做支具。每天需佩戴16~23h，直至骨骼发育成熟。

③ 手术治疗：手术治疗的适应证：a. 支具治疗无效；b. 生长期儿童侧凸不断加重；c. 脊柱失平衡；d. 明显外观畸形。手术主要分两个方面：侧凸矫形和脊柱融合。矫形方法可分前路矫形和后路矫形，有时需前后路复合手术。

同步练习

一、单项选择题

1. 5岁，男性，左侧斜颈，颈椎X线正常，左侧胸锁乳突肌可触及包块，适当处理是（　　　）

　　A. 肿块切除　　　　　　B. 石膏塑性　　　　　　C. 胸锁乳突肌切断术＋石膏塑型

　　D. 物理疗法　　　　　　E. 胸锁乳突肌完全切除

2. 关于多指畸形，下列说法错误的是（　　　）

　　A. 最常见的手部先天性畸形　　　　　　　　　　B. 常与短指、并指等畸形同时存在

　　C. 多见于拇指及小指　　D. 外在软组织块与骨不连接，没有骨骼、关节或肌腱

　　E. 具有手指所有条件，附着于第2掌骨头或分叉的掌骨头

3. 4岁，女性，发现头部歪斜，右侧胸锁乳突肌可触及包块，X线正常，体温正常，诊断是（　　　）

　　A. 先天性肌性斜颈　　　B. 骨性斜颈寰枢椎半脱位　　　C. 颈椎半椎体

　　D. 颈部感染　　　　　　E. 视力性斜颈

4. 下列哪项不是发育性髋关节脱位的检查（　　　）

　　A. Ortolani 试验　　　　B. Allis 征　　　　　　C. DUGAS 实验

D. Barlow 实验　　　　　　E. Trendelenburg 征

5. 下列关于先天性马蹄内翻足错误的是（　　　）

　　A. 发病率约为 0.1%，主要畸形包括前足内收、踝关节跖屈、跟骨内翻以及继发性胫骨远端内旋

　　B. 一般分为松软型与僵硬型

　　C. 小儿畸形不明显，一般需要 X 线检查才可诊断

　　D. 治疗的目的主要是矫正畸形、平衡肌力、恢复功能

　　E. 首选非手术治疗，新生儿时期是治疗的最佳时机

二、简答题

先天性肌性斜颈鉴别诊断有哪些？

参考答案

一、单项选择题

　1. C　2. E　3. A　4. C　5. C

二、简答题

　　答：先天性肌性斜颈鉴别诊断有：①骨性斜颈，寰枢椎半脱位、颈椎半椎体、齿状突畸形、颈椎融合等，均可表现为不同程度的斜颈。胸锁乳突肌无挛缩。X 线检查可确诊。②颈部感染引发的斜颈，如咽喉部炎症、扁桃体炎、颈淋巴结的化脓性或结核性感染时，由于炎症刺激，局部软组织充血、水肿，颈椎韧带更加松弛，导致寰枢椎旋转移位而发生斜颈，胸锁乳突肌无挛缩。③视力性斜颈，因视力障碍，如屈光不正、眼神经麻痹、眼睑下垂，视物时出现斜颈姿势，但无胸锁乳突肌挛缩，也无颈部活动受限。

（郑天胜）

第五十八章　骨折概论

📖 内容精讲

第一节　骨折的定义、成因、分类及移位

★**1. 定义**　骨折（fracture）即骨的完整性和连续性中断。

2. 成因　骨折可由创伤和骨骼疾病所致，后者如骨髓炎、骨肿瘤所致骨质破坏，受轻微外力即发生的骨折，称为病理性骨折。

（1）直接暴力。

（2）间接暴力　暴力通过传导、杠杆、旋转和肌收缩使肢体受力部位的远处发生骨折。

（3）疲劳性骨折　长期、反复、轻微的直接或间接外力可致使肢体某一特定部位骨折。

★**3. 分类**

（1）根据骨折处皮肤、筋膜或骨膜的完整性分类

① 闭合性骨折：骨折处皮肤及筋膜或骨膜完整，骨折端不与外界相通。

② 开放性骨折：骨折处皮肤及筋膜或骨膜破裂，骨折端与外界相通。

（2）根据骨折的程度和形态分类

① 不完全骨折：骨的完整性和连续性部分中断，按其形态又可分为以下几类。

a. 裂缝骨折：骨质出现裂隙，无移位。

b. 青枝骨折：多见于儿童，骨质和骨膜部分断裂。

② 完全骨折：骨的完整性和连续性全部中断，按骨折线的方向及其形态可分为以下几类。

a. 横形骨折。

b. 斜形骨折。

c. 螺旋形骨折。

d. 粉碎性骨折：骨质碎裂成三块以上。

e. 嵌插骨折：骨折块相互嵌插，多见于干骺端骨折。

f. 压缩性骨折。

g. 骨骺损伤。

（3）根据骨折端稳定程度分类

① 稳定性骨折：在生理外力作用下，骨折端不易发生移位的骨折，如裂缝骨折、青枝骨折、横形骨折、压缩性骨折、嵌插骨折等。

② 不稳定性骨折：在生理外力作用下，骨折端易发生移位的骨折，如斜形骨折、螺旋形骨折、粉碎性骨折等。

骨折端移位：常见有以下五种，并且常常几种移位可同时存在：①成角移位；②侧方移位；③缩短移位；④分离移位；⑤旋转移位。

造成移位的影响因素为：①外界直接暴力的作用方向是造成骨折端移位的主要因素；②不同部位的骨折由于肌肉的牵拉可造成不同方向的移位；③不恰当的搬运。

第二节　骨折的临床表现及影像学检查

1. 临床表现　大多数骨折一般只引起局部症状，严重骨折和多发性骨折可导致全身反应。

（1）全身表现

① 休克。

② 发热：一般不超过38℃。开放性骨折患者出现高热时，应考虑感染的可能。

（2）局部表现

① 骨折的一般表现：局部疼痛、肿胀和功能障碍。

★② 骨折的特有体征

a. 畸形：骨折端移位可使患肢外形发生改变，主要表现为缩短、成角或旋转畸形。

b. 异常活动：正常情况下肢体不能活动的部位，骨折后出现不正常的活动。

c. 骨擦音或骨擦感：骨折后，两骨折端相互摩擦时，可产生骨擦音或骨擦感。

2. 影像学检查

（1）骨折的X线检查　一般应拍摄包括邻近一个关节在内的正、侧位片，必要时应拍摄特殊位置的X线平片。如掌骨和跖骨应拍正位及斜位片，跟骨拍侧位和轴位片，腕舟状骨拍正位和蝶位片，寰枢椎拍张口位片。有时不易确定损伤情况时，还需拍对侧肢体相应部位的X线平片，以便进行对比。

（2）骨折的CT检查　一般来讲，骨和关节解剖部位越复杂或常规X线越难以检查的部位，CT越能提供更多的诊断信息，如评价骨盆、髋、骶骨、骶髂关节、胸骨、脊柱等部位的骨折。

（3）骨折的MRI检查　磁共振所获得的图像异常清晰、精细，分辨率高，对比度好，信息量大，特别对软组织层次显示和观察椎体周围韧带、脊髓损伤情况和椎体挫伤较好。

第三节　骨折的并发症

★**1. 早期并发症**

（1）休克。

（2）脂肪栓塞综合征　发生于成人，是由于骨折处髓腔内血肿张力过大，骨髓被破坏，脂肪滴进入破裂的静脉窦内，可引起肺、脑脂肪栓塞。临床上出现呼吸功能不全、发绀，胸部拍片有广泛性肺实变。动脉低血氧可致烦躁不安、嗜睡，甚至昏迷和死亡。

（3）重要内脏器官损伤

① 肝、脾破裂。

② 肺损伤。

③ 膀胱和尿道损伤。

④ 直肠损伤。

（4）重要周围组织损伤

① 重要血管损伤：常见的有股骨髁上骨折，远侧骨折端可致腘动脉损伤；胫骨上段骨折造成胫前或胫后动脉损伤；伸直型肱骨髁上骨折，近侧骨折端易造成肱动脉损伤。

② 周围神经损伤：特别是在神经与骨紧密相邻的部位，如肱骨中、下1/3交界处骨折极易

损伤紧贴肱骨走行的桡神经。

③ 脊髓损伤：为脊柱骨折和脱位的严重并发症，多见于脊柱颈段和胸腰段，出现损伤平面以下的截瘫。

（5）骨筋膜室综合征　即由骨、骨间膜、肌间隔和深筋膜形成的骨筋膜室内肌肉和神经因急性缺血而产生的一系列早期综合征。最多见于前臂掌侧和小腿，常由创伤、骨折的血肿和组织水肿使骨筋膜室内内容物体积增加或外包扎过紧、局部压迫使骨筋膜室容积减小而导致骨筋膜室内压力增高所致。当压力达到一定程度可使供应肌肉的小动脉关闭，形成缺血-水肿-缺血的恶性循环。

可根据以下四个体征确定诊断：①患肢感觉异常；②被动牵拉受累肌肉出现疼痛（肌肉被动牵拉试验阳性）；③肌肉在主动屈曲时出现疼痛；④筋膜室即肌腹处有压痛。

2. 晚期并发症

（1）坠积性肺炎。

（2）压疮。

（3）下肢深静脉血栓形成　多见于骨盆骨折或下肢骨折，下肢长时间制动，静脉血回流缓慢，加之创伤所致血液高凝状态，易导致血栓形成。

（4）感染。

（5）损伤性骨化　又称骨化性肌炎。由于关节扭伤、脱位或关节附近骨折，骨膜剥离形成骨膜下血肿，处理不当使血肿扩大，血肿机化并在关节附近软组织内广泛骨化，造成严重关节活动功能障碍。

（6）创伤性关节炎。

（7）关节僵硬。

（8）急性骨萎缩　即损伤所致关节附近的疼痛性骨质疏松，典型症状是疼痛和血管舒缩紊乱。

（9）缺血性骨坏死　常见的有腕舟状骨骨折后近侧骨折端缺血性坏死，股骨颈骨折后股骨头缺血性坏死。

（10）缺血性肌挛缩　骨折最严重的并发症之一，是骨筋膜室综合征处理不当的严重后果。典型的畸形是爪形手或爪形足。

第四节　骨折的愈合过程

1. 骨折愈合过程　骨折愈合是一个复杂而连续的过程，从组织学和细胞学的变化，通常将其分为三个阶段，但三者之间又不可截然分开，而是相互交织逐渐演进。

（1）血肿炎症机化期　这一过程约在骨折后2周完成。

（2）原始骨痂形成期　在成人一般需3～6个月，此时X线平片上可见骨折处有梭形骨痂阴影，但骨折线仍隐约可见。

（3）骨痂改造塑形期　这一过程约需1～2年。

★**2. 骨折临床愈合标准**　临床愈合是骨折愈合的重要阶段，此时患者已可拆除外固定，通过功能锻炼，逐渐恢复患肢功能。其标准为：①局部无压痛及纵向叩击痛；②局部无异常活动；③X线平片显示骨折处有连续性骨痂，骨折线已模糊。

第五节　影响骨折愈合的因素

1. 全身因素

（1）年龄　不同年龄骨折愈合差异很大，如新生儿股骨骨折2周可达坚固愈合，成人股骨骨折一般需3个月左右。儿童骨折愈合较快，老年人则所需时间更长。

（2）健康状况　健康状况欠佳，特别是患有慢性消耗性疾病者，骨折愈合时间明显延长。

2. 局部因素

（1）骨折的类型。

（2）骨折部位的血液供应。

（3）软组织损伤程度。

（4）软组织嵌入。

（5）感染。

3. 治疗方法的影响

（1）反复多次的手法复位。

（2）切开复位时，软组织和骨膜剥离过多影响骨折端血供，可能导致骨折延迟愈合或不愈合，应在严格掌握手术指征情况下应用。

（3）开放性骨折清创时，过多地摘除碎骨片，造成骨质缺损，影响骨折愈合。

（4）骨折行持续骨牵引治疗时，牵引力过大，可造成骨折端分离，并可因血管痉挛而致局部血液供应不足，导致骨折延迟愈合或不愈合。

（5）骨折固定不牢固。

（6）过早或不恰当的功能锻炼。

第六节　骨折的急救

★骨折急救的目的是用最为简单而有效的方法抢救生命、保护患肢、迅速转运，以便尽快得到妥善处理。

1. 抢救休克　首先检查病人全身情况，如处于休克状态，应注意保温，尽量减少搬动，有条件时应立即输液、输血。合并颅脑损伤处于昏迷状态者，应注意保持呼吸道通畅。

2. 包扎伤口　开放性骨折，伤口出血绝大多数可用加压包扎止血。大血管出血，加压包扎不能止血时，可采用止血带止血。最好使用充气止血带，并应记录所用压力和时间。

3. 妥善固定　固定是骨折急救的重要措施。

★骨折固定的目的：①避免骨折端在搬运过程中对周围重要组织，如血管、神经、内脏的损伤；②减少骨折端的活动，减轻患者的疼痛；③便于运送。

4. 迅速转运　患者经初步处理，妥善固定后，应尽快地转运至附近的医院进行治疗。

第七节　骨折的治疗原则

★骨折的治疗有三大原则，即复位、固定和康复治疗。

一、骨折的复位

★1. 复位标准

（1）解剖复位　骨折端通过复位，恢复了正常的解剖关系，对位（两骨折端的接触面）和对线（两骨折端在纵轴上的关系）完全良好时，称解剖复位。

（2）功能复位　经复位后，两骨折端虽未恢复至正常的解剖关系，但在骨折愈合后对肢体功能无明显影响者，称功能复位。功能复位的标准是：①骨折部位的旋转移位、分离移位必须完全矫正。②成角移位必须完全复位。否则关节内、外侧负重不平衡，易引起创伤性关节炎。肱骨干骨折稍有畸形，对功能影响不大。③长骨干横形骨折，骨折端对位至少达1/3，干骺端骨折至少应对位3/4。

2. 复位方法

（1）手法复位　应用手法使骨折复位，称为手法复位。进行手法复位时，其手法必须轻柔，并应争取一次复位成功。

（2）切开复位　即手术切开骨折部位的软组织，暴露骨折端，在直视下将骨折复位，称为切开复位。

① 切开复位的指征　a. 骨折端之间有肌肉或肌腱等软组织嵌入；b. 关节内骨折；c. 骨折并发主要血管、神经损伤者；d. 多处骨折；e. 四肢斜形、螺旋形、粉碎性骨折及脊柱骨折并脊髓损伤者；f. 老年人四肢骨折需尽早离床活动。

② 切开复位的优缺点

a. 优点：切开复位的最大优点是骨折可达到解剖复位。有效的内固定，可使病人提前下床活动，减少肌萎缩及关节僵硬，还能方便护理，减少并发症。

b. 缺点：切开复位时分离软组织和骨膜，减少骨折部位的血液供应；增加局部软组织损伤的程度，降低局部抵抗力，若无菌操作不严，则易发生感染，引起化脓性骨髓炎等。

二、骨折的固定

骨折的固定方法有两类，即外固定——用于身体外部的固定（固定器材位于体外）和内固定——用于身体内部的固定（固定器材位于体内）。

1. 外固定　主要用于开放性骨折，也有些骨折经切开复位内固定手术后，需加用外固定。常用的外固定有小夹板、石膏绷带、外展支具、持续牵引和骨外固定器等。

（1）小夹板　利用具有一定弹性的柳木板、竹板或塑料板制成，在骨折部肢体的外面固定骨折。小夹板固定的指征：四肢闭合性、无移位、稳定性骨折。

小夹板固定的优缺点如下。

① 优点：一般不包括骨折的上、下关节，便于及早进行功能锻炼，防止关节僵硬。具有并发症少等优点。

② 缺点：易导致骨折再移位、压迫性溃疡、缺血性肌挛缩，甚至肢体坏疽等严重后果。

（2）石膏绷带固定　石膏绷带固定指征：①开放性骨折清创缝合术后，创口愈合之前；②某些部位的骨折切开复位内固定术后，如股骨骨折髓内钉或钢板螺丝钉固定后，作为辅助性外固定；③用于畸形矫正后矫形位置的维持和骨关节手术后的固定，如腕关节融合术后；④化脓性关节炎和骨髓炎患肢的固定。

石膏绷带固定的注意事项：①应在石膏下垫置枕头，抬高患肢，以利消除肿胀；②包扎石膏绷带过程中，需将肢体保持在某一特殊位置时，助手可用手掌托扶肢体，不可用手顶压石膏，以免产生局部压迫而发生溃疡；③石膏绷带未凝结坚固前，不应改变肢体位置，特别是关节部位，以免石膏折断；④石膏绷带包扎完毕，应在石膏上注明骨折情况和日期；⑤观察石膏绷带固定肢体远端皮肤的颜色、温度、毛细血管充盈、感觉和指（趾）的运动，如遇持续剧烈疼痛、患肢麻木、颜色发紫和皮温下降，则是石膏绷带包扎过紧引起的肢体受压，应立即将石膏全长纵形剖开减压，否则继续发展可致肢体坏疽；⑥肢体肿胀消退引起石膏过松，失去固定作用，应及时更换；⑦石膏绷带固定过程中，应作主动肌肉舒缩锻炼，未被固定的关节应早期活动。

（3）头颈及外展支具固定　前者主要用于颈椎损伤，后者用于肩关节周围骨折、肱骨骨折及臂丛神经损伤等。

（4）持续牵引　牵引既有复位作用，也是外固定。持续牵引分为皮肤牵引、枕颌带牵引和骨牵引。持续牵引的指征：①颈椎骨折脱位——枕颌带牵引或颅骨牵引；②股骨骨折——股骨髁上或胫骨结节骨牵引；③胫骨骨折——跟骨牵引。

（5）骨外固定器　骨外固定器适用于：①开放性骨折；②闭合性骨折伴广泛软组织损伤；③骨折合并感染和骨折不愈合；④截骨矫形或关节融合术后。优点是固定可靠，易于处理伤口，不限制关节活动，可行早期功能锻炼。

2. 内固定　主要用于闭合或切开复位后，采用金属内固定物，如接骨板、螺丝钉、髓内钉或带锁髓内钉和加压钢板等，将已复位的骨折予以固定。

三、康复治疗

骨折后的康复治疗极其重要，是防止发生并发症和及早恢复功能的重要保证。应在医务人员指导下，充分发挥患者的积极性，遵循动静结合、主动与被动运动相结合、循序渐进的原则，鼓励患者早期进行康复治疗，促进骨折愈合和功能恢复，防止并发症发生。

1. 早期阶段　骨折后 1～2 周内，此期康复治疗的目的是促进患肢血液循环，消除肿胀，防止肌萎缩，功能锻炼应以患肢肌主动舒缩活动为主。

2. 中期阶段　即骨折 2 周以后，患肢肿胀已消退，局部疼痛减轻，骨折处已有纤维连接，日趋稳定。逐渐缓慢增加其活动强度和范围，并在医务人员指导和健肢的帮助下进行，以防肌萎缩和关节僵硬。

3. 晚期阶段　骨折已达临床愈合标准，外固定已拆除。此时是康复治疗的关键时期，特别是早、中期康复治疗不足的患者，肢体部分肿胀和关节僵硬应通过锻炼，尽早使之消除。并辅以物理治疗和外用药物熏洗，促进关节活动范围和肌力的恢复。

第八节　开放性骨折的处理

1. 开放性骨折的分度　开放性骨折根据软组织损伤的轻重，可分为三度。

第一度：皮肤由骨折端自内向外刺破，软组织损伤轻。

第二度：皮肤破裂或压碎，皮下组织与肌组织中度损伤。

第三度：广泛的皮肤、皮下组织与肌肉严重损伤，常合并血管、神经损伤。

Gustilo-Anderson 又将第三度分为三个亚型，即ⅢA型，软组织严重缺损，但骨膜仍可覆盖骨质；ⅢB型，软组织严重缺损伴骨外露；ⅢC型，软组织严重缺损，合并重要血管损伤伴骨外露。

开放性骨折的处理原则是及时正确地处理创口，尽可能地防止感染，力争将开放性骨折转化为闭合性骨折。

2. 术前检查与准备

（1）询问病史，了解创伤的经过、受伤的性质和时间，急救处理的情况等。

（2）检查全身情况，是否有休克和其他危及生命的重要器官损伤。

（3）通过肢体的运动、感觉，动脉搏动和末梢血液循环状况，确定是否有神经、肌腱和血管损伤。

（4）观察伤口，估计损伤的深度，软组织损伤情况和污染程度。

（5）拍摄患肢正、侧位 X 线平片，了解骨折类型和移位。必要时行 CT 或 MRI 检查。

3. 清创的时间　原则上，清创越早，感染机会越少，治疗效果越好。一般认为在伤后 6～8h 内清创，创口绝大多数能一期愈合，应尽可能争取在此段时间内进行手术。

4. 清创的要点　开放性骨折的清创术包括清创、骨折固定与软组织修复、伤口闭合，要求比处理单纯软组织损伤更为严格。

（1）清创　即将污染的创口，经过清洗、消毒，然后切除创缘、清除异物，切除坏死和失去活力的组织，使之变成清洁的创口。手术可在臂丛、硬膜外或全身麻醉下进行。为了减少出血，特别是伴有血管损伤时，可在使用止血带下手术。由于使用止血带不易确定组织的血液供应状况，初步清创止血后，放开止血带，应再一次清创切除无血液供应的组织。

① 清洗：无菌敷料覆盖创口，用无菌刷及肥皂液刷洗患肢 2～3 次，范围包括创口上、下关节，刷洗后用无菌生理盐水冲洗。然后可用 0.1% 活力碘（聚吡咯酮碘）冲洗创口或用纱布浸湿 0.1% 活力碘敷于创口，再用生理盐水冲洗。常规消毒铺巾后行清创术。

② 切除创缘皮肤 1～2mm，皮肤挫伤者，应切除失去活力的皮肤。从浅至深，清除异物，

切除污染和失去活力的皮下组织、筋膜、肌肉。对于肌腱、神经和血管，应在彻底切除其污染部分的情况下，尽量保留组织的完整性，以便予以修复。清创应彻底，避免遗漏无效腔和死角。

③ 关节韧带和关节囊严重挫伤者，应予以切除。若仅污染，则应在彻底切除污染物的情况下，尽量予以保留，对关节的稳定和以后的功能恢复十分重要。

④ 骨外膜应尽量保留，以保证骨愈合。若已污染，可仔细将其表面切除。

⑤ 骨折端的处理：既要彻底清理干净，又要尽量保持骨的完整性，以利于骨折愈合。骨端的污染程度在密质骨一般不超过 0.5～1.0mm，松质骨则可深达 1cm。密质骨的污染可用骨凿凿除或用骨钳咬除，污染的松质骨可以刮除，污染的骨髓腔应注意将其彻底清除干净。

粉碎性骨折的骨片应仔细加以处理。游离的骨片，无论大小，都应去除，因其无血运，抗生素不能在其内达到有效浓度，易滋生细菌，造成感染。较大骨片去除后形成的骨缺损应在伤口愈合后的 6～8 周进行植骨，这样可降低感染率。与周围组织尚有联系的骨片应予保留，并应复位，有助于骨折愈合。

⑥ 再次清洗：彻底清创后，用无菌生理盐水再次冲洗创口及周围 2～3 次。然后用 0.1% 活力碘浸泡或湿敷创口 3～5min，该溶液对组织无不良反应。若创口污染较重，且距伤后时间较长，可加用 3% 过氧化氢溶液清洗，然后用生理盐水冲洗，以减少厌氧菌感染的机会。再清洗后应更换手套、敷单及手术器械，继续进行组织修复手术。

（2）骨折固定与组织修复

① 骨折固定：清创后，应在直视下将骨折复位，并根据骨折的类型选择适当的内固定方法将骨折固定。固定方法应以最简单、最快捷为宜，必要时术后可适当加用外固定。

② 重要软组织修复：肌腱、神经、血管等重要组织损伤，应争取在清创时采用合适的方法予以修复，以便早日恢复功能。

③ 创口引流：用硅胶管，置于创口内最深处，从正常皮肤处穿出体外，并接以负压引流瓶，于 24～48h 内拔除。

（3）闭合创口　完全闭合创口，争取一期愈合，是达到将开放性骨折转化为闭合性骨折的关键，也是清创术争取达到的主要目的。

清创过程完成后，根据伤情选择适当的固定方法固定患肢。应使用抗生素预防感染，并应用破伤风抗毒素。

第九节　开放性关节损伤处理原则

开放性关节损伤即皮肤和关节囊破裂，关节腔与外界相通。其处理原则与开放性骨折基本相同，治疗的主要目的是防止关节感染和恢复关节功能。损伤程度不同，处理方法和术后效果亦不同，一般可分为以下三度。

第一度：锐器刺破关节囊，创口较小，关节软骨和骨骼无损伤。此类损伤不需要打开关节，以免污染进一步扩散。创口行清创缝合后，可在关节内注入抗生素，予以适当固定 3 周，开始功能锻炼，经治疗可保留关节功能，如有关节肿胀、积液则按化脓性关节炎早期处理。

第二度：软组织损伤较广泛，关节软骨及骨骼部分破坏，创口内有异物，应在局部软组织清创完成后，更换手套、敷单和器械再扩大关节囊切口，充分显露关节，用大量生理盐水反复冲洗。彻底清除关节内的异物、血肿和小的碎骨片，大的骨片应予复位，并尽量保持关节软骨面的完整，用克氏针或可吸收螺丝钉固定。关节囊和韧带应尽量保留，并予以修复。关节囊的缺损可用筋膜修补。必要时关节腔内放置引流管，用林格液加抗生素灌洗引流，一般于术后 48h 拔除。经治疗后可恢复部分关节功能。

第三度：软组织毁损，韧带断裂，关节软骨和骨骼严重损伤，创口内有异物，可合并关节脱位及血管、神经损伤等。经彻底清创后敞开创口，无菌敷料湿敷，3～5天后可行延期缝合。亦可彻底清创后，大面积软组织缺损可用显微外科技术行组织移植，如用肌皮瓣或皮瓣移植修复。关节功能无恢复可能者，可一期行关节融合术。

第十节　骨折延迟愈合、不愈合和畸形愈合的处理

1. 骨折延迟愈合　骨折经过治疗，超过一般愈合所需的时间，骨折断端仍未出现骨折连接，称骨折延迟愈合。X线平片显示骨折端骨痂少，轻度脱钙，骨折线仍明显，但无骨硬化。

2. 骨折不愈合　骨折经过治疗，超过一般愈合时间（9个月），且经再度延长治疗时间（3个月），仍达不到骨性愈合，称之为骨折不愈合。骨折不愈合根据X线平片表现分为肥大型和萎缩型两种。前者X线平片表现为骨折端膨大、硬化，呈象足样；后者骨折端无骨痂，断端分离、萎缩，说明骨折端血运差，无骨再生，骨髓腔被致密硬化的骨质所封闭，临床上骨折处可有假关节活动。

3. 骨折畸形愈合　即骨折愈合的位置未达到功能复位的要求，存在成角、旋转或重叠畸形。

▶ 同步练习 ◀

一、单项选择题

1. 引起骨筋膜室综合征的主要发病机制（　　）
　A. 骨筋膜室内压高　　　　B. 细菌繁殖过盛　　　　C. 肌肉痉挛
　D. 主要神经损伤　　　　E. 血管内膜损伤
2. 下列类型的骨折中，最不稳定的是（　　）
　A. 嵌入性骨折　　　　B. 斜形骨折　　　　C. 青枝骨折
　D. 横形骨折　　　　E. 裂缝骨折
3. 骨折不愈合的影像学表现（　　）
　A. 骨折端膨大　　　　B. 骨折端硬化　　　　C. 骨折端萎缩
　D. 骨折端分离　　　　E. 以上都是
4. 下列哪一种不是骨折晚期并发症（　　）
　A. 坠积性肺炎　　　　B. 缺血性骨坏死　　　　C. 创伤性关节炎
　D. 骨折畸形愈合　　　　E. 关节僵直
5. 下列哪种并发症不可能发生于骨折晚期（　　）
　A. 骨化性肌炎　　　　B. 骨缺血性坏死　　　　C. 创伤性关节炎
　D. 关节僵硬　　　　E. 脂肪栓塞

二、简答题

简述骨折晚期并发症。

▶ 参考答案 ◀

一、单项选择题
　1. A　2. B　3. E　4. D　5. E
二、简答题
　答：骨折晚期并发症有：①坠积性肺炎；②压疮；③下肢深静脉血栓形成；④感染；⑤损伤性骨化；⑥创伤性关节炎；⑦关节僵硬；⑧急性骨萎缩；⑨缺血性骨坏死；⑩缺血性肌挛缩。

（郑天胜）

第五十九章　上肢骨、关节损伤

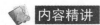 学习目标

1. **重点**　锁骨骨折、肱骨近端骨折分类。
2. **熟悉**　肩锁关节脱位分类。
3. **了解**　创伤评分的分类。

内容精讲

第一节　锁骨骨折

1. 解剖概要　锁骨是上肢与躯干的连接和支撑装置，呈 S 形，远端 1/3 为扁平状凸向背侧，利于肌肉和韧带的附着、牵拉，其最远端与肩峰形成肩锁关节，并有喙锁韧带固定锁骨；而近端 1/3 为菱形凸向腹侧，通过坚强的韧带组织与胸骨柄形成胸锁关节，并有胸锁乳突肌附着。

★2. 病因与分类　锁骨骨折多发生在儿童及青壮年，主要为间接暴力引起。儿童锁骨骨折多为青枝骨折，而成人多为斜形、粉碎性骨折。1967 年，Allman 等将锁骨骨折分为三型：Ⅰ型为中 1/3 骨折，约占所有锁骨骨折中的 80%；Ⅱ型为外 1/3 骨折，约占 15%；Ⅲ型为内 1/3 骨折，仅占 5%，治疗时需了解胸锁关节有无损伤。

3. 临床表现和诊断　锁骨位于皮下，位置表浅，一旦发生骨折，即出现局部肿胀、瘀斑，肩关节活动使疼痛加剧。患者常用健手托住肘部，减少肩部活动引起的骨折端移动而导致的疼痛，头部向患侧偏斜，以减轻因胸锁乳突肌牵拉骨折近端活动而导致疼痛。检查时，可扪及骨折端，有局限性压痛，有骨摩擦感。根据物理检查和症状，可对锁骨骨折作出正确诊断。在无移位或儿童青枝骨折时，单靠物理检查有时难以作出正确诊断，上胸部的正位 X 线平片是不可缺少的检查方法。

4. 治疗

（1）儿童的青枝骨折及成人的无移位骨折可不作特殊治疗。仅用三角巾悬吊患肢 3～6 周即可开始活动。

（2）对有移位的锁骨中段骨折，手法复位满意的，可采用横形"8"字绷带固定。治疗后应严密观察双侧上肢血液循环及感觉运动功能，若出现肢体肿胀、麻木，表示固定过紧，应及时放松。术后 1 周左右，由于骨折区肿胀消失，或因绷带张力降低，常使绷带松弛而导致再移位，因此复位后 2 周内应经常检查固定是否可靠，及时调整绷带的松紧度。

（3）在以下情况时，可考虑行切开复位内固定：①患者不能忍受"8"字绷带固定的痛苦；②复位后再移位，影响外观；③合并神经、血管损伤；④开放性骨折；⑤陈旧骨折不愈合；⑥锁骨外端骨折，合并喙锁韧带断裂。切开复位时，应根据骨折部位、骨折类型及移位情况选择钢板、弹性钉、克氏针等固定。钢板固定时，应根据锁骨形状进行预弯处理，并将钢板放在锁骨上方，尽量不放在前方。

第二节　肩锁关节脱位

1. 解剖概要　肩锁关节由肩峰的锁骨关节面与锁骨外端的肩峰关节面构成关节，部分关节内存在纤维软骨盘。关节面多呈垂直方向，关节囊薄弱，由周围的韧带维持其稳定性。维系肩锁关节的主要韧带是肩锁韧带和喙锁韧带。

2. 病因与分类　肩锁关节脱位十分常见，多见于青年。暴力是引起肩锁关节脱位的主要原因，以直接暴力多见。根据损伤程度，可将肩锁关节脱位分为三型：①Ⅰ型，肩锁关节囊、韧带挫伤，尚未断裂；②Ⅱ型，肩锁关节囊破裂，部分韧带损伤或断裂，关节半脱位；③Ⅲ型，肩锁关节囊、韧带完全断裂，关节完全脱位。

3. 临床表现和诊断

Ⅰ型：肩部有打击或跌倒受伤史，肩锁关节处疼痛、肿胀、肩活动时疼痛加重，局部压痛明显。肩锁关节X线平片未发现明显移位。

Ⅱ型：除有Ⅰ型的临床表现外，用手指按压锁骨外端有弹性感。X线平片可见锁骨外端向上撬起，为半脱位。

Ⅲ型：除有Ⅰ型的临床表现外，肩外上方肿胀严重，与对侧比较可发现患侧明显高起，按压时弹性感更加明显，肩活动受限。X线片可见锁骨外端完全离开肩峰的相对关节面，为完全性脱位。

4. 治疗　对于Ⅰ型损伤，用三角巾悬吊患肢2～3周后开始肩关节活动，可获得较好功能。Ⅱ型损伤有学者主张手法复位、加垫外固定，但固定常不可靠，易并发压疮，或演变为陈旧性脱位。对有症状的陈旧性半脱位及Ⅲ型患者，尤其是肩锁关节移位超过2cm者，可选择手术治疗。手术方法可选择切开复位后用钩状钢板或张力带钢丝固定。在切开复位的同时，可修复断裂的韧带。对喙锁韧带无法修复者，可行韧带重建术。

第三节　肩关节脱位

1. 解剖概要　参与肩关节运动的关节包括肱盂关节、肩锁关节、胸锁关节及肩胸（肩胛骨与胸壁形成）关节，但以肱盂关节的活动最为重要。习惯上将肱盂关节脱位称为肩关节脱位。

2. 病因与分类　创伤是肩关节脱位的主要原因，多为间接暴力所致。

根据肱骨头脱位的方向可分为前脱位、后脱位、上脱位及下脱位四型，以前脱位最多见。由于暴力的大小、力作用的方向以及肌肉的牵拉，前脱位时，肱骨头可能位于锁骨下、喙突下、肩前方及关节盂下。

3. 临床表现和诊断　有上肢外展外旋或后伸着地受伤史，肩部疼痛、肿胀、肩关节活动障碍，患者有以健手托住患侧前臂、头向患侧倾斜的特殊姿势，即应考虑有肩关节脱位的可能。检查可发现患肩呈方肩畸形，肩胛盂处有空虚感，上肢有弹性固定；Dugas征阳性，即将患侧肘部紧贴胸壁时，手掌搭不到健侧肩部，或手掌搭在健侧肩部时，肘部无法贴近胸壁；X线正位、侧位片及穿胸位片可确定肩关节脱位的类型、移位方向及有无撕脱骨折。

4. 治疗

（1）手法复位　一般采用局部浸润麻醉，用Hippocrates法复位。

（2）固定方法　单纯性肩关节脱位复位后可用三角巾悬吊上肢，肘关节屈曲90°，腋窝处垫棉垫固定3周，合并大结节骨折者应延长1～2周。

（3）康复治疗。

第四节　肱骨近端骨折

1. 解剖概要　肱骨近端包括肱骨大结节、小结节和肱骨外科颈三个重要的解剖部位。肱骨外科颈为肱骨大结节、小结节移行为肱骨干的交界部位，该部位是松质骨和密质骨的交接处，易发生骨折。在解剖颈下 2～3cm，有臂丛神经、腋血管通过，有发生骨折合并血管神经损伤的可能。

★2. 病因与分类　肱骨近端骨折以中、老年人为多，骨折多因间接暴力引起，受暴力的大小、方向、肢体的位置和患者的骨质量有关。肱骨近端骨折分型为 Neer 分型。

一部分骨折：肱骨近端骨折，无论骨折线数量是多少，只要未达到上述移位标准，说明骨折部位尚有一定的软组织附着连接，有一定的稳定性。这种骨折为无移位或轻微移位骨折，或称为一部分骨折。

两部分骨折：仅一个部位发生骨折并且移位者，称之为两部分骨折。它有 4 种形式，即解剖颈骨折、大结节骨折、小结节骨折或外科颈骨折。

三部分骨折：当肱骨近端 4 个解剖部位中，有 2 个部位骨折并且移位时，称为三部分骨折。它有 2 种形式，常见的是大结节、外科颈骨折，另一种是小结节、外科颈骨折。

四部分骨折：当肱骨近端 4 个部分都发生骨折移位时，形成四个分离的骨块，称为四部分骨折。此时肱骨头向外侧脱位，成游离状态；血液供应破坏严重，极易发生缺血坏死。

3. 诊断　根据骨折多因间接暴力所致的病史、X 线和 CT 检查（包括 CT 三维重建），可做出明确诊断。X 线检查除了正位（或后前位）外，应进行穿胸位 X 线平片。

4. 治疗　肱骨近端骨折可根据骨折类型、移位程度等采用保守治疗和切开复位固定等手术治疗。

（1）保守治疗　对于无移位的肱骨近端骨折，包括大结节骨折、肱骨外科颈骨折，可用上肢三角巾悬吊 3～4 周，复查 X 线平片后，可逐步行肩部功能锻炼。

对于有轻度移位的两部分骨折，患者功能要求不高者也可使用三角巾悬吊 3～4 周，复查 X 线片后，可逐步行肩部功能锻炼。

（2）手术治疗　多数移位的肱骨近端骨折的特点是两部分以上的骨折，应及时行切开复位钢板内固定，大部分患者可获得良好的功能恢复。对于 Neer 三部分、四部分骨折，也可行切开复位钢板内固定术，但对于特别复杂的老年人四部分骨折也可选择人工肱骨头置换术。

第五节　肱骨干骨折

1. 解剖概要　肱骨外科颈下 1～2cm 至肱骨髁上 2cm 段内的骨折称为肱骨干骨折。在肱骨干中下 1/3 段后外侧有桡神经沟，有由臂丛神经后束发出的桡神经自内后方紧贴骨面斜向外前方进入前臂，此处骨折容易发生桡神经损伤。

2. 病因与分类　肱骨干骨折可由直接暴力或间接暴力引起。直接暴力常由外侧打击肱骨干中段，致横形或粉碎性骨折。间接暴力常由于手部着地或肘部着地，力向上传导，加上身体倾倒所产生的剪切应力，导致中下 1/3 骨折。有时因投掷运动或"掰腕"，也可导致中下 1/3 骨折，多为斜形或螺旋形骨折。

3. 临床表现和诊断　受伤后，上臂出现疼痛、肿胀、畸形、皮下瘀斑和上肢活动障碍。检查可发现假关节活动，骨摩擦感，骨传导音减弱或消失。X 线平片可确定骨折的类型、移位方向。若合并桡神经损伤，可出现垂腕，各手指掌指关节不能背伸，拇指不能伸，前臂旋后障碍，手背桡侧皮肤感觉减退或消失。

4. 治疗　肱骨干横形或短斜形骨折可采用非手术和手术方法治疗。

（1）手法复位，外固定　包括麻醉、体位、牵引、复位、外固定。

（2）切开复位，内固定

① 手术指征：以下情况，可采用切开复位内固定术：a. 手法复位失败，骨折端对位对线不良，估计愈合后影响功能；b. 骨折有分离移位，或骨折端有软组织嵌入；c. 合并神经血管损伤；d. 陈旧骨折不愈合；e. 影响功能的畸形愈合；f. 同一肢体有多发性骨折；g. 8～12h 以内污染不重的开放性骨折。

② 手术方法

a. 麻醉：臂丛阻滞麻醉、高位硬膜外麻醉或全身麻醉。

b. 体位：仰卧，伤肢外展90°放在手术桌上。

c. 切口与显露：注意勿损伤桡神经。

d. 复位与固定：在直视下尽可能达到解剖对位。

（3）康复治疗　无论是手法复位外固定，还是切开复位内固定，术后均应早期进行康复治疗。

第六节　肱骨髁上骨折

肱骨髁上骨折多发生于 10 岁以下儿童，根据暴力的不同和骨折移位的方向，可分为屈曲型和伸直型；其中伸直型骨折占 97%。

一、伸直型肱骨髁上骨折

1. 病因　多为间接暴力引起。通常是近折端向前下移位，远折端向上移位。

2. 临床表现和诊断　儿童有手着地受伤史，肘部出现疼痛、肿胀、皮下瘀斑，肘部向后突出并处于半屈位，应想到肱骨髁上骨折的可能。检查局部明显压痛，有骨摩擦音及假关节活动，肘前方可扪到骨折断端，肘后三角关系正常。在诊断中，应特别注意观察前臂肿胀程度，腕部有无桡动脉搏动，手的感觉及运动功能等。必须拍肘部正、侧位 X 线片。

3. 治疗

（1）手法复位外固定　受伤时间短，局部肿胀轻，没有血液循环障碍者，可进行手法复位外固定。

（2）手术治疗　在以下情况可选择手术治疗：①手法复位失败；②小的开放伤口，污染不重；③有神经、血管损伤。

（3）康复治疗。

二、屈曲型肱骨髁上骨折

1. 病因　多为间接暴力引起。

2. 临床表现和诊断　受伤后，局部肿胀、疼痛，肘后凸起，皮下瘀斑。检查可发现肘上方压痛，后方可扪到骨折端。X线拍片可发现骨折的存在及典型的骨折移位，即近折端向后下移位，远折端向前移位，骨折线呈由前上斜向后下的斜形骨折。

3. 治疗　治疗的基本原则与伸直型肱骨髁上骨折相同。

第七节　肘关节脱位

1. 解剖概要　肘关节由肱骨下端、尺骨鹰嘴窝、桡骨头及关节囊、内外侧副韧带构成。主要完成屈伸活动及很小的尺偏、桡偏活动。在肩、肘、髋、膝四大关节中发生脱位的概率列第二位。

2. 病因及分类　外伤是导致肘关节脱位的主要原因，肘关节后脱位常见。

3. 临床表现和诊断　上肢外伤后，肘部疼痛、肿胀、活动障碍；检查发现肘后突畸形；前臂处于半屈位，并有弹性固定；肘后出现空虚感，可扪到凹陷；肘后三角关系发生改变；应考虑肘关节后脱位的存在。肘部正、侧位 X 线片可发现肘关节脱位的移位情况、有无合并骨折。侧方脱位可合并神经损伤，应检查手部感觉、运动功能。

4. 治疗

（1）保守治疗

① 手法复位：复位成功的标志为肘关节恢复正常活动，肘后三角关系恢复正常。

② 固定：用长臂石膏托或支具固定肘关节于屈曲 90°，再用三角巾悬吊胸前 2～3 周。逐步行肘关节功能锻炼，以防止肘关节僵硬。

（2）手术治疗　肘关节在功能锻炼时，如屈曲位超过 30°，有明显肘关节不稳或脱位趋势时，应手术重建肘关节韧带。

第八节　桡骨头半脱位

1. 解剖概要　桡骨头呈椭圆形，最近端为浅凹状关节面，与肱骨小头凸面形成关节，与肱尺关节一起完成屈伸活动。桡骨头的尺侧与尺骨鹰嘴半月切迹形成上尺桡关节，有环状带包绕，与下尺桡关节一同完成前臂旋转活动。

2. 病因与分类　桡骨头半脱位多发生在 5 岁以下的儿童，由于桡骨头发育尚不完全，环状韧带薄弱，当腕、手被向上提拉、旋转时，肘关节囊内负压增加，使薄弱的环状韧带或部分关节囊嵌入肱骨小头与桡骨头之间，取消牵拉力以后，桡骨头不能回到正常解剖位置，而是向桡侧移位，形成桡骨头半脱位。

3. 临床表现和诊断　儿童的腕、手有被向上牵位的受伤史，患儿感肘部疼痛，活动受限，前臂处于半屈位及旋前位。检查肘部外侧有压痛，即应诊断为桡骨头半脱位。X 线片常不能发现桡骨头有脱位改变。

4. 治疗　不用麻醉即可进行手法复位。术者一手握住患儿腕部，另一手托住肘部，以拇指压在桡骨头部位，肘关节屈曲至 90°，作轻柔的前臂旋后、旋前活动，反复数次，并用拇指轻轻推压桡骨头即可复位。复位成功的标志是可有轻微的弹响声，肘关节旋转、屈伸活动正常。复位后不必固定，但须告诫家长不可再暴力牵拉，以免复发。

第九节　前臂双骨折

1. 解剖概要　前臂骨由尺骨及桡骨组成。尺骨近端的鹰嘴窝与肱骨滑车构成肱尺关节。桡骨头与肱骨小头构成肱桡关节。尺桡骨近端相互构成尺桡上关节。尺骨下端为尺骨小头，借助三角软骨与腕骨近侧列形成关节。桡骨远端膨大，与尺骨小头一起，与近侧列腕骨形成桡腕关节。桡尺骨下端又相互构成下尺桡关节。尺桡骨之间由坚韧的骨间膜相连。前臂处于中立位时，骨间膜最紧张，处于旋转位时较松弛。

2. 病因与分类

（1）直接暴力　多由于重物打击、机器或车轮的直接压榨，或刀砍伤，导致同一平面的横形或粉碎性骨折。由于暴力的直接作用，多伴有不同程度的软组织损伤，包括肌、肌腱断裂，神经血管损伤等。

（2）间接暴力。

（3）扭转暴力　跌倒时手掌着地，同时前臂发生旋转，导致不同平面的尺桡骨螺旋形骨折或斜形骨折。多为高位尺骨骨折和低位桡骨骨折。

3. 临床表现和诊断　受伤后，前臂出现疼痛、肿胀、畸形及功能障碍。检查可发现骨摩擦音及假关节活动。骨传导音减弱或消失。X 线拍片检查应包括肘关节或腕关节，可发现骨折的准确部位、骨折类型及移位方向，以及是否合并有桡骨头脱位或尺骨小头脱位。尺骨上 1/3 骨干骨折可合并桡骨头脱位，称为孟氏（Monteggia）骨折。桡骨干下 1/3 骨折合并尺骨小头脱位，称为盖氏（Galeazzi）骨折。

4. 治疗

（1）手法复位外固定　若治疗不当可发生尺、桡骨交叉愈合，影响旋转功能。因此治疗的目标除了良好的对位、对线以外，特别注意防止畸形和旋转。

（2）切开复位内固定。

（3）康复治疗

① 无论手法复位外固定，或切开复位内固定，术后均应抬高患肢，严密观察肢体肿胀程度、感觉、运动功能及血液循环情况，警惕骨筋膜室综合征的发生。

② 术后 2 周即开始练习手指屈伸活动和腕关节活动。4 周以后开始练习肘、肩关节活动。8～10 周后拍片证实骨折已愈合，才可进行前臂旋转活动。

第十节　桡骨远端骨折

桡骨远端骨折是指距桡骨远端关节面 3cm 以内的骨折。桡骨远端关节面呈由背侧向掌侧、由桡侧向尺侧的凹面，分别形成掌倾角（10°～15°）和尺倾角（20°～25°）。多为间接暴力引起。

一、伸直型骨折

伸直型骨折（Colles 骨折）多为腕关节处于背伸位、手掌着地、前臂旋前时受伤。

1. 临床表现和诊断　伤后局部疼痛、肿胀，可出现典型畸形姿势，即侧面看呈"银叉"畸形，正面看呈"枪刺样"畸形。检查局部压痛明显，腕关节活动障碍。X 线拍片可见骨折远端向桡、背侧移位，近端向掌侧移位。可同时伴有下尺桡关节脱位及尺骨茎突骨折。

2. 治疗　以手法复位外固定治疗为主，部分需要手术治疗。

二、屈曲型骨折

屈曲型骨折（Smith 骨折）是受伤时，腕关节屈曲、手背着地所引起，常较伸直型骨折少见。

1. 临床表现及诊断　受伤后，腕部下垂，局部肿胀，腕背侧皮下瘀斑，腕部活动受限。检查局部有明显压痛。X 线拍片可发现典型移位，近折端向背侧移位，远折端向掌侧、桡侧移位。可合并下尺桡关节损伤、尺骨茎突骨折和三角纤维软骨损伤。与伸直型骨折移位方向相反，称为反 Colles 骨折或 Smith 骨折。

2. 治疗　主要采用手法复位，夹板或石膏固定。

三、桡骨远端关节面骨折伴腕关节脱位

桡骨远端关节面骨折伴腕关节脱位（Barton 骨折）是桡骨远端骨折的一种特殊类型。临床上表现为与 Colles 骨折相似的"银叉"畸形及相应的体征。X 线拍片可发现典型的移位。这类骨折较少见，临床上常漏诊或错误诊断为腕关节脱位。只要仔细阅读 X 线片，诊断并不困难。无论是掌侧或背侧桡骨远端关节面骨折，均首先采用手法复位、夹板或石膏外固定方法治疗。复位后很不稳定者，可切开复位、钢针内固定。

同步练习

一、单项选择题

1. 闭合性锁骨骨折复位后，多采用的固定方法是（　　）
   A. 石膏　　　B. 夹板　　　C. 牵引　　　D. "8"字绷带　　　E. 钢板内固定

2. 锁骨骨折好发部位（　　）
   A. 胸锁关节处　　　　　B. 锁骨内 1/3 处　　　　　C. 锁骨中 1/3 处
   D. 锁骨外 1/3 处　　　　E. 肩锁关节处

3. 肱骨外科颈骨折处应固定（　　）
   A. 2 周　　　B. 2～4 周　　　C. 3～4 周　　　D. 6～8 周　　　E. 100 天

4. 肱骨外科颈位于（　　）
   A. 肱骨头下　　B. 肱骨解剖颈上 2～3cm　　　C. 肱骨解剖颈下 2～3cm
   D. 肱骨内外髁上 2～3cm　　E. 桡神经沟

5. 关于肱骨干骨折，下列哪项是错误的（　　）
   A. 局部有肿痛　　　　　B. 肱骨干上端骨折髁出现方肩畸形
   C. 可合并桡神经损伤　　D. 多有成角畸形　　　　E. 需固定肩肘关节

二、简答题

简述肩锁关节脱位的分型。

参考答案

一、单项选择题

1.D　2.C　3.C　4.C　5.B

二、简答题

答：Ⅰ型：肩部有打击或跌倒受伤史，肩锁关节处疼痛、肿胀、肩活动时疼痛加重，局部压痛明显。肩锁关节 X 线平片未发现明显移位。Ⅱ型：除有Ⅰ型的临床表现外，用手指按压锁骨外端有弹性感。X 线平片可见锁骨外端向上撬起，为半脱位。Ⅲ型：除有Ⅰ型的临床表现外，肩外上方肿胀严重，与对侧比较可发现患侧明显高起，按压时弹性感更加明显，肩活动受限。X 线片可见锁骨外端完全离开肩峰的相对关节面，为完全性脱位。

（郑天胜）

第六十章　手外伤及断肢(指)再植

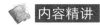 学习目标

1. **重点**　手外伤的治疗原则。
2. **熟悉**　断肢(指)再植手术原则。
3. **了解**　手的休息位、功能位。

内容精讲

第一节　手外伤

　　1. 应用解剖　正常手的姿势有休息位、功能位。手的休息位是手内在肌、外在肌、关节囊、韧带张力处于相对平衡状态，即手自然静止的状态。表现为腕关节背伸 10°～15°，轻度尺偏；掌指关节、指间关节半屈曲位，从示指到小指其指腹到手掌的距离越来越小，各指轴线延长线交汇于腕舟骨结节；拇指轻度外展，指腹正对示指远侧指间关节桡侧。其临床意义在于当肌腱损伤后，手的休息位将发生改变。手的功能位是手将发挥功能时的准备体位，呈握球状。表现为腕关节背伸 20°～ 25°，轻度尺偏；拇指外展、外旋与其余指处于对指位，其掌指及指间关节微屈；其余手指略微分开，掌指、近指间关节半屈位，远侧指间关节轻微屈曲，各手指关节的屈曲程度较一致。其临床意义在于严重手外伤术后，特别是估计日后关节功能难以恢复正常，甚至会发生关节强直者，在此位置固定可使伤手保持最大的功能。

　　2. 损伤原因及特点
　　(1) 刺伤　由尖、锐利物造成，其特点是伤口小，可达深部组织，并可将污染物带入造成感染，可引起神经、血管损伤，易漏诊，应高度重视。
　　(2) 切割伤　如刀、玻璃、电锯等所致。伤口较齐，污染较轻，若伤口过深，可造成血管、神经、肌腱断裂，重者致断指断掌。
　　(3) 钝器伤　如锤打击、重物压砸导致。皮肤可裂开或撕脱，神经、肌腱、血管损伤，严重者可造成手部毁损。
　　(4) 挤压伤　不同致伤物表现不同，如门窗挤压可引起甲下血肿、甲床破裂、末节指骨骨折。若车轮、机器滚轴挤压，可致广泛皮肤撕脱伤或脱套伤，同时合并深部组织损伤、多发性骨折，甚至发生毁损伤。
　　(5) 火器伤　由雷管、鞭炮和枪炮所致。损伤性质为高速、爆炸、烧灼。伤口呈多样性、组织损伤重、污染重、坏死组织多，易感染。

　　3. 检查与诊断
　　(1) 皮肤损伤检查　了解创口的部位和性质，是否有深部组织损伤；皮肤是否有缺损及缺损的范围；特别是皮肤损伤后的活力判断至关重要。损伤性质是影响皮肤存活的重要因素，如切割伤，皮肤裂口边缘血供未受破坏，伤口易愈合；而碾压伤，皮肤可呈广泛撕裂、撕脱，特别是潜在撕脱，皮肤虽完好但其来源于基底的血液循环遭破坏，存活受影响。
　　(2) 肌腱损伤的检查　由于手部有伸屈肌腱及不同平面之分，当损伤后，表现不一。首先是

手部休息位姿势改变，如屈指肌腱断裂，该指伸直角度加大；伸指肌腱断裂，该指屈曲角度加大；屈伸肌腱的不平衡导致手指主动屈伸指功能障碍。

检查指深屈肌腱时，应固定近侧指间关节于伸直位，嘱患者主动屈曲远侧指间关节，若不能主动屈曲，则示该肌腱断裂。当检查屈指浅肌腱时，应固定伤指之外的三指于伸直位，嘱主动屈曲近侧指间关节，若不能则示该肌腱断裂。

（3）神经损伤的检查　在腕平面及以远，正中神经、尺神经支配手部内在肌运动功能及感觉，而桡神经仅支配感觉。正中神经损伤后，其运动功能障碍表现为拇短展肌、拇对掌肌麻痹所致的拇外展、拇对掌功能及拇、示指捏物功能丧失；感觉障碍位于手掌桡侧半，拇、示、中指和环指桡侧半的掌侧，拇指指间关节和示、中指及环指桡侧半近侧指间关节以远的背侧。尺神经运动功能障碍为第 3、4 蚓状肌麻痹所致的环、小指爪形手畸形，骨间肌和拇收肌麻痹所致的 Froment 征，即示指与拇指对指时，表现示指近侧指间关节屈曲，远侧指间关节过伸，而拇指的掌指关节过伸、指间关节屈曲；感觉障碍位于手掌尺侧、环指尺侧及小指掌背侧。桡神经损伤感觉障碍位于手背桡侧和桡侧 2 个半指近侧指间关节近端。

（4）血管损伤的检查　了解手指的颜色、温度、毛细血管回流和血管搏动状况。

（5）骨关节损伤的检查　骨关节损伤表现与骨折总论相同。X 线平片检查最为重要，除常规正侧位摄 X 线平片外，还应拍摄特殊体位片，如斜位、舟骨位以防骨的重叠阴影干扰。CT 检查适用于复杂腕骨骨折，MRI 检查适用于韧带及三角纤维软骨复合体损伤。

4. 现场急救　手外伤现场急救处理原则包括止血、创口包扎、局部固定和迅速转运。

（1）止血　手外伤创面出血，采用局部加压包扎是手外伤最简单而行之有效的止血方法。

（2）创口包扎。

（3）局部固定。

（4）迅速转运。

★5. 治疗原则

（1）早期彻底清创　清创应在良好的麻醉和气囊止血带控制下进行，从浅到深层，按顺序将各种组织清晰辨别、认真清创，以防漏诊，以利修复和防止进一步损伤组织。

（2）组织修复　清创后应尽可能一期修复手部的肌腱、神经、血管、骨等组织。应争取在伤后 6～8h 内进行。

（3）一期闭合创口　皮肤裂伤，可直接缝合。若碾压撕脱伤要根据皮肤活力表现判断切除多少。当皮肤缺损时，其基底软组织良好或周围软组织可覆盖深部重要组织，可采用自体游离皮肤移植修复。若神经、肌腱、骨关节外露应采用皮瓣转移修复。

（4）术后处理　在手功能位包扎创口及固定。固定时间依修复组织的不同而定，肌腱缝合后固定 3～4 周，神经修复 4 周，关节脱位 3 周，骨折 4～6 周。术后 10～14 天拆除伤口缝线。组织愈合后应尽早拆除外固定，开始主动和被动功能锻炼，并辅以物理治疗，促进功能早日恢复。

合理药物治疗，如抗生素、破伤风抗毒血清、镇痛药、消肿药等。

6. 手部骨折与脱位治疗　治疗的最终目的是恢复手的运动功能，治疗原则包括骨折准确复位、有效固定、早期康复锻炼。

掌、指骨骨折及关节脱位多为开放性损伤，而腕舟骨骨折和月骨脱位多为闭合性损伤。

对于开放性的骨折脱位，无论创口情况和损伤的严重程度如何，均应立即复位，同时修复撕裂的关节囊、韧带。常用的手部骨折固定方式有克氏针、微型钢板螺钉、微型外固定支架等。

闭合、无明显移位骨折或经复位较稳定的骨折可采用非手术治疗，固定时间 4～6 周。

末节指骨骨折，多无明显移位，一般不需要内固定。末节指骨远端的粉碎性骨折可视为软组织损伤处理，如有甲下血肿，可在指甲上刺孔引流，达到减压和止痛的目的。

7. 肌腱损伤修复　肌腱是关节活动的传动装置，其损伤将严重影响手功能，因此无论是伸屈肌腱在任何区域损伤，均应一期修复。由于肌腱愈合机制特点，术后极有可能产生粘连，故在缝合方式和材料方面有其特殊性。伸肌腱具有腱周组织而无腱鞘，术后粘连较轻。屈肌腱特别是从中节指骨中部至掌横纹，即指浅屈肌中节指骨的止点到掌指关节平面的腱鞘起点，亦称"无人区"，此区有屈指深、浅肌腱且被覆腱鞘，肌腱损伤修复术后容易粘连，过去多主张切除指浅屈肌腱，随着对肌腱愈合机制的研究，现主张对"无人区"深浅屈肌腱均应修复，腱鞘也一并修复。

肌腱缝合方式很多，其中双"十"字缝合法、Kessler缝合法、改良Kessler缝合法常用。

肌腱缝合后一般应固定3～4周，期间可在医生指导下主动伸指、被动屈指，待肌腱愈合后，拆除固定进行功能锻炼并辅以理疗。若粘连发生，尚需经过3～6个月系统康复治疗，若功能未改善，则行肌腱松解术。

8. 神经损伤修复 手部开放性神经断裂，在具备一定技术和修复的条件下，应尽量在清创时一期修复。

第二节 断肢（指）再植

1963年我国陈中伟等首次报道断肢再植成功，1965年又成功开展了断指再植。时至今日，断肢（指）再植技术已相当成熟，国内外也已广泛开展，我国取得了一系列突破性进展，长期处于国际领先地位。

完全性断肢（指）：外伤所致肢（指）断离，没有任何组织相连或虽有受伤失活组织相连，清创时必须切除，称为完全性断肢（指）。不完全性断肢（指）：凡伤肢（指）断面有主要血管断裂合并骨折脱位，伤肢断面相连的软组织少于断面总量的1/4，伤指断面相连皮肤不超过周径的1/8，不吻合血管，伤肢（指）远端将发生坏死称为不完全性断肢（指）。

1. 断肢（指）急救 包括止血、包扎、固定、离断肢（指）保存，迅速转运。与手外伤急救处理相同。

离断肢（指）断面应用清洁敷料包扎以减少污染。若受伤现场离医院较远，离断肢（指）应采用干燥冷藏法保存，即将断肢（指）清洁或无药敷料包裹，置入塑料袋中密封，再放于加盖的容器内，外周放入冰块保护。切忌将离断肢（指）浸泡于任何溶液中。到达医院后，检查断肢（指），用无菌敷料包裹，放于无菌盘中，置入4℃冰箱内。

2. 适应证及禁忌证

（1）全身情况 良好的全身情况是再植的必要条件，若为复合伤或多发伤，应抢救生命为主，将断肢（指）置于4℃冰箱内，待生命体征稳定后再植。

（2）肢体损伤程度 与损伤性质有关，锐器切割伤只发生离断平面的组织断裂，断面整齐、污染轻、重要组织挫伤轻，再植成活率高。碾压伤表现为受伤部位组织损伤严重，若损伤范围不大，切除碾压组织后将肢（指）体进行一定范围短缩，再植成活率仍可较高。而撕裂（脱）伤，组织损伤广泛，血管、神经、肌腱从不同平面撕脱，常需复杂的血管移植，再植的成功率较低，即使成功，功能恢复差。

（3）断肢（指）离断平面与再植时限 断肢（指）再植手术越早越好，应分秒必争，一般以外伤后6～8h为限。

（4）年龄 断肢（指）再植与年龄无明确因果关系，但老年患者因体质差，经常合并有慢性器质性疾病，是否再植应予慎重。

（5）再植禁忌证 有下列情况之一，禁忌再植：①合并全身性慢性疾病，或合并严重脏器损伤，不能耐受长时间手术，有出血倾向者；②断肢（指）多发骨折、严重软组织挫伤、血管床严重破坏，血管、神经、肌腱高位撕脱，预计术后功能恢复差；③断肢（指）经刺激性液体或其他消毒液长时间浸泡者；④高温季节，离断时间过长，断肢未经冷藏保存者；⑤合并精神异常，不愿合作，无再植要求者。

3. 手术原则 断肢（指）再植是创伤外科各种技术操作的综合体现，要求手术者必须具备良好的外科基础和娴熟的显微外科技术，以确保肢（指）再植成活。基本原则和程序如下。

（1）彻底清创。

（2）修整重建骨支架。

（3）缝合肌（肉）腱。

（4）重建血液循环 吻合血管应尽可能多，动脉、静脉比例以 1：2 为宜。一般先吻合静脉，后吻合动脉。

（5）缝合神经。

（6）闭合创口。

（7）包扎 用温生理盐水清洗血迹，多层无菌敷料松软包扎，指间分开，指端外露，以便观察肢（指）远端血运。

4. 术后处理

（1）一般护理 病房应安静、舒适、空气新鲜，室温保持在 20～25℃，抬高患肢处于心脏水平。局部用一 60W 落地灯照射，照射距离 30～50cm，过近有致灼伤危险，这样有利于观察血液循环和局部加温。卧床 10 天左右，严禁寒冷刺激，切忌患者及他人在室内吸烟，防止血管痉挛发生。

（2）密切观察全身反应。

（3）定期观察再植肢（指）体血液循环，及时发现和处理血管危象 再植肢（指）体一般于术后 48h 容易发生动脉供血不足或静脉回流障碍，因此应每 1～2h 观察一次，与健侧对比，作好记录。

（4）防止血管痉挛、抗血液凝固治疗 除保温、止痛、禁止吸烟外，保留持续臂丛或硬膜外管，定期注入麻醉药品，既可止痛，亦可保持血管扩张，防止血管痉挛。适当应用抗凝解痉药物，如低分子右旋糖酐成人 500mL 静脉滴注，每日 2 次，持续 5～7 天，儿童用量酌减。还可用低分子肝素、复方丹参液等。

（5）抗生素应用。

（6）再植肢（指）康复治疗。

第三节　显微外科技术

显微外科技术是在手术放大镜和手术显微镜下，应用特殊精细的器械和材料对细微组织进行微小修复与重建的一项外科技术。其特点是组织创伤小，手术质量高，扩大了手术范围，使过去肉眼下无法进行的手术得以实施。

1. 显微外科的设备和器材

（1）光学放大设备 包括手术显微镜和放大镜，适用手外科、骨科、整形科的手术显微镜应具备以下要求。

① 放大倍数 6～30 倍，用手或脚踏控制变倍。

② 工作距离 200～300mm，根据需要调整。

③ 具有 180°对立位的主、副两套双筒目镜，能各自调节屈光度、瞳孔间距，视场直径大、视场合一，影像呈正立体像。

④ 具有同轴照明的冷光源，可调节光度。

⑤ 悬挂、支撑显微镜的支架，灵活、轻便。

⑥ 具有连接参观镜、照相机和摄像系统的接口，以便参观和教学。

手术放大镜为望远镜式，放大倍数 2.5～6 倍，使用方便、灵活，适用于直径 2mm 以上的血管、神经缝合。

（2）显微手术器械　包括微血管钳、镊子、剪刀、持针器、血管夹、合拢器、冲洗平针头等。

（3）显微缝合针线。

2. 显微外科基本手术技术　显微外科基本手术技术包括显微血管、淋巴管吻合技术，神经、肌腱缝合技术，其中，前者要求最高，也最常用。

（1）显微血管吻合技术　有端端吻合和端侧吻合两种，以前者最常用，其基本原则和方法如下。

① 无创技术：禁用锐器置入血管腔和镊子夹持血管壁，以防损伤血管内膜，导致血栓形成。

② 血管及血管床肝素化：以肝素生理盐水滴注血管床、血管表面，冲洗血管腔，以保持湿润肝素化，避免局部血液凝固。

③ 血管断端清理及血管外膜修剪：镜下仔细检查血管壁损伤情况，彻底切除挫伤血管壁。为避免缝合血管时将其外膜带入管腔，引起血栓形成，用镊子夹住外膜边缘，向断端侧牵拉、切除，外膜自然回缩。

④ 缝合血管

a. 缝合法：二定点缝合较常用。即在血管 0°、180°方位定点各缝合 1 针，二针线作牵引，根据血管口径大小均匀缝合血管壁 2～4 针，然后 180°翻转血管，同样均匀缝合血管后壁。

b. 针距、边距：结合血管口径、管壁厚度、管内血流压力而定，一般动脉缝合的边距相当于血管壁厚度的 2 倍。针距为边距的 2 倍。静脉血管管壁较薄，边距比例可比动脉稍大。

c. 进针与出针：应尽量与血管壁垂直进针，顺缝针的弧度出针。

d. 打结：应使血管轻度外翻，内膜对合良好，打第一个结松紧适度，第二、三个结应紧。

e. 漏血检查与处理：缝合完毕放松血管夹，血流迅速通过吻合口，如漏血不多，可用小块湿纱布轻度压迫片刻，如吻合口有喷射状出血，不易控制，应补加缝针。

（2）显微神经缝合　有神经外膜缝合法和神经束膜缝合法。

3. 显微外科的应用范围　显微外科可应用于所有以手术为治疗手段的外科，包括以下几方面。

（1）断肢（指）再植　是显微外科应用的重要内容之一。

（2）吻合血管的组织移植　是显微外科应用最多、最广的领域。

（3）吻合血管的足趾移植再造拇指或手指　自我国杨东岳 1966 年首次报道吻合血管第二足趾移植再造拇指以来，拇、手指缺损的再造取得较满意结果，不仅恢复了手的外形，同时感觉和运动功能得到极大改善。

（4）吻合血管的空肠移植　修复颈胸段食管瘢痕性狭窄，先天性缺损或闭锁，重建咽喉癌、中上段食管癌切除后的食管缺损。

（5）周围神经显微修复　显微外科技术克服了过去肉眼修复周围神经对合差、易形成神经瘤的缺点，使神经对合更加准确，提高了修复效果。

（6）小管道显微修复　如输精管、输卵管、鼻泪管的吻合等。

（7）吻合血管的器官移植　有肝、肾、心、肺移植、睾丸移植、卵巢移植、甲状旁腺移植等。

同步练习

一、单项选择题

1. 断肢再植手术距外伤的时限（热缺血时间）一般是（   ）
   A. 2~4h   B. 6~8h   C. 10~12h   D. 14~16h   E. 24h

2. 断肢（指）再植手术原则不包括下列哪项（   ）
   A. 包扎   B. 修复重建骨支架
   C. 闭合伤口   D. 吻合神经   E. 迅速转运

3. 断肢（指）再植术后较易发生血管危象的时间是（   ）
   A. 24h 内   B. 48h 内   C. 72h 内   D. 96h 内   E. 1 周以后

4. 断肢（指）再植吻合血管时，吻合的动、静脉的适宜比例是（   ）
   A. 1：1   B. 1：2   C. 1：3   D. 2：1   E. 2：1

5. 在事故现场应将完全离断的断肢（指）（   ）
   A. 用清洁布包好放入塑料袋后置加盖容器中，四周放冰块
   B. 冲洗后置塑料袋内，放入油冰块的容器中
   C. 直接放入有冰块的容器中
   D. 浸泡在冰水中
   E. 以上方法都对

二、简答题

简述手外伤的治疗原则。

参考答案

一、单项选择题

1.B 2.E 3.B 4.B 5.A

二、简答题

答：手外伤的治疗原则：①早期彻底清创；②组织修复；③一期闭合创口；④术后处理；⑤合理药物治疗，如抗生素、破伤风抗毒血清、镇痛药、消肿药等。

（郑天胜）

第六十一章　下肢骨、关节损伤

 内容精讲

第一节　髋关节脱位

构成髋关节的髋臼与股骨头两者在形态上紧密配合，是一种典型的杵臼关节，周围又有坚强的韧带与强壮的肌群，因此只有强大的暴力才会引起髋关节脱位。在车祸中，暴力往往是高速和高能量的，为此多发性创伤并不少见。

髋关节脱位按股骨头脱位后的方向可分为前、后和中心脱位，以后脱位最为常见，约占85%～90%。

一、髋关节后脱位

★**1. 脱位机制**　大部分髋关节后脱位发生于交通事故。发生事故时，<u>患者的体位处于屈膝及髋关节屈曲内收，股骨则有轻度的内旋</u>，当膝部受到暴力时，股骨头即从髋关节囊的后下部薄弱区脱出。

★**2. 分类**　<u>临床上多采用 Epstein 分类法，共分为五型。</u>
Ⅰ型：单纯脱位或只有髋臼后壁小骨折块。
Ⅱ型：股骨头脱位，合并髋臼后壁一大块骨折。
Ⅲ型：股骨头脱位，合并髋臼后壁粉碎骨折，有或无一个主要骨折块。
Ⅳ型：股骨头脱位，合并髋臼后壁和髋臼顶部骨折。
Ⅴ型：股骨头脱位，合并股骨头骨折。

★**3. 临床表现与诊断**
（1）明显外伤史，通常暴力很大。例如车祸或高处坠落。
（2）有明显的疼痛，髋关节不能主动活动。
（3）患肢短缩，髋关节呈屈曲、内收、内旋畸形。
（4）可以在臀部摸到脱出的股骨头，大转子上移明显。
（5）髋关节后脱位可合并坐骨神经损伤，其发生率约为10%。经 2～3 个月仍无恢复迹象者，再考虑手术探查。
（6）影像学检查　X线检查可了解脱位情况以及有无骨折，必要时行 CT 检查了解骨折移位情况。

★**4. 治疗**
（1）Ⅰ型损伤的治疗

① 复位：髋关节脱位复位时需肌肉松弛，必须在全身麻醉或椎管内麻醉下行手法复位。复位宜早，最初 24～48h 是复位的黄金时期，应尽可能在 24h 内复位完毕，48～72h 后再行复位十分困难，并发症增多，关节功能亦明显减退。常用的复位方法为 Allis 法，即提拉法。患者仰卧于地上，一助手蹲下用双手按住髂嵴以固定骨盆。术者面对患者站立，先使髋关节及膝关节各屈曲至 90°，然后以双手握住患者的腘窝作持续的牵引，也可以前臂的上段套住腘窝作牵引，待肌松弛后，略作外旋，便可以使股骨头还纳至髋臼内。可以感到明显的弹跳与响声，提示复位成功。

② 固定、功能锻炼：复位后用绷带将双踝暂时捆在一起，于髋关节伸直位下将患者搬运至床上，患肢作皮肤牵引或穿丁字鞋 2～3 周，不必作石膏固定。卧床期间作股四头肌收缩动作，2～3 周后开始活动关节。4 周后扶双拐下地活动。3 个月后可完全承重。

（2）Ⅱ～Ⅴ型损伤的治疗　对这些复杂性后脱位病例，目前在治疗方面还有争论，但考虑到合并有关节内骨折，日后产生创伤性骨关节炎的机会明显增多，因此主张早期切开复位与内固定。

二、髋关节前脱位

1. 脱位机制　髋关节前脱位少见，多发生于交通事故和高处坠落伤，髋关节处于外展、外旋位时受到轴向直接暴力。

★2. 分类　前脱位可分成闭孔下、髂骨下与耻骨下脱位。

3. 临床表现与诊断　有强大暴力所致外伤史。患肢呈外展、外旋和屈曲畸形，根据典型的畸形表现，不难区分前脱位和后脱位。腹股沟处肿胀，可以摸到股骨头。X 线检查可了解脱位方向。

4. 治疗

（1）复位　在全身麻醉或椎管内麻醉下手法复位。患者仰卧于手术台上，术者握住伤侧腘窝部位，使髋轻度屈曲与外展，并沿着股骨的纵轴作持续牵引；一助手立在对侧以双手按 1/3 的内侧面与腹股沟处向外施加压力。术者在牵引下作内收及内旋动作，可以完成复位。不成功还可以再试一次，二次未成功必须考虑切开复位。手法复位不成功往往提示关节囊有缺损或有卡压，用暴力复位会引起股骨头骨折。

（2）固定和功能锻炼　同髋关节后脱位。

三、髋关节中心脱位

1. 脱位机制　来自侧方的暴力，直接撞击在股骨粗隆区，可以使股骨头水平向内移动，穿过髋臼内侧壁而进入骨盆腔。如果受伤时下肢处于轻度内收位，则股骨头向后方移动，产生髋臼后部骨折。如下肢处于轻度外展与外旋位，则股骨头向上方移动，产生髋臼爆破型粉碎性骨折，此时髋臼的各个区域都有损伤。髋关节中心脱位往往伴有髋臼骨折。

2. 分类　髋关节中心脱位可分成下列各型。

（1）第Ⅰ型　单纯性髋臼内侧壁骨折（耻骨部分），股骨头脱出于骨盆腔内。

（2）第Ⅱ型　后壁有骨折（坐骨部分），股骨头可向后方脱出。

（3）第Ⅲ型　髋臼顶部有骨折（髂骨部分）。

（4）第Ⅳ型　爆破型骨折，髋臼全部受累。

3. 临床表现与诊断

（1）有暴力外伤史。一般为交通事故，或自高空坠下。

（2）后腹膜间隙内出血往往很多，可以出现出血性休克。

（3）髋部肿胀、疼痛、活动障碍；大腿上段外侧方往往有大血肿；肢体缩短情况取决于股骨头内陷的程度。

（4）合并有腹部内脏损伤的并不少见。

（5）X线检查可以了解伤情，CT三维成像可以对髋臼骨折有立体的了解。

4. 治疗　髋关节中心脱位可出现低血容量性休克及合并有腹部内脏损伤，必须及时处理。股骨头内移较明显的，需用股骨髁上骨牵引，但常难奏效，需根据髋臼骨折类型早期切开复位同时固定髋臼骨折。

第二节　股骨近端骨折

一、股骨颈骨折

1. 解剖概要　股骨颈的长轴线与股骨干纵轴线之间形成颈干角，为 $110°\sim140°$，平均 $127°$，在重力传导时，力线并不沿股骨颈中心线传导，而是沿股骨小转子、股骨颈内缘传导，因此形成骨皮质增厚部分，又称为"股骨矩"。从矢状面观察，股骨颈的长轴线与股骨干的纵轴线也不在同一平面上，股骨颈有向前的角，称为前倾角，在股骨颈骨折复位及人工关节置换时应注意此角的存在。

成人股骨头的血液供应有多种来源：①股骨头圆韧带内的小凹动脉，提供股骨头凹部的血液循环；②股骨干滋养动脉升支，沿股骨颈进入股骨头；③旋股内、外侧动脉的分支，是股骨头、颈的重要营养动脉。旋股内侧动脉损伤是导致股骨头缺血坏死的主要原因。

★2. 病因与分类　股骨颈骨折多数发生在中、老年人，与骨质疏松导致的骨质量下降有关，当遭受轻微扭转暴力则可发生骨折。多数情况下是在走路滑倒时，身体发生扭转倒地，间接暴力传导致股骨颈发生骨折。青少年发生股骨颈骨折较少，常需较大暴力才会引起，且不稳定型更多见。

（1）按骨折线部位分类

① 股骨头下骨折。

② 经股骨颈骨折。

③ 股骨颈基底骨折。

（2）按骨折线方向分类

① 内收骨折：远端骨折线与两侧髂嵴连线的夹角（Pauwels角）大于 $50°$，为内收骨折。由于骨折面接触较少，容易再移位，故属于不稳定性骨折。Pauwels角越大，骨折端所遭受的剪切力越大，骨折越不稳定。

② 外展骨折：远端骨折线与两侧髂嵴连线的夹角小于 $30°$，为外展骨折。由于骨折面接触多，不容易再移位，故属于稳定性骨折。

（3）按移位程度分类　Garden 分型。Ⅰ型：不完全骨折，骨完整性部分中断；Ⅱ型：完全骨折但不移位或嵌插移位；Ⅲ型：完全骨折，部分移位且股骨头与股骨颈有接触；Ⅳ型：完全移位的骨折。

3. 临床表现与诊断　中、老年人有摔倒受伤史，伤后感髋部疼痛，下肢活动受限，不能站立和行走，应怀疑患者有股骨颈骨折。有时伤后并不立即出现活动障碍，仍能行走，但数天后，髋部疼痛加重，逐渐出现活动后疼痛更加重，甚至完全不能行走，这说明受伤时可能为稳定骨折，以后发展为不稳定骨折而出现功能障碍。检查时可发现患肢出现外旋畸形，一般在 $45°\sim60°$。若外旋畸形达到 $90°$，应怀疑有转子间骨折。伤后少有出现髋部肿胀及瘀斑，可出现局部压痛及轴向叩击痛。

X线平片检查可明确骨折的部位、类型、移位情况，是选择治疗方法的重要依据。髋部的正位片不能发现骨折的前后移位，需加拍侧位片，才能准确判断移位情况。

4. 治疗　年龄过大，全身情况差，合并有严重心、肺、肾、肝等功能障碍不能耐受手术者，要尽早预防和治疗全身并发症，全身情况允许后尽早尽快手术治疗。在待手术期，24h 内能完成手术的患者可以穿防旋鞋，24h 内不能完成手术的要给予皮牵引或胫骨结节牵引，牵引重量为体重的 1/11～1/7。嘱其进行股四头肌等长收缩训练和踝、足趾的屈伸活动，避免静脉回流障碍或静脉血栓。

（1）手术方法　①闭合复位内固定；②切开复位内固定；③人工关节置换术。

（2）术后处理　空心拉力螺纹钉内固定手术后，骨折端增强了稳定性，经过 2～3 天卧床休息后，即可在床上坐起，活动膝、踝关节。6 周后扶双拐下地，部分负重行走。骨愈合后可弃拐负重行走。对于人工股骨头置换或全髋关节置换术患者可在术后 1 周开始借助助行器下地活动。

二、股骨转子间骨折

1. 解剖概要　股骨上端上外侧为大转子，下内侧为小转子。转子间处于股骨干与股骨颈的交界处，是承受剪切应力最大的部位。

★2. 病因与分类　好发于中老年骨质疏松患者，转子间骨折多为间接暴力引起。参照 Tronzo-Evans 的分类方法，可将转子间骨折分为五型。

Ⅰ型：顺转子间骨折，骨折无移位。

Ⅱ型：小转子骨折轻度移位，可获得稳定的复位。

Ⅲ型：小转子粉碎性骨折，不能获得稳定的复位。

Ⅳ型：不稳定性骨折，为Ⅲ型骨折加大转子骨折。

Ⅴ型：逆转子间骨折，由于内收肌的牵引存在移位的倾向，为不稳定性骨折。

3. 临床表现和诊断　受伤后，转子区出现疼痛、肿胀、瘀斑和下肢不能活动。检查发现转子间压痛，下肢外旋畸形明显，可达 90°，有轴向叩击痛。测量可发现下肢短缩。X 线片可明确骨折的类型及移位情况。

4. 治疗

（1）非手术治疗　对稳定性骨折，采用胫骨结节或股骨髁上外展位骨牵引，10～12 周后逐渐扶拐下地活动。转子间骨折多发生于老年，与骨质疏松有关。非手术疗法卧床时间较长，并发症多，死亡率高，近几年多主张早期手术治疗。

（2）手术治疗　手术目的是尽可能达到解剖复位，恢复股骨矩的连续性，矫正髋关节内翻畸形，坚强内固定，早期活动，避免并发症。内固定方法很多，可采用 Gamma 钉、动力髋螺钉等。

第三节　股骨干骨折

1. 解剖概要　股骨干骨折是指转子下、股骨髁上这一段骨干的骨折。股骨干是人体最粗、最长、承受应力最大的管状骨。股骨干有轻度向前外的弧度，股骨干后面有股骨嵴，为股后部肌肉附着处。切开复位时，常以股骨嵴作为复位的标志。股骨部肌群是膝关节屈伸活动的重要结构。导致股骨干骨折的暴力同时也使周围肌肉、筋膜损伤，再加上出血后血肿机化，粘连、骨折的固定等，使肌肉功能发生障碍，从而导致膝关节活动受限。

2. 病因与分类　股骨干骨折可分为上 1/3、中 1/3 和下 1/3 骨折。

3. 临床表现与诊断　根据受伤后出现的骨折特有表现，即可作出临床诊断。X 线正、侧位拍片，可明确骨折的准确部位、类型和移位情况。在下 1/3 段骨折，由于远折端向后移位，有可能损伤腘动脉、腘静脉和胫神经、腓总神经，应同时仔细检查远端肢体的血液循环及感觉、运动功能。单一股骨干骨折因失血量较多，可能出现休克前期临床表现，若合并多处骨折，或双侧股骨干骨折，发生休克的可能性很大，应对患者的全身情况作出正确判断。

4. 治疗

（1）非手术治疗　对比较稳定的股骨干骨折，可采用非手术疗法。在麻醉下，在胫骨结节或股骨髁上进行骨骼牵引。纠正短缩畸形后，用手法复位，减轻牵引重量，叩击肢体远端，使骨折端嵌插紧密。X线证实对位对线良好，大腿部用四块夹板固定。同时继续用维持重量牵引。牵引方法很多。在成人，可采用 Braun 架固定持续牵引，或 Thomas 架平衡持续牵引。3 岁以下儿童则采用垂直悬吊皮肤牵引。在牵引过程中，要定时测量肢体长度和进行床旁 X 线平片，了解牵引力是否足够。

　　成人的股骨干骨折近年来多采用手术内固定治疗。对于不愿意接受手术或存在手术禁忌证的，可行持续牵引 8～10 周。卧床期间，需加强肌肉收缩训练，预防肌肉萎缩、关节粘连和深静脉血栓形成。床旁 X 线平片证实骨折愈合后，可逐渐下地活动。

　　（2）手术治疗　手术多采用钢板、带锁髓内钉、弹性钉内固定或外固定架外固定。

第四节　股骨远端骨折

　　1. 解剖概述　股骨远端包括股骨髁和股骨髁上，股骨内外髁构成远端关节面。股骨远端的后面有腓肠肌内外侧头的起点。股骨的两髁，与相应的胫骨平台形成关节。在外髁的外侧面有外侧副韧带的起点。内髁比外髁大，在远端有内侧副韧带的起点。位于内髁最上方的部分是内收肌结节，是内收肌的止点。

　　2. 分型和损伤机制　股骨髁上骨折是指发生于股骨髁至股骨干干骺端，也即密质骨和松质骨的移行部位的骨折，大多数病例为高速损伤及由高处坠落所致。远端骨折块由于腘绳肌和腓肠肌的牵拉而向后移位，有可能损伤血管和神经。股骨髁骨折可损伤关节面或改变下肢负重力线，多需手术切开复位内固定。股骨髁间骨折常称为 T 形或 Y 形骨折。

　　3. 临床表现与诊断　膝关节和股骨远端部位有肿胀、畸形和压痛。骨折端有异常活动和骨摩擦感。若大腿张力较高，应监测筋膜室压力，以警惕筋膜室综合征的发生。当小腿血运差，足背动脉搏动弱，怀疑有血管损伤时，应采用 Doppler 超声检查，明确有无动脉损伤，必要时进行血管造影。常规摄股骨远端正、侧位 X 线平片。

　　4. 治疗

　　（1）非手术治疗　现已较少采用。

　　（2）手术治疗　绝大多数股骨远端骨折都应采用手术治疗。常用内固定有如下几种：①松质骨螺钉及支持钢板；②95°角状钢板；③动力髁螺钉（DCS）；④股骨髁解剖钢板；⑤股骨远端逆行带锁髓内钉。

第五节　髌骨骨折

　　1. 解剖概要　髌骨是人体最大的籽骨。前方有股四头肌腱膜覆盖，并向下延伸形成髌韧带，止于胫骨结节。两侧为髌旁腱膜。后面为关节软骨面，与股骨髁髌面形成髌股关节。髌骨与其周围的韧带、腱膜共同形成伸膝装置，是下肢活动中十分重要的结构。髌骨在膝关节活动中有重要的生物力学功能。

　　2. 病因与分类　直接暴力常致髌骨粉碎骨折；肌肉牵拉暴力常致髌骨横形骨折。

　　3. 临床表现与诊断　伤后膝前肿胀，有时可扪及骨折分离出现的凹陷。膝关节的正、侧位 X 线平片可明确骨折的部位、类型及移位程度，是选择治疗方法的重要依据。

　　4. 治疗　无移位的髌骨骨折采用非手术方法治疗。保持膝关节伸直位，用石膏托或下肢支具固定 4～6 周，即可开始股四头肌等长收缩训练。6 周后开始作膝关节主动屈伸活动训练。有移位的横形骨折，如果移位在 0.5cm 以内，可采用非手术方法。超过 0.5cm 的分离应手术治疗，采用切开复位，克氏针钢丝张力带固定或钢丝捆扎固定，术后可早期膝关节活动。若为髌骨的上极或下极骨折，骨折块较大，仍可采用上述法治疗。若骨折块太小，可予以切除，用钢丝缝合重建髌韧带，术后伸直位固定4～6周。髌骨的粉碎骨折如果关节软骨面不平整，均应行手术治疗，恢复关节面的平滑，复位后用钢丝环绕捆扎固定。术后膝关节伸直位固定4～6周，开始功能训练。对严重粉碎骨折，无法恢复髌骨软骨面完整性时，可摘除髌骨，修补韧带，术后3～4周开始进行功能锻炼。

第六节　膝关节韧带损伤

1. 解剖概要　膝关节的关节囊松弛薄弱，关节的稳定性主要依靠韧带和肌肉。以内侧副韧带最为重要，它位于股骨内上髁与胫骨内髁之间，有深浅两层纤维。外侧副韧带起于股骨外上髁，它的远端呈腱性结构，与股二头肌腱汇合成联合肌腱结构，一起附着于腓骨小头上。

前交叉韧带起自股骨髁间窝外侧面的后部，向前内下方止于胫骨髁间嵴的前方。当膝关节完全屈曲和内旋胫骨时，此韧带牵拉最紧，防止胫骨向前移动。后交叉韧带起自股骨髁间窝的内侧面，向后下方止于胫骨髁间嵴的后方。膝关节屈曲时可防止胫骨向后移动。

2. 损伤机制及病理变化

（1）内侧副韧带损伤　为膝外翻暴力所致。当膝关节外侧受到直接暴力，使膝关节猛烈外翻，便会损伤内侧副韧带。当膝关节半屈曲时，小腿突然外展外旋也会使内侧副韧带损伤。内侧副韧带损伤多见于运动创伤，如足球、滑雪、摔跤等竞技项目。

（2）外侧副韧带损伤　主要为膝内翻暴力所致。因外侧髂胫束比较强大，单独外侧副韧带损伤少见。如果暴力强大，髂胫束和腓总神经都难免受损伤。

（3）前交叉韧带损伤　膝关节伸直位内翻损伤和膝关节屈曲位外翻损伤都可以使前交叉韧带损伤。一般前交叉韧带很少会单独损伤，往往合并有内、外侧副韧带与半月板损伤，但在膝关节过伸时，有可能会单独损伤前交叉韧带。另外，暴力来自膝关节后方，胫骨上端受到向前冲击的力量，也可使前交叉韧带断裂。前交叉韧带损伤亦多见于竞技运动。

（4）后交叉韧带损伤　无论膝关节处于屈曲位或伸直位，来自前方的使胫骨上端后移的暴力都可以使后交叉韧带断裂。后交叉韧带损伤相对少见，通常与前交叉韧带同时损伤。

3. 临床表现与诊断　都有外伤病史。以青少年多见，男性多于女性；以运动员最为多见。受伤时有时可听到韧带断裂的响声，很快便因剧烈疼痛而不能再继续运动或工作。膝关节处出现肿胀、压痛与积血，膝部肌痉挛，患者不敢活动膝部，膝关节处于强迫体位，或伸直，或屈曲。膝关节侧副韧带的断裂处有明显的压痛点，有时还会摸到蜷缩的韧带断端。

（1）侧方应力试验。

（2）抽屉试验　急性期也建议在麻醉下进行操作。膝关节屈曲90°，检查者固定患者足部，用双手握住胫骨上段作拉前和推后动作，并注意胫骨结节前后移动的幅度。前移增加表示前交叉韧带断裂，后移增加表示后交叉韧带断裂。

（3）Lachman试验　患者屈膝20°～30°，检查者一手握住股骨远端，另一手握住胫骨近端，对胫骨近端施加向前的应力，可感觉到胫骨的前向移动，并评定终点的软硬度，与对侧膝关节进行比较。Lachman试验比抽屉试验阳性率高。

（4）轴移试验。

4. 影像学检查与关节镜检查　普通X线平片检查只能显示撕脱的骨折块。为显示有无内、外侧副韧带损伤，可摄应力位平片。

MRI检查可以清晰地显示出前、后交叉韧带的情况，还可以发现意料不到的韧带结构损伤与隐匿的骨折线。

关节镜检查对诊断交叉韧带损伤十分重要。75%急性创伤性关节血肿可发现为前交叉韧带损伤，其中 2/3 病例同时伴有内侧半月板撕裂，1/5 有关节软骨面缺损。

5. 治疗

（1）内侧副韧带损伤　内侧副韧带扭伤或部分性断裂（深层）可以保守治疗，用长腿管型石膏固定 4～6 周。完全断裂者应及早修补。如同时有半月板损伤与前交叉韧带损伤者也应在手术时同时进行处理。

（2）外侧副韧带损伤　外侧副韧带断裂者应立即手术修补。

（3）前交叉韧带损伤　前交叉韧带完全断裂者目前主张在关节镜下作韧带重建手术，可选用自体骨-髌韧带-骨、自体半腱肌股薄肌肌腱、异体肌腱或人工韧带作为移植材料。如伴有髁间嵴骨折，骨折片抬高移位＞2mm，应行螺钉固定。

（4）后交叉韧带损伤　对断裂的后交叉韧带是否要重建以往有争论，目前的意见偏向于在关节镜下早期修复重建。

第七节　膝关节半月板损伤

1. 解剖概要　半月板是一种月牙状纤维软骨，充填在股骨与胫骨关节间隙内，每个膝关节有两个半月板：内侧半月板与外侧半月板。

内侧半月板比较大，近似"C"形，有前后两角，前角狭窄后角宽大肥厚。

外侧半月板较小，形状似"O"形。

★2. 损伤机制与病理　研磨力量是产生半月板破裂的主要原因。因此产生半月板损伤必须有四个因素：膝半屈、内收或外展、重力挤压和旋转力量。

半月板撕裂的类型（按 0'Connor 分类法）：①纵行撕裂；②水平撕裂；③斜行撕裂；④横行撕裂，亦即放射状撕裂；⑤变异型撕裂，包括瓣状撕裂、复合撕裂和退变半月板的撕裂。

纵行撕裂的走向平行于半月板边缘，穿过半月板全层的纵行撕裂会产生可移动的内侧撕裂瓣片，如果内侧撕裂瓣片移位进入髁间窝，常称为"桶柄状撕裂"。

3. 临床表现

（1）只有部分急性损伤病例有外伤病史，慢性损伤病例无明确外伤病史。

（2）多见于运动员与体力劳动者，男性多于女性。

（3）受伤后膝关节剧痛，不能伸直，并迅速出现肿胀，有时有关节内积血。

（4）急性期过后转入慢性阶段。此时肿胀已不明显，关节功能亦已恢复，但总感到关节疼痛，活动时有弹响。有时在活动时突然听到"咔嗒"一声，关节便不能伸直，忍痛挥动几下小腿，再听到"咔嗒"声，关节又可伸直，此种现象称为关节交锁。交锁可以偶尔发生，也可以频繁发生。频繁地发作交锁影响日常生活与运动。

（5）慢性阶段的体征有关节间隙压痛、弹跳、膝关节屈曲挛缩与股内侧肌的萎缩。沿着关节间隙扪摸，可以检查出压痛点，根据压痛点部位，可以大致判断出是前角、体部或后角撕裂。前角的水平撕裂在屈伸膝关节时可以看到"膝眼"处在弹跳。膝关节屈曲挛缩则提示撕裂的半月板嵌于股骨髁下，长期难以解锁。股内侧肌的萎缩为失用性，该体征提示膝关节内部结构紊乱。

（6）几种特殊试验

① 过伸试验：膝关节完全伸直并轻度过伸时，半月板破裂处受牵拉或挤压而产生剧痛。

② 过屈试验：将膝关节极度屈曲，破裂的后角被卡住而产生剧痛。

③ 半月板旋转挤压试验（McMurray 试验）。

④ 研磨试验（Apley 试验）。

⑤ 蹲走试验。

4. 影像学检查与关节镜检查　X 线平片检查不能显示半月板形态，主要是用来除外膝关节其他病变与损伤。

MRI 片可以清晰地显示出半月板有无变性、撕裂，还可察觉有无关节积液与韧带的损伤。

关节镜检查是一项新技术。它不仅可以发现影像学检查难以察觉的半月板损伤，还可以同时发现有无交叉韧带、关节软骨和滑膜病变。

5. 治疗 急性半月板损伤时可用长腿石膏托固定 4 周。有积血者可于局部麻醉下抽尽积血后加压包扎。急性期过后疼痛减轻，可以开始作股四头肌锻炼，以免发生肌萎缩。症状不能消除者考虑手术治疗。

目前主张在关节镜下进行手术，边缘分离的半月板可以缝合，容易交锁的撕裂的半月板瓣片可以局部切除，有条件缝合的亦可以予以修复。

第八节　胫骨平台骨折

1. 解剖概要 胫骨上端与股骨下端形成膝关节。与股骨下端接触的面为胫骨平台，有两个微凹的凹面，并有内侧或外侧半月板增强凹面，与股骨髁的相对面吻合，增加膝关节的稳定性。胫骨平台是膝的重要负荷结构，一旦发生骨折，使内、外平台受力不均，将产生骨关节炎改变。胫骨平台内外侧分别有内、外侧副韧带附着，当胫骨平台骨折时，常发生韧带及半月板的损伤。

2. 病因及分类 胫骨平台骨折可由间接暴力或直接暴力引起，胫骨平台骨折受伤机制和临床表现复杂，分型较多。Schatzker 分型是当前应用最广泛的分型，将胫骨平台骨折分为六型。

Ⅰ 型：外侧平台劈裂骨折，无关节面塌陷。多发生于年轻人。骨折移位时常伴有外侧半月板撕裂，或向四周移位或半月板嵌入骨折间隙。此型占胫骨平台骨折的 15.0%。

Ⅱ 型：外侧平台劈裂，关节面塌陷。多发生于 40 岁以上的病人。此型占胫骨平台骨折的 23.2%。

Ⅲ 型：外侧平台单纯压缩骨折。压缩部分常位于关节中心部分，由于压缩部位大小和压缩程度的不同及外侧半月板损伤情况的不同，这种损伤可以是稳定或不稳定骨折。此型占胫骨平台骨折的 14.5%。

Ⅳ 型：胫骨内侧平台骨折，多由中等至高能量暴力致伤，常合并膝关节脱位、血管损伤，因此需仔细检查。此型占胫骨平台骨折的 14.5%。

Ⅴ 型：双侧平台骨折，高能量暴力损伤所致，易合并血管神经损伤。此型占胫骨平台骨折的 12%。

Ⅵ 型：双侧平台骨折加胫骨干与干骺端分离，由高能量暴力损伤所致，在 X 线平片上显示为粉碎爆裂骨折，常合并膝部软组织严重损伤、筋膜室综合征和严重神经血管损伤。此型占胫骨平台骨折的 20.8%。

3. 临床表现 胫骨平台骨折时，患者出现疼痛，膝关节肿胀和下肢不能负重等症状。膝关节主动、被动活动受限，胫骨近端和膝关节局部触痛。检查时应注意骨折部位软组织覆盖情况和神经、血管情况。尽早发现腘动脉的合并损伤极为重要。对于高能量所致的胫骨平台骨折，应仔细检查患肢有否出现静息痛、被动牵拉相关肌肉诱发剧痛、小腿骨筋膜室紧张及足部感觉减弱等体征，预防或及时发现骨筋膜室综合征。

4. 影像学检查 正、侧位 X 线平片足以诊断骨折。牵引下拍片可以得到骨折形态的清晰图像，并可同时检查膝关节韧带完整与否和骨折复位情况。CT 可以了解骨折块移位和关节面塌陷的形态。MRI 可清楚地显示损伤的半月板、韧带、关节软骨及关节周围软组织等改变，还能显示骨挫伤，并能判断病变的严重程度。高能量暴力造成的胫骨平台骨折（Schatzker Ⅳ、Ⅴ、Ⅵ 型骨折）和（或）膝关节脱位可导致血管损伤，故对怀疑血管损伤或存在不能解释的骨筋膜室综合征的患者，应行血管造影检查。

5. 治疗　胫骨平台骨折的治疗以恢复关节面的平整、平台宽度、韧带的完整性及膝关节活动范围为目的。移位的胫骨平台骨折为不稳定的关节内骨折，必须坚持解剖复位、坚强固定，有骨缺损时应植骨填充、早锻炼晚负重的原则。6～8 周后逐渐开始活动，至骨折愈合后才可完全负重。

第九节　胫腓骨干骨折

1. 解剖概要　胫骨和股骨一样，是承重的重要骨骼。位于皮下，前方的胫骨嵴是骨折后手法复位的重要标志。胫骨上端与下端关节面是相互平行的。若骨折对位对线不良，使关节面失去平行，改变了关节的受力面，易发生创伤性关节炎。腓骨的上、下端与胫骨构成上胫腓联合和下胫腓联合，为微动关节，腓骨不产生单独运动，但可承受 1/6 的负重。此处血管固定，胫骨上 1/3 骨折，可致胫后动脉损伤，引起下肢严重血液循环障碍，甚至缺血坏死。小腿的肌筋膜与胫骨、腓骨和胫腓骨间膜一起构成四个筋膜室。由于骨折后骨髓腔出血，或肌肉损伤出血，或因血管损伤出血，均可引起骨筋膜室综合征，导致肌缺血坏死，后期成纤维化，将严重影响下肢功能。胫骨的营养血管从胫骨干上、中 1/3 交界处进入骨内，在中、下 1/3 的骨折使营养动脉损伤，供应下 1/3 段胫骨的血液循环显著减少；同时下 1/3 段胫骨几乎无肌肉附着，由胫骨远端获得的血液循环很少，因此下 1/3 段骨折愈合较慢，容易发生延迟愈合或不愈合。腓骨颈有移位的骨折可引起腓总神经损伤。

2. 病因与分类　由于胫腓骨表浅，又是负重的主要骨，易遭受直接暴力损伤。

胫腓骨骨干骨折可分为三种类型：①胫腓骨干双骨折；②单纯胫骨干骨折；③单纯腓骨干骨折。临床上以胫腓骨干双骨折为最多见，表明所遭受的暴力大，骨和软组织损伤重，并发症多，治疗有一定困难。

3. 治疗　胫腓骨骨干骨折的治疗目的是矫正成角、旋转畸形，恢复胫骨上、下关节面的平行关系，恢复肢体长度。无移位的胫腓骨干骨折采用石膏固定。有移位的横形或短斜形骨折采用手法复位，石膏固定。固定期间应注意石膏的松紧度，并定时行 X 线检查，发现移位应随时进行调整，或重新石膏固定，10～12 周可扶拐部分负重行走。

不稳定的胫腓骨干双骨折采用微创或切开复位，可选择钢板螺钉或髓内针固定。若固定牢固，术后 4～6 周可扶双拐下地部分负重行走。

软组织损伤严重的开放性胫腓骨干双骨折，在进行彻底的清创术后，选用髓内针或外固定架固定，同时作局部皮瓣或肌皮瓣转移覆盖创面，不使内固定物或骨质显露。

单纯胫骨干骨折由于有完整腓骨的支撑，多不发生明显移位，用石膏固定 10～12 周后可下地活动。单纯腓骨干骨折，若不伴有上、下胫腓联合分离，亦不需特殊治疗。为减少下地活动时疼痛，用石膏固定 3～4 周。

第十节　踝部骨折

1. 解剖概要　踝关节由胫骨远端、腓骨远端和距骨体构成。胫骨远端内侧突出部分为内踝，后缘呈唇状突起为后踝，腓骨远端突出部分为外踝。由内踝、外踝和胫骨下端关节面构成踝穴，包容距骨体。与踝穴共同构成关节的距骨滑车其关节面约有 2/3 与胫骨下端关节面接触，是人体负重的主要关节之一。在负重中期，关节面承受的压力约为体重的 2 倍；在负重后期则可达 5 倍，这也是踝关节容易受伤、发生退变性关节炎的原因之一。

2. 病因与分类　踝部骨折多由间接暴力引起，大多数是在踝跖屈时扭伤所致。踝部骨折的分类方法很多，但从临床应用的角度，将 Danis-Weber 和 Lange-Hanson 分类法结合的分类方法更为实用。

(1) Ⅰ型内翻内收型。

(2) Ⅱ型分为两个亚型 ①外翻外展型；②内翻外旋型。Ⅱ型骨折均为三踝骨折。下胫腓韧带完整，不发生踝关节脱位是此型骨折的特征。

(3) Ⅲ型外翻外旋型。

(4) 垂直压缩型（Pilon 骨折）。

3. 临床表现和诊断 踝部肿胀明显，瘀斑，内翻或外翻畸形，活动障碍。检查可在骨折处扪到局限性压痛。踝关节正位、侧位 X 线平片可明确骨折的部位、类型、移位方向。对Ⅲ型骨折，需检查腓骨全长，若腓骨近端有压痛，应补充摄 X 线平片，以明确腓骨近端有无骨折。

4. 治疗 踝关节结构复杂，暴力作用的机制及骨折类型也较多样，按一般的原则，先手法复位外固定，失败后则采用切开复位内固定的方式治疗。

Ⅰ型骨折为双踝骨折，为恢复韧带的张力，一般均应行切开复位，松质骨螺钉、钢板内固定。

Ⅱ型骨折为三踝骨折，内踝骨折采用松质骨螺钉内固定，外踝骨折常需采用钢板固定。影响胫骨 1/4～1/3 关节面的后踝骨折也需用松质骨螺钉或支撑钢板内固定。

Ⅲ型骨折除需对内踝行切开复位、内固定外，外踝或腓骨骨折也应行钢板螺钉内固定，固定腓骨是保证胫腓下端稳定性的重要方法。

以上三型骨折，有韧带、关节囊断裂的应同时修补。

垂直压缩性骨折多需切开复位内固定或外固定架固定，并应将压缩塌陷部位复位后遗留的骨缺损用自体松质骨或人工骨充填。

第十一节　踝部扭伤

1. 解剖概要 踝关节关节囊纤维层增厚形成韧带，主要有三组：①内侧副韧带，是踝关节最坚强的韧带，主要功能是防止踝关节外翻。②外侧副韧带；③下胫腓韧带。若内侧副韧带损伤，将出现踝关节侧方不稳定；若外侧副韧带损伤，将出现踝关节各方向不稳定。

2. 病因 在下台阶时，或在高低不平的路上行走，踝关节处于跖屈位，遭受内翻或外翻暴力时，使踝部韧带过度牵拉，可导致韧带部分损伤或完全断裂，也可导致韧带被拉长、撕脱骨折、踝关节或下胫腓联合半脱位、全脱位。若急性韧带损伤修复不好，韧带松弛，易致复发性损伤，导致踝关节慢性不稳定。

3. 临床表现与诊断 踝部扭伤后出现疼痛、肿胀、皮下瘀斑，活动踝关节疼痛加重。检查可以发现伤处有局限性压痛点，踝关节跖屈位加压，使足内翻或外翻时疼痛加重，即应诊断为踝部韧带损伤。踝关节正、侧位摄片可发现撕脱骨折。

4. 治疗 急性损伤应立即冷敷，以减少局部出血及肿胀程度。48h 后可局部理疗，促进组织愈合。韧带部分损伤或松弛者，在踝关节背屈 90°位，极度内翻位（内侧副韧带损伤时）或外翻位（外侧副韧带损伤时）石膏固定 2～3 周。韧带完全断裂合并踝关节不稳定者，或有小的撕脱骨折片，也可采用石膏固定 4～6 周。

对反复损伤韧带松弛、踝关节不稳定者，宜采用自体肌腱转移或异体肌腱移植修复，重建踝稳定性，以保护踝关节。

第十二节　足部骨折

每只足有 26 块骨（不包括籽骨），由韧带、关节连结成为一个整体。在足底，由骨和关节形成了内侧纵弓、外侧纵弓和前面的横弓，这是维持身体平衡的重要结构。足弓还具有弹性，吸收震荡、负重，完成行走、跑跳等动作。足部骨折若破坏了这一结构，将带来严重功能障碍。因此足部骨折的治疗目的是尽可能恢复正常的解剖关系和生理功能。

一、跟骨骨折

1. 解剖概要　跟骨是足骨中最大的骨，以松质骨为主，呈不规则长方体而略有弓形。跟骨后端为足弓的着力点之一。跟骨与距骨形成距跟关节。

跟骨的载距突与距骨颈接触，支持距骨头并承担体重。跟骨上关节面与距骨远端形成距骨下关节，跟骨与骰骨形成跟骰关节。由跟骨结节与跟骨后关节突的连线与跟骨前结节最高点——后关节突连线形成的夹角称为跟骨结节关节角（Böhler 角），正常时为 25°～40°。跟骨结节与第 1 跖骨头和第 5 跖骨头形成足的三点负重，并形成足弓。若跟骨骨折、塌陷，使足底三点负重关系发生改变，足弓塌陷将引起步态的改变和足的弹性、减震功能降低。

2. 病因与分类　高处坠落，足跟着地是跟骨骨折的主要原因，常导致跟骨压缩或劈裂。跟骨骨折占全身骨折的 2.9%，占足部骨折的 30.3%。根据暴力作用的大小、受力部位及伤前骨质量的不同，可发生多种类型的跟骨骨折。

Sanders 制定了根据跟骨后关节面半冠状位 CT 扫描图像来分类的系统，该系统根据跟骨后关节面骨折块的数量和位置进行分类。Ⅰ型骨折指无论有几条骨折线，但没有移位。Ⅱ型骨折指后关节面损伤成两部分的骨折。Ⅲ型骨折是指后关节面损伤成 3 个部分的骨折。Ⅳ型骨折是指后关节面损伤成 4 个及 4 个以上的骨折块。严重粉碎骨折，最大骨块小于 3cm，称为跟骨骨性毁损伤。

3. 临床表现与诊断　在坠落伤后出现跟部疼痛、肿胀、皮下瘀斑、足底扁平及局部畸形，不能行走。检查跟部有局限性压痛，跟骨横径较健侧增宽，应怀疑有跟骨骨折。踝关节正位、侧位和跟骨轴位 X 线平片，可明确骨折的类型、移位程度。

4. 治疗　跟骨骨折的治疗原则是恢复距下关节的对位关系和跟骨结节关节角，纠正跟骨变宽，维持正常的足弓高度和负重关系。对于不波及距下关节的关节外骨折，移位不大的跟骨前端骨折、结节骨折，以及无移位载距突骨折，石膏固定 4 周后即可开始功能训练。较大的载距突骨折块移位时应采用内侧入路切开复位内固定。跟骨体骨折骨折块移位较大时，可手法复位石膏外固定，失败者切开复位内固定。对于跟骨结节鸟嘴状骨折，可采用闭合撬拨复位或切开复位，松质骨螺钉固定，并早期活动踝关节。

对于波及距下关节的关节内骨折的治疗以达到解剖复位为目标。

（1）非手术治疗　适用于无移位的或无明显移位的跟骨关节内骨折，以及明显移位但高龄或合并严重内科疾病的患者，给予石膏或支具固定 4～6 周。

（2）闭合撬拨复位治疗　C 形臂 X 线机透视下在跟腱止点处平行插入两枚粗克氏针，针端达后关节面下方后屈膝、踝跖屈位将塌陷的后关节面撬起。有跟骨变宽的需做双侧挤压。侧位及轴位透视，位置满意后，克氏针及石膏固定。6 周后去除克氏针和石膏，练习踝关节活动。

（3）切开复位内固定术　手术治疗的指征是后关节面移位明显的骨折、鸟嘴样骨折（跟骨结节撕脱骨折）。虽然关节面骨折块无明显移位，但跟骨体骨折移位较大，为减少晚期并发症，也应切开复位内固定。

（4）微创切开复位解剖钢板、骨栓加压内固定。

（5）关节融合术。

二、跖骨骨折

在大多数情况下，跖骨骨折为直接暴力引起，如重物打压等。在足的 5 个跖骨中，第 1 跖骨最粗大，发生骨折的机会较少；第 2～4 跖骨发生骨折机会最多。第 5 跖骨基底由于是松质骨，常因腓骨短肌猛烈收缩而发生骨折。单纯的第 5 跖骨基底骨折在足外翻位用支具或石膏固定 4～

6周即可进行功能锻炼。

跖骨基底骨折，远折端常向下、向后移位，也可压迫或损伤足底动脉弓，若足背动脉也有损伤或代偿不完全时，可发生前足坏死，应紧急手法复位，石膏外固定。若手法复位失败，经跖骨头下方打入髓内针，通过骨折端直到跗骨作内固定。

跖骨干骨折因暴力作用的大小、方向不同，可出现横形、斜形、粉碎性骨折。第2~4的单一跖骨干骨折常无明显移位，不需特殊治疗，休息3~4周即可下地活动。有移位的多个跖骨干骨折先试行手法复位，若不成功则行切开复位，经跖骨头下方打入髓内针固定4~6周。

跖骨颈骨折后，骨折远端常向下、向后移位，使跖骨头下垂，影响足的正常负重，会出现疼痛，应先试行手法复位。若复位失败，作切开复位，交叉克氏针内固定，4~6周后拔出克氏针。骨愈合牢固后负重行走。

三、趾骨骨折

1. 病因　多为直接暴力损伤，如重物高处落下直接打击足趾，或走路时踢及硬物等。

2. 治疗　趾骨表浅，伤后诊断不困难。无移位的趾骨骨折不需特别治疗，休息2~3周可带石膏行走，6周后可行走。有移位的单个趾骨骨折，行手法复位，将邻趾与伤趾用胶布一起固定，可早期行走。多数趾骨骨折在复位后，用超过足趾远端的石膏托固定2~3周即可进行功能训练。在趾骨和跖骨骨折的治疗中，特别注意纠正旋转畸形及跖侧成角畸形，避免足趾因轴线改变而出现功能障碍。

同步练习

一、单项选择题

1. 成人股骨颈的主要血液供应来源是（　　）
    A. 股圆韧带的小凹动脉　　　　B. 股骨干的滋养动脉升支　　　　C. 旋股内外侧动脉的分支
    D. 旋髂动脉　　　　E. 阴部内外动脉

2. 下列哪种股骨颈骨折最容易发生股骨头坏死（　　）
    A. 股骨头下骨折　　　　B. 经颈股骨颈骨折　　　　C. 经基底部股骨颈骨折
    D. 不完全移位的股骨颈骨折　　E. 稳定型股骨颈骨折

3. 股骨颈骨折与股骨转子间骨折在临床表现中主要的鉴别依据是（　　）
    A. 大转子上移的程度不同　　B. 外旋畸形程度的不同　　　　C. 患髋活动受限程度的不同
    D. 骨折移位程度的不同　　E. 好发年龄的不同

4. 半月板损伤时下列哪项试验阳性（　　）
    A. 过伸试验　　　　　　　B. 过屈试验
    C. 半月板旋转挤压试验（McMurray试验）
    D. 研磨试验（Apley试验）　　　　　　　　E. 以上都是

5. 股骨转子骨折容易产生的并发症是（　　）
    A. 股骨头缺血坏死　　　B. 骨折不愈合　　　　C. 髋关节外翻畸形
    D. 髋关节内翻畸形　　　E. 创伤性关节炎

6. 下列哪项不是膝关节韧带损伤的检查项目（　　）
    A. 抽屉试验　　　　　　　B. 侧方应力试验　　　　C. 轴移试验
    D. Lachman试验　　　　　E. MRI

二、简答题

简述股骨颈骨折的Garden分型。

参考答案

一、单项选择题

　　1. B　2. A　3. A　4. E　5. D　6. E

二、简答题

　　答：股骨颈骨折的 Garden 分型分为 4 型。Ⅰ型：不完全骨折，骨完整性部分中断；Ⅱ型：完全骨折但不移位或嵌插移位；Ⅲ型：完全骨折，部分移位且股骨头与股骨颈有接触；Ⅳ型：完全移位的骨折。

（郑天胜）

第六十二章　脊柱、脊髓损伤

学习目标

1. **重点**　脊柱骨折的分类、临床表现；脊椎损伤的临床表现。
2. **熟悉**　脊髓损伤的病理特点、治疗原则。
3. **了解**　脊柱骨折、脊髓损伤的并发症。

内容精讲

第一节　脊柱骨折

脊柱骨折包括颈椎、胸椎、腰椎及骶椎骨折，其中胸腰段脊柱（$T_{10} \sim L_2$）骨折十分常见。

1. 分类

★（1）颈椎骨折分类　分为四种类型。

① 屈曲型损伤：包括压缩型骨折；骨折-脱位。

② 垂直压缩型损伤：包括 Jefferson 骨折；爆裂型骨折。

③ 过伸损伤：包括无骨折-脱位的过伸损伤；枢椎椎弓根骨折。

④ 齿状突骨折：又分为Ⅰ型，齿状突尖端撕脱性骨折；Ⅱ型，齿状突基底部，枢椎体上方骨折；Ⅲ型，枢椎体上部骨折。

★（2）胸腰椎骨折的分类

① 依据骨折的稳定性分类：包括稳定性骨折；不稳定性骨折。

② 依据骨折形态分类：包括压缩骨折；爆裂骨折；Chance 骨折；骨折-脱位。

2. 临床表现

（1）病史

① 外伤史。

★② 临床症状：局部疼痛；站立及翻身困难；腹痛、腹胀；四肢或双下肢感觉、运动障碍。

③ 并发症：应注意是否有其他脏器损伤。

（2）体征（物理检查）　体格检查时，要注意保暖。

（3）实验室检查　系围术期准备。

3. 影像学检查　包括 X 线、CT、MRI，其他如超声检查、电生理检查等。

4. 诊断　根据外伤史、体格检查和影像学检查一般均能作出诊断。

5. 急救搬运　正确的方法是采用担架、木板或门板运送。

6. 治疗

（1）颈椎损伤

① 上颈椎损伤

a. 寰椎前后弓骨折：Halo 架固定 12 周或行颅骨牵引治疗。

b. 寰枢椎脱位：此型损伤可压迫颈髓。常需在牵引复位后行寰枢椎融合术。

　　c. 齿状突骨折：对Ⅰ型、Ⅲ型和没有移位的Ⅱ型齿状突骨折，一般采用非手术治疗。Ⅱ型骨折一般主张手术治疗。

　　d. 枢椎椎弓骨折：无移位的枢椎椎弓根骨折行牵引或 Halo 架固定 12 周。

　　② 下颈椎（$C_3 \sim C_7$）损伤

　　a. 压缩性骨折：Ⅰ度的压缩性骨折可行颈部支具固定 8～12 周，Ⅱ度或Ⅲ度的不稳定骨折应行骨折椎体次全切除，内固定植骨融合。

　　b. 爆裂骨折：此类病例应行前路手术，骨折椎体次全切除，内固定植骨融合。

　　c. 骨折-脱位：无椎间盘突出可行颅骨牵引复位及前路椎间融合，也可行后路切开复位固定术。

　　d. 颈椎过伸性损伤：常行后路椎管扩大成形术。

　　（2）胸腰椎损伤　Vaccaro 等提出了胸腰椎骨折分型和严重程度评分（Thoracolumbar Injury Classification and Severity Score），即 TLICS 评分系统。TLICS 评分≥5 分者建议手术治疗；≤3 分者建议非手术治疗；等于 4 分者既可手术，也可非手术治疗。

第二节　脊髓损伤

　　★胸腰段脊髓损伤使下肢的感觉与运动产生障碍，称为截瘫；颈段脊髓损伤后，双上肢也有神经功能障碍，为四肢瘫痪。

　　1. 病理生理

　　（1）脊髓震荡　脊髓神经细胞结构正常。

　　（2）不完全性脊髓损伤　轻者仅有中心小坏死灶，保留大部分神经纤维；重者脊髓中心可出现坏死软化灶，只保留小部分神经纤维。

　　（3）完全性脊髓损伤　从中心出血至全脊髓出血水肿，从中心坏死到大范围脊髓坏死。晚期脊髓为胶质组织代替。

　　★2. 临床表现

　　（1）脊髓震荡　临床上不留任何神经系统后遗症。

　　（2）不完全性脊髓损伤

　　① 前脊髓综合征：出现四肢瘫痪，下肢瘫痪重于上肢瘫痪。

　　② 后脊髓综合征：受损平面以下运动功能和痛觉、温度觉、触觉存在，深感觉全部或部分消失。

　　③ 脊髓中央管周围综合征：损伤平面以下的四肢瘫痪，上肢重于下肢。

　　④ 脊髓半切综合征：损伤平面以下同侧肢体运动及深感觉消失，对侧痛觉和温度觉消失。

　　（3）完全性脊髓损伤　胸段脊髓损伤表现为截瘫，颈段脊髓损伤则表现为四肢瘫痪。

　　（4）脊髓圆锥损伤　会阴部皮肤感觉缺失，大小便不能控制和性功能障碍，双下肢的感觉和运动仍保留正常。

　　（5）马尾神经损伤　损伤平面以下弛缓性瘫痪。

　　3. 脊髓损伤程度评估　常用的是 ASIA 分级。

　　4. 影像学检查　X 线平片、CT、MRI 检查。

　　5. 电生理检查　体感诱发电位检查和运动诱发电位检查可了解脊髓功能。

　　★6. 并发症

　　（1）呼吸衰竭与呼吸道感染。

　　（2）泌尿生殖道的感染和结石。

　　（3）压疮。

（4）体温失调。

7. 治疗原则

（1）非手术治疗

① 药物治疗：甲泼尼龙冲击疗法。

② 高压氧治疗。

③ 其他：自由基清除剂、改善微循环药物、兴奋性氨基酸受体阻滞剂等。

（2）手术治疗　手术只能解除对脊髓的压迫和恢复脊柱的稳定性，目前还无法使损伤的脊髓恢复功能。

同步练习

一、单项选择题

1. 下列哪项不是脊髓损伤的并发症（　　　）

　A. 呼吸衰竭与呼吸道感染　　　　　B. 泌尿生殖道的感染和结石

　C. 压疮　　　　　　　　　　　　　D. 体温失调　　　　　　　　E. 交感神经紊乱

2. 描述脊髓圆锥损伤的临床表现，错误的是（　　　）

　A. 多见于第 1 腰椎骨折　　　　　B. 会阴部皮肤感觉缺失　　　　C. 括约肌功能丧失

　D. 性功能障碍　　　　　　　　　　E. 双下肢感觉和运动功能部分丧失

3. 描述马尾神经损伤的临床表现，错误的是（　　　）

　A. 发生于第 2 腰椎以下的骨折脱位

　B. 表现是受伤平面以下的弛缓性瘫痪

　C. 2～4 周后不会演变成痉挛性瘫痪

　D. 马尾神经完全断裂者少见

　E. 下肢出现病理性锥体束征

4. 描述脊髓损伤的临床表现，错误的是（　　　）

　A. 上颈椎损伤的四肢瘫痪均是痉挛性瘫痪

　B. 2～4 周后可出现锥体束征

　C. 脊髓休克期间受伤平面以下出现弛缓性瘫痪

　D. 下颈椎损伤的四肢瘫痪，上肢是弛缓性，下肢是痉挛性

　E. 脊髓前角综合征的四肢瘫痪，上肢瘫痪重于下肢瘫痪

5. 脊髓震荡患者下列哪项是正常的（　　　）

　A. 损伤平面以下的运动　　　　B. 损伤平面以下的感觉　　　　C. 脊髓的组织形态学

　D. 损伤平面以下的括约肌功能　E. 损伤平面以下的反射

二、简答题

脊髓损伤并发症有哪些？

参考答案

一、单项选择题

　1. E　2. E　3. E　4. E　5. E

二、简答题

　答：脊髓损伤并发症有：① 呼吸衰竭与呼吸道

感染；② 泌尿生殖道的感染和结石；③ 压疮；④ 体温失调。

（郑天胜）

第六十三章　骨盆、髋臼骨折

内容精讲

第一节　骨盆骨折

骨盆是由两侧的髂骨、耻骨、坐骨经 Y 形软骨融合而成的两块髋骨和一块骶尾骨，经前方耻骨联合和后方的骶髂关节构成的坚固骨环。

1. 分类

★（1）按骨折部位分类

① 骨盆边缘撕脱性骨折。

② 髂骨翼骨折。

③ 骶尾骨骨折。

a. 骶骨骨折：分成三个区，即Ⅰ区，骶骨孔外侧的骶骨翼部；Ⅱ区，为骶孔处；Ⅲ区，骶骨孔内侧的骶管区。骨折可能引起腰骶神经根与马尾神经的损伤。

b. 尾骨骨折：多由跌倒坐地所致，常伴骶骨末端骨折，一般移位不明显。

④ 骨盆环骨折。

★（2）按骨盆环的稳定性分类　Tile 分型分为三型。A 型：稳定型（后环完整）；B 型：部分稳定型（旋转不稳定，但垂直稳定；后环不完全性损伤）；C 型：旋转、垂直均不稳定。

★（3）按暴力的方向分类

① 侧方挤压损伤（LC 骨折）。

② 前后挤压损伤（APC 骨折）。

③ 垂直剪切损伤（VS 骨折）。

④ 混合暴力损伤（CM 骨折）。

★**2. 临床表现**　可发现下列体征。

（1）骨盆分离试验与挤压试验阳性。

（2）肢体长度不对称。

（3）会阴部的瘀斑。

3. 影像学检查　X 线、CT 检查。

4. 并发症　常见的有：①腹膜后血肿；②盆腔内脏器损伤；③神经损伤；④脂肪栓塞与静脉栓塞。

5. 骨盆骨折急救处理　①监测血压和脉搏；②快速建立输血补液通道；③及早完成 X 线和 CT 检查；④观察患者排尿情况；⑤诊断性腹腔穿刺；⑥超声检查。

6. 治疗措施

（1）根据全身情况决定治疗步骤，应与相关科室协同处理。

（2）重度骨盆骨折送入外科监护室治疗。

（3）骨盆骨折本身的处理

① 骨盆边缘性骨折：不必特殊处理。

② 骶尾骨骨折：骶骨有明显移位者需手术治疗，无移位者可采用非手术治疗，以卧床休息为主，骶部垫气圈或软垫。有移位的尾骨骨折，可将手指插入肛门内，将骨折片向后推挤复位，但易再移位。

③ 单纯性耻骨联合分离且较轻者，用骨盆兜悬吊固定。

④ 骨盆环双处骨折伴骨盆环断裂：主张手术复位及内固定，必要时辅以外固定支架。

第二节　髋臼骨折

髋臼骨折是由强大暴力造成。

★1. 分型　　目前采用的是 Letournel-Judet 分型。

（1）<u>单一骨折</u>　　累及髋臼的一个柱或壁。

（2）<u>复合骨折</u>　　至少由 2 个单一骨折组合。

2. 治疗

（1）保守治疗　　主要是卧床和牵引。

（2）手术治疗

① 手术指征：髋关节不稳定及移位＞3mm 者。

② 手术时机：最佳手术时机多认为在伤后 4～7 天。

③ 术前准备：主要是肠道准备和患肢准备。

④ 手术入路和方法选择：手术入路包括后方的 Kocher-Langenbeck 入路；髂腹股沟入路；髂股入路及前后联合入路。手术方法包括切开复位重建钢板或髋臼 W 型安全角度接骨板内固定、空心钉固定及全髋关节置换术。

同步练习

一、单项选择题

1. 下列哪项是骨盆骨折急救的正确处理（　　　）

　　A. 抗生素治疗　　　　　B. 快速建立输血补液途径　　　　C. 给予低分子肝素钙

　　D. 胃肠减压　　　　　E. 以上都不是

2. 骨盆骨折最危险的并发症是（　　　）

　　A. 直肠损伤　　　B. 阴道损伤　　　C. 膀胱损伤　　　D. 神经损伤　　　E. 腹膜后搏动性血肿

3. 下列不是骨盆按暴力的方向分类是（　　　）

　　A. 侧方挤压损伤（LC 骨折）　　　　　　　　B. 前后挤压损伤（APC 骨折）

　　C. 垂直剪力损伤（VS 骨折）　　　　　　　　D. 混合暴力损伤（CM 骨折）

　　E. 旋转性暴力损伤（XZ 骨折）

4. 骨盆骨折的急救措施，错误的是（　　　）

　　A. 密切监测血压　　　　　　　　　　　B. 输液途径要建立于上肢或颈部

　　C. 多次腹腔穿刺才得到的阳性结果无诊断价值　　D. 视病情及早完成 X 线和 CT 检查

　　E. 若患者不能自动排尿，应导尿

5. 骨盆骨折不会出现下列哪项体征（　　　）

    A. 骨盆分离试验阳性　　　　　　　　　　B. 骨盆挤压试验阳性

    C. 直腿抬高试验阳性　　　　　　　　　　D. 会阴部瘀斑

    E. 肢体长度不对称

二、简答题

骨盆骨折可发现哪些体征？

参考答案

一、单项选择题

    1. B　2. E　3. E　4. C　5. C

二、简答题

    答：骨盆骨折可发现：①骨盆分离试验与挤压试验阳性；②肢体长度不对称；③会阴部的瘀斑。

（郑天胜）

第六十四章　周围神经损伤

第一节　概　论

1. 分类

（1）神经传导功能障碍　多由轻度牵拉、短时间压迫引起，为暂时的感觉、运动丧失，神经纤维无结构改变，数日或数周内功能便自行恢复。

（2）神经轴索中断　由钝性打击或持续压迫引起，神经损伤后轴突断裂，神经内膜管完整，轴索可沿施万鞘管长入末梢。神经功能障碍多可自行恢复。

（3）神经断裂　神经功能丧失，需经手术修复，方能恢复功能。

2. 临床表现与诊断

（1）运动功能障碍　神经损伤后，其支配的肌肉呈弛缓性瘫痪，主动运动、肌张力和腱反射均消失。

（2）感觉功能障碍　支配区的皮肤感觉如触觉、痛觉和温度觉减退或消失。

（3）自主神经功能障碍　以交感神经功能障碍为主，早期表现为皮肤潮红、皮温增高、干燥无汗等。晚期因血管收缩而表现为苍白、皮温降低、自觉寒冷，皮纹变光滑，指甲增厚、纵嵴、弯曲、生长缓慢等。

（4）叩击试验（Tinel 征）　局部叩击神经干，出现针刺性疼痛，并有麻痛感向该神经支配区放射为阳性，表示为神经损伤部位。Tinel 征对神经损伤诊断及功能恢复的评估有重要意义。

（5）神经电生理检查　肌电检查对于判断神经损伤的部位和程度，以及帮助观察损伤神经再生及功能恢复情况有重要价值。神经损伤 3 周后，肌电图呈现失神经支配的纤颤、正相电位。

3. 治疗

（1）治疗原则　尽可能早期恢复神经的连续性。

① 闭合性损伤：大部分神经为钝挫伤、牵拉伤，多为神经传导功能障碍和神经轴索断裂，一般能自行恢复。

② 开放性损伤：可根据损伤的性质、程度和污染情况决定手术时机。包括一期修复，即伤后 6～8h 内即行手术，适宜污染轻的切割伤，并且具备技术和设备条件；延期修复，伤后 2～4 周，适宜未行一期修复神经，且伤口无感染者；二期修复为伤后 2～4 个月，适宜于伤口曾感染或火器伤、高速震荡伤，其损伤的程度和范围不易确定。

此外，对碾压伤和撕脱伤所致的神经缺损，断端不整齐，不能缝合且难以估计损伤范围，在初次手术时，应将神经断端与周围组织固定，以防回缩，利于二期修复。

（2）手术方法

① 神经松解术：是对神经周围或神经内的瘢痕组织进行切开或切除，以解除神经压迫，改善神经生长环境，恢复血液供应，有利于神经恢复。

② 神经缝合术：包括神经外膜缝合术和神经束膜缝合术。前者适用于含有运动和感觉功能束的混合神经，后者用于单一功能束的神经。

③ 神经移植术：神经缺损无法通过调整张力的方法解决，应进行神经移植。常用自体腓肠神经。

④ 神经移位术：神经高位损伤者，可切断功能不重要的神经，将其近断端移位到功能重要的损伤神经远断端，以恢复肢体的重要功能。

⑤ 神经植入术：神经远端在其进入肌肉处损伤，无法缝接时，可将神经近端分成若干神经束，分别植入肌组织内，再生新的运动终板或重新长入原运动终板，恢复部分肌肉功能。

第二节 臂丛神经及上肢神经损伤

1. 解剖生理概要 上臂丛神经包括 C_5、C_6、C_7 神经，下臂丛包括 C_8 和 T_1 神经，臂丛神经根的感觉支配为 C_5 上臂外侧，C_6 前臂外侧及拇指、示指，C_7 中指，C_8 环指、小指及前臂内侧，T_1 上臂内侧中、下部。上肢神经源自臂丛神经，由 $C_5 \sim C_8$ 神经根及胸$_1$ 神经根前支组成。在前斜角肌外缘由 C_5、C_6 组成上干，C_7 为中干，C_8、T_1 组成下干。上、中干前股组成外侧束，下干前股为内侧束，三干的后股组成后束。外侧束分为肌皮神经和正中神经外侧头，内侧束分出尺神经和正中神经内侧头，后束分出腋神经和桡神经。正中神经的内、外侧头分别在腋动脉两侧至其前方组成正中神经。

★2. 臂丛神经损伤临床表现及治疗 上臂丛神经损伤表现为肩外展和屈肘功能障碍。下臂丛损伤表现为尺神经支配肌肉麻痹及部分正中神经和桡神经功能障碍。全臂丛损伤表现为整个上肢肌呈弛缓性麻痹。若臂丛神经为根性撕脱伤，可出现 Horner 征，即患侧眼睑下垂、眼裂变窄、瞳孔缩小、额面部无汗等。臂丛神经损伤相应支配的皮肤感觉区域出现感觉减退或消失。

臂丛神经损伤若为根性撕脱伤，应早期探查，行神经移位术。若为开放性、药物性或手术性损伤，应早期修复。闭合性牵拉伤，可观察 3 个月，若无明显功能恢复者应手术探查，晚期臂丛神经损伤或神经修复后功能无恢复者，可采用剩余有功能的肌肉行肌腱移位术或关节融合术重建部分重要功能。

★3. 正中神经损伤的临床表现及治疗 正中神经损伤常由儿童肱骨髁上骨折和腕部切割伤引起。腕部损伤表现为拇指对掌功能障碍和手的桡侧半感觉障碍，示、中指远节感觉消失。肘上损伤则所支配的前臂肌麻痹，除上述表现外，另有拇指和示、中指屈曲功能障碍。

正中神经的闭合性挤压损伤，应予短期观察，如无恢复则应手术探查。如为开放性损伤应争取行一期修复，或延期修复。若神经修复后神经功能无恢复，则行肌腱移位术重建拇指对掌功能。

★4. 尺神经损伤的临床表现及治疗 尺神经易在腕部和肘部损伤，腕部损伤表现为骨间肌、3、4 蚓状肌、拇收肌麻痹所致环、小指爪形手畸形及手指内收、外展障碍和 Froment 征，手部尺侧半和尺侧一个半手指感觉障碍，特别是小指感觉消失。肘上损伤除以上表现外，另有环、小指末节屈曲功能障碍，一般仅表现为屈曲无力。

尺神经损伤修复后手内肌功能恢复较差，特别是高位损伤。应尽早神经探查，采用显微外科技术修复。晚期可通过功能重建矫正爪形手畸形。

★5. 桡神经损伤的临床表现及治疗 桡神经在肱骨中、下 1/3 损伤，表现为伸腕、伸拇、伸指、前臂旋后障碍及手背桡侧（虎口区）感觉异常。典型的畸形是垂腕。若为桡骨头脱位所致的桡神经深支损伤，因桡侧腕长伸肌功能完好，伸腕功能基本正常，而仅有伸拇、伸指障碍，无手部感觉障碍。

肱骨骨折所致桡神经损伤多为挤压、挫伤，应先复位骨折、固定，观察 2～3 个月。若肱桡肌功能恢复，则可继续观察，否则应手术探查。晚期功能不恢复者，可行肌腱移位术重建伸腕、伸拇、伸指功能，效果良好。

第三节 下肢神经损伤

1. 解剖生理概要 下肢神经由股神经和坐骨神经及分支（胫神经和腓总神经）组成。坐骨神经源自 L_4、L_5、S_1～S_3 神经；股神经源自腰丛，由 L_2、L_3、L_4 神经前支后股组成。

★2. 股神经损伤的临床表现及治疗 股神经损伤表现为股四头肌麻痹所致膝关节伸直障碍及股前和小腿内侧感觉障碍。闭合牵拉性股神经损伤可观察，开放性锐器伤应一期手术修复，伸膝功能无恢复者可行股二头肌腱与半腱肌腱移位重建。

★3. 坐骨神经损伤的临床表现及治疗 坐骨神经损伤后表现依损伤平面而定。高位损伤，引起股后部肌肉及小腿和足部所有肌肉全部瘫痪，导致膝关节不能屈、踝关节与足趾运动功能完全丧失，呈足下垂。小腿后外侧和足部感觉丧失。中、下部损伤，则腘绳肌正常，膝关节屈曲功能保留，仅表现踝、足趾功能障碍。高位损伤预后较差，应尽早手术探查，根据情况行神经松解或修复手术。

★4. 胫神经损伤临床表现及治疗 股骨髁上骨折及膝关节脱位易损伤胫神经，引起小腿后侧屈肌群及足底内在肌麻痹，出现踝跖屈、内收、内翻障碍，足趾跖屈、外展和内收障碍，小腿后侧、足背外侧、跟外侧和足底感觉障碍。此类损伤多为挫伤，应观察 2～3 个月，无恢复表现则应手术探查。

★5. 腓总神经损伤临床表现及治疗 腓骨头、颈部骨折易引起腓总神经损伤，导致小腿前外侧伸肌麻痹，出现踝背伸、外翻功能障碍，呈足内翻下垂畸形。伸拇、伸趾功能丧失，小腿前外侧和足背前、内侧感觉障碍。应尽早手术探查。功能无恢复者，晚期可行肌腱移位矫正足下垂畸形。

第四节 周围神经卡压综合征

周围神经经过骨-纤维隧道，跨越或穿过腱膜、筋膜，局部空间有一定限制。当这些隧道、腱膜、筋膜因各种原因产生狭窄或组织增生、肥厚、粘连等均致神经被挤压，长此下去便可产生神经传导功能障碍，严重者可致神经永久性损害。这种现象称之为神经卡压综合征。

1. 腕管综合征 是正中神经在腕管内受压而表现出的一组症状和体征。

（1）病因 ①外源性压迫；②管腔本身变小；③管腔内容物增多、体积增大；④职业因素使腕管内压力反复出现急剧变化，易引起正中神经发生慢性损伤。

（2）临床表现

① 中年女性多见，男性常有职业病史。双腕发病率可高达 30% 以上，其中绝经期女性占双腕发病者的 90%。

② 患者首先感到桡侧三个手指端麻木或疼痛，持物无力，以中指为甚，夜间或清晨症状最重，适当抖动手腕症状可以减轻，有时疼痛可牵涉到前臂。

③ 体检：拇、示、中指有感觉过敏或迟钝，大鱼际肌萎缩，拇指对掌无力，腕部正中神经 Tinel 征阳性。屈腕试验（Phalen 征），即屈肘、前臂上举，双腕同时屈曲 90°，1min 内患侧即会诱发出正中神经刺激症状，阳性率 70% 左右。腕管内有炎症或肿块者，局部隆起、有压痛或可扪及肿块边缘。

④ 电生理检查。

（3）治疗

① 非手术治疗：早期，腕关节中立位制动。腕管内注射醋酸泼尼松龙，辅以药物或物理治疗。

② 手术治疗：对腕管内腱鞘囊肿、病程长的慢性滑膜炎、良性肿瘤应手术切除。管壁增厚、腕管狭窄者可行腕横韧带切开减压术。

2. 肘管综合征 是指尺神经在肘部尺神经沟内因慢性损伤而产生的症状和体征。

（1）应用解剖 尺神经沟为肱骨内上髁和鹰嘴之间的骨性凹面，其上有尺侧副韧带、尺侧屈腕肌筋膜和弓状韧带覆盖，两者之间的通道称为肘管。尺神经即被约束在肘管之中。当肘关节屈、伸时，尺神经在肘管内被反复牵张或松弛。

（2）病因 肘管的各种结构和形态异常均可使尺神经受到卡压，常见的原因如下。

① 肘外翻：这是最常见的原因。

② 尺神经半脱位：因先天性尺神经沟较浅或肘管顶部的筋膜、韧带结构松弛，在屈肘时尺神经易滑出尺神经沟外，这种反复滑移使尺神经受到摩擦和碰撞而损伤。

③ 肱骨内上髁骨折：如骨折块向下移位，可压迫尺神经。

④ 创伤性骨化：肘关节创伤后极易产生骨化性肌炎，若发生在尺神经沟附近，可致尺神经受压。

（3）临床表现

① 首先表现手背尺侧、小鱼际、小指及环指尺侧半皮肤感觉异常，通常为麻木或刺痛。

② 继发生感觉异常一定时间后，可出现小指对掌无力及手指收、展不灵活。

③ 查体可见手部小鱼际肌、骨间肌萎缩，及环、小指呈爪状畸形。前述区域皮肤痛觉减退。夹纸试验阳性及尺神经沟处 Tinel 征阳性、Froment 征阳性。

④ 电生理检查发现肘下尺神经传导速度减慢，小鱼际肌及骨间肌肌电图异常。

⑤ 基础疾病表现：如肘外翻、尺神经沟处增厚或有肿块。X 线平片显示局部有移位骨块或异常骨化等。

（4）鉴别诊断

① 颈椎病神经根型：因椎间孔狭窄而发生 C_8 神经刺激症状，表现为手尺侧麻木、乏力，这与肘管综合征症状相似。不同的是在肘管区无异常发现。肌电图检查有助于鉴别。

② 神经鞘膜瘤：肘部尺神经鞘膜瘤与肘管综合征有同样的表现，检查时多可扪及节段性增粗的尺神经，Tinel 征阳性，而无肘部骨关节病变。有时鉴别困难需在手术中或经病理检查来明确诊断。

（5）治疗 手术探查尺神经，如术中发现该段尺神经较硬或有狭窄，应行神经外膜或束间松解并将尺神经移出尺神经沟，置于肘内前方。术后感觉恢复较快，但已萎缩的手内在肌肉较难恢复到正常。

3. 旋后肌综合征 是桡神经深支（骨间背神经）在旋后肌腱弓附近被卡压，以前臂伸肌功能障碍为主要表现的一种综合征。

（1）应用解剖 旋后肌起于尺骨上端后方桡侧，向外、下、前斜行止于桡骨上段桡侧，分为深浅两层。桡神经深支经旋后肌两层之间穿过。旋后肌浅层的近侧缘是较坚韧的腱性结构，称为旋后肌腱弓，桡神经深支易在此处受压。

（2）病因 手工业工人、键盘操作者及某些运动员因前臂伸肌过度使用致旋后肌慢性创伤性炎症，类风湿关节炎所致非感染性炎症均可使旋后肌腱弓处增生、粘连和瘢痕形成。此外，旋后肌处良性占位性病变，如腱鞘囊肿、脂肪瘤等，以及桡神经在旋后肌内行径异常，均可使神经受到过大压力而发生功能障碍。

（3）临床表现　通常表现为桡神经深支支配的肌肉　不完全性麻痹，包括拇指外展、伸直障碍，2～5 掌指关节不能主动伸直，而前臂旋后障碍可能较轻。腕关节可以主动伸直（桡侧腕伸肌不属桡神经深支支配），但偏向桡侧。没有虎口区感觉异常。电生理检查可见上述肌的失神经改变和前臂段桡神经运动传导速度减慢，而感觉传导速度正常。

（4）治疗　一旦诊断成立，即应行神经探查术，切开旋后肌腱弓减压、切除致压物，必要时作神经松解。术后桡神经深支功能恢复较好。

4. 梨状肌综合征　是坐骨神经在臀部受到卡压的一种综合征。

（1）病因　①臀部外伤出血、粘连、瘢痕形成；②注射药物使梨状肌变性、纤维挛缩；③髋臼后上部骨折移位、骨痂过大均可使坐骨神经在梨状肌处受压；④少数患者因坐骨神经出骨盆时行径变异，穿行于梨状肌内，当髋外旋时肌强力收缩可使坐骨神经受到过大压力，长此以往产生坐骨神经慢性损伤。

（2）临床表现　表现为坐骨神经痛，疼痛从臀部经大腿后方向小腿和足部放射。疼痛较剧烈、行走困难。检查有疼痛性跛行，轻度小腿肌萎缩，小腿以下皮肤感觉异常。有时臀部可扪及索状（纤维瘢痕）或块状物（骨痂）。"4"字试验时予以外力拮抗可加重或诱发坐骨神经痛，臀部压痛处 Tinel 征可阳性。有髋臼骨折病史者 X 线片上可显示移位的骨块或骨痂。

（3）治疗　早期可经保守治疗而得到缓解，如病因不能解决，已形成较重瘢痕粘连或有骨痂压迫、神经行径变异则需手术治疗。手术效果与病程长短关系很大。

同步练习

一、单项选择题

1. 在臂丛神经损伤的临床表现中，以下错误的是（　　）
   A. 臂丛上干损伤多见
   B. 臂丛神经根性撕脱伤可能出现 Horner 征
   C. 臂丛完全性损伤运动障碍表现为手、前臂、上臂肌肉全瘫
   D. 臂丛神经完全性损伤感觉障碍为手、前臂、上臂感觉完全丧失
   E. 臂丛下部损伤，多因上肢过度上抬外展造成

2. 腓总神经在腓骨小头处位置表浅，易于损伤，下列叙述错误的是（　　）
   A. "4"字实验可诊断腓总神经损伤
   B. 同桡神经一样，腓总神经也分成两支，腓浅神经（感觉支）与腓深神经（运动支）
   C. 损伤后表现为足下垂内翻，走路呈跨跃步态
   D. 感觉障碍位于小腿外侧与足背
   E. 对于腓总神经的压迫伤应尽早手术探查

3. 下列哪项不是梨状肌综合征原因是（　　）
   A. 臀部外伤出血、粘连、瘢痕形成
   B. 注射药物使梨状肌变性、纤维挛缩
   C. 髋臼后上部骨折移位、骨痂过大均可使坐骨神经在梨状肌处受压
   D. 少数患者因坐骨神经出骨盆时行径变异，穿行于梨状肌内，当髋外旋时肌强力收缩可使坐骨神经受到过大压力，长此以往产生坐骨神经慢性损伤
   E. 重症肌无力

4. 神经与支配肌肉的关系中，下列错误的是（　　）
   A. 桡神经深支—桡侧腕短伸肌　　　　B. 桡神经深支—尺侧腕伸肌

C. 正中神经—拇对掌肌　　　　　D. 正中神经—指深屈肌

E. 尺神经—拇内收肌

5. 肱骨中下 1/3 骨折容易并发（　　）

A. 动静脉损伤　　　B. 桡神经损伤　　　C. 缺血性肌肉痉挛

D. 缺血性骨坏死　　E. 损伤性骨化

二、简答题

神经损伤的修复方法有哪几种？

一、单项选择题

1. D　2. B　3. C　4. D　5. B

二、简答题

答：神经损伤的修复方法有哪几种：①神经松解术；②神经缝合术；③神经移植术；④神经移位术；⑤神经植入术。

（姬广林）

第六十五章 运动系统慢性损伤

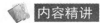 学习目标

1. **重点** 运动系统慢性劳损的病因、分类和治疗。
2. **熟悉** 运动系统慢性损伤临床特点、治疗原则。
3. **了解** 骨、软骨、关节周围组织的慢性损伤临床表现、治疗。

内容精讲

第一节 概 论

运动系统慢性损伤是临床上常见病、多发病，是由于骨、关节、肌肉、肌腱、韧带、筋膜、滑囊及其毗邻的血管、神经因慢性损害而表现出相应的临床症状和体征。

1. 病因 常见病因有：①全身疾病造成的局部组织病理性紧张、痉挛；②由于环境温度变化引起局部血管痉挛，循环供给下降，局部代谢产物积聚；③长期、反复、持续地重复同一个姿势，工作、学习和职业动作，超越了人体局部的代偿能力，造成组织损伤并得不到及时修复；④操作中技术不熟练、注意力不集中、姿势不正确，使局部产生异常应力；⑤身体生理结构或姿态性异常，应力分布不均；⑥急性损伤后未得到正确的康复转为慢性损伤。

2. 分类

（1）软组织慢性损伤 包括肌、肌腱、腱鞘、韧带和滑囊的慢性损伤。

（2）骨的慢性损伤 主要指在骨结构较纤细及易产生应力集中部位的疲劳性骨折。

（3）软骨的慢性损伤 包括关节软骨和骨骺软骨的慢性损伤。

（4）周围神经卡压伤 神经组织结构因频繁的重复活动造成神经损伤，或由于神经组织周围的结构增生、狭窄，造成局部的神经损伤。

★3. 临床特点 慢性损伤可累及机体的多处组织和器官，临床表现常有以下共性：①局部长期慢性疼痛，但无明确外伤史；②特定部位有一压痛点或肿块，常伴有某种特殊的体征；③局部炎症无明显急性炎症表现；④近期有与疼痛部位相关的过度活动史；⑤部分患者有可导致运动系统慢性损伤的姿势、工作习惯或职业史。

4. 治疗原则 去除病因，预防为主。

（1）减少损伤性因素 本病是由长期不良的体位性、姿势性及职业性的局部损害所致，限制致伤动作、纠正不良姿势、增强肌力、维持关节的非负重活动和适时改变姿势使应力分散，减少损伤性因素而增加保护性因素是治疗的关键，否则容易复发。

（2）物理治疗 理疗、按摩等物理治疗可改善局部血液循环、减少粘连，软化瘢痕，有助于改善症状。局部可使用膏药，涂抹外用非甾体抗炎药或中药制剂后反复轻柔按摩增加其皮肤渗透性，减少局部炎症反应。

（3）合理应用非甾体抗炎药 非甾体抗炎药种类较多，是治疗运动系统慢性损伤的常用药物，对于减轻或消除局部炎症有明显疗效，可短期间断使用，长期使用会有不同程度的不良反应，其中以胃肠道黏膜损害最多见，其次为肝肾损害。使用时应注意以下几点：①短期用药；

②病灶局限且较表浅者使用非甾体抗炎药的外用剂型；③为减少对胃肠道损害可用选择性环氧化酶 2（COX-2）抑制剂、前体药物及各种缓释剂、肠溶片、栓剂等，也可以在应用非甾体抗炎药的同时加用胃黏膜保护剂；④对肾功能不全者可选用短半衰期、对肾血流量影响较小的药物；⑤为减少对肝功能的影响，可选用结构简单、不含氮的药物，避免使用吲哚美辛和阿司匹林；⑥非甾体抗炎药应单用，合用的抗炎镇痛效果不但不会增加反而会使药物副作用倍增。

（4）合理、正确使用肾上腺糖皮质激素　局部注射有助于抑制损伤性炎症，减轻粘连，是临床上常用的行之有效的方法。但该方法有明确的适应证，多在表浅部位进行，并且不能反复多次使用，否则局部过量甾体类激素会引起肌腱、韧带等组织的退行性变加重。血糖控制不佳的糖尿病患者、免疫力低下的患者局部注射糖皮质激素容易发生感染。使用局部注射时必须注意：①诊断明确为慢性损伤性炎症，而非细菌性炎症或肿瘤；②严格无菌操作；③注射部位准确无误，不得误入血管或神经组织；④按规定剂量及方法进行；⑤注射后短期内局部出现肿胀甚或红热者，应警惕感染，除需严密观察、热敷等处理外，应立即停止局部封闭。

（5）适时采用手术治疗　对某些非手术治疗无效的慢性损伤，如狭窄性腱鞘炎、神经卡压综合征及腱鞘囊肿等可行手术治疗。

第二节　慢性软组织损伤

1. 腰腿痛　是指腰、腰骶、骶髂、臀部等处的疼痛，可伴有一侧或两侧下肢痛、马尾神经受压症状。

（1）病因　腰腿痛的病因很多，创伤、退变、炎症、肿瘤和先天性疾病等均可出现。

（2）腰腿痛疼痛性质及压痛点

① 疼痛性质：为局部隐痛，常伴有牵涉痛或沿受损神经向末梢放射的放射痛，有较典型的感觉、运动、反射损害的定位体征。

② 压痛点：压痛点有特定的部位，深部结构病变在该结构的体表处有深压痛或叩痛。

（3）治疗

① 卧床休息，减少弯腰活动。

② 腰背肌锻炼。

③ 牵引、理疗、推拿和按摩，禁止暴力按摩。

④ 适当使用非甾体抗炎药。

⑤ 腰椎间盘突出症、腰椎管狭窄症等，经严格非手术治疗无效，可考虑手术治疗。

2. 颈肩痛

（1）病因

① 急性创伤：曾经发生的急性颈项部软组织创伤，后转化为慢性创伤性炎症。

② 慢性劳损：如本病好发于长期低头伏案工作者。

③ 颈椎结构性异常：如存在颈椎曲度异常或不稳时，机体为维持局部或全身的平衡状态而使肌肉长期处于紧张状态。

④ 环境因素：寒冷和潮湿因素影响肌肉筋膜的营养和代谢。

⑤ 心理因素：如抑郁、强迫症、慢性焦虑状态亦对本病的发生有一定的影响。

⑥ 其他：某些病毒感染或风湿病和本病的发生亦有一定关联。

（2）临床表现　主要表现为颈项肩背部的慢性疼痛，晨起或天气变化及受凉后症状加重，活动后则疼痛减轻，常反复发作。急性发作时，局部肌肉痉挛、颈项僵直、活动受限。遭遇天气变化、寒冷潮湿、或身体过度劳累及精神紧张时症状加重。易被漏诊或过度检查治疗。

★（3）诊断　结合病史、症状及体征多可做出诊断，患者多有风寒潮湿环境下的生活工作史或慢性劳损史，一般均有前述之典型症状体征，X线检查可显示一定程度的退变性改变，亦可无阳性发现，本病无需做CT或MRI等复杂检查。部分患者红细胞沉降率加快，抗溶血性链球菌O阳性则提示其发病原因与风湿性活动有关。

★（4）治疗　本病以非手术治疗为主，针对病因采取相应措施，防治结合。非手术疗法可采用局部理疗、按摩、口服非甾体抗炎药治疗，局部明显疼痛者可采用肾上腺糖皮质激素封闭治疗，但任何治疗均应注意去除致病原因，如注意保暖，改善工作姿势等，否则本病虽经治疗可缓解，亦可反复发作。对有明确压痛点、末梢神经卡压者，可行局部点状或片状软组织松解术，将粘连、纤维化至筋膜及血管神经末梢束切开减压。

3. 棘上、棘间韧带损伤　这两种韧带主要作用为防止脊柱的过度前屈，往往同时发生损伤。由于腰5～骶1处无棘上韧带，且处于活动的腰椎和固定的骶椎之间，受力最大，故此处棘间韧带损伤机会也最大。

（1）病因

① 长期弯腰工作者，不注意定时改变姿势。

② 脊柱因伤病不稳定，棘上、棘间韧带经常处于紧张状态，产生小的撕裂损伤、出血及渗出。

③ 因暴力所致棘上、棘间韧带破裂，如伤后固定、制动不良而形成较多瘢痕，也是慢性腰痛的原因。

（2）临床表现

① 腰痛长期不愈，以弯腰时明显，但在过伸时因挤压病变的棘间韧带，也可引起疼痛。

② 检查时在损伤韧带处棘突或棘间有压痛，但无红肿。

③ 棘间韧带损伤可通过超声或MRI证实。

（3）治疗

① 出现症状后应尽可能避免弯腰动作，为修复创造有利环境。

② 局部注射糖皮质激素可明显缓解症状。如同时用腰围进行制动则可缩短疗程。

③ 理疗有一定疗效。推拿、按摩对本病帮助不大，仅能缓解继发性骶棘肌痉挛。

④ 病程长、非手术治疗无效者，有报道称可行筋膜条带修补术。

第三节　骨的慢性损伤

1. 月骨缺血性坏死　又称Kienbock病，好发于20～30岁之青年人，腕部活动频繁者，尤其是某些手工业工人，长期对月骨产生振荡、撞击，使关节囊、韧带小血管损伤、闭塞，导致月骨缺血，月骨髓内压力增高，使循环受阻，产生缺血性坏死。

（1）临床表现

① 症状：起病慢，腕关节胀痛、乏力，活动时加重，休息后缓解。

② 查体：腕背轻度肿胀，月骨区有明显压痛，叩击第3掌骨头时，月骨区疼痛。腕关节活动受限，以背伸明显。

③ X线片：早期无异常，数月后可见月骨密度增加，表面不光滑，形态不规则。骨中心有囊状吸收。周围腕骨有骨质疏松。

（2）治疗

① 早期可将腕关节固定在背伸20°～30°位。固定期间定期行X线或核素骨显像检查，直到月骨形态和血供恢复为止，通常需1年左右。

② 月骨已完全坏死、变形者，可行月骨切除。缺损处可用骨填充或人工假体植入。若桡腕

关节骨关节炎已严重，应考虑桡腕关节融合术。

2. 疲劳骨折　骨的某些相对纤细部位或骨结构形态变化大的部位易产生应力集中，当受到较长时间的反复、集中的轻微损伤后，首先发生骨小梁骨折，并随即进行修复。但在修复过程中继续受到外力作用，阻碍修复进程，骨吸收增加。这一过程不断反复，终因骨吸收大于骨修复而导致完全骨折。

（1）临床表现

① 症状：损伤部位出现逐渐加重的疼痛为其主要症状。

② 查体：有局部压痛及轻度骨性隆起，但无反常活动。

③ MRI：其敏感性与骨扫描相当但特异性较高。发病早期即可发现骨折区域水肿信号增强。

（2）治疗

① 一经确诊应早期石膏固定 6 ～ 8 周，延迟治疗可以发生缺血性坏死造成病废。

② 纠正错误动作、姿势，避免多走路，以免再伤。

第四节　软骨的慢性损伤

1. 髌骨软骨软化症　髌骨软骨面因慢性损伤后，软骨肿胀、侵蚀、龟裂、破碎、脱落，最后与之相对的股骨髁软骨也发生相同病理改变，从而形成髌股关节的骨关节炎。

（1）病因

① 先天性因素：髌骨发育障碍、位置异常及股骨髁大、小异常；或后天性膝关节内、外翻，胫骨外旋畸形等，均可使髌骨不稳定，在滑动过程中髌股关节面压应力集中于某点，成为慢性损伤的基础。

② 膝关节长期、用力、快速屈伸，增加髌股关节的磨损，如自行车、滑冰运动员的训练，是本病的常见原因。

③ 髌骨软骨的营养主要来自关节滑液，各种原因所致滑液成分异常，均可使髌骨软骨营养不良，易受到轻微外力而产生退行性变。

（2）临床表现

① 青年运动员较多见：初期为髌骨下疼痛或膝前痛，开始训练时明显，稍加活动后缓解，过久训练又加重，休息后渐消失。随病程延长，疼痛时间多于缓解时间，以致不能下蹲，上、下台阶困难或突然打软腿无力而摔倒。

② 髌骨边缘压痛：伸膝位挤压研磨或推动髌骨可有摩擦感，伴疼痛。单纯髌骨软骨损害时无关节积液，后期形成髌股关节骨关节炎时，可继发滑膜炎而出现关节积液，积液较多时浮髌试验阳性。病程长者多伴有股四头肌萎缩，尤其以股内侧肌最为明显。

③ X 线平片：早期无异常，晚期可见髌骨边缘骨赘形成，髌股关节面不平滑或间隙狭窄。X线平片尚可发现部分病因，如小髌骨、高位髌骨或股骨外髁低平等畸形。

④ 放射性核素骨显像：检查时，侧位显示髌骨局限性放射性浓聚，有早期诊断意义。

（3）治疗　以非手术治疗为主。

① 出现症状后，首先限制膝关节剧烈活动1～2周。同时进行股四头肌抗阻力锻炼，增加肌肉强度有利于维持良好的髌骨轨迹，增加膝关节稳定性。

② 肿胀、疼痛突然加剧时，应行冷敷，48h 后改用湿热敷和理疗。

③ 关节内注射玻璃酸钠（透明质酸钠）可增加关节液的黏稠性和润滑功能，保护关节软骨，促进关节软骨的愈合和再生，缓解疼痛和增加关节活动度。

④ 经严格非手术治疗无效或有先天性畸形者可手术治疗。

2. 股骨头骨软骨病　又名为 Legg-Calve-Perthes 病、扁平髋，是股骨头骨骺的缺血性坏死，是儿童骨软骨病中发病率较高且致残程度较重的一种骨软骨病。

（1）病因　本病的发病原因尚不清楚，多数学者认为慢性损伤引起关节囊内压力和股骨上端骨内压力增高，导致骨骺血运障碍是重要因素。

（2）病理　按发展分四个病理过程。

① 缺血期：延续数月到 1 年以上，软骨下骨细胞缺血坏死，骨化中心停止生长，但骺软骨仍可通过滑液吸收营养而继续发育，反可较正常软骨增厚。

② 血供重建期：持续 1～4 年，新生血管从周围组织长入坏死骨骺，逐渐形成新骨。如外力损伤持续存在，新生骨又将吸收，被纤维肉芽组织所替代，股骨头易受压变形。此期是治疗的关键。如处理恰当，能避免发生髋关节的畸形。

③ 愈合期：本病到一定时间后骨吸收可自行停止，不断骨化，纤维肉芽组织为新骨所代替，髋臼关节面软骨也可受到损害。

④ 畸形残存期：此期病变静止，畸形固定，最终将发展为髋关节的骨关节炎。

★（3）临床表现

① 好发于 3～10 岁儿童，男女之比约为 6：1，单侧发病多见。

② 髋部疼痛、跛行，逐渐加重，程度与活动度有明显关系。少数患者以患肢膝内上方牵涉痛为主诉。

③ Thomas 征阳性，患肢肌萎缩，内收肌痉挛。患髋内旋、外展、后伸受限较重。晚期患肢较健侧稍有短缩。

④ X 线片后期显示股骨头密度增高，骨骺碎裂、变扁，股骨颈增粗及髋关节部分性脱位等。

⑤ 放射性核素骨显像的早期诊断准确率高。

（4）治疗　早诊断、早治疗是预防病残的关键。晚期效果差，病残率高。原则为：使股骨头完全包容在髋臼内；避免髋臼外上缘对股骨头的局限性压应力；减轻对股骨头的压力；维持髋关节良好的活动范围。

① 非手术治疗：用支架将患髋固定在外展 40°，轻度内旋位。白天带支架用双拐下床活动，夜间去除支架用三角枕置于两腿之间，仍维持外展、内旋位。支架使用时间约 1～2 年，定期拍摄 X 线片了解病变情况，直到股骨头完全重建为止。

② 手术治疗：包括滑膜切除术、股骨转子下内旋、内翻截骨术、骨盆截骨术及血管植入术等。

3. 胫骨结节骨软骨病　又名 Osgood-Schlatter 病。胫骨结节处受股四头肌反复牵拉产生的慢性炎症。有剧烈运动史，常见于 12～14 岁男孩，多为单发。以胫骨结节处出现疼痛、肿块为特点，疼痛与活动关系明显。检查可见胫骨结节明显隆起，皮肤无红肿。局部质硬、压痛较重。作伸膝抗阻力动作时疼痛加剧。X 线片显示胫骨结节骨骺增大、致密或碎裂。本病无需特殊治疗，减少膝关节剧烈活动辅以理疗或膝关节短期制动症状可自行缓解，在 18 岁后胫骨结节与胫骨上端骨化后，症状即自行消失，但局部隆起不会改变。

第五节　其他

1. 滑囊炎　是当滑囊受到过度的反复摩擦和挤压时，滑囊壁发生轻度的炎症反应，滑液分泌增多，同时液体渗出使滑囊膨大。

（1）临床特点

① 无明显原因在关节或骨突出部逐渐出现一圆形或椭圆形肿物，缓慢长大伴压痛。

② 可做超声或 MRI 明确诊断。

（2）治疗

① 避免继续摩擦和压迫，关节予以适当制动并辅以物理治疗后多数可消退。

② 对于没有相对禁忌证的患者，主张开始治疗时使用非甾体抗炎药，非甾体抗炎药可与局部注射联用，当禁用局部注射时非甾体抗炎药也可单独使用。

③ 经穿刺抽出囊内积液，然后注入醋酸泼尼松龙，加压包扎，有时可治愈。

④ 对非手术治疗无效者可考虑做滑囊切除术，但有复发可能。

2. 狭窄性腱鞘炎　指腱鞘因机械性摩擦而引起的慢性无菌性炎症改变。手与腕部狭窄性腱鞘炎是最常见的腱鞘炎，好发于长期、快速、过度用力使用手指和腕关节的中老年妇女、轻工业工人和管弦乐器演奏家等。在手指常发生屈肌腱鞘炎，又称弹响指或扳机指；拇指为拇长屈肌腱鞘炎，又称弹响拇；在腕部为拇长展肌和拇短伸肌腱鞘炎，又称桡骨茎突狭窄性腱鞘炎。

（1）临床表现

① 弹响指和弹响拇：起病缓慢，患指发僵、疼痛，缓慢活动后即消失，有弹响，严重者患指屈曲，不敢活动。患者疼痛常在近侧指间关节。体检时可在远侧掌横纹处触及黄豆大小的痛性结节，屈伸患指该结节随屈肌腱上、下移动，或出现弹拨现象。小儿拇长屈肌腱鞘炎常为双侧性，表现为拇指屈伸时发生弹响，或指间关节交锁于屈曲位，掌指关节皮下可触及痛性结节。

② 桡骨茎突狭窄性腱鞘炎：腕关节桡侧疼痛，无力提物。检查时皮肤无炎症表现，在桡骨茎突表面有局限性压痛。握拳尺偏腕关节时，桡骨茎突处出现疼痛，称为 Finkelstein 试验阳性。

（2）治疗

① 局部制动和腱鞘内注射醋酸泼尼松龙或复方倍他米松有很好疗效。

② 非手术治疗无效时可考虑行狭窄的腱鞘切开减压术。

③ 小儿先天性狭窄性腱鞘炎应行手术治疗。

3. 腱鞘囊肿　是关节附近的一种囊性肿块，手、足小关节处的滑液囊疝和发生在肌腱的腱鞘囊肿统称为腱鞘囊肿。膝关节后方的囊性疝出叫腘窝囊肿，或 Baker 囊肿。女性和青少年多见。腕背、桡侧腕屈肌腱及足背发病率最高。检查可发现 $0.5\sim2.5cm$ 的圆形或椭圆形肿物，表面光滑，不与皮肤粘连，扪之如硬橡皮样实质性感觉。用粗针头穿刺可抽出透明胶冻状物。腱鞘囊肿临床治疗方法较多，但复发率高。可挤压破裂而自愈。在囊内注入醋酸泼尼松龙 $0.5mL$，缝扎粗丝线，并加压包扎，使囊腔粘连而消失。多次复发者可手术切除。

4. 肱骨外上髁炎　又称"网球肘"，是伸肌总腱起点处的慢性损伤性炎症。患者出现肘关节外侧痛，用力握拳、伸腕时疼痛加重以致不能持物。拧毛巾、扫地等细小的生活动作均感困难。检查时，仅在肱骨外上髁、桡骨头及二者之间有局限性、极锐的压痛，肘关节活动一般不受影响。伸肌腱牵拉试验（Mills 征）：伸肘，握拳，屈腕，然后前臂旋前，此时肘外侧出现疼痛为阳性。绝大多数患者非手术治疗对有效；限制用力握拳、伸腕；压痛点局部封闭治疗。

5. 粘连性肩关节囊炎　又称肩周炎、冻结肩、五十肩等，是因多种原因致肩盂肱关节囊炎性粘连、僵硬，肩关节周围疼痛、活动受限为临床特点。

（1）临床特点

① 本病有自限性，一般在 $6\sim24$ 个月可自愈。

② 多见中老年患病，女性多于男性，左侧多于右侧，局限性疼痛，肩各方向主动、被动活动均不同程度受限，以外旋外展和内旋后伸最重。

③ X 线平片见肩关节结构正常，可有不同程度骨质疏松；MRI 见关节囊增厚，肩部滑囊可有渗出，MRI 对鉴别诊断意义较大。

（2）治疗

① 早期给予理疗、针灸、适度的推拿按摩，可改善症状。

② 痛点局限时，可局部封闭。

③ 短期服用非甾体抗炎药。

④ 每日进行肩关节的主动活动，活动以不引起剧痛为限。

⑤ 对症状持续且重者，以上治疗无效时，在麻醉下采用手法或关节镜下松解粘连，然后再注入类固醇或透明质酸钠，可取得满意疗效。

⑥ 由肩外因素引起需对原发病进行治疗。

同步练习

一、单项选择题

1. 下列运动系统慢性损伤的病因中，哪一项是错误的 （   ）

   A. 有明显的外伤史　　　　B. 局部有畸形时，增加了局部应力　　　C. 工作姿势不正确
   D. 慢性病或退行性变，降低了对应力的适应能力　　　　E. 长期伏案工作

2. 腰肌劳损的临床表现中，哪一项是错误的 （   ）

   A. 无明显诱因的慢性疼痛

   B. 单侧面或双侧的骶棘肌痉挛征

   C. 对固定的压痛点进行叩击，疼痛反可减轻

   D. 坐骨神经行径区域压痛

   E. 疼痛经休息后可缓解，但卧床过久又感不适

3. 关于肩周炎，哪一项是错误的 （   ）

   A. 男性多于女性，多为中老年患者

   B. 病程长者 X 线片可见肩部骨质疏松

   C. 肩关节以外展、外旋、后伸受限最明显

   D. 肩部某一部分疼痛，与动作、姿势有明显关系

   E. 体检可有三角肌轻度萎缩，斜方肌痉挛

4. 肩周炎的自愈时间，一般是 （   ）

   A. 2 年　　　　B. 6～24 个月　　　　C. 6 个月　　　　D. 3 个月　　　　E. 8～9 个月

5. 狭窄性腱鞘炎的病因，下列哪一项是错误的 （   ）

   A. 手指长期快速活动　　　B. 手指长期用力活动　　　C. 先天性肌腱异常
   D. 类风湿关节炎　　　　　E. 好发于网球运动员

二、简答题

简述运动系统慢性损伤的分类。

参考答案

一、单项选择题

　　1. A　2. D　3. A　4. B　5. E

二、简答题

　　答：简述运动系统慢性损伤的分类：软组织慢性损伤、骨的慢性损伤、软骨的慢性损伤、周围神经卡压损伤。

（姬广林）

第六十六章　股骨头坏死

学习目标

1. **重点**　股骨头坏死的病因、临床表现及诊断。
2. **熟悉**　股骨头坏死的 X 线分期及其表现。
3. **了解**　股骨头坏死病理变化。

内容精讲

股骨头坏死也称为无菌性骨坏死，为股骨头结构改变，头塌陷，引起患者关节疼痛、功能障碍的疾病。

★1. 病因

（1）创伤性因素　常见于股骨颈骨折（头下型）、髋关节外伤性脱位及股骨头骨折。

（2）非创伤性因素　①使用肾上腺糖皮质激素；②过量饮酒；③减压病；④镰状细胞贫血；⑤特发性股骨头坏死；⑥其他，如系统性红斑狼疮等。

2. 病理　各种病因致股骨头血液循环阻断（供应股骨头、颈的血供共有四个来源，即旋股内、外侧动脉、闭孔动脉及股骨滋养动脉，除小部分通过股骨头的圆韧带外，大部分从关节囊进入，其中旋股内侧动脉最为重要），使股骨头缺血，如未能及时修复，则逐步发展为典型的缺血性坏死，表现为软骨表面有压痕，关节软骨下沉，触之有乒乓球样浮动感，软骨龟裂、剥脱，软骨下骨质外露。严重者可出现股骨头变形，头颈交界处明显骨质增生。

★3. 临床表现　本病与外伤、酗酒、应用激素等密切相关。

（1）中年男性多见，双侧受累者占 50%～80%。

（2）早期可以没有症状，多为髋关节内侧疼痛，少数患者表现为膝关节疼痛。严重者可有跛行，甚至扶拐行走。

（3）体征　髋关节内侧深部压痛，"4"字试验（Patrick's sign）阳性，髋关节内旋及外展活动受限。

★4. 诊断

（1）X 线平片　为主要的诊断手段，分为四期。

Ⅰ期（软骨下溶解期）：股骨头外形完整，关节间隙正常，股骨头负重区"新月征"，这一征象在诊断股骨头坏死中有重要价值。

Ⅱ期（股骨头修复期）：股骨头外形完整，关节间隙正常，负重区可见点状及斑片状密度减低区及囊性改变，常见一密度增高的硬化带包绕。

Ⅲ期（股骨头塌陷期）：股骨头失去了圆而光滑的外形，软骨下骨的骨密度增高。关节间隙仍保持正常宽度。Shenton 线基本保持连续。

Ⅳ期（股骨头脱位期）：股骨头变扁平，股骨头向外上方移位，Shenton 线不连续。关节间隙可以变窄，髋臼外上缘常有骨赘形成，呈现继发性髋关节骨关节炎表现。

（2）MRI　是一种有效的非创伤性的早期诊断方法。

★5. 治疗

（1）非手术疗法　适用于非负重面坏死且病灶范围小，包括密切观察、避免负重及药物治疗等。

（2）手术疗法

① 髓芯减压术：降低骨内压，减轻疼痛，改善静脉回流。

② 带血管蒂骨移植：适用于股骨头无塌陷或轻度塌陷者。

③ 截骨术：经转子间旋转截骨术。

④ 关节置换术：对于髋臼和股骨头均受累、出现骨关节炎的表现、明显影响患者生活质量者可考虑行全髋关节置换术。

同步练习

一、单项选择题

1. 股骨颈骨折引起股骨头坏死的主要原因是（   ）

  A. 骨质疏松   B. 骨折畸形愈合   C. 患者年龄大

  D. 股骨头血供受损   E. 长期卧床

2. 成人股骨头坏死最常见的病因为（   ）

  A. 长期大量使用或滥用肾上腺皮质激素   B. 酒精中毒

  C. 肿瘤放射治疗   D. 股骨颈骨折   E. 创伤性髋关节后脱位

3. 导致股骨头缺血性坏死的主要因素是（   ）

  A. 股圆韧带内小四动脉的损伤   B. 股骨干的滋养动脉升支的损伤

  C. 旋股外侧动脉的损伤   D. 旋股内侧动脉的损伤

  E. 以上都不对

4. 以下哪项不是治疗股骨头缺血性坏死的手术方法（   ）

  A. 髓芯减压术   B. 带血管蒂骨移植   C. 截骨术

  D. 关节置换术   E. 关节融合术

5. 下列哪种股骨颈骨折最易发生股骨头坏死（   ）

  A. 股骨头下骨折   B. 经颈股骨颈骨折   C. 经基底部股骨颈骨折

  D. 不完全移位的股骨颈骨折   E. 稳定型股骨颈骨折

二、简答题

导致股骨头坏死的非创伤性因素有哪些？

参考答案

一、单项选择题

  1. D   2. D   3. C   4. E   5. A

二、简答题

  答：导致股骨头坏死的非创伤性因素有：①使用肾上腺糖皮质激素；②过量饮酒；③减压病；④镰状细胞贫血；⑤特发性股骨头坏死；⑥其他，如系统性红斑狼疮等。

（姬广林）

第六十七章　颈腰椎退行性疾病

📘 **内容精讲**

椎间盘突出症是在椎间盘退变的基础上，因外力或无明确诱因导致的椎间盘突出而致脊髓和神经根受压的一组病症。腰椎最常见，其次颈椎，胸椎症在临床少见。

第一节　颈椎间盘突出症

颈椎间盘突出症（cervical disc herniation）是在颈椎间盘退变的基础上，因轻微外力或无明确诱因导致的椎间盘突出而致脊髓和神经根受压的一组病症。

★1. 临床表现

（1）多发生于 40～50 岁，以 C_5～C_6、C_4～C_5 多见。

（2）颈神经根压迫时，患者颈肩痛或上肢放射痛，病程较久者以麻木感为主。压迫严重时表现为突然短期内不能抬举上肢，或手部无力。检查时颈部处于强迫体位或者颈部僵硬，活动受限，神经支配区感觉障碍，患肢肌力下降，腱反射减弱或消失，Hoffmann 征阴性或阳性。

（3）椎间盘组织压迫脊髓时，患者表现为四肢不同程度的感觉、运动障碍或括约肌功能障碍，也可表现为截瘫、四肢瘫痪或 Brown-Sequard 综合征等。

★2. 影像学检查

（1）X 线检查　应摄取颈椎正侧位片、双斜位片，以观察颈椎序列、各椎间隙高度变化，椎间孔形态的改变以及骨赘形成情况等退行性改变。

（2）MRI 检查　是颈椎间盘突出症的重要诊断依据。

★3. 治疗

（1）非手术治疗　包括适当休息、卧床、颈部牵引或理疗，应用脱水药、镇痛药和神经营养药等。

（2）手术治疗　椎间盘切除、解除神经根及脊髓的压迫。

第二节　胸椎间盘突出症

1. 临床表现　椎间盘压迫胸段脊髓可表现为胸痛、感觉障碍、无力，最后出现大小便功能障碍。特点是进行性加重。

2. 影像学检查　MRI 检查是目前诊断胸椎间盘突出症最好的方法。

3. 治疗

（1）非手术治疗　主要适用于轻型病例，尤其是年迈体弱、髓核已经钙化或骨化无再移位发展可能者，主要措施包括休息、胸部制动以及非甾体抗炎药、理疗等对症处理。

（2）手术治疗　适应证包括：进行性的脊髓病变；下肢无力或麻痹；根性疼痛经非手术治疗无效。

第三节　腰椎间盘突出症

腰椎间盘突出症是指腰椎间盘发生退行性改变，向外突出，刺激或压迫窦椎神经和神经根引起的以腰腿痛为主要症状的一种病变。

1. 病因

（1）椎间盘退变　是根本原因。

（2）损伤积累　损伤是椎间盘退变的主要原因。

（3）妊娠。

（4）遗传因素。

（5）发育异常。

2. 分型

（1）膨出型　椎间盘向四周均匀膨出。

（2）突出型　椎间盘向后或后外侧突出，纤维环完全破裂，但后纵韧带完整。

（3）脱出型　椎间盘向后或后外侧突出，纤维环破裂。

（4）游离型　纤维环破裂，髓核掉落椎管。

（5）Schmorl 结节及经骨突出型　髓核突入软骨板。

★**3. 临床表现**　常见于 20～50 岁的患者，男女发病比例约为（4～6）∶1。患者多有弯腰劳动或长期坐位工作史，首次发病常在半弯腰持重或突然扭腰动作过程中发生。

（1）症状

① 腰痛：椎间盘突出刺激外层纤维环及后纵韧带中的窦椎神经纤维引起腰痛。

② 坐骨神经痛：95％左右的椎间盘突出发生在 L_4～L_5 及 L_5、S_1 间隙，故多伴有坐骨神经痛，疼痛为放射性，由臀部→大腿后外侧→小腿外侧→足跟部或足背。坐骨神经痛可因打喷嚏或咳嗽时腹压增加而疼痛加剧。

③ 马尾综合征。

（2）体征

① 腰椎侧凸。

② 腰部活动受限：其中以前屈受限最明显。

③ 压痛及骶棘肌痉挛：患者在病变间隙的棘突间有压痛，按压椎旁 1cm 处有沿坐骨神经的放射痛。

④ 直腿抬高试验及加强试验：阳性。

⑤ 神经系统表现：感觉异常；肌力下降；反射异常。

★（3）影像学及其他检查

① X 线平片：为常规检查，摄腰椎正、侧位片，在正位片上可见腰椎侧弯，在侧位片上可见生理前凸减少或消失，椎间隙狭窄。

② CT：能更好地显示脊柱骨性结构的细节。

③ MRI：可观察各椎间盘退变情况，了解髓核突出程度和位置，鉴别是否存在椎管内其他占位性病变。

④ 其他：肌电图等电生理检查有助于腰椎间盘突出症的诊断。

4. 诊断　根据病史、症状、体征以及结合 X 线、CT、MRI 等方法，能准确诊断。

★5. 治疗

（1）非手术治疗

① 适应证：初次发病，病程较短的患者；休息以后症状可以自行缓解者；由于全身疾病或有局部皮肤疾病，不能施行手术者；不同意手术者。

② 治疗方法：卧床休息，一般严格卧床 3 周，带腰围逐步下地活动；非甾体抗炎药；骨盆牵引；理疗。

（2）手术治疗

① 适应证：腰腿痛症状严重，反复发作，经半年以上非手术治疗无效，且病情逐渐加重，影响工作和生活者；中央型突出有马尾神经综合征，括约肌功能障碍者，应急诊进行手术；有明显的神经受累表现者。

② 手术方法：传统开放手术如全椎板切除髓核摘除术、半椎板切除髓核摘除术；显微外科腰椎间盘摘除术；微创椎间盘摘除手术；经皮内镜下腰椎间盘切除术；人工椎间盘置换术。

同步练习

一、单项选择题

1. 颈椎病患者，MRI 检查见 $C_{5\sim6}$ 间盘突入椎管压迫颈脊髓，保守治疗无效，瘫痪逐渐加重，应选择哪种治疗方案（　　）

　　A. 前路人工椎间盘置换术　　　B. 后路椎管扩大形成术　　　C. 后路椎板切除术

　　D. 前外侧椎管减压术　　　　　E. 前路髓核摘除植骨术

2. 腰椎间盘突出症最常见的部位是（　　）

　　A. $T_{12}\sim L_1$　　　B. $L_1\sim L_2$　　　C. $L_2\sim L_3$　　　D. $L_3\sim L_4$　　　E. $L_4\sim L_5$

3. 腰椎间盘突出症的主要症状是（　　）

　　A. 腰背痛　　　　　　　　B. 腰骶部疼痛　　　　　　C. 双下肢感觉异常

　　D. 腰痛伴臀部疼痛　　　　E. 腰痛伴腿痛

4. 腰椎间盘突出症的非手术适应证有哪些（　　）

　　A. 初次发病，病程较短的患者

　　B. 休息以后症状可以自行缓解者

　　C. 由于全身疾病或有局部皮肤疾病，不能施行手术者

　　D. 不同意手术者

　　E. 以上都是

5. 腰椎间盘突出症是指（　　）

　　A. CT 发现腰椎间盘突出

　　B. MRI 发现腰椎间盘突出

　　C. X 线平片显示有椎间盘退行性改变

　　D. 坐骨神经痛

　　E. 患者有与影像学所见相一致的症状和体征

二、简答题

简述腰椎间盘突出症手术治疗适应证。

参考答案

一、单项选择题

1.A 2.E 3.E 4.E 5.E

二、简答题

答：腰椎间盘突出症手术治疗适应证：①腰腿痛症状严重，反复发作，经半年以上非手术治疗无效，且病情逐渐加重，影响工作和生活者；②中央型突出有马尾神经综合征，括约肌功能障碍者，应按急诊进行；③有明显的神经受累表现者。

（姬广林）

第六十八章　骨与关节化脓性感染

📖 学习目标

1. **重点**　急性血源性骨髓炎、化脓性关节炎的临床表现及治疗。
2. **熟悉**　慢性血源性骨髓炎的临床表现、诊断及治疗。
3. **了解**　特殊类型骨髓炎的治疗。

📑 内容精讲

第一节　化脓性骨髓炎

★化脓性骨髓炎是由化脓性细菌感染引起的病变，包括骨膜、骨皮质、骨松质及骨髓组织的炎症。感染途径有三种：①血源性感染；②创伤后感染；③邻近感染灶。

（一）急性血源性骨髓炎

经血源播散，金黄色葡萄球菌是最常见的致病菌，儿童长骨干骺端为好发部位，外伤可能是本病诱因。

1. 病理　病理变化为骨质破坏与死骨形成，后期有新生骨，形成骨性包壳。

① 菌栓→干骺端→炎症反应→脓肿→骨膜下脓肿→死骨、窦道、骨性包壳→慢性骨髓炎。

② 菌栓→干骺端→关节→化脓性关节炎。

③ 小儿骨骺板对感染抵抗力较强，具有屏障作用。对于儿童，因股骨头骺板位于髋关节囊内，易引发髋关节感染。

★2. 临床表现

① 儿童多见，好发于膝关节周围，起病急，有寒战，高热至39℃以上。

② 患区剧痛，拒作主动与被动运动，称"假性瘫痪"，局部皮温增高，有压痛。

③ 早期肿胀不明显，数天后局部水肿，脓肿穿破后形成软组织深部脓肿，疼痛反而减轻，但红、肿、热、压痛更为明显。

自然病程3～4周。脓肿穿破后疼痛缓解，体温逐渐下降，形成窦道，病变转入慢性阶段。

★3. 临床检查

① 白细胞计数增高，一般都在$10\times10^9/L$以上，中性粒细胞可占90％以上。

② 红细胞沉降率加快。

③ 血中C反应蛋白（CRP）水平在骨髓炎的诊断中比红细胞沉降率更有价值、更敏感。

④ 血培养。

⑤ 局部分层穿刺骨膜下抽出脓液。

⑥ X线检查：起病14天内的X线检查无异常发现，试用抗生素的病例，X线表现时间可延迟至1个月左右。

⑦ CT检查：可以提前发现骨膜下脓肿。

⑧ 核素骨显像：病灶部位的血管扩张和增多，该项检查只具有早期间接帮助诊断的价值。

⑨ MRI 检查：具有早期诊断价值。

★**4. 诊断**　包括疾病诊断与病因诊断。X 线检查不能作为早期诊断依据。

急性血源性骨髓炎早期诊断标准：①全身中毒症状，高热寒战，局部持续性剧痛，长骨干骺端疼痛剧烈而不愿活动肢体，局部深压痛；②白细胞总数增高，中性粒细胞增高，血培养阳性；③分层穿刺见脓液和炎性分泌物；④MRI 检查。

★**5. 治疗**　早期诊断与正确治疗是关键。

（1）抗生素治疗　早期试用广谱抗生素，后期根据血培养药敏结果选择抗生素。抗生素治疗后转归如下。

① 在 X 线平片改变出现前全身及局部症状均消失，这是最好的结果。

② X 线平片改变后全身及局部症状消失，说明骨脓肿已被控制，有被吸收掉的可能，但抗生素仍宜连续应用 3～6 周。

③ 全身症状消退，但局部症状加剧，说明抗生素不能消灭骨脓肿，需要手术引流。

④ 全身症状和局部症状均不消退。

（2）手术治疗　手术的目的：①引流脓液，减少脓毒症症状；②阻止急性骨髓炎转变为慢性骨髓炎。手术治疗宜早，最好在抗生素治疗后 48～72h 仍不能控制局部症状时进行手术。

（3）全身辅助治疗　高热时降温，补液，补充热量。隔 1～2 天输给少量新鲜血，以增加患者的抵抗力，也可用些清热解毒的中药。

（4）局部辅助治疗　肢体皮肤牵引或石膏托固定，其作用：①止痛；②防止关节挛缩畸；③防止病理性骨折。

（二）慢性血源性骨髓炎

慢性血源性骨髓炎是因急性化脓性骨髓炎未能彻底控制，反复发作演变造成的结局，数年或数十年不能痊愈。以死骨形成和新生骨形成为主。

★**1. 临床表现**

① 局部肿胀，粗糙，肢体增粗及变形。

② 有窦道，偶有小块死骨排出。有时伤口暂时愈合，但由于存在感染病灶，炎症扩散，可引起急性发作，表现为疼痛，表面皮肤红、肿、热及压痛。

③ 可引起急性发作，肌肉萎缩。

④ 如发生病理骨折，可有肢体短缩或成角畸形，多有关节挛缩或僵硬。

2. 影像学检查

★（1）X 线表现　虫蛀状骨破坏与骨质稀疏，浓白致密，边缘不规则，完全孤立的死骨及大量较致密的新骨形成，骨膜反应为层状。

（2）CT 表现　显示出脓腔与小型死骨。

★**3. 治疗**　手术治疗为主，原则是清除死骨、炎性肉芽组织和消灭无效腔。

① 手术指征：有死骨、死腔及窦道流脓者均应手术治疗。

② 手术禁忌证：慢性骨髓炎急性发作时不宜作病灶清除术；大块死骨形成而包壳尚未充分生成者。

③ 手术原则：手术应解决三个问题：a. 清除病灶；b. 消灭死腔；c. 伤口的闭合。术前取窦道溢液作细菌培养和药物敏感试验，术前 2 日开始应用抗生素。不重要部位的慢性骨髓炎或不可能彻底清除病灶者，可施行截肢术。

（三）局限性骨脓肿

局限性骨脓肿又称布劳德脓肿。发生于长骨的干骺端，无急性血源性骨髓炎的病史，病程持续数年之久，局部出现红、肿、热、痛，反复发作，使用抗生素后炎症表现迅速消退。X 线平片表现为骨的囊性病变，周围有硬化骨包绕。治疗：发作时可以使用抗生素，反复急性发作的需手术治疗。

（四）硬化性骨髓炎

硬化性骨髓炎又名 Garré 骨髓炎，最常发生在股骨和胫骨，以间歇疼痛为主。X 线平片上可以看到多量骨密质增生，骨髓腔狭窄或消失与小透亮区。治疗方法：①凿开增厚的骨密质，清除小脓腔；②找不到脓腔的可在骨密质上开窗，疼痛亦可解除。

（五）创伤后骨髓炎

多见于开放性骨折术后感染及骨关节手术后出现感染，严重时出现高热、寒战等毒血症症状。治疗原则：①急性期创口引流；②全身性使用抗生素；③多次清创；④管型石膏固定，开窗换药；⑤慢性期，在骨密质上钻洞，使洞内生长肉芽组织，覆盖骨面；⑥有骨缺损者伤口愈合后6 个月可手术植自体骨；⑦创伤后骨髓炎往往伴有皮肤缺损，必要时还须植皮；⑧开放性骨折有大段骨缺损者，可行骨延长术。

（六）化脓性脊椎炎

分椎体化脓性骨髓炎和椎间隙感染，多见于成人，以腰椎最为常见确。起病急骤，有寒战与高热、腰背痛，有明显的神经根刺激症状，患者因剧烈疼痛而不敢翻身，轻微的震动都可以触发抽搐状疼痛而大叫。体征：腰部肌痉挛与压痛，活动障碍，患者因疼痛剧烈而拒绝作任何检查。早期 X 线检查往往无异常发现，1 个月后才出现椎体内虫蚀状破坏，可见椎旁脓肿。后期表现为出现骨桥，极为硬化。MRI 检查可以发现椎体内破坏灶有硬化骨形成。治疗：以非手术疗法为主，选用足量抗生素与全身支持疗法。

第二节　化脓性关节炎

为关节内化脓性感染。多见于儿童，好发于髋、膝关节。常见的致病菌为金黄色葡萄球菌。

1. 病理　按病变过程分成三个阶段：①浆液性渗出期；②浆液纤维素性渗出期；③脓性渗出期。

★2. 临床表现

（1）起病急骤，寒战、高热，体温可达 39℃ 以上，甚至出现谵妄与昏迷。

（2）关节疼痛与功能障碍，常处于半屈曲位，以减少疼痛。

（3）患者因剧痛拒绝作检查，膝部浮髌试验阳性。

（4）实验室检查　血分析、红细胞沉降率、关节穿刺液检查。

3. X 线表现　早期可见关节周围软组织肿胀的阴影。

★4. 治疗

（1）早期足量全身性使用抗生素。

（2）关节腔内注射抗生素。

（3）经关节镜治疗。

（4）关节腔持续性灌洗。

（5）关节切开引流。

（6）防止关节内粘连。

（7）后期病例可行矫形手术。

同步练习

一、单项选择题

1. 急性血源性骨髓炎自然病程可以维持（　　）
   A. 2 周　　　　B. 6 周　　　　C. 8 周　　　　D. 3～4 周　　　　E. 2～3 周
2. 急性血源性骨髓炎最常见的发病群体为（　　）
   A. 儿童　　　B. 青少年　　C. 中老年　　D. 老年　　　E. 中青年
3. 急性血源性骨髓炎在出现 X 线改变后全身及局部症状消失，抗生素应继续应用至少多长时间
   （　　）
   A. 4 周　　　　B. 3 周　　　　C. 2 周　　　　D. 1 周　　　　E. 5 周
4. 以下哪一种情况可诊断为慢性骨髓炎（　　）
   A. 急性骨髓炎消退后 1 周　　　　　　　B. 急性骨髓炎消退后 2 周
   C. 急性骨髓炎消退后 3 周　　　　　　　D. 急性骨髓炎消退后 4 周
   E. 急性骨髓炎消退后，有死骨、窦道或死腔形成
5. 急性血源性骨髓炎的病理特点为（　　）
   A. 死骨形成为主　　　　　　B. 骨质增生为主　　　　　　C. 大量脓液形成
   D. 骨质增生与骨质破坏同时存在　　　　E. 骨质破坏与坏死为主

二、简答题

1. 简述化脓性骨髓炎的感染途径。
2. 简述急性血源性骨髓炎的早期诊断标准。

参考答案

一、单项选择题

1.D　2.A　3.B　4.E　5.E

二、简答题

1. 答：化脓性骨髓炎的感染途径：①血源性感染；②创伤后感染；③邻近感染灶。

2. 答：急性血源性骨髓炎的早期诊断标准：①全身中毒症状，高热寒战，局部持续性剧痛，长骨干骺端疼痛剧烈而不愿活动肢体，局部深压痛；②白细胞总数增高，中性粒细胞增高，血培养阳性；③分层穿刺见脓液和炎性分泌物；④MRI 检查。

（姬广林）

第六十九章　骨与关节结核

学习目标

1. **重点**　骨与关节结核临床表现、诊断及治疗。
2. **熟悉**　脊柱结核、髋关节、膝关节结核各自临床表现。
3. **了解**　骨与关节结核实验室检查。

内容精讲

第一节　概　论

骨与关节结核是结核杆菌侵入骨或关节而引起的一种继发性感染性疾病，大多继发于肺结核，脊柱结核最多见，好发部位都是一些负重大、活动多、易于发生损伤的部位。

根据病理变化分单纯性滑膜结核、单纯性骨结核及全关节结核。全关节结核易产生瘘管或窦道，并引起继发感染。晚期遗留各种关节功能障碍。

★1. 临床表现

（1）有肺结核病史或家庭结核病史。

（2）起病多较缓慢，可无明显全身症状或只有轻微结核中毒症状，少数起病急骤，可有高热，一般见于儿童患者。

（3）关节病变大多为单发性，病变部位初起隐痛，活动后加剧。儿童患者常有"夜啼"。

（4）脊柱结核主要有疼痛、肌肉痉挛、神经功能障碍等。

（5）结核进一步发展，导致病灶部位积聚了大量脓液、结核性肉芽组织、死骨和干酪样坏死组织。由于无红、热等急性炎症反应表现，故结核性脓肿称为"冷脓肿"或"寒性脓肿"。脓液可经过组织间隙流动，形成病灶之外的脓肿。也可以向体表溃破成窦道，经窦道流出米汤样脓液，有时还有死骨及干酪样坏死物质流出。脓肿也可与空腔内脏器官沟通形成内瘘，如与食管、肺、肠道和膀胱相通，可咳出、经大便或尿液排出脓液。脓肿若经皮肤穿出体外则形成外瘘。寒性脓肿破溃产生混合性感染，出现局部急性炎症反应。若不能控制混合感染可引起慢性消耗、贫血、全身中毒症状，严重时可致肝、肾衰竭，甚至死亡。

（6）晚期病变静止后可有各种后遗症，如：①关节腔粘连导致关节功能障碍；②畸形，如关节屈曲挛缩畸形、脊柱后凸畸形；③小儿骨骺破坏导致肢体不等长等。

★2. 实验室检查

（1）红细胞沉降率（ESR）　用来检测病变是否静止和有无复发的重要指标。

（2）C反应蛋白　CRP可用于结核活动性及临床治疗疗效的判定。

（3）结核菌素试验（PPD）　对儿童特别是1岁以下幼儿可作为结核诊断的依据。

（4）细菌学　脓液或关节液涂片查找抗酸杆菌或结核分枝杆菌培养阳性。

（5）γ-干扰素释放实验（IGRA）　检测结核感染者体内特异的效应T淋巴细胞，可用于结核病或结核潜伏感染者的诊断。

（6）分子生物学　结核分枝杆菌基因（DNA）检测技术，可以直接对结核分枝杆菌的种系进行分类鉴定和药敏的检测，具有操作简便、反应快速、灵敏度高、特异度高等优点。

★3. 影像学检查

（1）X 线检查　起病 6～8 周后方有 X 线平片改变，不能作出早期诊断。

（2）CT　清晰地确定病灶的位置、死骨的情况，对显示病灶周围的寒性脓肿有独特的优点。

（3）MRI　有助于早期诊断，可以观察脊柱结核有无脊髓受压和变性，对鉴别诊断有重要价值。

（4）超声　可以探查深部寒性脓肿的位置和大小。定位穿刺抽脓进行涂片和细菌培养。

（5）关节镜检查　对诊断滑膜结核很有价值。

★4. 治疗　综合的治疗方法，包括休息、疗养、营养卫生疗法、标准化疗和手术治疗等。抗结核药物治疗占主导地位。

（1）全身治疗

① 抗结核药物治疗：抗结核药物治疗原则为早期、联合、适量、规律、全程。目前常用的一线抗结核药物有异烟肼（INH）、利福平（RFP）、吡嗪酰胺（PZA）、链霉素（SM）、乙胺丁醇（EMB）。异烟肼与利福平为首选药物。疗程不得少于 12 个月，必要时可延长至 18～24 个月。用药期间应定期检查肝肾功能，并同时服用保肝等药物，发现异常及时予以相应处理。乙胺丁醇儿童需慎用。

② 结核治愈的标准如下。

a. 全身情况良好，体温正常，食欲良好。

b. 局部症状消失，无疼痛，窦道闭合。

c. 3 次红细胞沉降率都正常。

d. 影像学表现脓肿缩小乃至消失，或已经钙化；无死骨，病灶边缘轮廓清晰。

e. 起床活动已 1 年，仍能保持上述 4 项指标。

符合标准的可以停止抗结核药物治疗，但仍需定期复查。

（2）局部治疗

① 局部制动。

② 局部注射：适用于早期单纯性滑膜结核。常用药物为异烟肼，剂量为 100～200mg，每周注射 1～2 次。

（3）手术治疗　手术前应用抗结核药物治疗 4～6 周，至少 2 周，术后要继续规范化疗全疗程。

① 脓肿切开引流。

② 病灶清除术的手术适应证：a. 经非手术治疗效果不佳，病变仍有进展；b. 有明显的死骨或较大脓肿形成；c. 窦道流脓经久不愈；d. 脊柱结核有脊髓、马尾神经受压表现等。手术禁忌证：a. 伴有其他脏器活动期结核者；b. 病情危重、全身状态差；c. 合并有其他疾病难以耐受手术者。

③ 其他手术治疗

a. 关节融合术：用于关节不稳定者。

b. 截骨术：用以矫正畸形。

c. 关节成形术：可以改善关节功能，但要严格把握适应证。

d. 脊柱融合固定术：用以维护脊柱稳定性。

e. 脊柱畸形矫正术：用以矫正严重后凸畸形等。

第二节　脊柱结核

一、脊柱结核

发病率占骨与关节结核的首位，发生率：腰椎＞胸椎＞颈椎。分为中心型（儿童多见）和边缘型（成人多见）两种，常伴有寒性脓肿，寒性脓肿表现为：①位于椎旁病灶周围；②向远处流注→腰大肌脓肿→髂窝脓肿→腰三角脓肿→腹股沟处深部脓肿→膝上部位。

★1. 临床表现

① 颈椎结核：颈部疼痛，有上肢麻木等神经根受刺激的表现，有咽后壁脓肿者妨碍呼吸与吞咽，睡眠时有鼾声。后期时可在颈侧摸到寒性脓肿所致的颈部肿块。

② 胸椎结核：背痛，脊柱后凸。

③ 拾物试验阳性。

④ 寒性脓肿。

⑤ 全身中毒症状：如午后低热、盗汗、消瘦。

★2. 影像学检查

① X线平片表现以骨质破坏和椎间隙狭窄为主。

② CT检查对腰大肌脓肿有独特的诊断价值。

③ MRI对脊柱结核具有早期诊断价值，是脊柱结核必不可少的检查方法。

3. 诊断　根据病史、症状、体征、实验室与影像学检查，典型病例诊断不难。

4. 治疗　脊柱结核治疗的目的是：彻底清除病灶，解除神经压迫，重建脊柱稳定性，矫正脊柱畸形。

（1）全身治疗

① 支持治疗：注意休息、避免劳累，合理加强营养。

② 抗结核药物治疗：有效的药物治疗是杀灭结核杆菌、治愈脊柱结核的根本措施。绝大多数脊柱结核采用全身营养支持和合理的抗结核药物治疗可治愈。

（2）局部治疗

① 矫形治疗：躯干支具、石膏背心、石膏床等，限制脊柱活动，减轻疼痛，预防、矫正畸形以利病灶修复。

② 脓肿穿刺或引流：适用于脓肿较大者，可局部注入抗结核药物加强局部治疗。

③ 窦道换药。

④ 手术治疗：手术适应证主要有：a. 经保守治疗效果不佳，病变仍有进展；b. 病灶内有较大的死骨及寒性脓肿；c. 窦道经久不愈；d. 骨质破坏严重，脊柱不稳定；e. 出现脊髓和马尾神经受压迫症状或截瘫；f. 严重后凸畸形。手术治疗原则：a. 术前4～6周规范抗结核化疗，控制混合感染；b. 术中彻底清除病灶，解除神经及脊髓压迫，重建脊柱稳定性；c. 术后继续完成规范化疗全疗程。

二、脊柱结核并发截瘫

发生率约在10％，以胸椎结核发生截瘫最多见，分为早期瘫痪和迟发性瘫痪两种。表现为背部疼痛和病变节段束带感，然后出现瘫痪。瘫痪出现顺序：运动障碍→感觉障碍→大小便功能障碍。

治疗：原则上应手术治疗，根据患者情况选择前路手术、后路手术、前后路联合手术或分期手术等，手术彻底清除病灶、减压、支撑植骨。

第三节　髋关节结核

髋关节结核发病率占第三位，多为儿童，为单侧性发病，以单纯性滑膜结核多见。

★1. 临床表现

（1）起病缓慢，早期症状为髋关节疼痛。小儿有夜啼现象。儿童患者常诉膝疼痛，出现跛行。

（2）后期，髋关节周围出现寒性脓肿，破溃后成为慢性窦道。股骨头破坏明显时会形成病理性脱位。

（3）患肢出现屈曲、外展、外旋畸形，随病情发展髋关节即表现为屈曲、内收、内旋畸形，髋关节强直与下肢不等长。

★2. 体征

（1）"4"字试验阳性。

（2）髋关节过伸试验阳性。

（3）托马斯（Thomas）征阳性。

★3. 影像学检查

（1）X线平片检查　局限性的骨质疏松，关节间隙狭窄。后期，破坏性关节炎伴有少量反应性硬化表现，可出现病理性脱位。

（2）CT与MRI可帮助早期诊断。

4. 治疗

（1）全身支持治疗。

（2）药物治疗。

（3）皮肤牵引或骨牵引以缓解疼痛、矫正畸形。

（4）手术治疗　常用的方法有：滑膜切除术、病灶清除术、关节融合术、截骨矫形术、关节成形术。

第四节　膝关节结核

仅次于脊柱结核，儿童和青少年患者多见，单纯性滑膜结核常见。

★1. 临床表现

（1）病变缓慢，早期表现膝关节肿胀和积液，浮髌试验阳性。

（2）后期则全关节结核，脓液积聚，寒性脓肿，形成窦道。可出现病理性半脱位或脱位。

（3）病变静止后膝关节纤维性强直，屈曲挛缩，肌萎缩，膝部呈梭形肿胀，形成慢性窦道。

★2. 影像学检查与关节镜检查

（1）X线平片　早期，髌上囊肿胀与局限性骨质疏松。后期，骨质破坏，关节间隙消失。

（2）CT与MRI可以看到普通X线平片不能显示的病灶，MRI具有早期诊断价值。

（3）关节镜检查对早期诊断膝关节滑膜结核具有独特价值。

3. 治疗

（1）全身治疗　规范应用抗结核药物治疗。

（2）非手术治疗　①关节腔穿刺注药；②关节制动；③窦道换药。

（3）手术治疗　①滑膜切除术；②病灶清除术；③膝关节融合术。

同步练习

一、单项选择题

1. 骨关节结核患者需要手术病灶清除时，应（　　）

    A. 立即手术

    B. 术前抗结核治疗 4～6 周

    C. 术前 5 天开始抗结核治疗

    D. 先做手术，然后立即开始抗结核治疗

    E. 死骨形成后再手术

2. 9 岁，女孩，5 天前突然右髋疼痛，并有高热。体温 39.5℃，脉搏 110 次/分，白细胞 22×10^9/L。中性粒细胞 98％，红细胞沉降率 30mm/第 1 小时末。右髋关节肿胀，不敢活动，主要考虑（　　）

    A. 急性化脓性关节炎　　　　B. 急性风湿性关节炎　　　　C. 类风湿关节炎

    D. 髋周软组织炎　　　　　　E. 髋关节结核

3. 骨与关节结核的手术适应证为（　　）

    A. 年龄过大或过小　　　B. 有其他脏器活动性结核病变　　　C. 抗结核治疗在 2 周之内

    D. 全身中毒症状严重，抗结核药物效果不佳　　　　　E. 窦道流脓经久不愈

4. 全身骨与关节结核中发病率最高的是（　　）

    A. 髋关节结核　　　B. 膝关节结核　　　C. 脊柱结核　　　D. 肘关节结核　　　E. 肩关节结核

5. 8 岁男孩，左膝肿痛，急骤加重，活动剧痛，伴有高热。检查左膝关节明显红、肿、热及压痛。X 线片示关节间隙增宽，其诊断首先应考虑为（　　）

    A. 膝关节结核　　　B. 风湿性关节炎　　　C. 类风湿膝关节炎

    D. 化脓性关节炎　　　E. 痛风性关节炎

二、简答题

简述骨关节结核治愈的标准。

参考答案

一、单项选择题

    1. B　2. A　3. E　4. C　5. D

二、简答题

    答：①全身情况良好，体温正常，食欲良好；②局部症状消失，无疼痛，窦道闭合；③3 次红细胞沉降率都正常；④影像学表现脓肿缩小乃至消失，或已经钙化；无死骨，病灶边缘轮廓清晰；⑤起床活动已 1 年，仍能保持上述 4 项指标。

（姬广林）

第七十章 非化脓性关节炎

第一节 骨关节炎

骨关节炎（OA）是以关节软骨退行性变、继发性骨质增生为特征的慢性关节疾病。多见于中老年人，女性多于男性。亦称为骨关节病，分为原发性和继发性两类。原发性骨关节炎发病原因不明，继发性是在关节局部原有病变的基础上发生。最早、最主要的病理变化发生在关节软骨。

★**1. 临床表现**

（1）症状和体征

① 关节疼痛及压痛：早期为隐痛，休息时好转，活动后加重，与天气变化有关。晚期可出现持续性疼痛或夜间痛，局部有压痛。

② 关节僵硬：在早晨起床时关节僵硬及发紧感，也称之晨僵。

③ 关节肿大：出现 Heberden 结节和 Bouchard 结节。

④ 骨擦音（感）。

⑤ 关节无力、活动障碍。

（2）实验室检查 C 反应蛋白（CRP）和红细胞沉降率（ESR）轻度升高。

（3）X 线检查 非对称性关节间隙变窄，软骨下骨硬化和（或）囊性变，关节边缘增生或伴有不同程度的关节积液，部分关节内可见游离体。严重者出现关节畸形。

★**2. 治疗** 治疗目的是缓解或解除症状，延缓关节退变，最大限度地保持和恢复患者的日常生活。

（1）非药物治疗 ①患者教育，减少不合理的运动，适当减轻体重；②热疗、按摩等物理疗法；③行动支持，减少受累关节负重；④改变负重力线。

（2）药物治疗 ①局部药物治疗；②全身镇痛药物；③关节腔注射透明质酸钠。

（3）手术疗法 ①游离体摘除术；②通过关节镜行关节清理术；③截骨术；④关节融合术和关节成形术；⑤ 人工关节置换术。

第二节 强直性脊柱炎

强直性脊柱炎（AS）病因不清，以骶髂关节和脊柱附着点炎症为主要病变的疾病。其特点是病变常从骶髂关节开始逐渐向上蔓延至脊柱，导致纤维性或骨性强直和畸形。

1. 临床表现

（1）好发于16～30岁的青、壮年，男性占90%，有明显的家族遗传史。

（2）早期主要表现下腰痛或骶髂部不适、疼痛或发僵。

（3）晚期脊柱僵硬可致躯干和髋关节屈曲，最终发生驼背畸形。

（4）个别患者症状始自颈椎，逐渐向下波及胸椎和腰椎，称Bechterew病，累及神经根而发生上肢瘫痪、呼吸困难，预后较差。

2. 实验室检查　HLA-B27检测对诊断起一定辅助作用。

3. X线表现　早期骶髂关节骨质疏松，关节边缘呈虫蛀状改变，间隙不规则增宽，软骨下骨有硬化致密改变；以后关节面渐趋模糊，间隙逐渐变窄，直至双侧骶髂关节完全融合。典型的"竹节样"脊柱。

4. 治疗　目的是解除疼痛，防止畸形和改善功能。晚期脊柱驼背畸形可行截骨矫形术，髋关节强直者可行人工关节置换术。

第三节　类风湿关节炎

类风湿关节炎（RA），病因不明，属于自身免疫性疾病。

★1. 临床表现

（1）20～45岁的女性多见，反复发作、对称性、多发性小关节炎。

（2）以近端指间关节、掌指关节、腕、肘、肩、膝和足趾关节最为多见。

（3）持续性肿胀和压痛，晨僵常长达1h以上。

（4）关节摩擦音　类风湿关节炎炎症期，检查关节运动时常可感到细小的捻发音或有握雪感，此表明关节存在炎症，以肘、膝关节为典型。

（5）多关节受累　受累关节多为双侧性、对称性，掌指关节或近侧指间关节常见，其次是手、腕、膝等关节。

（6）晚期关节畸形　腕和肘关节强直、掌指关节的半脱位、手指向尺侧偏斜和呈"天鹅颈"样表现。

2. 实验室检查　70%～80%的病例类风湿因子阳性。红细胞沉降率加快，C反应蛋白增高，血清IgG、IgA、IgM增高。关节液混浊，黏稠度降低，黏蛋白凝固力差，糖含量降低，细菌培养阴性。

3. X线表现　早期关节周围软组织肿大，关节间隙增宽，关节周围骨质疏松，晚期关节间隙消失，最终出现骨性强直。

★4. 类风湿关节炎的诊断　诊断标准：①晨起关节僵硬至少1h（≥6周）；②3个或3个以上关节肿胀（≥6周）；③腕、掌指关节或近侧指间关节肿胀（≥6周）；④对称性关节肿胀（≥6周）；⑤皮下结节；⑥手、腕关节X线平片有明确的骨质疏松或骨侵蚀；⑦类风湿因子阳性（滴度＞1∶32）。确认本病需具备4条或4条以上标准。

★5. 治疗　目的在于控制炎症，减轻症状，延缓病情发展，保持关节功能和防止畸形。

（1）非药物治疗　为一般处理。

（2）药物治疗　第一线的药物主要是非甾体抗炎药，其中昔布类消化道副作用较轻。第二线药物有抗疟药、金盐制剂、免疫抑制剂如甲氨蝶呤、环磷酰胺等。第三线药物主要是激素。

（3）手术治疗　早期可行受累关节滑膜切除术，晚期行人工关节置换术。

同步练习

一、单项选择题

1. 关于非化脓性关节炎下列哪项是正确的 （   ）

   A. 骨性关节炎病变起自关节软骨

   B. 类风湿关节炎起自滑膜

   C. 强直性关节炎不是类风湿关节炎的同种类型

   D. 松毛虫样关节炎病变涉及关节滑膜及周围软组织

   E. 以上都对

2. 膝关节在伸缩时有阵阵摩擦感或单蹲实验阳性可能为 （   ）

   A. 骨性关节炎   B. 膝关节外侧半月板损伤   C. 类风湿关节炎

   D. 髌骨软骨软化症   E. 关节内游离气体

3. 类风湿关节炎引起关节强直的原因是 （   ）

   A. 关节被动置入畸形位   B. 关节周围软组织痉挛   C. 皮肤瘢痕痉挛

   D. 关节面上形成纤维粘连 E. 软骨坏死

4. 类风湿关节炎患者的手部最常见异常体征是 （   ）

   A. 伸腕功能障碍   B. 屈腕功能障碍   C. 天鹅颈状畸形

   D. 屈指功能障碍   E. 伸指功能障碍

5. 关于强直性脊柱炎，下列哪项是错误的 （   ）

   A. 发病在 15 岁以后，男性多于女性

   B. 早期最常见骶髂关节及下腰部疼痛，休息时减轻，活动时加重

   C. 后期腰部僵硬，活动受限，逐渐向上发展，可导致背部畸形

   D. X 线示双侧骶髂关节密度增高，脊柱呈"竹节样"改变

   E. 病变可遍及全身各关节，并出现关节僵硬和强直

二、简答题

简述类风湿关节炎的诊断标准。

参考答案

一、单项选择题

1. E   2. D   3. D   4. C   5. D

二、简答题

答：类风湿关节炎的诊断标准：①晨起关节僵硬至少 1h（≥6 周）；②3 个或 3 个以上关节肿胀（≥6 周）③腕、掌指关节或近端指间关节肿胀（≥6 周）；④对称性关节肿胀（≥6 周）；⑤皮下结节；⑥手、腕关节 X 线平片有明确的骨质疏松或骨侵蚀；⑦类风湿因子阳性（滴度＞1∶32）。确认本病需具备 4 条或 4 条以上标准。

（姬广林）

第七十一章 骨肿瘤

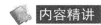

学习目标

1. **重点** 骨软骨瘤、骨巨细胞瘤、骨肉瘤的临床表现、诊断及治疗。
2. **熟悉** 各种良、恶骨肿瘤的 X 线表现特点。
3. **了解** 骨肿瘤的外科分级及处理原则。

内容精讲

第一节 概 论

发生在骨内或起源于各种骨组织成分的肿瘤统称为骨肿瘤。骨肿瘤多见于干骺端。

1. 临床表现

（1）疼痛与压痛。

（2）局部肿块和肿胀。

（3）功能障碍和压迫症状。

（4）病理性骨折。

（5）晚期恶性骨肿瘤可出现贫血、消瘦、食欲差、体重下降、低热等全身症状。

（6）远处转移多为血行转移，偶见淋巴转移。

2. 诊断 骨肿瘤的诊断必须临床、影像学和病理学三结合；生化测定也是必要的辅助检查。

（1）影像学检查

① X 线检查：表现为溶骨型、成骨型和混合型。

② CT 和 MRI 检查。

③ ECT 检查：骨显像还能早期发现可疑的骨转移灶，防止漏诊。

④ DSA 检查：可显示肿瘤血供情况。

（2）病理检查 是骨肿瘤最后确诊的唯一可靠检查。

（3）生化测定 溶骨型血钙往往升高；血清碱性磷酸在成骨性肿瘤如骨肉瘤中有明显升高；男性酸性磷酸酶的升高提示转移瘤来自前列腺癌。尿 Bence-Jones 蛋白阳性可提示骨髓瘤的存在。

（4）现代生物技术检测 分子生物学和细胞生物学领域的新发现揭示了与临床转归及预后相关的机制。遗传学研究揭示了一些骨肿瘤中有常染色体异常，能帮助诊断和进行肿瘤分类，并更精确地预测肿瘤的行为。

3. 外科分级 根据临床表现、影像学特点、组织学形态和化验检查等变化，可分为三级：①G_0（良性）；②G_1（低度恶性）；③G_2（高度恶性）。

肿瘤解剖定位 T 是指肿瘤侵袭范围，以肿瘤囊和间室为界，可分为囊内、间室内和间室外肿瘤。T_0：囊内；T_1：间室内；T_2：间室外。

转移指远处发现转移病灶。M_0：无转移；M_1：转移。

★4. 治疗

（1）良性骨肿瘤的外科治疗

① 刮除植骨术。

② 外生性骨肿瘤的切除。

（2）恶性骨肿瘤的外科治疗

① 保肢治疗：保肢手术适应证：a. 肢体发育成熟；b. 在 vmnbzxm′ⅡA 期或化疗敏感的ⅡB期肿瘤；c. 血管神经束未受累，肿瘤能够完整切除；d. 术后局部复发率和转移率不高于截肢；术后肢体功能优于义肢；e. 患者要求保肢。保肢手术禁忌证：a. 肿瘤周围主要神经、血管受侵犯；b. 在根治术前或术前化疗期间发生病理性骨折，瘤组织和细胞突破间室屏障，随血肿广泛污染邻近正常组织；c. 肿瘤周围软组织条件不好，如主要动力肌群被切除，或因放疗、反复手术而瘢痕化，或皮肤软组织有感染者；d. 不正确的切开活检，污染周围正常组织或使切口周围皮肤瘢痕化，弹性差，血运不好。

② 截肢术。

（3）化学治疗　提高了恶性骨肿瘤患者的生存率和保肢率。

（4）放射疗法。

（5）其他治疗　血管栓塞治疗、姑息性栓塞治疗、恶性骨肿瘤的温热-化学疗法。

第二节　良性骨肿瘤

1. 骨样骨瘤　骨样骨瘤好发儿童和少年，部位以下肢长骨为主，成骨性的良性肿瘤，夜间痛，进行性加重，多数可服用阿司匹林止痛。X 线：病灶呈圆形或卵圆形瘤巢，被反应骨包围，肿瘤直径很少超过 1cm。治疗：刮除植骨术。

★2. 骨软骨瘤　发生于青少年，有单发性与多发两种，单发的叫外生骨疣；多发性叫骨软骨瘤病，有家族遗传史，有恶变倾向。多见长骨干骺端。无症状，可触及骨性肿块。X 线表现：干骺端的骨性突起，其皮质和松质骨以窄小或宽广的蒂与正常骨相连，彼此髓腔相通，表面为软骨帽，不显影，有时可呈不规则钙化影。恶性变可出现疼痛、肿胀、软组织包块等症状；X 线平片可见骨质破坏，呈云雾状改变以及钙化不规则等表现。治疗：一般不需治疗。手术指征：①肿瘤生长过快；②有疼痛或影响关节活动功能者；③影响邻骨或发生关节畸形者；④压迫神经、血管以及肿瘤自身发生骨折时；⑤肿瘤表面滑囊反复感染者；⑥病变活跃有恶变可能者。

3. 软骨瘤　良性肿瘤，好发于手和足的管状骨，位于骨干中心者称为内生软骨瘤。临床表现以无痛性肿胀和畸形为主。偶有病理性骨折。X 线表现：髓腔内椭圆形透亮点，溶骨性破坏，皮质变薄无膨胀，溶骨区内有间隔或斑点状钙化影。治疗采用刮除或病段切除植骨术，预后好。

第三节　骨巨细胞瘤

★1. 病理　分为巨细胞瘤和恶性巨细胞瘤，Jaffe 将骨巨细胞瘤可以分为三级：Ⅰ级，基质细胞稀疏，核分裂少，多核巨细胞甚多；Ⅱ级，基质细胞多而密集，核分裂较多，多核巨细胞数目减少；Ⅲ级，以基质细胞为主，核异型性明显，核分裂极多，多核巨细胞很少。因此，Ⅰ级为良性，Ⅱ级为中间性，Ⅲ级为恶性。

★2. 临床表现

（1）骨巨细胞瘤好发于 20～40 岁，好发部位为长骨干骺端。

（2）主要症状为疼痛和肿胀。局部肿块压之有乒乓球样感觉和压痛，病变的关节活动受限。

★3. X 线特征　为骨端偏心位、溶骨性、囊性破坏而无骨膜反应，膨胀生长、骨皮质薄，呈肥皂泡样改变。

★4. 血管造影　显示肿瘤血管丰富，并有动静脉漏形成。

★5. 治疗

（1）$G_0 T_0 M_{0\sim1}$者，采用切除术＋灭活处理，植入自体或异体骨或骨水泥，但易复发。

（2）对于复发者，应做切除或节段切除术或假体植入术。

（3）属 $G_{1\sim2} T_{1\sim2} M_0$者，采用广泛或根治切除，化疗无效。

第四节 原发性恶性骨肿瘤

1. 骨肉瘤 为最常见的恶性骨肿瘤。

★（1）临床表现

① 好发于青少年，好发部位为膝关节附近。

② 主要症状为持续性疼痛，逐渐加重，夜间尤重。可伴有局部肿块，附近关节活动受限。

③ 局部表面皮温升高，静脉怒张。可以伴有全身恶病质表现。

★（2）X线表现 为成骨性、溶骨性和混合性骨质破坏，骨膜反应明显，可见 Codman 三角或呈"日光射线"形态。

★（3）治疗

① $G_2 T_{1\sim2} M_0$者，采取术前大剂量化疗＋根治性切除瘤段、植入假体或截肢术＋术后大剂量化疗的综合治疗。

② 肺转移的发生率高，$G_2 T_{1\sim2} M_1$者，还可行手术切除转移灶。

2. 软骨肉瘤 是软骨性的恶性肿瘤。好发于成人和老年人，好发部位骨盆。发病缓慢，以疼痛和肿胀为主，产生压迫症状。X线表现为一密度减低的溶骨性破坏，边界不清，病灶内有散在的钙化斑点或絮状骨化影，典型者可有云雾状改变。以手术治疗为主。

3. 骨纤维肉瘤 为纤维组织的一种少见的、原发性恶性骨肿瘤，好发于四肢长骨干骺端，以股骨多见。主要症状为疼痛和肿胀。X线表现为骨髓腔内溶骨性破坏，呈虫蚀样，边界不清，很少有骨膜反应。采用广泛性或者根治性局部切除或截肢术，化疗和放疗不敏感。

4. 尤因肉瘤 是神经外胚层分化的圆形细胞肉瘤，以含糖原的小圆细胞为特征。好发于儿童，多见于长骨骨干、骨盆和肩胛骨。主要症状为局部疼痛、肿胀，并进行性加重，全身情况差。X线表现为虫蚀样溶骨改变，界限不清；外有骨膜反应，呈板层状或"葱皮状"表现。对放疗极为敏感，现采用放疗加化疗和手术（保肢或截肢）的综合治疗。

5. 恶性淋巴瘤 也称网状细胞肉瘤、骨原发性非霍奇金淋巴瘤，是恶性淋巴细胞组成并在骨骼内产生膨胀性病灶的肿瘤。好发年龄为 $40\sim60$ 岁，以疼痛和肿块为主要表现，常发生病理性骨折。X线平片示广泛不规则溶骨，有时呈"溶冰征"，骨膜反应少见。治疗中放射疗法和化学疗法为首选，手术为辅。手术可采用保肢手术或截肢术，预后较好。

6. 骨髓瘤 是起源于骨髓造血组织，浆细胞过度增生所致的恶性肿瘤，可以是孤立性，由于其产生多发性骨损害，故也称为多发性骨髓瘤。常见于 40 岁以上的男性，好发部位为含有造血骨髓的骨骼，少数患者以背痛为首发症状。广泛的骨骼溶骨性破坏引起疼痛、病理性骨折、高钙血症、贫血和恶病质。X线主要表现为多个溶骨性破坏和广泛的骨质疏松。骨髓穿刺活检找到大量的异常浆细胞可确诊。血清和尿中发现异常的球蛋白增高，A/G 倒置。蛋白电泳异常，显示 β 和 γ 球蛋白升高。并可出现白血病血象，40％以上的患者尿中 Bence-Jones 蛋白阳性。治疗以化疗和放疗为主。本病预后差。

7. 脊索瘤 是一种先天性的，来源于残余的胚胎性脊索组织的恶性肿瘤。病理特征是肿瘤组织呈小叶型生长类型，有气泡样细胞核黏液基质。发生在脊椎和颅底，以骶尾椎最多见。表现为疼痛和肿块，出现压迫症状。典型的 X 线表现为单腔性、中心性、溶骨性中轴骨的破坏病灶，可伴软组织肿块和散在钙化斑，骨皮质变薄呈膨胀性病变，无骨膜反应。以手术治疗为主。

第五节　转移性骨肿瘤

转移性骨肿瘤常见于中老年人，儿童多来自成神经细胞肿瘤。好发部位为躯干骨，症状主要为疼痛、肿胀、病理性骨折和脊髓压迫。X线可表现为溶骨性、成骨性（如前列腺癌）和混合型的骨质破坏，以溶骨性为多见，病理性骨折多见。骨扫描是检测转移性骨肿瘤敏感的方法。以姑息性治疗为主。

第六节　其他病损

1. 骨囊肿　常见于儿童和青少年，好发于长管状骨干骺端，多数无明显症状，或有隐痛。绝大多数患者在发生病理性骨折后就诊。X线表现为干骺端圆形或椭圆形界限清楚的溶骨性病灶，骨皮质膨胀变薄，单房或多房性，经常毗邻骨骺生长板，但不越过生长板。治疗为病灶刮除，自体或异体骨移植填充缺损。有些骨囊肿骨折后可以自愈。

2. 动脉瘤性骨囊肿　好发于青少年，好发部位为长骨的干骺端，是一种从骨内向骨外膨胀性生长的骨性血性囊肿，疼痛和肿胀为主要症状。X线表现为长骨骨干或干骺端的气球样、透亮的膨胀性、囊状溶骨性改变，偏心，边界清晰，有骨性间隔，有时病灶也可位于中心位置。刮除植骨术是主要的治疗方法。

3. 骨嗜酸性肉芽肿　也称朗格汉斯组织细胞肉芽肿病，好发于青少年，好发部位为颅骨、肋骨、脊柱和肩胛骨等，受累部位疼痛和肿胀。X线表现为孤立而界限分明的溶骨性缺损，引起骨膜反应。椎体的嗜酸性肉芽肿可表现为扁平椎体。治疗采用刮除植骨术或放射疗法。

4. 骨纤维发育不良　亦称骨纤维异样增殖症，是一种髓内良性的纤维性-骨性病变，可累及单骨或多骨，好发于青少年和中年。病损进展较慢，无自觉症状，病理性骨折是常见的并发症。X线表现为受累骨骼膨胀变粗，密质骨变薄，典型特征是呈磨砂玻璃样改变，界限清楚。股骨近端的病损可使股骨颈弯曲，酷似"牧羊人手杖"。治疗可采用刮除植骨术，对有畸形者，可行截骨矫形术。

同步练习

一、单项选择题

1. 内生性软骨瘤的治疗方案应选择（　　　）
   A. 刮除植入松质骨　　　　B. 肿瘤段切除　　　　C. 必要时可行人工关节置换手术
   D. 截肢术　　　　E. 放疗、化疗、手术相结合

2. 骨软骨瘤外科分期属于（　　　）
   A. $G_0T_1M_1$　　　　B. $G_0T_0M_0$　　　　C. $G_1T_0M_1$　　　　D. $G_2T_1M_0$　　　　E. $G_2T_2M_1$

3. 骨软骨瘤临床表现为（　　　）
   A. 生长较快，伴明显疼痛　　　　B. 肿块明显，并可见其表面静脉怒张
   C. X线检查见骨膜反应　　　　D. 本身可无症状，但压迫周围组织可影响功能
   E. 肿块与周围界限不清

4. 骨巨细胞瘤的性质，属于（　　　）
   A. 良性　　　　B. 潜在恶性　　　　C. 恶性　　　　D. 高度恶性　　　　E. 性质不明

5. 骨巨细胞瘤X线表现（　　　）
   A. 外生性，可见明显破坏　　　　B. 偏心性，位于骨端，溶骨性破坏

C. 位于干骺端，可见有分格　　　D. 骨破坏，可见 Codman 三角

E. 骨性破坏，可见片状钙化

二、简答题

简述骨软骨瘤手术指征。

参考答案

一、单项选择题

1. A　2. B　3. D　4. B　5. B

二、简答题

答：骨软骨瘤手术指征：①肿瘤生长过快；

②有疼痛或影响关节活动功能者；③影响邻骨或发生关节畸形者；④压迫神经、血管以及肿瘤自身发生骨折时；⑤肿瘤表面滑囊反复感染者；⑥病变活跃有恶变可能者。

（姬广林）

综合模拟试卷（一）

一、A1 型选择题（单选，每题 1.5 分，共 60 分）

1. 上消化道出血诊断的首选方法是（　　）
   A. 鼻胃管或三腔管检查　　　　　　B. 选择性腹腔动脉或肠系膜上动脉造影
   C. 早期内镜检查　　　　D. X 线钡餐检查　　　E. 核素检查

2. 门静脉高压症的主要临床表现是（　　）
   A. 疼痛、黄疸、乏力　　　　　　B. 腹痛、乏力、贫血
   C. 肝大、腹水、消瘦　　　　D. 脾功能亢进、呕血、腹水　　　E. 肝大、脾大、发热

3. 下列哪一种疾病不属于胃癌的癌前病变（　　）
   A. 胃息肉　　　B. 胃溃疡　　　　C. 胃酸缺乏症　　　D. 萎缩性胃炎　　　E. 胃黏膜脱垂

4. 男性，40 岁，突然呕血 500mL，并黑便两次。查体：蜘蛛痣（＋），肝肋下 1 指，质硬，脾肋下 3 指，少量腹水，正确治疗方法是（　　）
   A. 静脉注射维生素 K　　　　　　B. 静脉滴注垂体后叶素　　　　　　C. 输白蛋白
   D. 服用胃黏膜保护剂　　　　E. 静脉注射止吐药

5. 男性，65 岁，腹痛、腹胀、停止排气排便 3 天，3 年前曾行阑尾切除术，立位腹平片示右下腹可见两个小肠气液平面，应诊断为（　　）
   A. 阑尾残株炎　　　　　　B. 克罗恩病　　　　C. 溃疡性结肠炎
   D. 粘连性肠梗阻　　　　E. 胆囊炎

6. 治疗胆道感染性休克的关键是（　　）
   A. 使用升压药　　　　　　B. 扩充血容量　　　　C. 解除梗阻，胆道减压和引流
   D. 纠正酸碱平衡的紊乱　　　　E. 大剂量抗生素

7. 下列哪项不是急性阑尾炎与右输尿管结石的鉴别点（　　）
   A. 输尿管绞痛可向外阴放射　　　B. 输尿管结石腹痛为阵发性
   C. 输尿管结石腹部平片中可显示有结石
   D. 急性阑尾炎有右下腹压痛及肌紧张
   E. 急性阑尾炎均有转移性右下腹痛史

8. 诊断胆囊结石首选的方法是（　　）
   A. B 超　　　　　　B. CT　　　　　　C. PTC
   D. ERCP　　　　　　E. 口服法胆囊造影

9. 男，12 岁，阵发性剑突下钻顶样痛 6h，疼痛突发而忽止，痛时辗转不安，呻吟痛苦。查体见剑突下偏右深压痛，无肌紧张和反跳痛。诊断首先考虑（　　）
   A. 胆囊结石　　　B. 胆囊结　　　C. 胃痉挛　　　D. 急性肠梗阻　　　E. 胆道蛔虫病

10. AFP 测定持续阳性，一般不考虑（　　）
    A. 肝细胞癌　　　B. 结肠癌肝转移　　　C. 妊娠　　　D. 活动性肝病　　　E. 生殖腺胚胎性肿瘤

11. 急性梗阻性化脓性胆管炎最常见的梗阻原因为（　　）
    A. 肿瘤或肿瘤压迫　　　　　　B. 胆道结石、蛔虫　　　　　　C. 胆管狭窄
    D. 慢性胰腺炎　　　　E. 胆管内引流后吻合口狭窄

12. 男性，35 岁，肛门持续性剧烈疼痛 3 天，局部有肿物突出，无便血。查体：体温 36.5℃，

肛门齿状线旁有 0.7cm 直径的肿物，稍硬，呈暗紫色，触痛。最可能的诊断是（　　）

    A. 肛门周围皮下脓肿　　　　　　B. 肛裂　　　　　　　　C. 直肠息肉

    D. 血栓性外痔　　　　　　　　　E. 内痔脱出

13. 急性腹膜炎发生严重休克的主要原因是（　　）

    A. 大量毒素吸收　　　　　　　　B. 大量液体丧失于腹腔

    C. 中毒性心肌炎　　　　　　　　D. 毒素吸收和血容量减少　　　E. 急性呼吸衰竭

14. 男性，38 岁，出现会阴部持续性疼痛，伴发热、恶心，疼痛逐日加剧，并出现排尿困难，
大便有里急后重感，直肠指检因疼痛不合作未能进行，白细胞计数 $17.8 \times 10^9/L$。最可能的
诊断是（　　）

    A. 肛门周围脓肿　　　　　　　　B. 坐骨直肠窝脓肿　　　　　　C. 肛窦炎

    D. 血栓性外痔　　　　　　　　　E. 肛瘘

15. 关于急性腹痛的叙述，下列哪项是错误的（　　）

    A. 单纯的阵发性绞痛多为胃肠、胆道、输尿管平滑肌痉挛

    B. 逐渐加重的腹痛多为炎症

    C. 突发而剧烈的持续性腹痛多为空腔脏器破裂或穿孔

    D. 阵发性腹痛的间歇期无疼痛常为腹腔内化脓性感染

    E. 腹痛伴发热一般是感染的表现

16. 诊断腹腔内脏损伤最确切的方法是（　　）

    A. 超声波检查　　　　　　　　　B. 白细胞升高　　　　　　　　C. 动脉造影

    D. 立位腹平片　　　　　　　　　E. 诊断性腹腔穿刺或灌洗

17. 假性胰腺囊肿，最好的治疗方法是（　　）

    A. 囊肿外引流手术　　　　　　　B. 囊肿内引流手术　　　　　　C. 继续观察

    D. 穿刺抽吸囊肿内容物　　　　　E. 手术切除囊肿

18. 关于急性腹痛的检查认识是不正确的（　　）

    A. 腹部 X 线平片有助于胃肠穿孔、肠梗阻的诊断

    B. 血尿淀粉酶的测定有助于胰腺炎的诊断

    C. 钡餐检查有助于肠梗阻诊断

    D. 血常规检查有助于诊断化脓性感染

    E. 心电图检查可帮助诊断冠心病、心肌梗死

19. 一般在几岁以下的儿童不宜行脾切除（　　）

    A. 2 岁以下　　　B. 4 岁以下　　　C. 6 岁以下　　　　D. 8 岁以下　　　　E. 12 岁以下

20. 手术后尿路感染的基本原因是（　　）

    A. 尿潴留　　　B. 膀胱炎　　　　C. 肾盂肾炎　　　　D. 肾盂炎　　　　E. 前列腺炎

21. 急性胰腺炎时，关于淀粉酶的改变下列哪项是错误的（　　）

    A. 尿淀粉酶测定可以直接诊断胰腺炎

    B. 尿淀粉酶下降较血清淀粉酶晚

    C. 尿淀粉酶增高迟于血清淀粉酶

    D. 坏死性胰腺炎，尿淀粉酶不一定增高

    E. 尿淀粉酶的高低与病变轻重不一定成正比

22. 怀疑尿路结石，应做（　　）

    A. 尿细菌培养＋药敏试验　　　　B. 肾功能检查　　　　　　　　C. CT 检查

    D. 尿路平片＋静脉尿路造影检查　　　　　　E. 放射性核素肾图

23. 肾闭合性损伤的处理是（　　）

A. 肾脏引流   B. 肾脏手术探查   C. 肾脏裂伤缝合

D. 严密观察，暂保守治疗   E. 放置导尿管膀胱引流

24. 解除尿路梗阻的方法，下列哪项首选（   ）

A. 留置导尿   B. 膀胱造瘘   C. 肾造瘘或经皮肾穿刺造瘘

D. 输尿管皮肤造瘘   E. 查清病因，解除原发病

25. 为良性前列腺增生施行前列腺切除术，主要切除（   ）

A. 增生的腺体   B. 整个前列腺   C. 增生的腺体＋精阜

D. 增生的腺体＋尿道括约肌   E. 增生的腺体＋部分膀胱颈组织

26. 前尿道结石的处理是（   ）

A. 前尿道切开取石   B. 钳取或钩取结石   C. 大量饮水促进结石排出

D. 服用中草药促进结石排出   E. 将结石推入膀胱，按膀胱结石处理

27. 骨软骨瘤临床表现为（   ）

A. 生长较快，伴明显疼痛   B. 肿块明显，并可见其表面静脉怒张

C. X 线检查见骨膜反应   D. 本身可无症状，但压迫周围组织可影响功能

E. 肿块与周围界限不清

28. 患儿，5 岁，右小腿肿痛，伴高热 39～40℃近一周，局部略红肿，呈深压痛，经大剂量抗生素治疗 3 天不能控制，中毒症状严重，此时最正确的治疗是（   ）

A. 加用激素治疗 B. 输血   C. 局部制动   D. 切开引流   E. 病灶清除

29. 骨肉瘤 X 线片表现（   ）

A. 发生于骨端   B. 短管状骨多见   C. 与正常组织界限清楚

D. 可为膨胀性生长   E. 可见"日光照射"征象

30. 肘关节脱位，与骨折的临床鉴别要点是（   ）

A. 有外伤史，跌倒手掌撑地   B. 局部肿痛，功能障碍

C. 肘部畸形   D. 异常活动   E. 肘后三角关系的改变

31. 关于锁骨骨折，下列哪项是错误的（   ）

A. 好发于中 1/3   B. 多为间接暴力引起

C. 一般固定约 3～4 周后，即拆除石膏外固定

D. 经复位外固定后，应经常维持挺胸姿势

E. 对复位欠佳者，也有骨折不愈合发生

32. 关节脱位的特有体征是（   ）

A. 畸形、弹性固定、反常活动   B. 畸形、弹性固定、关节空虚

C. 畸形、骨摩擦感、关节空虚   D. 畸形、反常活动、关节空虚

E. 畸形、弹性固定、骨摩擦感

33. 胫骨中下 1/3 骨折常发生骨折不愈合或延迟愈合，原因在于（   ）

A. 附近的主要血管损伤   B. 神经损伤后营养供应丧失

C. 两骨折段血液供应均减弱   D. 近侧骨折段血液供应差

E. 远侧骨折段血液供应差

34. 骨折的并发症不包括（   ）

A. 休克   B. 损伤性骨化   C. 脊髓损伤   D. 关节强直   E. 脂肪栓塞

35. 引起髌骨横形骨折的成因多为（   ）

A. 直接暴力   B. 间接暴力   C. 肌肉的猛烈收缩

D. 长期积累劳损   E. 病理性骨折

36. 全身骨与关节结核中发病率最高的是（   ）

A. 髋关节结核　　B. 膝关节结核　　C. 脊柱结核　　D. 肘关节结核　　E. 肩关节结核

37. 胰头癌最主要的首发症状是（　　）

A. 发热　　　B. 黄疸　　　　C. 消瘦乏力　　　D. 腹痛、腹部不适　E. 呕血、黑便

38. 男性，57岁，无痛性黄疸3个月，手术探查发现肝脏胀大，胆囊肿大，壁厚，穿刺为白胆汁，胆总管直径1.5cm，胰头部可触及4cm×4cm的硬肿块，肠系膜根部未受累，应选用哪种手术（　　）

A. 胰头切除术　　　　　　　B. 全胰腺切除术　　C. 胆囊空肠吻合术

D. 胰头十二指肠切除术　　　E. 全胰十二指肠切除术

39. 骨盆骨折最危险的并发症是（　　）

A. 骨盆腔内出血　　　　　　B. 膀胱破裂　　　　C. 尿道断裂

D. 直肠损伤　　　　　　　　E. 骶丛神经损伤

40. 无痛性间隙性肉眼血尿，最多见于哪种疾病（　　）

A. 肾结核　　　B. 肾结石　　　　C. 肾盂肾炎　　　D. 肾肿瘤　　　E. 肾囊肿

二、填空题（每题4分，共20分）

1. 急性梗阻化脓性胆管炎五联征是指_____、_____、_____、_____和_____，是急性梗阻性化脓性胆管炎的典型临床表现。

2. 不完全骨折是指骨的_____和_____部分中断。

3. 急性动脉栓塞的临床表现可以概括为5P，即_____，_____，_____，_____和_____。

4. 腹外疝可分为_____、_____、_____和_____等类型。

5. 胃、十二指肠的牵涉痛位于_____，空肠、回肠的牵涉痛位于_____。

三、简答题（每题10分，共20分）

1. 关节脱位的特征是什么？

2. 试述引起上消化道大出血的常见原因。

参考答案

一、A1型选择题

1. B　2. D　3. E　4. B　5. D　6. C　7. E　8. B
9. E　10. B　11. B　12. D　13. D　14. A　15. B
16. E　17. B　18. C　19. B　20. A　21. A
22. D　23. B　24. E　25. A　26. B　27. D
28. D　29. E　30. E　31. E　32. B　33. E
34. D　35. C　36. C　37. B　38. D　39. A
40. D

二、填空题

1. 腹痛　黄疸　发热　休克　神经精神症状
2. 完整性　连续性
3. 疼痛　感觉异常　麻痹　无脉　苍白
4. 易复性疝　难复性疝　嵌顿性疝　绞窄性疝
5. 上腹部　脐周

三、简答题

1. 答：关节脱位的特征：畸形、弹性固定、关节空虚。

2. 答：引起上消化道大出血的常见原因：①胃十二指肠溃疡，为最常见的上消化道出血。多位于十二指肠球部后壁或胃小弯；②门静脉高压症，是危及生命的上消化道大出血最常见的病因；③出血性胃炎，多有酗酒史、药物史或严重创伤；④胃癌；⑤胆道出血。另外还有一些少见的外科疾病如贲门黏膜撕裂综合征（Mallory-Weiss综合征）、食管裂孔疝、胃壁动脉瘤、胃息肉等。

综合模拟试卷（二）

一、A1 型选择题（单选，每题 1.5 分，共 60 分）

1. 引起上消化道出血最常见的原因是（　　）
   A. 门静脉高压症　　B. 出血性胃炎　　C. 胃癌　　D. 胃十二指肠溃疡　　E. 胆道感染出血

2. 细菌性肝脓肿的临床表现，错误的是（　　）
   A. 多见双侧反应性胸膜炎及胸腔积液　　B. 可有大量出汗、恶心、呕吐和食欲不振
   C. 严重时出现黄疸　　D. 少数患者可有胆道出血　　E. 寒战、高热、肝大、肝区痛

3. 患者有多年的溃疡病史，近来出现清晨大量呕吐酸臭的胃内容物，最可能的诊断是（　　）
   A. 十二指肠淤积症　　B. 十二指肠肿瘤　　C. 十二指肠球部溃疡
   D. 胃窦癌　　E. 幽门梗阻

4. 小肠闭祥性肠梗阻的特点是（　　）
   A. 腹胀明显　　B. 腹部隆起不均匀　　C. 呕吐频繁
   D. 腹部绞痛　　E. 可有便血

5. 下列哪种疾病不宜做肛门指检（　　）
   A. 内痔　　B. 肛瘘　　C. 肛裂　　D. 外痔　　E. 肛周感染

6. 直肠癌切除术能否保留肛门，主要取决于（　　）
   A. 肿瘤的病理类型　　B. 肿瘤距肛门的距离
   C. 肿瘤是否已侵犯肠管周围　　D. 肿瘤有无远处转移
   E. 左半结肠的长度

7. 急性阑尾炎临床症状发生的顺序一般是（　　）
   A. 先恶心，后低热，再右下腹疼痛
   B. 先低热，几小时后右下腹痛，呕吐
   C. 先呕吐，随即发热，腹痛
   D. 先上腹痛，然后恶心或呕吐，右下腹痛
   E. 没有明确的顺序

8. 胆囊动脉通常起自（　　）
   A. 肝总动脉　　B. 肝固有动脉　　C. 胃十二指肠动脉　　D. 腹腔干　　E. 肝右动脉

9. 下列哪项为阳性最有助于诊断原发性肝癌（　　）
   A. γ-GT　　B. AFP　　C. MRI　　D. CT　　E. B 超

10. 便时滴血或喷射状出血，便后出血可停止，无痔脱出为（　　）内痔
    A. Ⅰ度　　B. Ⅱ度　　C. Ⅲ度　　D. Ⅳ度　　E. Ⅴ度

11. 肛裂常发生在肛管的（　　）
    A. 左侧　　B. 右侧　　C. 右后位　　D. 前正中位　　E. 后正中位

12. 急性梗阻性化脓性胆管炎急症手术最有效的手术方式是（　　）
    A. 胆总管切开减压术　　B. 腹腔镜胆囊切除术　　C. 胆囊造瘘术
    D. 胆总管空肠吻合术　　E. 胆总管十二指肠吻合术

13. 女性，55 岁，腹痛腹胀停止排便排气 2 天，3 年前有胃大部切除术史，初步诊断为（　　）
    A. 急性阑尾炎　　B. 溃疡性结肠炎　　C. 消化道穿孔　　D. 粘连性肠梗阻　　E. 急性胆囊炎

14. 肝癌的淋巴转移最常见的是 （　　　）
    A. 锁骨上淋巴结　　　　　　　B. 主动脉旁淋巴结
    C. 腹膜后淋巴结　　　　　　　D. 肝门淋巴结
    E. 胰周淋巴结

15. 急性阑尾炎早期腹痛多位于上腹部和脐周，是因为 （　　　）
    A. 腹膜炎刺激　　　　　　B. 内脏功能紊乱　　　　C. 内脏神经反射
    D. 胃肠道反射痉挛　　　　E. 合并急性胃肠炎

16. 女性，32岁，反复肛周红肿破溃，有脓性液流出3个月，可自愈但不久复发。最可能的诊
    断是 （　　　）
    A. 肛瘘　　　B. 皮脂囊肿感染　　　C. 外痔　　　　　D. 直肠脱垂　　　　E. 肛裂

17. 一30岁的建筑工人，从3米高处摔下，发生左侧第10、11肋骨骨折，腹软，观察2天后出
    院，但3天多后他突感腹部剧痛，且呈休克状态，你首先考虑诊断是 （　　　）
    A. 肠穿孔　　　　　　　　　　B. 肾破裂出血　　　　C. 血胸加重
    D. 延迟性脾破裂　　　　　　　E. 食管贲门黏膜撕裂

18. 关节脱位的特有体征 （　　　）
    A. 疼痛与压痛　　　　　　　　B. 弹性固定　　　　　C. 反常活动
    D. 运动消失　　　　　　　　　E. 关节面外露

19. 男性，47岁，无痛性便鲜血4天，确诊病情的辅助检查方法是 （　　　）
    A. 直肠指诊　　　　　　　　B. 纤维结肠镜检查　　　　　　　C. 肛门镜检查
    D. 血管造影检查　　　　　　E. 钡灌肠检查

20. 幽门梗阻的患者，长期胃肠减压可引起 （　　　）
    A. 代谢性酸中毒　　　　　　B. 低血钙　　　　　　　C. 低氯低钾性碱中毒
    D. 高氯性碱中毒　　　　　　E. 低氯高钾性碱中毒

21. 膀胱癌的介入方法 （　　　）
    A. 动脉化疗栓塞　　　　　　B. 腔内成形术　　　　　C. 腔内硬化剂治疗
    D. 静脉化疗　　　　　　　　E. 以上都不是

22. 在成人，出现休克体征时的出血量占总循环血量的 （　　　）
    A. 10%　　　B. 15%　　　　　C. 20%　　　　　D. 25%　　　　　E. 30%

23. 判断膀胱破裂最简便的检查方法是 （　　　）
    A. 耻骨上膀胱穿刺　　　　　B. 插入金属导尿管　　　　　　　C. 膀胱造影
    D. 导尿及膀胱注水试验　　　E. 腹腔穿刺

24. 通过哪项简易检查即可初步诊断泌尿系感染 （　　　）
    A. 膀胱镜检查　　　　　　　B. 排泄性尿路造影　　　　　　　C. 尿常规
    D. 中间尿培养　　　　　　　E. X线腹部平片

25. 男，32岁，一年来尿频、尿急、尿痛和排尿困难，尿流突然中断，改变体位又能继续排尿。
    应首先考虑 （　　　）
    A. 膀胱炎　　　B. 尿道炎　　　　C. 膀胱结石　　　　D. 包茎　　　　　E. 泌尿系结核

26. 急性尿潴留最常采用的处理方法是 （　　　）
    A. 用手压迫膀胱区促使尿液排出　　　　　　　　B. 理疗
    C. 导尿　　　　　　　　　　D. 膀胱穿刺　　　　E. 耻骨上膀胱造瘘

27. 老年人排尿困难最常见的病因是 （　　　）
    A. 排尿无力　　　　　　　　B. 神经性膀胱　　　　C. 膀胱结石
    D. 尿道狭窄　　　　　　　　E. 良性前列腺增生

28. 良性骨肿瘤的 X 线表现是 (　　　)
    A. 骨质破坏范围小
    B. 边缘清楚，无骨膜反应
    C. 边缘不清楚，有骨膜反应
    D. 周围软组织常受侵犯
    E. 呈多处虫蚀样破坏

29. 骨盆骨折最重要的体征是 (　　　)
    A. 畸形
    B. 反常活动
    C. 局部压痛和间接挤压痛
    D. 骨摩擦音及骨摩擦感
    E. 肿胀及瘀斑

30. 急性化脓性骨髓炎行局部引流的原则是 (　　　)
    A. 应尽量避免切开以免形成窦道
    B. 应待 X 线片显示骨质破坏时进行
    C. 临床诊断一经明确，抗生素治疗数日无效即行引流
    D. 在软组织内可触及脓肿时施行
    E. 待全身中毒症状改善后再施行

31. 骨折后最容易发生缺血性坏死的部位是 (　　　)
    A. 股骨头
    B. 肱骨头
    C. 桡骨远端
    D. 锁骨远端
    E. 胫骨内髁

32. 胫骨骨折常出现开放性骨折和粉碎性骨折，其原因是
    A. 暴力多是直接的并且局部软组织少
    B. 胫骨的脆性大
    C. 暴力间接通过腓骨传导
    D. 因腓骨细小，缺乏对胫骨的支持
    E. 胫骨在解剖上多有变异

33. 闭合性锁骨骨折复位后，多采用地固定方法是 (　　　)
    A. 石膏
    B. 夹板
    C. 牵引
    D. "8" 字绷带
    E. 钢板内固定

34. 压缩性骨折最常发生于 (　　　)
    A. 肱骨头
    B. 股骨头
    C. 椎体
    D. 腕舟状骨
    E. 足舟状骨

35. 腰椎间盘突出症特异性阳性检查为 (　　　)
    A. 直腿抬高试验及加强试验阳性
    B. 骨盆回旋试验阳性
    C. Ortolani 试验阳性
    D. Thomas 试验阳性
    E. Barlow 试验阳性

36. 骨与关节结核的手术适应证为 (　　　)
    A. 年龄过大或过小
    B. 有其他脏器活动性结核病变
    C. 抗结核治疗在 2 周之内
    D. 全身中毒症状严重，抗结核药物效果不佳
    E. 窦道流脓经久不愈

37. 骨关节炎的疼痛最主要的特点是 (　　　)
    A. 运动痛
    B. 静止痛
    C. 不定时痛
    D. 阴雨天痛
    E. 寒冷痛

38. 下列各项诊断胰岛素瘤的方法中，效果不佳的是 (　　　)
    A. Whipple 三联征
    B. 血胰岛素测定
    C. 术前 B 超检查
    D. 选择性动脉造影
    E. CT 核磁共振成像

39. 脊柱损伤伤员的正确搬运方法是 (　　　)
    A. 二人分别抱头抱脚平放于硬板上后送
    B. 二人用手分别托住伤员头、肩、臀和下肢，平放于帆布担架上后送
    C. 一人抱起伤员放于门板担架上后送
    D. 二人用手分别托住伤员头、肩、臀和下肢，动作一致将伤员搬起平放于门板或担架上后送
    E. 无搬运工具时可背负伤员后送

40. 肾结核最主要的症状为 (　　　)

  A. 全程血尿   B. 慢性进行性膀胱刺激症状   C. 脓尿

  D. 全身结核中毒症状   E. 肾绞痛

二、填空题（每题 4 分，共 20 分）

1. 引起腹外疝的原因_____、_____。

2. 腹部损伤时的最常见受损脏器在开放性损伤时为_____，在闭合性损伤时为_____。

3. 原发性醛固酮增多症是指肾上腺或异位组织自主或部分自主分泌过多的醛固酮，抑制了肾素分泌，产生了以_____、_____为特征的综合征。

4. 骨肉瘤典型的 X 线表现为_____或_____现象。

5. 骨折的愈合过程可分为_____、_____、_____三个阶段。

三、简答题（每题 10 分，共 20 分）

1. 急性阑尾炎应注意和哪些疾病相鉴别？

2. 骨折的早期并发症有哪些？

参考答案

一、A1 型选择题

1. D   2. A   3. E   4. B 5. C   6. B   7. D   8. E
9. B   10. A   11. E   12. A   13. D   14. C   15. D
16. A   17. D   18. B   19. B   20. C   21. A
22. C   23. D   24. C   25. C   26. C   27. E
28. B   29. C   30. C   31. B   32. A   33. D
34. C   35. A   36. E   37. B   38. C   39. D
40. B

二、填空题

1. 腹腔内压力过高   腹壁强度减弱
2. 肝   脾
3. 高血压   低钾血症
4. Codman 三角   日光放射
5. 血肿炎症机化期   原始骨痂形成期   骨痂改造塑形期

三、简答题

1. 答：急性阑尾炎应当与下列疾病鉴别。

① 胃十二指肠溃疡穿孔：患者多有消化性溃疡病史，表现为突发性上腹部剧烈疼痛，随即出现腹膜炎刺激征象。需特别指出的是穿孔溢出的消化液可随右结肠旁沟流至右下腹部，易误诊为急性阑尾炎的转移性右下腹痛。

② 右侧输尿管结石：多呈突发的右下腹阵发性剧烈绞痛，且可向会阴部、外生殖器放射。尿中可查到红细胞，超声或 X 线平片有时可检及结石影。

③ 妇产科疾病：包括异位妊娠破裂、卵巢滤泡或黄体囊肿破裂、急性输卵管炎、急性盆腔炎和卵巢囊肿蒂扭转等。

④ 急性肠系膜淋巴结炎：多见于儿童，一般先有上呼吸道感染史。

⑤ 其他：如急性胃肠炎、胆道系统感染、右侧肺炎、胸膜炎及回盲部肿瘤等。

2. 答：①休克；②脂肪栓塞综合征；③重要内脏器官损伤；④重要周围组织损伤；⑤骨筋膜室综合征。

参 考 文 献

[1] 陈孝平．外科学．第 8 版．北京：人民卫生出版社，2014．
[2] 胥少汀，葛宝丰，徐印坎．实用骨科学．第 3 版．北京：人民军医出版社，2005．
[3] 王忠诚．王忠诚神经外科学．武汉：湖北科学技术出版社，2013．
[4] 刘继红．外科学．第 2 版．北京：人民卫生出版社，2010．
[5] 吴阶平．泌尿外科学．第 2 版．济南：山东科学技术出版社，2008．
[6] 那彦群，叶章群，孙光．2011 版中国泌尿外科疾病诊断治疗指南．北京：人民卫生出版社，2011．
[7] 吴在德，吴肇汉．外科学．第 7 版．北京：人民卫生出版社，2011．
[8] 陈孝平，汪建平．外科学．第 8 版．北京：人民卫生出版社，2013．